现代实用骨科基础及临床诊疗

主　编　孟凡龙　吴　迪　王世中　侯冠华
张　阳　贺方桥　郝　芳　胡斌祥

中国海洋大学出版社
·青岛·

图书在版编目(CIP)数据

现代实用骨科基础及临床诊疗/孟凡龙等主编. —
青岛:中国海洋大学出版社,2020.11

ISBN 978-7-5670-2635-3

Ⅰ.①现… Ⅱ.①孟… Ⅲ.①骨疾病-诊疗 Ⅳ.
①R68

中国版本图书馆 CIP 数据核字(2020)第 220324 号

出版发行 中国海洋大学出版社
社　　址 青岛市香港东路23号　　**邮政编码** 266071
出 版 人 杨立敏
网　　址 http://pub.ouc.edu.cn
电子信箱 369839221@qq.com
订购电话 0532－82032573(传真)
策划编辑 韩玉堂
责任编辑 韩玉堂　　**电　　话** 0532－85902349
印　　制 蓬莱利华印刷有限公司
版　　次 2020年11月第1版
印　　次 2020年11月第1次印刷
成品尺寸 185 mm×260 mm
印　　张 21.5
字　　数 523千
印　　数 1～1000
定　　价 128.00元

《现代实用骨科基础及临床诊疗》编委会

主　编　孟凡龙　　枣庄市峄城中医院
　　　　吴　迪　　大连大学附属中山医院
　　　　王世中　　武威市人民医院
　　　　侯冠华　　北大医疗淄博医院
　　　　张　阳　　中国人民解放军总医院第七医学中心
　　　　贺方桥　　贵州省松桃苗族自治县人民医院
　　　　郝　芳　　烟台毓璜顶医院
　　　　胡斌祥　　武威市中医医院

副主编　葛文平　　中国人民解放军新疆军区总医院
　　　　牛存良　　武威市人民医院
　　　　裘治洋　　大连大学附属中山医院
　　　　张红云　　毕节市第一人民医院
　　　　贺朝全　　毕节市第一人民医院
　　　　高　杰　　中国人民解放军总医院第七医学中心
　　　　陈建侠　　贵州中医药大学第二附属医院
　　　　于　兵　　贵州省德江县民族中医院
　　　　李茂春　　贵州省松桃苗族自治县人民医院
　　　　田宝坤　　威海海大医院
　　　　王德磊　　平阴县中医医院
　　　　郭志刚　　新乐市医院

编　委　韦光福　　遵义市第五人民医院
　　　　尹作祯　　沂源县人民医院
　　　　饶　涛　　昆明市第三人民医院

前言

当前医学科学技术迅速发展，新理论、新技术等不断涌现，对临床医务人员提出了新的更高的要求。骨科学是研究运动系统疾病的学科，其内容丰富、涉及面广。为进一步完善和发展骨科学术体系，使临床工作者全面掌握骨科常见病的诊疗进展，我们组织多位活跃在临床一线的中青年医师及专家学者，他们根据自身具备的理论基础和临床经验，通力合作，分工执笔，在总结多年教学、科研、临床工作经验的基础上，编写了这本《现代实用骨科基础及临床诊疗》。

本书主要介绍四肢骨折及损伤、骨关节疾病、脊髓及脊柱疾病等，较系统地介绍了骨科常见疾病的诊疗。内容简明扼要，适用于各级骨科医师，尤其对尚未参与大量临床实践的初学者来说，阅读本书是快速学习骨科知识与技术的捷径。

本书内容新颖，突出临床实用性。在编写过程中，虽力求做到写作方式和文笔风格的一致，但由于作者较多，加上我们的知识水平有限，因此难免存在些疏漏和不当之处，敬请广大读者批评指正。同时也欢迎各位医生在使用本书的过程中不断提出意见和建议，以供今后修订时参考。

编者

2020 年 5 月

目　录

第一章 四肢骨折与损伤

第一节 尺桡骨骨折

一、概述

桡骨和尺骨是紧靠在一起的顶端相反的两个锥形体，相互平行，被近端丰富的肌肉组织紧裹在一起。由于桡骨和尺骨接触紧密，所以在遭受外伤时，暴力常同时使桡、尺骨及两者之间的韧带受损。

若桡骨和尺骨其一发生骨折，特别是伴有成角或移位时，往往会伴发另一骨的骨折或脱位。

桡骨和尺骨在肘关节和腕关节被关节囊包裹，近端由桡骨和尺骨前后方的韧带连接，远端通过桡尺韧带形成关节，并包含纤维软骨盘，两骨干之间由坚韧的骨间膜相连。

一般来讲，桡骨和尺骨被四个主要的肌群包绕，这些肌群的牵拉可导致骨折移位和手法复位失败。这些肌群为：①近端，肱二头肌腱和旋后肌施加旋后的力量；②骨干中段，旋前圆肌附着于桡骨干并施加旋前的力量；③远端，两组肌肉肌附着于桡骨远端：旋前方肌施加旋前的力量，导致骨折移位；④肱桡肌、拇长展肌和拇短展肌，施加外力导致形变，其中肱桡肌在骨折移位中起主导作用。

处理桡骨和尺骨骨折时，必须注意恢复其对位和对线关系，尺骨较直，相对固定，桡骨绕尺骨旋转。桡骨与尺骨相反，有一个侧弓，在骨折时必须恢复，以便骨折愈合后能有充足的旋前、旋后空间。

二、桡骨干骨折

根据肌肉附着和骨折后骨折片的移位情况将桡骨干骨折分为以下三组。

第一组为桡骨近 1/3 骨折，即肱二头肌和旋后肌远端附着处，骨折时两肌施加旋后的力量，使桡骨近端移位。

第二组为桡骨中 1/3 骨折，此处旋前圆肌附着，发挥旋前的力量。

第三组为桡骨远 1/3 骨折，此处旋前方肌对骨折片施加旋前的力量。

桡骨干骨折最多发生于中远 1/3 交界处，此处肌肉组织包绕最少，因此较容易受到直接暴力损伤。

(一)损伤机制

最常见的机械损伤是对桡骨干的直接暴力打击。

(二)查体

纵向施压或骨折处触压时可出现触痛，触痛超越下桡尺关节时可能伴发下桡尺关节半脱位或脱位，提醒急诊医师有 Galeazzi 骨折的可能。

(三)影像检查

常规的前后位和侧位X线片通常足以明确诊断,桡骨干骨折常伴随严重且易被忽视的肘关节及腕关节损伤。

注意:不合并尺骨骨折的单纯桡骨干骨折是十分少见的,当遇到类似骨折时,急诊医师必须考虑到是否有合并远端桡尺关节损伤的可能,桡骨干远端骨折通常合并远端桡尺关节脱位。

远端桡尺关节损伤有以下4种X线表现。

(1)尺骨茎突基底部骨折。

(2)前后位片,远端桡尺关节间隙变宽。

(3)侧位片,桡骨远端相对于尺骨脱位。

(4)桡骨远端关节面尺侧缘低于尺骨远端关节面桡侧缘超过5 mm。

(四)合并损伤

桡骨干远端骨折常并发远端桡尺关节脱位(Galeazzi骨折),高能量损伤或伴有广泛的软组织损伤可能并发急性筋膜间室综合征。

(五)治疗

1.桡骨近1/3段骨折

(1)无移位骨折。此类桡骨骨折比较少见,常需急诊科治疗。由于旋后肌和肱二头肌附着在桡骨近端,对骨折近端施加旋后的力量,因此急诊科首先要采取屈肘90°前臂旋后位前后夹板固定,然后常规进行X线片进一步了解骨折有无移位。

(2)移位骨折。需要急诊安排骨折切开复位内固定手术治疗,急诊科处理采取屈肘90°前臂旋后位长臂夹板外固定制动。值得一提的是,涉及桡骨近端1/3的骨折的治疗目前还存在争议,因为骨折块较小,内固定非常困难,大多数患者采取手法复位、前后夹板固定,固定时应保持前臂旋后位,肘关节屈曲90°。

2.桡骨中段骨折

(1)无移位骨折。应采取屈肘90°前臂适度旋后位前后夹板固定,然后强调患者注意复查X线片。

(2)移位骨折。需要急诊安排骨折切开复位内固定手术治疗,术后采用屈肘90°前臂适度旋后位前后夹板固定。

3.桡骨远1/3段骨折

(1)无移位骨折。此类骨折常伴随远端桡尺关节半脱位,应采取屈肘90°前臂旋前位前后夹板固定。

(2)移位骨折。此类骨折最常见,需要选择急症手术骨折切开复位内固定治疗,典型骨折为非粉碎性、横形或斜形骨折,桡骨远端骨折多向背侧成角移位。

(3)Galeazzi骨折。远端桡尺关节触痛或尺骨远端隆起应高度怀疑Galeazzi骨折,有报道称Galeazzi骨折占全部前臂骨折的3%～7%。此类骨折需要手术治疗,但并发症发生率较高,应请骨科医生会诊。如果骨折10周内没有得到恰当的诊治,患者将会遭受前臂旋前和旋后受限、慢性疼痛及活动无力的痛苦。

(六)并发症

桡骨干骨折常会出现多种并发症。

（1）无移位骨折虽然采取了固定措施，但是由于肌肉的牵引，会发生迟发性移位，因此必须注意随访复查X线片，确保骨折满意的位置。

（2）复位或制动不良会导致骨折畸形愈合或骨不连。

（3）在处理此类骨折时旋转移位必须早期纠正。

（4）远端桡尺关节脱位或半脱位是桡骨干骨折非常常见的并发症。

（5）桡骨干骨折神经和血管损伤不太常见。

三、尺骨干骨折

尺骨干骨折可以被分为3组：①无移位；②移位（＞5 mm）；③Monteggia骨折。尺骨中段是最常出现骨折的部位。

Monteggia骨折是指尺骨干近端1/3骨折合并桡骨小头脱位，桡骨小头脱位也可发生于单纯环状韧带断裂时。Monteggia骨折被分为以下4种类型。

（1）尺骨干骨折合并桡骨小头向前脱位，尺骨近端骨折向前成角，此型占Monteggia骨折的60％。

（2）尺骨干骨折合并桡骨小头向后或侧后方脱位，此型占Monteggia骨折的15％。

（3）尺骨干骺端骨折合并桡骨小头向外侧或前外侧脱位，占Monteggia骨折的20％，此型常发生于儿童，为肘内侧遭受直接暴力所致。

（4）尺骨和桡骨干骨折（近端1/3）合并桡骨小头向前脱位，此型骨折罕见，仅占Monteggia骨折的5％。

（一）损伤机制

有两种损伤机制导致尺骨骨折，直接暴力是最常见的损伤机制，所引起的骨折即我们常说的“夜盗（杖）骨折”，因为它发生于当受到夜盗杖袭击时举起前臂保护面部的情况下。

这种机制还常发生于车祸或斗殴时，另外前臂过度的旋前或旋后也可导致尺骨干骨折。

Monteggia骨折发生于外力同时导致尺骨骨折和桡骨小头脱位，这种损伤不一定发生于遭受很大的暴力时，在类似跌倒这样的轻度外力的情况下也可以发生。

至于桡骨小头前脱位，尺骨侧后方遭受直接暴力是最常见的原因，跌倒时前臂强烈地旋前或外旋，也可以导致这种骨折发生。桡骨小头后脱位与肘关节后脱位的发生机制类似，在这种情况下，由于尺肱韧带的强度大于骨骼强度，导致骨折伴桡骨小头脱位。

（二）查体

骨折部位有明显的肿胀和压痛，尺骨叩击可引起骨折部位疼痛，前臂旋前旋后疼痛、受限。由于骨折成角，Monteggia骨折常导致前臂短缩，桡骨小头前方脱位时在肘窝可以触及。

肘关节屈伸活动及前臂旋前、旋后时引发疼痛或导致疼痛加剧。

Monteggia骨折可以通过前臂旋前、旋后时疼痛的程度与其他类型的尺骨骨折相区分。

（三）影像学检查

前后位及侧位X线片通常能明确骨折的情况，如果骨折有明显的移位，应加拍肘关节和腕关节X线片，以除外关节损伤、半脱位或脱位。

任何尺骨骨折，尤其是尺骨近端骨折，急诊医生应该在侧位X线片上分析桡骨肱骨小头线。经过桡骨干中线及桡骨小头的直线应该通过肱骨小头的中心，若不通过肱骨小头的中心，则提示近侧桡尺关节受损。

(四)合并损伤

尺骨干近 1/3 段骨折并发损伤较少,骨折时应评估桡骨小头周围韧带的损伤情况,因为这些韧带的损伤很可能导致骨折进一步的移位。

规则:移位的尺骨骨折常并发桡骨骨折或桡骨小头脱位。

较少见的合并损伤如桡神经深支麻痹,通过治疗其功能常可以恢复;另外,在遭受高能量损伤或伴有广泛的软组织损伤可能并发急性筋膜间室综合征。

(五)治疗

1. 无移位骨折

无移位或轻度移位(＜5 mm)的尺骨干骨折通常采用长臂夹板固定,推荐对骨折进行骨科专业治疗。推荐的确切治疗方法目前尚存在争议,尺骨远端 2/3 无移位的骨折可以单纯行固定制动治疗,传统方式推荐采用屈肘 90°前臂中立位石膏管型外固定,但现在认为不必要过度限制。一些学者推荐采用夹板或石膏管型固定 1 周后,更换为预制的功能性支具保护,与长臂石膏管型相比,功能性支具可以使患者更早地回到工作岗位,并获得较好的腕关节功能。

尺骨近 1/3 段骨折由于周围有较多的软组织包裹,采用管型石膏固定受到限制。另外,尺骨近 1/3 段骨折可以并发隐匿的和较难确定的桡骨小头周围支持韧带的损伤,因此,此类骨折推荐切开复位内固定治疗。

2. 移位骨折(≥5 mm)

移位骨折首先采用长臂夹板外固定,但大多数的骨科医生更倾向于切开复位内固定来处理此类骨折,尤其高能量损伤所致的骨折。老年人低能量损伤所致的骨折,可以采用功能性支具治疗。

尸体解剖研究证实,尺骨骨折移位超过其宽度的 50%,即可导致骨间膜撕裂。尺骨近 1/3 段骨折移位,较易损伤桡骨小头周围的韧带结构。

3. Monteggia 骨折

成人骨折可以首先采用后方长臂夹板固定,并请骨科医生会诊,对患者病情进行紧急评估。Monteggia 骨折是手术矫治的指征,内固定最常用的方法是钢板螺丝钉固定。

儿童骨折急诊处理包括采用后方长臂夹板固定和转诊患者,通常采用全身麻醉下闭合复位尺骨骨折,然后前臂旋后直接按压复位桡骨小头,若嵌入的环状韧带影响桡骨小头复位,则需要手术切开复位。

(六)并发症

因为 Monteggia 骨折并发症较多,需要转诊。其并发症如下。

(1)桡神经深支麻痹常继发于神经的挫伤,通常能够自愈。

(2)复位不佳或制动不良会导致骨不连。

(3)由于撕裂的环状韧带未能得到修复,在闭合复位后经常发生桡骨小头再脱位或半脱位。

四、桡骨和尺骨联合骨折

此类骨折多见于儿童,占儿童骨折的 45%。桡骨和尺骨联合骨折也发生于成人,治疗方法却与儿童非常不同。成年人无移位的前臂联合骨折是非常少见的。

骨折的暴力通常会足以导致骨折的移位。桡骨和尺骨联合骨折根据骨折移位和成角分类。不完全骨折未累及双侧骨皮质，如隆起和青枝骨折也属于此类。

(一)损伤机制

有两种机制导致前臂联合骨折，最常见于交通事故时，前臂遭受直接暴力撞击，儿童常见于前臂伸直位跌倒时受伤。

(二)查体

伤处肿胀、压痛以及手和前臂活动受限是最常见体征，同时对肘关节和腕关节进行检查，明确是否合并近端和远端韧带的损伤十分重要。前臂畸形是骨折的一个非常明显的体征，虽然骨折合并桡神经、正中神经及尺神经损伤的情况不太常见，但必须通过仔细检查和记录予以排除。

(三)影像学检查

前后位及侧位 X 线片通常足以明确骨折的情况，同时拍腕关节和肘关节的 X 线片进一步帮助评估骨折、脱位和半脱位的情况，隐匿的远端桡尺关节半脱位需要通过 CT 检查证实。经过桡骨干中线及桡骨小头的直线应该通过肱骨小头的中心(桡骨肱骨小头线)，若不通过肱骨小头的中心，应该怀疑是否存在近侧桡尺关节损伤。

(四)并发症

桡骨和尺骨联合骨折常合并近侧及远侧桡尺关节损伤，在前臂的闭合损伤中，血管、神经损伤比较少见，对神经功能的记录是处理前臂骨折必不可少的部分。高能量撞击伤或伴有广泛的软组织损伤可能并发急性筋膜间室综合征。

(五)治疗

1. 无移位骨折

无移位骨折比较少见，因为能够造成桡骨和尺骨联合骨折的暴力往往非常大，足以导致骨折移位。对于骨折无移位和成角的患者，首先采用屈肘 90 前臂中立位前后夹板外固定，然后采用可靠的长臂石膏管型外固定。要注意复查 X 线片除外骨折移位，所有的患者都应进行早期的骨科随访。

2. 移位骨折

成人移位骨折急诊科处理包括外固定和安排急症手术复位，固定尽可能在 24～48 h 进行，成人采用闭合复位最终往往失败，复位时恢复其力线和旋转功能，开放性骨折需要立即手术干预。

儿童移位的前臂骨折可以采取闭合复位，因为骨折愈合后桡骨和尺骨可以重新塑型。只要骨骺未闭合，骨折通过重新塑型，不经手术干预 85%的患者能恢复正常功能。闭合复位应该请骨科会诊医生执行，以确保骨折获得足够的矫正，可以在急诊室或手术室通过程序性镇静进行。

3. 青枝骨折

青枝骨折或隆起骨折最初可以采用长臂甲板固定，肿胀消退后采用长臂石膏管型固定 4～6 周。复位及固定可以在急诊科进行，当骨折成角＞15°，需要到骨科进行复位。

4. 桡骨和尺骨近 1/3 段联合骨折

此类骨折是 Monteggia 的一种变异，需要手术切开复位内固定治疗。桡骨和尺骨近 1/3 段联合骨折常合并桡骨小头半脱位。

(六)并发症

桡骨和尺骨干联合骨折有相当多的并发症。

(1)感染是开放性骨折最常见的并发症。

(2)神经损伤在闭合性骨折不常见,但在开放性骨折经常发生。桡神经、正中神经和尺神经损伤的发生率相同。

(3)由于动脉网的存在,血管损伤的表现并不常见。

(4)复位不佳或制动不良会导致骨不连和畸形愈合。

(5)前臂联合骨折可以并发筋膜间室综合征,其识别要点是:尽管筋膜间室高压,脉搏仍然存在,毛细血管充盈时间逐渐延长。骨筋膜室综合征一旦发生,需要急诊行筋膜切开术。

(6)桡骨和尺骨骨性融合可并发于桡骨和尺骨干联合骨折治疗后。

(7)骨折处理不当会导致前臂旋前和旋后受限。

第二节　肘关节周围骨折

一、前臂近端骨折

(一)尺骨鹰嘴骨折

尺骨鹰嘴骨折时肘关节的完整性受到破坏,故应当被看作为关节内骨折。因此解剖复位对关节屈伸等功能恢复至关重要。

1.损伤机制

尺骨鹰嘴骨折通常有两种机制:坠落伤或直接打击暴力,可造成粉碎性骨折,肱三头肌的紧张度和肱三头肌腱膜的完整性决定着骨折块的移位情况。坠落导致的肘关节骨折,为间接暴力,发生在肘关节屈曲、手掌张开和肱三头肌激烈收缩时,可造成横断或斜形骨折。同样,骨折的移位程度取决于肱三头肌的紧张度、肱三头肌腱膜和骨膜的完整性。

规则:所有移位性尺骨鹰嘴骨折均伴有肱三头肌腱膜或骨膜的断裂。

2.查体

尺骨鹰嘴处疼痛、肿胀,一般为患处的血性渗出所致。由于肱三头肌功能障碍,患者肘关节不能主动伸直。查体时务必注意检查尺神经功能情况,尤其是粉碎性骨折,尺神经损伤并不少见。

3.影像学检查

肘关节屈曲 90°的侧位 X 线片可以清楚地显示尺骨鹰嘴骨折以及骨折的移位情况。伸直位 X 线片上的无移位骨折并不完全可靠,因为有时骨折块只有在肘关节屈曲时才发生移位。骨折移位超过 2 mm 即被定义为移位性骨折。

在儿童,10 岁时鹰嘴骨骺骨化,16 岁时融合。因此,对儿童尺骨鹰嘴骨折的诊断相对困难,必要时可以双侧拍片对照,以做出正确诊断。另外,肘后脂肪垫的出现和膨出的肘前脂肪垫均是尺骨鹰嘴骨折的征象。

4. 合并损伤

尺骨鹰嘴骨折的常见合并损伤有尺神经损伤、肘关节脱位、尺桡关节前脱位、桡骨小头骨折、桡骨干骨折和肱骨远端骨折等。

5. 治疗

(1)无移位骨折的治疗。无移位骨折是指骨折块移位<2 mm 的骨折。治疗多采用长臂石膏夹板制动固定,保持肘关节屈曲 50°～90°,前臂中立位。石膏固定更为可靠,能够很好地塑形。手指和肩关节活动在固定完毕后即可进行,注意外固定后 5～7 d 拍 X 线片复查,除外可能的移位发生。骨折一般在 6～8 周愈合。对成人而言,石膏可提前 1 周去除,以防止关节僵硬的发生。

任何移位>2 mm 的骨折都应当做移位骨折处理。针对稳定性骨折,有的医生选择后侧长臂夹板固定肘关节于 90°屈曲位,不再进一步应用石膏管型固定。3～5 d 即开始旋前、旋后活动,1～2 周进行肘关节屈伸活动。骨折愈合后去除(通常为 6 周)固定。

(2)移位性骨折的治疗。尺骨鹰嘴移位性骨折包括移位性横断骨折、粉碎性骨折、撕脱骨折及骨骺骨折。由于此类骨折均为关节内骨折,通常需要手术方法以达到解剖复位和固定之目的。另外,早期的急诊处理也十分重要,包括夹板固定制动肘关节于屈曲 50°～90°位,患处冰敷,抬高患肢和止痛处理等。

6. 并发症

最常见的并发症是肩骨性关节炎和肩关节活动障碍。骨折不愈合的发生率较低(约为 5%)。

(二)桡骨头、颈骨折

桡骨头和桡骨颈骨折多发于成人,约占肘关节骨折的 1/35。正常情况下,桡骨头的旋转是保证前臂旋前和旋后活动的基础,如果发生桡骨头骨折或移位,则造成上述活动功能障碍,久而久之形成创伤性关节炎。因此,针对此类骨折的治疗,应着眼于旋转功能的恢复。根据治疗的目的,将桡骨头和桡骨颈骨折分为三类:①边缘性骨折(关节内骨折);②颈骨折;③粉碎性骨折。对于无移位骨折,一般可尝试采用保守治疗措施;而对于大多数移位性骨折,大都要采取手术切开复位的方法。但是针对治疗方法,尤其是对损伤后开始活动的时间,依然存在争议。

1. 损伤机制

最常见的损伤机制是坠落伤,双手伸展位扑地,造成肘关节间接损伤。

当肘关节处于伸直位时,暴力通过桡骨撞击肱骨小头,造成边缘性或桡骨颈骨折。当暴力进一步加大时,可导致粉碎性骨折、脱位和移位性骨折。

由于近端桡骨受到的暴力大小存在差异,成人和儿童的骨折是有所不同的。在成人,桡骨头和桡骨颈的边缘性或粉碎性骨折造成关节内骨折较常见;在儿童,移位性的桡骨骨骺损伤更为常见,而关节内骨折少见。

2. 查体

当发生骨折时,局部疼痛、血肿性肿胀明显。前臂旋后时疼痛加重,疼痛可随活动减少而减轻。儿童骨骺损伤肿胀不明显,但有显著的触痛和活动时疼痛。如果患者合并有腕关节疼痛,还应高度怀疑远端尺桡关节的分离,以免漏诊。

规则:桡骨小头骨折合并有腕关节疼痛,提示远端尺桡关节和骨间膜的分离(Essex -

Lopresti骨折脱位）。

3.影像学检查

肘关节X线斜位片对桡骨头和桡骨颈骨折具有重要的诊断价值。桡骨颈的压缩骨折在侧位片上能够更好地显示。若怀疑骨折，但不能最后确诊，则需要提供桡骨不同旋转角度下的X线片。另外，还应在肘关节侧位片上测量肱桡线（自桡骨中部通过肱骨小头中心的连线），以注意隐匿性骨折和桡骨小头脱位的存在。

对于儿童桡骨小头骨骺损伤，肱桡线偏离肱骨小头中心，而肱桡线走行的改变往往是儿童型骨折的唯一征象。另外，桡骨小头骨折和桡骨颈骨折容易合并肱骨小头骨折，检查时应高度重视。前侧或后侧脂肪垫的膨出也是关节囊肿胀的重要指征。

(1)前脂肪垫征。前脂肪垫位于肱骨冠状窝，大多数情况下可在正常X线片上发现。

当发生骨折时，由于出血和关节囊肿胀，前侧脂肪垫则离开冠状窝向前移位。

(2)后脂肪垫征。后脂肪垫位于肱骨鹰嘴窝。由于鹰嘴窝较深，正常情况下X线透照不能被发现。当有外伤时，例如关节内骨折合并血肿形成，由于关节囊肿胀，后脂肪垫就可以被发现。在儿童，由于软骨发育和骨化中心等情况，对骨折的诊断就有困难。在这种情况下，后脂肪垫征就成为诊断关节内骨折的重要指征。有学者对肘部脂肪垫抬高患者进行了随访研究，以期明确隐形骨折的真实发生率。研究发现，重复X线片检查显示隐匿性占6%～17%，MRI检查则显示隐匿性骨折占到此类骨折的75%。尤其是桡骨小头骨折，隐匿性骨折占87%。其他常见的骨折类型为尺骨鹰嘴骨折和肱骨外上髁骨折。研究证实，对骨折做出诊断是选择正确治疗方法的基础。

规则：对于X线片无阳性发现的肘关节外伤，后脂肪垫征是隐匿性骨折的重要征象。

4.合并损伤

所有桡骨近端骨折都应当考虑存在合并肱骨小头骨折的可能。另外，桡骨和尺骨之间骨间膜的破裂，以及远桡尺关节损伤都是可能的合并伤。外翻应力可造成内侧副韧带的损伤或断裂；肱骨内上髁撕脱骨折在成人和儿童均较常见。

5.治疗

对桡骨小头骨骺骨折，成角<15°者，可用长臂夹板悬吊制动2周，随时间可再塑形。若成角>15°，应实施复位；若成角>60°，则需要手术切开复位。

以下讨论成人桡骨小头骨折和桡骨颈骨折的治疗。

(1)边缘性骨折（关节内骨折）。

1)无移位骨折：桡骨小头边缘性骨折，若移位<2 mm，或仅有轻度的压缩，可应用长臂夹板悬吊固定。但一般不要超过4 d，鼓励早期关节功能练习。

2)移位性骨折：当超过1/3的关节软骨面骨折且骨折移位或压缩>2 mm，则需要手术方法进行治疗。急诊处理包括穿刺抽吸血肿以减轻疼痛，应用长臂夹板固定患肢于屈肘90°位和前臂中立位。移位性骨折累及关节软骨面不超过1/3时，复位后主张早期活动。所有该类骨折者应早期转诊。对于年轻患者，不建议行桡骨小头切除术。通过良好的手术技术把桡骨小头回置修复是治疗桡骨小头骨折的首选。

(2)桡骨颈骨折。

1)无移位骨折：无移位骨折和成角<30°的骨折，可应用悬吊固定，或长臂夹板固定。

目前，对治疗的选择依然存有争议，但不支持桡骨小头切除术。

2)移位性骨折:先应用长臂夹板固定。对骨折成角>30°,或明显移位者,是手术复位固定的指征。

(3)粉碎性骨折。

1)无移位骨折:粉碎性,但没有明显移位的桡骨头和桡骨颈骨折,可采取保守治疗,即应用长臂夹板外固定。鼓励早期功能锻炼。

2)移位性骨折:先应用长臂夹板实施固定制动,若局部肿胀严重,早期行局部穿刺抽吸可减轻疼痛等症状。对重度桡骨头粉碎性骨折,可实施骨折块切除或桡骨头假体置换术。①肘关节外侧消毒。②选择肘外侧三角区,即桡骨小头,肱骨外上髁和尺骨鹰嘴连线。此部位除关节囊外,只有肘肌和皮肤覆盖,而且无重要神经和血管走行。③应用利多卡因实施局麻。④应用 20 mL 空针和 18 号针头进行穿刺。垂直皮肤直接进针,穿透关节囊后即可抽得积血(一般为 2～4 mL)。

二、尺骨冠状突骨折

尺骨冠状突骨折分为三类:①无移位骨折;②移位性骨折;③移位性骨折合并肘关节后脱位。单纯的尺骨冠状突骨折较少见,大多伴有肘关节后脱位。

1. 损伤机制

单纯尺骨冠状突骨折多为肘关节过伸伴有关节囊张力增大,导致撕脱。

若尺骨冠状突骨折伴有肘关节后脱位,多为远端肱骨的“推出”机制所致。

2. 查体

查体示肘前窝肿胀和压痛。

3. 影像学检查

X 线侧位片可清楚显示尺骨冠状突骨折,但有时需加拍斜位片。移位性骨折,如撕脱骨折或与肱骨滑车撞击,往往为骨折并脱位。

4. 治疗

尺骨冠状突骨折常合并肘关节脱位,治疗方法将在以下详述。

(1)无移位骨折。单纯无移位骨折可应用长臂夹板外固定加悬吊,保持肘关节屈曲 90°和前臂旋后位。鼓励患肢主动活动练习。当然,对此类骨折的治疗仍然存有争论。但早期治疗很重要。

(2)移位性骨折。移位性骨折需要急诊处理,如果有肱尺关节不稳出现,须固定骨折块。有学者主张应用牵引装置达到稳定关节之目的。若为骨折块较小的移位性骨折,一般采用保守治疗措施,即选用长臂夹板外固定(类似无移位骨折治疗)。

5. 并发症

尺骨冠状突骨折可并发肘关节骨性关节炎,但发生率较低。

三、肱骨远端骨折

肱骨远端骨折是儿童最常见的骨折,好发于 3～11 岁;同时,在年龄超过 50 岁的骨质减少成人中也较常见。在儿童,60%的肘关节骨折为肱骨髁上骨折;在成人,此类骨折占骨折总数的 0.5%,而且往往为粉碎性。

肱骨远端由肱骨内髁和肱骨外髁组成。肱骨冠状窝是非常薄弱的区域,有时可发现该区域仅有透明的骨质连接内外侧髁。肱骨内髁关节面称作肱骨滑车,而外侧关节面称作肱骨小头。肱骨远端外侧非关节面的部分称作肱骨内外上髁,肱骨内上髁为前臂屈肌群止点,肱骨外上髁为前臂伸肌群止点。肱骨内外上髁近端分别为肱骨内外上髁嵴,也是前臂肌肉的附着点。包括肱骨内外上髁嵴的远侧部分解剖学上即为肱骨远端。如果发生骨折,由于这些肌肉的牵拉作用,易造成骨折移位,甚至复位困难。

1.损伤机制

肱骨远端骨折有两种常见机制。

直接损伤机制:肘关节屈曲,直接的暴力导致肱骨远端骨折。骨折块位置取决于暴力大小和方向、肘关节和前臂的原始体位(例如前臂屈曲旋后位)和肌肉的紧张度。

间接损伤机制:手处于伸展位,间接暴力通过传导导致肱骨远端骨折。同样,暴力的大小和方向、肘关节和前臂的原始体位和肌肉的紧张度,决定着骨折块的位置。超过90%的肱骨远端骨折由间接暴力造成。典型的骨折为伸直型骨折,即骨折块向后移位。而屈曲型骨折,即骨折块向前移位,仅占肱骨远端骨折的10%。当然,无论是直接或间接损伤机制,都可以导致屈曲型骨折。

2.查体

急诊接诊医生应进行详细的查体,尤其应检查并记录肱动脉、桡动脉和尺动脉的搏动情况,以及正中神经、桡神经和尺神经的功能,并和对侧未受伤肢体做比较。通常,骨折大都伴发广泛的血肿,形成局部肿胀,严重者,还有发生骨筋膜室综合征的风险。

对怀疑有骨折者,应进行正侧位X线片检查。拍摄正位片时,前臂应在旋后位,肘关节尽可能处于伸直位;侧位片检查,肘关节应处于屈曲90°位。肘关节处于伸直位的斜位片对隐匿性骨折的诊断很有意义。前脂肪垫征和后脂肪垫征出现是关节积血的征象,同时也是隐匿性骨折的重要诊断依据。在儿童和青少年,肱骨远端具有4个骨化中心,了解骨化中心的出现对诊断帮助大。另外,当疑有骨折时,还应当与对侧肢体相应X线片对称比较,以做出正确诊断。

3.治疗

肱骨远端骨折,远侧骨折块由于移位、成角或旋转,导致移位、成角、旋转或混合畸形。另外,还应注意肱骨髁水平面形成肘关节的中心,若骨折复位不良,势必造成肘关节的屈伸功能障碍。

规则:务必校正旋转和成角移位。即使在儿童,部分移位性骨折可在以后逐渐重塑,但成角移位和明显的旋转移位也不能自行校正。

对肱骨远端骨折的治疗虽然仍存在争议,但常分为以下3种方法。

(1)无移位骨折:闭合复位,石膏或夹板外固定。

(2)移位性骨折:切开复位内固定。

(3)移位性骨折,但存在手术禁忌证:尺骨鹰嘴牵引。

以上3种方法均有其一定的适应证和禁忌证。

4.分类

依据解剖学基础,并整体将解剖和治疗纳入考虑,我们将肱骨远端骨折分为:①髁上骨折和经髁骨折;②髁间骨折;③髁骨折;④关节面骨折;⑤上髁骨折。

(一)肱骨髁上骨折

肱骨髁上骨折,好发于3~11岁儿童。该骨折是肱骨远端的横断骨折,位于关节囊之上,造成肱骨干与肱骨髁分离，为关节外骨折。依据肱骨远端骨折块的位置，将肱骨髁上骨折分为：①伸直型（后脱位）；②屈曲型（前脱位）。大多数肱骨髁上移位性骨折（95%）为伸直型。无移位性和轻度移位性骨折仅占全部骨折的25%。对此类骨折，X线片诊断显得困难，应特别注意一些微小的变化，例如后脂肪垫征和异常的肱骨前线等，有时是唯一的诊断线索。肱骨前线为X线侧位片上，自肱骨前面通过肘关节的连线。正常情况下，肱骨前线通过肱骨小头中1/3。当发生伸直型骨折时，该线将通过肱骨小头的前1/3处，或是直接位于肱骨小头前方。另外一个判断儿童肱骨髁上骨折的方法则是测量提携角角度，即X线侧位片上，自通过肱骨干中段的直线与通过尺骨干中段的直线的交角。正常提携角为0°～12°，当>12°或双侧不对称，则提示骨折存在。

1.伸直型肱骨髁上骨折

（1）损伤机制：最常见的损伤机制为坠落伤，上肢伸展伴肘关节伸直位（间接损伤机制）。儿童肘关节前方关节囊和侧副韧带相对于骨骼更健壮，因而经常发生骨折，却没有韧带结构损伤。20岁以上成年人，骨折伴有韧带结构损伤常见。其次为直接损伤机制，即直接的暴力作用于肘关节造成的损伤。

（2）查体：新鲜损伤往往肿胀不显著，但疼痛明显。由于肱三头肌的牵拉，肱骨远端骨折块可于肘关节后方和上方触及。对局部肿胀明显的病例，由于尺骨鹰嘴突出和关节后方凹陷的出现，应注意和肘关节后脱位鉴别。另外，与未受伤的对侧相比，患侧前臂可出现缩短。

（3）影像学检查：肘关节X线正侧位片是重要的影像学检查方法。在儿童，还可与对侧对比。后脂肪垫征、肱骨前线异常和提携角>12°时，提示隐匿性骨折可能。必要时还应加拍斜位片。

（4）合并损伤：肱骨远端骨折常伴有神经和血管损伤，有时无移位骨折也可伴有此类并发症。常见的合并损伤有正中神经和肱动脉损伤。对后内侧移位的骨折，更易造成正中神经损伤。查体时应记录桡动脉、尺动脉和肱动脉的搏动情况，也可应用脉搏血氧计记录脉率和血红蛋白饱和度，进一步确证临床发现。即使动脉有搏动存在也不能排除严重的血管损伤，该类情况有3种：①动脉壁挫伤；②内膜撕裂；③动脉裂伤。另外，检查和记录桡神经、尺神经和正中神经的运动和感觉支配情况。因此，遇到肱骨远端骨折，应实施细致的查体，明确是否有神经和血管的伴发损伤，并做好记录。还应尽量避免实施手法复位时造成的神经和血管损伤。

（5）治疗：患者应及早就诊。对此类骨折，有时手法复位十分困难，并能造成并发症发生。如果移位性骨折合并血管损伤，应及时急诊处理，以免造成肢体坏死等并发症。还应注意骨筋膜室综合征和神经和血管损伤的诊断：①无移位骨折。对无移位性和成角<20°的伸直型肱骨髁上骨折，可应用长臂夹板固定制动，固定范围自腋窝到掌骨头近侧，夹板至少环绕上肢直径的3/4，肘关节屈曲90°，患肢悬吊，并应用冰敷减轻肿胀。注意肢体远端动脉的搏动情况，若发现脉搏缺失，应将肘关节伸直5°～15°，或直至搏动出现为止。患者应留院观察，进一步判定神经血管的功能。规则：对肱骨髁上骨折，最初先不要应用石膏外固定。对于无移位性伸直型肱骨髁上骨折，成角>20°，急诊处理可应用夹板固定、冰敷、抬高患肢等措施，请骨科医生会诊，并在全麻或局麻下实施复位。有学者主张应用钢针固定肱骨髁上骨折。严重的肿胀会影响复位效果，此时则需要经皮钢针固定，或是切开复位内固定。②移位性骨折。对于移位骨折，不伴有神经和血管损伤者，可请有经验的骨科医生尝试复位。对造成血管损伤和患肢缺血者，如无条件请骨科医生会诊，也应该由急诊医生立即实施骨折的复位，可以早期解除对血管的压迫。第一步进行复位准备和必要的镇静措施。由助手握持骨折近端，术者握持腕部，实施纵向牵引，直至患肢长度接近正常。术者轻轻过伸肘关节，以使骨折解除锁定，然后向前压远端骨折块，纠正内外侧成角。同时，助手可对近端骨折块实施较缓和的后向压力，以利复位。为完成复位，肘关节应屈曲以保持正常力线，并从后方对远端骨折块施加压力。肘关节可屈曲至动脉搏动减弱为止，然后再伸直5°～15°，重新检查动脉搏动情况并记录。复位后，应用长臂夹板外固定。关于前臂的位置，尚存有争论。在儿童，若远端骨折块向内侧移位，前臂应制动于旋前位；反之，骨折块向外移位者，前臂应处于旋后位。在成人，前臂应制动于中立位或轻度旋前位。术后患肢悬吊并可应用冰敷以减轻肿胀。复位术后常规拍片复查。患者应及时随诊，进一步观察神经和血管的功能。注意：反复的手法复位会造成邻近神经和血管的损伤，应高度注意。手术切开复位内固定指征如下：闭合复位失败者；合并前臂骨折者；闭合复位后不能保持骨折稳定；神经血管损伤需手术修复者。

(6)并发症：①神经和血管损伤，可引起急性或迟发性症状。如怀疑血管损伤，可行血管造影检查。如发生骨筋膜室综合征，应行筋膜室切开减压。尺神经瘫痪为晚期并发症。②在儿童，往往因远端骨折块对位不良而易并发肘内翻和外翻畸形。③在成人，因长期制动而易并发肘关节屈伸功能受限和关节强直。因此，复位后，应在术后2～3 d就开始前臂旋前和旋后活动；经2～3周，应去除夹板，实施肘关节的屈伸锻炼。

2.屈曲型肱骨髁上骨折

屈曲型肱骨髁上骨折多为直接暴力引起：当肘关节屈曲时，直接暴力自后方造成肘关节损伤。间接暴力(坠落伤，上肢伸展位)偶尔也造成屈曲型骨折。

(1)查体：患肢呈屈曲位，鹰嘴突消失。

(2)影像学检查：常规正侧位X线片检查。后脂肪垫征对诊断具有重要意义。测量肱骨前线和提携角的变化提示隐匿性骨折的存在。

(3)合并损伤：神经和血管损伤较少见。在实施手法复位前，检查并记录血管搏动和神经功能情况。

(4)治疗：移位性骨折应早期实施复位术，复位后钢针内固定是经常采用的方法。当发生血管危象并影响肢体血供时，更应尽早复位。复位时，肘关节屈曲位，实施纵向牵引和对抗牵引。术者向后推挤远端骨折块。骨折对位后，肘关节伸直并保持伸直位，应用长臂后侧夹板固定。我们选择肘关节不全伸直位固定(35°)，以防止远期的肘关节强直等并发症。

但有的学者主张肘关节应保持在完全伸直位。术后抬高患肢，局部冰敷并应用止痛处理。对闭合复位失败和不稳定型骨折应采用手术切开复位内固定术。

(5)并发症：屈曲型肱骨髁上骨折可出现严重的并发症：①肘关节强直和肘关节屈伸障碍，尤见于肘关节完全伸直位固定者；②少见神经和血管损伤，包括迟发型尺神经瘫痪；③骨筋膜室综合征，导致Volkmann缺血性肌挛缩；④ 若复位不良，会出现畸形和肘关节功能障碍。

(二)肱骨经髁骨折

此类骨折横切肱骨内外髁，骨折线位于关节内，常见于50岁以上骨质减少者，骨折远端骨折块可向前移位(屈曲型)或向后移位(伸直型)，无移位骨折多见。其损伤机制、X线表现和治疗方法类似于肱骨髁上骨折，但经常发生鹰嘴窝和冠状窝的骨痂沉积，导致肘关节屈伸范围减少。患者应及时就诊。其中屈曲型经髁骨折为Posadas骨折，多有直接暴力作用于屈曲的肘关节，远端髁骨折块向前移位。受伤后，患处肿胀、疼痛，鹰嘴突消失，肘前窝饱满。Posadas

骨折多伴有桡骨和尺骨的后脱位。急诊处理不必强求复位，以免引发血管危象，可应用长臂后侧夹板外固定，尽早就诊于专业医生。若发生血管危象，鹰嘴骨牵引是较好的选择。Posadas骨折可出现急性或迟发性神经和血管损伤。由于复位欠佳和骨痂形成而造成的肘关节屈伸活动障碍也是常见的并发症。

（三）肱骨髁间骨折

肱骨髁间骨折多发于50岁以上患者，实际为肱骨髁上骨折伴有垂直骨折线，根据骨折线的形状，有“T”形和“Y”形骨折线等。“T”形骨折有单一的横形骨折线，“Y”形骨折则有两条通过肱骨髁上柱骨折线。依据骨折块分离的程度，将骨折分为两类：①无移位骨折；②移位性、旋转型或粉碎性骨折。无移位骨折指肱骨头和肱骨滑车间没有移位，如果肱骨头和肱骨滑车间存在移位，但在冠状面上没有旋转，为移位性骨折。移位性和无移位骨折均不伴有囊韧带的损伤，因此，骨折块可维持在原位。骨折移位合并旋转是指肱骨头和肱骨滑车分离并旋转，其中旋转主要由于附着于肱骨上髁的肌肉牵拉所致。另外，累及关节面的重度粉碎性骨折和肱骨髁的严重分离也可发生。

1. 损伤机制

最常见的损伤机制为直接暴力，致使尺骨鹰嘴在滑车部位进入远端肱骨。

此时，肘关节的位置决定着骨折为屈曲型还是伸直型移位。骨折块伸直型或是向后移位型更为常见。由于附着于上髁肌肉的牵拉，骨折块旋转也较多见。肱骨髁可造成分离，或是与肱骨干分离，分离程度与暴力的大小和方向，以及肌肉的紧张度相关。总之，较大的暴力往往造成程度较重的骨折移位。

2. 查体

查体常见前臂缩短。对伸直型骨折，可触及肘后空虚和鹰嘴突出。

3. 影像学检查

常规行X线正侧位片检查，对显示不清的粉碎性骨折，还可行CT检查，并对手术有所帮助。

4. 合并损伤

该类骨折常常合并神经和血管损伤。

5. 治疗

肱骨髁间骨折患者应及时就诊，以便确定治疗方案。

（1）无移位骨折。此类骨折为稳定型骨折，可应用长臂后侧夹板外固定，前臂保持在中立位，患肢悬吊并抬高，冰敷还可减轻水肿。经2～3周开始主动活动练习。

（2）移位性、旋转型或粉碎性骨折。此类骨折虽然较少见，但治疗却较困难，应及早就诊，可先应用夹板固定和冰敷。

过去认为手术治疗的风险性较大，现在的观点认为手术是有效的方法。对存在手术禁忌证的患者，可应用鹰嘴牵引等方法。总之，对治疗方式的选择，取决于骨折的类型、患者的运动强度以及医生的建议。手术切开复位内固定和骨牵引是最常用的两种方法。对老年重度粉碎性骨折，可实施肘关节置换。

6. 并发症

（1）肘关节功能障碍，最为常见。

（2）创伤性关节炎。

(3)神经和血管并发症,少见。

(4)畸形愈合和骨折不愈合,少见。

(四)肱骨髁骨折

肱骨髁包括关节面部分和非关节面的上髁部分。因此,所谓肱骨髁骨折,既可累及关节面部分,也累及非关节面的部分,共同形成了骨折块。骨折可包含内髁(肱骨滑车和肱骨内上髁)和外髁(肱骨头和肱骨外上髁)。骨折块可累及外侧滑车嵴,否则此结构依然附着于近侧。这个特征十分重要,因为外侧滑车嵴向远侧移位,揭示肘关节内外侧和尺桡骨的不稳定。

1. 肱骨外髁骨折

肱骨外髁的位置较为突出,很容易造成骨折。

(1)损伤机制:常见有两种损伤机制。一是当肘关节屈曲时,直接暴力从后方作用造成骨折;二是肘关节伸直位时,造成肘关节内收和过伸的暴力导致骨折。在儿童,由于伸肌的牵拉,骨折易于旋转。在成人骨折中旋转很少见。

(2)查体:常见患处局部肿胀和触痛。

(3)影像学检查:X线正侧位片可清晰显示髁间距离。肱骨外髁骨折后骨折块可向前方移位,但是通常向后方和下方移位。当外侧滑车嵴未受累及时,可发生尺骨移位。在儿童,因成骨尚未完成,应实施双侧拍片对比。

(4)合并损伤:无明显的合并损伤。

(5)治疗:由于并发症发生率较高,对外髁骨折应进行严密评估和随访:①骨折未包含外侧滑车嵴:a. 无移位骨折,以长臂后侧夹板外固定,肘关节保持屈曲位,前臂旋后位,腕关节伸直位,以减轻伸肌的牵拉作用,患肢悬吊,2 d 后查 X 线片。当肿胀减轻后,可改用石膏外固定。b. 移位性骨折,患者应及时就诊,临时应用长臂后侧夹板外固定,择期实施手术切开复位内固定术为首选。②骨折包含外侧滑车嵴:a. 无移位骨折,由于此类骨折多为非稳定性骨折,初期可应用长臂前侧和后侧夹板外固定,保持肘关节>90°屈曲位,前臂旋后和腕关节伸直位。处置后2~3 d 拍 X 线片复查,可应用石膏外固定。b. 移位性骨折,患者应及时转诊到骨科就诊。此类骨折是手术切开复位内固定术的指征。闭合复位术常导致肘外翻畸形。

(6)并发症:肱骨外髁骨折可导致以下并发症:①肘外翻畸形;②前臂外侧转位;③关节囊和软骨损伤导致的关节炎;④迟发型尺神经麻痹;⑤儿童骨骼过度生长和由此导致的肘内翻畸形。

2. 肱骨内髁骨折

此类骨折较肱骨外髁骨折少见。

(1)损伤机制:有两种损伤机制。一是直接暴力通过尺骨鹰嘴向内侧作用导致内髁骨折;二是前臂伸直位,肘关节外翻导致内髁骨折。

(2)查体:肱骨内髁压痛,腕关节在抵抗阻力屈曲时患处疼痛常见。

(3)影像学检查:基本同肱骨外髁骨折的影像学表现,只是由于屈肌的牵拉作用,骨折远端骨块向前方和下方移位。

(4)合并损伤:无明显的合并损伤。

(5)治疗:①骨折未包含外侧滑车嵴:a. 无移位骨折,应用长臂后侧夹板外固定,保持肘关节屈曲位,前臂旋前和腕关节屈曲位。注意拍 X 线片复查,防止后期骨折的移位。b. 移位性骨折早期的急诊处理包括制动、冰敷、患肢抬高,以及手术内固定等。②骨折包含外侧滑车嵴:

a. 无移位骨折，由于此类骨折多为非稳定性骨折，初期可应用长臂前侧和后侧夹板外固定，保持肘关节＞90°屈曲位，前臂旋前和腕关节屈曲位。处置后 2～3 d 拍片复查，可应用石膏外固定。b. 移位性骨折，早期的急诊处理包括制动、冰敷、患肢抬高及手术内固定等。

(6) 并发症：①创伤性关节炎；②骨折对位不良导致的肘内翻畸形；③迟发型尺神经麻痹。

(五)关节面骨折

此类骨折限于肱骨小头和肱骨滑车，很少为单独的损伤，常合并肘关节后脱位。肱骨滑车骨折更为少见，但需及时诊治。

肱骨小头骨折仅占整个肘外伤的 0.5%～1%，占肱骨远端骨折的 6%。

1. 损伤机制

损伤机制多为手伸展位，暴力作用于手部，通过桡骨传导至肱骨头导致骨折。由于肱骨头无肌肉附着，因而骨折块往往无移位。移位往往为肘关节活动所致。

2. 查体

骨折早期，可能没有明显的症状和体征。后期，由于血肿等因素，可有肿胀、疼痛等出现。若骨折向前移位进入桡窝，肘关节则不能完全屈曲且伴屈曲疼痛；若骨折向后移位，肘关节活动障碍，且随肘关节屈曲疼痛加重。

3. 影像学检查

X 线侧位片可显示肱骨头相对于原位置，向前或近端移位。

4. 合并损伤

常合并桡骨小头骨折。70%的骨折合并尺侧副韧带损伤。

5. 治疗

对小的肱骨头骨折块（关节软骨和软骨下骨）可实施切除。但随着手术技术的改进，手术内固定是最常用的措施。早期急诊处理包括应用后侧夹板外固定、冰敷、患肢抬高和止痛等。若骨折块较大，或是骨折包括部分滑车，是手术指征。但无论是闭合复位或切开复位，准确地复位是肱桡关节良好功能的保证。

6. 并发症

(1) 创伤性关节炎。

(2) 骨折块的缺血性坏死。

(3) 关节功能障碍。

(六)肱骨上髁骨折

肱骨上髁骨折多见于儿童，其中肱骨内上髁骨折多于肱骨外上髁骨折。

肱骨内上髁骨化中心在 5～7 岁出现，大约到 20 岁时与肱骨远端融合。肱骨内上髁撕脱骨折常合并于肘关节后脱位，且可被触及，单纯的内上髁骨折移位较少见。

1. 肱骨内上髁骨折

(1) 有三种常见的损伤机制：①较常见的肱骨内上髁撕脱骨折好伴发于儿童和青少年的肘关节后脱位。但年龄超过 20 岁时则较少见；②前臂屈肌旋前肌肌腱止点位于肱骨内上髁骨化中心。反复的肘关节外翻应力可导致骨折，且骨折向远端移位，常见于青少年棒球运动员，有所谓“小队员肘”之称；③单纯成人肱骨内上髁骨折多为直接暴力导致。

(2) 查体：若肱骨内上髁骨折合并于肘关节后脱位，肘关节常处于屈曲位，鹰嘴突出。

若为单纯骨折，则局部压痛明显。疼痛随肘关节屈曲，以及前臂和腕关节的旋前而加重。

查体时还要注意尺神经的功能情况。

(3)影像学检查:在儿童和青少年,应双侧对比。注意当骨折块移位至关节线时,有进入关节内的可能。注意对骨化中心出现和融合时的表现。肱骨内髁骨化中心在5～7岁时出现,在18～20岁时融合。而肱骨外上髁骨化中心在9～13岁时出现,在14～16岁时融合。

(4)治疗:若骨折移位<4 mm(通过测量骨折块和肱骨之间的间隙),可应用长臂后侧夹板外固定,保持肘关节和腕关节屈曲位,且前臂旋前。若骨折伴发于肘关节脱位,先实施脱位复位,然后再观察骨折,若骨折块进入关节内,应实施切开复位术。

(5)合并损伤:常伴发肘关节后脱位。

(6)并发症:如果持续骨折移位会造成尺神经骨性卡压。另外,还有肘关节后脱位的并发症。

2.肱骨外上髁骨折

此类骨折很少见,常由直接暴力导致,而且往往多为髁骨折而非外上髁骨折。大多数骨折为无移位骨折,治疗方法相应也较简单。

第三节　肱骨干与肱骨近端骨折

一、肱骨干骨折

肱骨干是指从胸大肌止点至肱骨髁上嵴之间的范围。肱骨干骨折多见于50岁以上的患者,通常为中1/3骨折。肱骨干骨折常见于以下4种基本类型:①横形骨折;②斜形骨折;③螺旋形骨折;④粉碎性骨折。

骨折的类型取决于损伤的机制、外力的大小、骨折的位置及损伤时肌肉的牵拉方向。上述骨折类型还可以根据骨折移位和成角的情况进一步分型。

解剖学上可见多块肌肉附着于肱骨干,从而导致其在骨折时易发生牵拉移位。三角肌止于肱骨干前外侧,而胸大肌则止于结节间沟的内侧。冈上肌止于大结节,产生外展和外旋作用。肱二头肌和肱三头肌附着远端,牵拉远侧骨折端向近侧移位。

胸大肌止点以上的骨折,由于冈上肌的牵拉可出现肱骨头外展外旋移位。

而骨折线位于胸大肌和三角肌止点之间时,近侧骨折端由于胸大肌的牵拉而内收移位。三角肌止点以下的骨折,三角肌牵拉近侧骨折端常出现外展移位。

供应前臂和手的神经和血管束沿肱骨干的内侧下行。肱骨干骨折可以导致上述结构的损伤,而最常见的还是桡神经损伤。桡神经在肱骨干中下1/3处紧贴骨面,此处骨折容易发生桡神经损伤。

1.损伤机制

肱骨干骨折可由直接暴力或间接暴力引起。最常见于直接暴力,如跌倒或者外力直接打击肱骨,也见于车祸伤。多为肱骨干横形骨折。

间接暴力常由于跌倒时肘部或者手着地,应力向上传导导致肱骨干骨折。另外,肌肉的猛烈收缩也可以导致病理性骨折。间接暴力多为螺旋形骨折。

对于安装肱骨假体的患者，相对轻微的损伤也可以导致肱骨干骨折。这种骨折可因过度扩髓打入假体时产生。

2. 查体

患者上臂疼痛，肿胀。查体时可见上臂短缩，明显的畸形，骨折处反常活动，可有骨擦音或骨擦感。对于所有肱骨干患者，必须进行神经和血管损伤的检查。

必须高度重视桡神经功能的检查，若合并桡神经损伤，应记录首次发现的时间。这些信息很重要，原因如下。

(1)神经损伤开始时多为神经麻痹。

(2)在手法复位或固定以后，如对神经的压迫未得到缓解，会出现轴突断裂伤。

(3)在骨折愈合过程中，神经损伤表现为缓慢的、进行性的轴突断裂伤。

3. 影像学检查

X 线检查应包括整个肱骨的正位片和侧位片。

4. 合并损伤

肱骨干骨折可能合并多种严重损伤。

(1)肱动脉损伤。

(2)神经损伤(桡神经多于尺神经或正中神经)。

(3)合并肩关节或肱骨远端骨折。

5. 治疗

根据骨折的类型、移位的程度以及是否合并其他损伤而采取不同的治疗方法。

肱骨干骨折可以分为以下两大类。

(1)无移位的肱骨干骨折。可见于横形骨折、斜形骨折、螺旋形骨折或者粉碎性骨折。

急诊处理包括冰敷、镇痛药、应用结合夹板和早期转诊。随后予以颈领和袖带或 Sling 和 Swathe 悬吊等方法制动患肢。

肱骨干骨折愈合一般需要 10～12 周。相对于横形骨折，螺旋形骨折愈合时间较短，因为螺旋形骨折的骨折端接触面积更大。靠近肘关节或者肩关节的骨折愈合所需时间更长，预后结果也更差。

(2)移位或者成角的肱骨干骨折。此类骨折的急症处理包括冰敷、镇痛、应用结合夹板及急症转诊。予以颈领和袖带悬吊制动患肢以缓解疼痛，减轻进一步损伤。

大多数此类骨折的确定性治疗可采用非手术方法，包括继续应用结合夹板或者塑料矫形支具。这些方法固定牢靠，能够纠正骨折的成角畸形和移位。功能支具保留肘关节和肩关节的活动，有助于改善术后关节功能。由于睡姿可能对骨折的愈合有影响，因此必须指导患者采取半坐卧位的姿势睡眠，这也是不建议使用腕部吊带的原因之一，因为腕吊带可能会抵消重力作用，进而影响骨折复位的维持。

上肢悬垂石膏曾经被广泛使用，但现在已经被上述方法取代。患者复位术后立即开始手部的功能锻炼。及早开始肩关节的环转活动。

6%～15%的肱骨干骨折并发桡神经损伤。这些骨折多为肱骨中下 1/3 的螺旋形骨折，但也见于肱骨中 1/3 骨折或其他类型的骨折(如横形骨折)。

肱骨干骨折导致的桡神经损伤可能部分或完全累及运动或感觉神经纤维。完全性运动功能障碍见于50%以上的病例。大部分患者在损伤时即发生桡神经功能障碍,而高达20%的患者在治疗过程中神经损伤持续加重。

肱骨干骨折引起的桡神经麻痹在过去是手术探查的适应证。但现在已经不推荐采用。因为:①神经横断损伤仅见于12%的患者;②自发的神经再生;③延迟的手术干预并没有加重预后效果。

手术治疗通常采用钢板内固定。适应证包括:①成角畸形无法维持<15°;②患者无法忍受非手术治疗的长期固定;③肱动脉损伤;④合并其他损伤需要长期卧床,无法利用对抗牵引复位;⑤合并其他骨折需早期固定;⑥骨折端有软组织嵌入,对位对线不良;⑦同侧臂丛损伤。如果合并臂丛损伤,上肢肌肉失去稳定性,难以对抗重力,骨折端分离,无法维持骨折的复位;⑧多节段骨折,病理性骨折,开放性骨折,或者两侧肱骨干骨折。

5.并发症

肱骨干骨折可能合并以下严重并发症。

(1)肩关节粘连性关节囊炎,早期功能锻炼可预防。

(2)肘关节骨化性肌炎。积极的功能锻炼可避免出现。

(3)桡神经麻痹迁延不愈。

(4)骨折延迟愈合或不愈合。

二、肱骨近端骨折

肱骨近端骨折占上肢骨折的3%,最常见于老年人。从解剖学上看,肱骨近端骨折包括所有邻近肱骨外科颈的肱骨骨折。在这些骨折当中,80%的肱骨大结节无移位。

为了理解肱骨近端骨折的损伤机制和移位倾向,需要对肱骨近端的解剖结构有更好的了解。

肱骨头与肩胛骨关节盂构成了盂肱关节。

肱骨头关节面止于解剖颈,因此,解剖颈以上的骨折都归于关节面骨折。外科颈是位于肱骨近端、解剖颈以下的狭窄部分。大、小结节是解剖颈稍靠下的骨性隆突。

肱骨近端有多块肌肉附着和包绕。肩袖由冈上肌、冈下肌和小圆肌组成。肩袖的腱性部分止于大结节。肩袖肌肉向上牵拉骨折端,并伴有前旋。肩胛下肌止于小结节,牵拉骨折端向内,伴有后旋。胸大肌止于结节间沟的外侧缘,牵拉骨折端向内移位。而三角肌止于三角肌粗隆,牵拉骨折端向上移位。但这两者的附着点都位于外科颈的远端,因此,不属于肱骨近端的范畴。

臂丛神经、腋神经、腋动脉紧邻肱骨近端,因此,骨折常合并神经和血管损伤。

1.损伤机制

肱骨近端骨折多由于直接暴力和间接暴力引起。直接暴力作用于上臂的外侧面可导致骨折,如跌倒伤。间接暴力则更常见,常由于跌倒时,手部着地,引起继发骨折。

肱骨骨折的位置取决于跌倒时上肢的姿势。跌倒时,若上肢外展,即发生外展型骨折,远侧骨折端处于外展位。如果上肢内收时跌倒,则发生内收型骨折,远侧骨折端呈内收位。

肱骨近端骨折的位置和类型由以下4种因素决定。

(1)骨折时的暴力大小决定了骨折的严重程度,并在一定程度上影响移位情况。

(2)暴力作用时肱骨的旋转情况决定了骨折类型。

(3)暴力作用时邻近肌肉的张力和作用方向决定移位程度。

(4)患者的年龄决定了骨折的位置。对于肱骨近端骨骺未闭合的儿童,通常发生骨骺分离而不是骨折。青年人骨骼强壮,多发生关节脱位,偶见骨折。老年人由于骨质疏松,多易骨折,占肱骨近端骨折的85%。

2.影像学检查

影像学检查包括肱骨内旋、外旋的肩关节X线正位片,肩胛骨冈上肌出口位。肱骨外旋时,是检查大结节是否存在骨折的最佳视角。内旋时可以观察到小结节邻近盂肱关节。肩胛骨冈上肌出口位则有助于诊断肩关节脱位、肩胛骨骨折以及肱骨近端骨折。

另外,我们也建议采用肩关节腋位投照法。操作时,患肢需外展90°,通常患者因为疼痛而不能配合。

这4种摄片方法可以充分评估肩关节和肱骨近端包括关节面的情况。患者取俯卧位、站位和坐位,都可以进行这4种X线检查。

关节内骨折合并导致肱骨头下移的关节积血。影像学上称为假性关节脱位,这多表明存在关节内骨折。另一个表明存在关节内骨折的影像学征象是脂液线。

多层螺旋CT较之X线检查更易发现隐匿的骨折。

3.治疗

根据患者的年龄、性别和生活方式,肱骨近端骨折的治疗措施有所不同。

规则:肱骨近端骨折的治疗效果取决于能否早期功能锻炼。因此不必过度强调解剖复位,以避免术后长期制动,影响肩关节的功能恢复。

无移位的骨折(占肱骨近端骨折的80%)可采用Sling和Swathe或腕带悬吊。我们建议早期即进行被动的功能锻炼,主动功能锻炼随后进行。对于较复杂的、有移位或成角畸形的骨折,常需要手术治疗,术式的选择可参考以下分类系统。

分型:我们采用Neer改进的分型。根据Neer的建议,肱骨近端分为4部分:①肱骨头;②肱骨干;③大结节;④小结节。

该系统根据骨折块和移位的情况进行分类,对治疗和预后有一定的指导意义。

骨折后,如肱骨近端所有骨折块均无移位和成角畸形,则称为一部分骨折;如有一个骨折块相对于完整的肱骨近端移位>1 cm或者成角>45°,称为二部分骨折;如有两个骨折块相对于肱骨近端分别出现移位,称为三部分骨折;如四块骨折块均有移位,称为四部分骨折;移位的单一骨折块,如果包含肱骨近端两部分结构也归为二部分骨折。值得注意的是骨折块分离>1 cm或者成角>45°才被称为骨折移位。接近80%的肱骨近端骨折是一部分骨折。骨膜、肩袖和关节囊参与维持肱骨近端各部分的稳定。肱骨近端骨折应由急诊医师负责处理。其余20%的骨折则是二部分、三部分或四部分骨折。这些骨折须予以复位,但复位后仍不稳定。

(一)肱骨外科颈骨折

肱骨头和肱骨干之间的夹角正常值为135°。医师在治疗过程中应测量该角度,以判断损伤情况和治疗效果。夹角≤90°或>180°即为异常,并结合患者的年龄和日常活动,考虑予以复位。

外科颈骨折分为三类:无移位骨折、移位性骨折和粉碎性骨折。

夹角<45°无须复位。夹角>45°,再结合患者的年龄和生活方式,考虑是否予以复位。

骨折块分离>1 cm就认为是骨折移位。

1.损伤机制

肱骨外科颈骨折由直接暴力和间接暴力引起。最常见的是间接暴力，跌倒时，手部着地，引起外科颈骨折。如果跌倒时，上肢外展，肱骨干骨折端向外侧移位。如果上肢内收时跌倒，肱骨干骨折端大多向内侧移位。

直接暴力引起的肱骨外科颈骨折在老年患者中很少见。

2.查体

患者上臂和肩部疼痛、肿胀。如果患肢呈内收位，臂丛神经和腋动脉受累的可能性较低。如果患肢呈外展位，则高度怀疑臂丛和腋动脉受损。

规则：如果怀疑患者存在外科颈骨折，而且患肢呈外展位，需将其暂时固定，不要尝试复位，以免损伤神经、血管。这类骨折多有明显、严重的移位，内收的肱骨干可能对邻近的神经和血管产生永久性损害。影像学检查时，患肢应予以固定，避免骨折自行复位。

影像学检查之前，医师应详细记录患肢末端的血供和感觉功能。

3.影像学检查

影像学检查包括患肢内旋、外旋时的 X 线正位片，肩胛骨冈上肌出口位和肩关节腋位。这些检查足以明确诊断。

4.合并损伤

无移位的外科颈骨折可能合并腋神经挫伤或撕脱伤。腋神经、血管和臂丛神经损伤常见于移位或粉碎性外科颈骨折。

5.治疗

(1)无移位肱骨外科颈骨折

1)成角＜45°：这类骨折属于一部分骨折。治疗措施包括患肢吊带制动，冰敷，抬高患肢和止痛药。早期进行手部功能锻炼，在能忍受的情况下及早进行腕部环转练习。治疗后 2～3 周开始肘关节和肩关节的被动练习，3～4 周开始肩关节的主动功能锻炼。

2)成角＞45°：对于老年患者，由于其较低的要求，即便成角＞45°，只要骨折端之间有接触，吊带悬吊即可，不需手法复位。然而，对于年轻患者，这类骨折归于二部分骨折，需要手法复位。骨折时，部分骨膜仍保持连续，有助于手法复位时骨折块的复位。急诊处理措施包括吊带悬吊，镇痛药物，以及局麻或全麻条件下复位所需的各种准备。

(2)移位的外科颈骨折

1)移位＜1 cm：为一部分骨折。治疗措施包括患肢吊带悬吊、冰敷、抬高患肢和应用镇痛药物。

早期进行手部功能锻炼，随后进行关节的环转练习，2～3 周开始肘关节和肩关节的被动练习，3～4 周开始肩关节的功能锻炼。

2)移位＞1 cm：急诊处理包括患肢吊带悬吊、冰敷、应用镇痛药物以及其他常规措施。局麻或全麻下行手法复位，并以吊带悬吊。如果复位后仍有移位的可能，就需要克氏针撬拨复位或切开复位。

如果常规处理无法缓解神经、血管受压的情况，可以在麻醉条件下手法复位，步骤如下：①患者仰卧位或半卧位，屈肘，沿肱骨纵轴向下持续牵引。②牵引条件下，将患肢置于胸前，轻度前屈。③牵引可以使骨折块暂时分离。此时，医师另一只手置于患侧肱骨内侧，挤压骨折块复位。逐渐放松牵引。④手法复位后，再次详细检查患侧末端血供和感觉，并用 Sling 和

Swathe 固定患肢于胸壁。

粉碎性骨折急诊处理措施包括患肢制动、冷敷、应用镇痛药物和其他常规措施。治疗方法包括上肢悬垂石膏、切开内固定术或尺骨鹰嘴牵引术。

6.并发症

肱骨外科颈骨折可能合并以下严重并发症。

(1)术后关节僵硬是常见并发症。早期功能锻炼有助于缓解。

(2)畸形愈合常见于移位的骨折。幸运的是,健侧肩关节有很大的活动范围,使这个并发症并不会引起严重的功能降低。

(3)骨化性肌炎大多数情况下可自行吸收。

(二)肱骨解剖颈骨折

解剖颈骨折是指位于肱骨骺板区域的骨折,分为成年型和儿童型。成年型骨折少见,分为无移位型和移位型(>1 cm)。儿童型通常发生于8～14岁的儿童。

1.损伤机制

常见机制是跌倒时,上肢伸直,手或肘部触地。

2.查体

肩部肿胀,触痛明显。疼痛随肩关节活动加剧。

3.影像学检查

常规影像学检查即可明确诊断。儿童中常见的是 Salter Ⅱ型骨折。

4.合并损伤

解剖颈骨折通常不合并周围组织的损伤。

5.治疗

急诊处理措施包括患肢 Sling 和 Swathe 制动、冷敷、应用镇痛药物和早期转诊。移位或无移位的解剖颈骨折均需要转诊到骨科。移位的解剖颈骨折需要立即复位,应急症转诊到骨科。

儿童期解剖颈骨折并不是真正的骨折,而是指肱骨近端的骺板损伤。处理措施包括患肢制动,应用镇痛药物和急症转诊。

6.并发症

解剖颈骨折常合并肱骨头的缺血性坏死。我们建议医师在处理此类患者时应该咨询骨科专业医师,制订恰当的治疗方案和随访计划。

(三)肱骨大结节骨折

冈上肌、冈下肌和小圆肌均止于大结节,因此,骨折时,牵拉骨折块向上移位。向上移位的骨折块阻挡肩关节的外展活动。

肱骨大结节骨折包括无移位和有移位两类。无移位骨折进一步细分为压缩骨折和非压缩骨折。而合并移位的大结节骨折也包括两类:仅骨皮质撕脱骨折和大结节完全撕脱骨折。

骨折块移位>1 cm 常合并肩袖撕裂。

规则:肱骨大结节骨折移位合并肩袖纵向撕裂。

15%的肩关节前脱位病例可见大结节骨折。

1.损伤机制

大结节骨折常由直接暴力或间接暴力引起。直接暴力常导致大结节压缩骨折。跌倒时,上臂外侧撞击地面引起压缩骨折。那些肌肉萎缩、肌力下降的老年人特别容易摔倒发生这类损伤。间接暴力多引起大结节撕脱骨折。跌倒时，上肢伸开，手部着地，间接引起大结节无移位的撕脱骨折。如暴力过大时，引起肩袖撕裂，牵拉骨折块移位。

2. 查体

患者大结节区疼痛、肿胀。患肢外展无力，外旋时，疼痛加剧。如果骨折块向后移位撞击肩胛骨关节盂的后缘，就会限制肩关节的外旋。

3. 影像学检查

肩关节X线正位片能很好地显示大结节骨折及骨折块上移。但是正位片难以评估骨折块后移的准确程度，骨折块也与关节面重叠，影响诊断。肩关节腋位片有助于弥补正位片的不足。因此，如果仅用肩关节正位片，可能会低估骨折块后移的程度，以及误诊两部分骨折。CT检查大大增加移位程度诊断准确率。

4. 合并损伤

神经和血管损伤少见。大结节骨折，特别是合并骨折移位，常伴发肩关节前脱位和肩袖撕裂。

5. 治疗

(1)无移位骨折。压缩骨折和非压缩骨折的急诊处理包括冷敷、应用镇痛药物、悬吊制动，由于并发症发生率较高，应及早转诊。

(2)移位的大结节骨折。如果合并肩关节前脱位，复位以后，大结节骨折块也多能复位，即可按照无移位骨折治疗。

如果仍有脱位，或者是肩关节无脱位但骨折移位，则根据患者的年龄和生活方式采取不同的治疗措施。年轻患者采用切开复位内固定术，并修复撕裂的肩袖。必须要有足够大和强度的骨折块才能采用螺钉固定，但老年患者常由于骨质疏松致固定失败。老年患者常不适合手术治疗，可采用冷敷、悬吊、应用镇痛药物和早期转诊。老年患者必须及早进行功能锻炼，预防关节僵硬。

6. 并发症

大结节骨折可能有以下并发症。

(1)大结节压缩骨折常出现肱二头肌腱长头撞击症，导致慢性腱鞘炎，最终肌腱断裂。

(2)骨折不愈合。

(3)骨化性肌炎。如果早期功能锻炼则可避免。

(四)小结节骨折

小结节骨折少见。肩关节后脱位可见到此类损伤。骨折块很小或很大(>1 cm)。

1. 损伤机制

小结节骨折常由间接暴力引起，例如癫痫发作或跌倒时上肢内收，肩胛下肌猛烈收缩，导致小结节撕脱。

2. 查体

小结节区域触痛明显。主动外旋或者对抗阻力内收时，疼痛加剧。被动外旋时，疼痛也加剧。

3. 影像学检查

肩关节常规检查即可明确诊断。

4. 合并损伤

常见肩关节后脱位。无移位的外科颈骨折也可出现小结节骨折。神经和血管损伤少见。

5. 治疗

急诊处理包括:冷敷、应用镇痛药物、悬吊以及骨科会诊。骨科医师大多建议悬吊3～5 d,然后逐步进行功能锻炼。有些医师倾向于手术固定,因此,早期会诊是有必要的。

6. 并发症

由于肩部肌肉的代偿作用,这类骨折多无并发症。有些医师相信小结节骨折能减弱肩关节囊前部的支持作用,进而诱发肩关节再次脱位。

(五)肱骨近端粉碎性骨折

肱骨近端粉碎性骨折是指 Neer 分型中的三部分和四部分骨折(3 块或 3 块以上,常由严重暴力引起,合并肩关节脱位)。

1. 损伤机制

最常见的原因是严重摔伤。受累的结构和移位的程度取决于暴力的大小和肌肉的张力。

2. 查体

肱骨近端弥散性疼痛、肿胀。患肢活动受限。

3. 影像学检查

影像学检查包括肩关节 X 线正位片和肩胛骨出口位。

4. 合并损伤

常合并严重合并伤。

(1)肩关节脱位。

(2)肩袖损伤。

(3)臂丛神经、腋血管损伤及腋神经和肌皮神经损伤。

5. 治疗

急诊处理措施包括冷敷、应用镇痛药物、悬吊及入院常规检查。肱骨近端粉碎性骨折都需要手术治疗,有些需要行人工肩关节置换术(四部分骨折)。

6. 并发症

早期即合并神经和血管损伤。由于严重损伤肱骨头血供,四部分骨折有很高的肱骨头坏死概率。

(六)关节面骨折

关节面骨折有些学者也称为嵌入骨折。这类骨折分为:①＜40％面积受累;②＞40％面积受累;③粉碎性骨折(肱骨头劈裂)。

1. 损伤机制

跌倒时,手臂外侧直接撞击地面引起。肩关节前脱位可能导致肱骨头外侧面受累,此类损伤称为 Hill-Sachs 骨折。

2. 查体

疼痛一般较轻,但是粉碎性骨折疼痛剧烈,活动受限。

3. 影像学检查

肱骨内旋、外旋条件下的肩关节 X 线正位片能很好地显示骨折线。嵌压骨折很难判断,常依据骨折的继发征象来明确诊断。患者站立位行肩关节正位片检查,如有脂液平,多表明有关节内骨折。

另外，嵌入骨折合并的关节血肿常导致肱骨头向下半脱位。

4. 合并损伤

关节面骨折常合并肩关节前方或后方脱位。

5. 治疗

该类骨折的急症治疗包括冰敷、镇痛、腕吊带制动和早期转诊。如果关节面受累不超过40%，上肢外旋位制动。如关节面受累超过40%或是粉碎性骨折，则要求假体置换。老年患者要求早期活动，不适宜选择手术修复。

6. 并发症

如前所述，神经、血管损伤可能使得这些骨折的处理更复杂。四部分骨折由于肱骨头血供受损，发生肱骨头缺血性坏死的概率很高。

第四节　腕舟骨骨折

一、概述

舟骨骨折在上肢骨折的发生率仅次于桡骨骨折，占全身骨折的2%，多发生于15～40岁男性。男女比例为6∶1。儿童和老年人少见。延迟愈合、不愈合、缺血坏死及后期的创伤性关节炎时有发生，应正确进行诊断和治疗，防止漏诊、误诊，从而影响功能。

舟骨通过诸多韧带与桡骨远端、月骨、头骨以及大小多角骨构成关节，是远近腕骨之间的桥梁，在维持腕关节稳定性和力量传导方面起着极为重要的作用。当腕部完全伸直时，舟骨伸展，其长轴与桡骨长轴接近平行，其远近端被各腕骨及周围韧带牢牢固定于一个位置。

跌倒下坠的压应力集中于舟骨狭窄的非关节面的腰部。大多数舟骨骨折都发生在腰部，随着腕部背伸增加，骨折部位向近端靠近。

二、临床表现和诊断

患者通常为青壮年男性，多有腕关节强力背伸的外伤史。典型的临床表现为鼻烟窝和舟骨结节的肿胀、压痛。Parvizi认为这2个体征的敏感性较高(100%)，特异性较差(鼻烟窝压痛为9%和舟骨结节压痛为30%)，活动时挤压拇指顶端诱发疼痛这一体征的特异性较高(48%)，24 h内3个体征联合应用检查特异性可高达74%。上述症状和体征虽有一定价值，但确诊还需进行影像学检查。诊断舟骨骨折的X线投照体位多达10多种，其中最常用的是腕关节正侧位和2种特殊体位(45°旋前位、45°旋后位)。

目前，越来越多地应用Stecher体位，即摄片时患手握拳尺偏，手腕及前臂平放于底片盒上。这是因为舟骨与腕关节并不在同个平面上，而是向掌侧倾斜45°。Stecher位腕关节背伸可使舟骨与X线平行；腕尺偏舟骨从关节窝完全伸展，与桡骨茎突距离加大，并使骨折间隙加宽，骨折线在X线片上清晰可见。侧位片上舟骨与其他腕骨重叠，仅凭侧位片很难确诊舟骨骨折，但有助于了解腕关节轴线的改变。

诊断舟骨骨折的同时应排除是否伴有其他骨折和韧带损伤，最常见的是桡骨远端和桡骨小头骨折。舟骨骨折合并桡骨远端骨折的发生率为0.7%～6.5%，合并桡骨小头骨折发生率达6%。随着关节镜技术在腕关节的广泛应用，发现舟骨骨折伴舟月骨间韧带损伤的发生率高达35%，移位的舟骨骨折伴韧带损伤的发生率则更高。

舟骨有复杂的三维立体结构，单纯凭借X线片诊断舟骨骨折有一定的局限性。高达25%的舟骨骨折不能通过初次腕部X线片确诊。

此外，通过X线片很难准确判断骨折的严重程度(如移位、粉碎性骨折等)，不同的观察者得出的结论差别也较大。有学者建议对怀疑舟骨骨折而不能通过X线片确诊的患者行CT、MRI或同位素骨扫描，以确诊或排除舟骨骨折。

三、分型

舟骨骨折分型的目的在于指导治疗，主要根据骨折的位置、骨折线的方向及稳定性分型。最常用的分型方法是Herbert分型、Russe分型以及AO分型。

Herbert分型的依据是骨折的位置、稳定性以及骨折时间的长短(新鲜骨折小于6周)。

最初Herbert分型是根据X线改变来分型，随着CT检查的广泛应用，Krimmer等将Herbert分型进行了改良，其将舟骨骨折分为A型稳定骨折和B型不稳定骨折两大类；进一步细分为：A1为舟骨结节骨折，A2为舟骨中、远1/3无移位裂缝横形骨折；B1为斜形舟骨骨折，B2为移位或裂开的舟骨骨折，B3为近1/3舟骨骨折，B4为经舟骨月骨周围脱位。

Russe分型将舟骨骨折分为水平型、横型及垂直型，很容易判断骨折的稳定性。水平型最稳定、横型次之、垂直型最不稳定。

AO分型将舟骨骨折分为A、B、C 3个亚型。A型：结节部撕脱型骨折，A1为结节皮质撕脱骨折，A2为结节较大块骨折，A3为结节多块骨折；B型：腰部骨折，B1为横形骨折，B2为斜形骨折，B3为纵形骨折；C型：多块骨折或粉碎性骨折，C1为舟骨内侧关节面粉碎性骨折，C2为舟骨外侧关节面粉碎性骨折，C3为舟骨内外侧关节面粉碎性骨折。

四、治疗

舟骨骨折治疗的目的是在避免各种并发症的前提下最短时间内达到舟骨解剖愈合，尽早使腕关节的功能恢复正常，恢复患者的生活和工作。关于急性骨折的治疗，从手术到非手术，从固定体位、时限到固定范围，均存在很大分歧。但总的来讲，新鲜的稳定骨折以管型石膏外固定为宜，不稳定骨折以切开复位内固定为好，有时还需植骨。

(一)非手术治疗

保守治疗的前提是舟骨在石膏绷带内维持解剖复位位置。其适应证包括稳定无移位的舟骨腰部或远极骨折，不伴有其他骨及韧带损伤。相对禁忌证有近端骨折片小、同侧或对侧桡骨远端或肘部骨折、多发伤、亚急性损伤(超过6周)及月骨后倾。绝对禁忌证有不可复性移位、明显成角或月骨后倾及伴发月骨或月骨周围脱位。关于保守治疗舟骨骨折愈合率、固定时间、石膏类型和固定的位置存在颇多争议。许多学者建议先以长臂拇人字石膏固定6周，如需继续固定再使用前臂石膏直至骨折愈合。对远端骨折可采用短臂石膏，对近端骨折外固定需长达6个月。石膏固定的缺点：石膏固定带来的各种不适，长时间固定导致的关节僵硬、肌肉萎缩、骨质疏松以及长时间不能工作所带来的经济损失等。石膏固定期间需多次摄片复查，了解石膏固定期间舟骨的位置。

(二)手术治疗

手术方法和固定类型应依骨折部位和移位程度而定。通常舟骨骨折片明显掌屈意味着前缘粉碎骨折,最好经掌侧入路并植骨。对近端小骨片应行背侧入路内固定。若并发舟月韧带损伤或月骨周围脱位,多需要掌、背侧联合入路。

1. 掌侧入路

掌侧入路需要在“C”臂 X 线机下,以舟骨结节为中心做 5～7 cm 长曲棍球杆状切口,向近端延长至桡侧屈腕肌腱桡侧。切开腱鞘,将桡侧屈腕肌肌腱牵向一侧。继续沿腱鞘底层切开,并暴露掌侧外在韧带。经腕关节囊和韧带沿舟骨长轴做切口,用 4-0 线标记切口的韧带两端以便随后修复。暴露骨折,冲洗以去除血块等残余物。手法整复,用细克氏针固定远、近端作为操纵杆。

(1)内固定。选择一方面依骨折内在稳定性,另一方面视术者经验而定。内固定技术应由相对简单的克氏针到钢板,然后是配有标准和特制螺丝钉的髓内固定。由于舟骨的特殊形状和倾斜方向,术中很难将内固定物植入理想的位置,须勤奋练习。

(2)克氏针固定。克氏针是最简单的内固定物,当需要花更多时间处理同侧肢体多发伤而需快速处理舟骨骨折时,克氏针固定特别有用。瞄准桡骨远端的舟骨窝背侧钻入克氏针,经过骨折线后加压,然后透视核对钢针位置。第二根钢针与第一根钢针平行放置。在鱼际部皮下剪断克氏针,用非吸收缝线缝合桡腕韧带。用长臂石膏外固定。6 周后改为短臂石膏直至完全愈合,X 线片上有骨小梁桥接时即可拔除克氏针。

(3)Herbert 螺丝钉。是一种自攻螺钉,中间是光滑的金属杆,两端是直径不同的螺纹,螺纹的间距也不同,通过直径不同的螺纹对骨折段起加压作用。舟骨一大多角骨关节内起点是放置螺钉的最佳部位,切口纵向延长经过舟骨一大多角骨关节,切开关节囊,使舟骨远端活动。用咬骨钳咬去小部分大多角骨扩大显露。用克氏针暂时固定,可防止骨片旋转。助手纵向牵引拇指以牵开桡腕关节,术者置夹具于舟骨远端背面,轻轻牵引、牢固安装导向夹具。然后用薄剥离器插入舟骨一大多角骨关节,将舟骨远端向掌侧撬起。夹具套筒就位后,术者以拇指加压骨折部。在套筒外读取所需螺钉长度,经夹具钻舟骨远、近端,轻叩配合,拧入螺丝钉。去掉夹具前透视检查螺丝钉位置,并确保螺丝钉完全埋入骨内。缝合关节囊,用拇人字石膏外固定 4 周。依骨折稳定情况,开始功能锻炼,但强度大的活动应延至 8 周以后。

(4)空心螺丝钉。新一代螺钉的共同特点是螺钉中间有孔,可插入直径为 0.8～1.1 mm 的导向克氏针。切开复位后沿舟骨长轴方向反复多次插入导针,直至位置满意为止,再沿导针钻孔、攻丝,拧入螺钉。

(5)经皮穿针内固定技术。在舟骨与大小多角骨之间的关节处切 5～6 mm 的小切口,在高清晰度透视机下沿舟骨长轴方向插入导向细克氏针,然后钻孔、攻丝,钻入螺钉。此技术的手术适应证范围较以往扩大,许多可采用石膏外固定的舟骨骨折多采用经皮穿针内固定术,使创伤降至最低,术后不需外固定或者仅固定 2～3 d,即可使用患手进行非体力劳动。

(6)Freehand 技术。也应用于临床,骨折切开复位后不用夹具,仅徒手钻孔,然后钻入 Herbert 螺钉。Freehand 技术适用于 B1、B2 型舟骨骨折。

2. 背侧入路

从桡骨后唇远端 1 cm 处做 3 cm 长横切口,可很好显露简单的舟骨近端骨折。仔细辨认并保护背侧桡神经感觉支。在第2、第3腱鞘上切开部分伸肌支持带并适当牵开，经桡侧伸腕长、短肌间隙即可很好显露骨折端。倒“T”形切开关节囊向远端掀开，避免伤及舟骨背侧嵴的主要血管穿支。

内固定：用长克氏针穿过远端，然后逆向固定直至针尖埋于关节软骨下。最好在鱼际皮下剪断克氏针。对较小、不稳定的近端骨折不宜用克氏针固定，而应采用髓内螺丝钉固定，用法与掌侧固定类似。

3.腕关节镜的应用

腕关节镜也应用于舟骨骨折的治疗。用螺钉微创内固定舟骨时，腕部插入关节镜，观察舟骨骨折复位固定的情况，观察螺钉头是否穿透舟骨近端。此外，腕关节镜可同时诊断是否伴有腕部韧带，特别是舟月骨间韧带损伤，并及时治疗。

(三)延迟愈合、不愈合及其治疗

Cambell认为40%舟骨骨折不愈合是由于受伤当时未能诊断出来造成的。手舟骨骨折缺血坏死的发生率为30%～40%，最常见于近侧1/3，与其血供有一定关系。也有一些舟骨骨折不愈合患者未进行任何手术干预，一段时间后自行愈合或无临床症状，故并非手术绝对指征。但要告知患者腕关节的退行性关节炎几乎不可避免，发展速度取决于移位程度、关节所受的慢性应力和活动量等。可以积极手术治疗，争取解剖复位和骨折愈合。手术原则为：保护血供、恢复腕骨排列和重建腕关节稳定。

植骨术治疗舟骨骨折于1937年由Matti首先提出，背侧入路，清除骨折端硬化和纤维组织，扩大骨腔，填入松质骨，结果令人满意。1960年Russe改良，掌侧入路，将松质骨植入骨折远近端，同样疗效良好。也有人行血管束植入、骨髓植入、软组织填塞等方法，或采用桡骨远端带筋膜蒂、肌蒂或血管蒂(桡动脉腕背支或茎突返支)的骨瓣移植，可加用或不加用内固定，结果令人满意，有时一次植骨失败，可再次手术。近侧小于舟骨1/4的骨块以及硬化、粉碎、严重移位或植骨失败的小骨块，且关节炎局限在桡骨茎突者，可采取手术切除近侧骨块。对于一些处理延误的患者，也可采用桡骨茎突切除来治疗桡腕关节炎。部分或全部舟骨切除虽然术后当时效果很好，但最终将发生腕关节紊乱。也有后期行舟骨置换记忆性关节炎患者行近排腕骨切除和关节融合术的报道。

还有一些如超声、电刺激等辅助治疗和基因治疗等方法仍处于实验或临床试验阶段，其疗效有待进一步评估。

第五节　掌骨骨折

一、第一掌骨基底部骨折

(一)概述

1882年，爱尔兰外科医生Edward H. Bennett描述了经第1掌骨底的关节内骨折。该骨折容易牵引复位，但难以维持复位。如治疗不当，往往形成一个疼痛而僵硬、畸形的关节，影响

手部的功能。

骨折通常由直接暴力引起，多是位于基底部1 cm内的横形或粉碎性骨折。骨折近端由于受拇长展肌的牵拉，向桡骨背侧移位，骨折远端拇长屈肌和拇内收肌的牵拉，向掌尺侧移位，骨折部向背侧桡侧移位。

(二)分型

第一掌骨基底部骨折，根据其骨折线是否与关节相通，可分为以下两种。

(1)不通关节的拇指掌骨基底部骨折。其骨折在腕掌关节以外，位于第1掌骨基底1 cm处，多为横形或粉碎性骨折。

(2)通关节的拇指掌骨基底部骨折(又称第1掌骨基底部骨折脱位，Bennett骨折)。

其特点是第1掌骨基底部斜形骨折，骨折线通过关节，同时合并第1腕掌关节脱位。

(三)临床表现

患者有外伤史，且拇指腕掌关节的桡背侧明显突出，有压痛，拇外展、内收、对掌等运动均受限。X线片有助于明确诊断及分型。

骨折近端受拇长展肌的牵拉向桡侧背侧移位，骨折远端受拇长屈肌及拇内收肌的牵拉，向掌侧尺侧移位，骨折部向背侧桡侧成角畸形。这是由于骨折远端起杠杆作用的力臂较长，加上拇腕掌关节周围肌肉肌腱的力臂作用以及关节囊与周围韧带的损伤等。

(四)治疗

1.闭合复位外固定

此种骨折复位容易，固定困难。在局麻下(或不用麻醉)，向外展位牵引拇指，同时加压于掌骨基底桡背侧，骨折容易复位，但放松牵引后也极容易再移位，需用外固定方法维持复位后的位置。可选用石膏固定、弓形夹板固定、塑形铝板固定、外展弹性牵引夹板固定或绷带卷外固定。

2.闭合复位

经皮内、外固定需具备适当的技术条件，手法复位后外固定不满意时，可使用经皮钢针内固定、经皮穿针外固定治疗，或者行外固定器治疗。

3.切开复位内固定

对于闭合复位失败或陈旧性骨折，采用切开复位内固定治疗。应用2根钢针交叉固定、螺钉或微型钢板或骑缝钉内固定。

综上所述，第1掌骨基底部骨折治疗方法较多，但归纳起来不外乎以上三大类。手法复位外固定治疗具有操作简便、无创伤的优点，但稳定性差，尤其对Bennett骨折；闭合复位经皮穿针内固定具有操作简单、固定可靠、疗效优良的优点，其与切开复位内固定进行对照治疗观察结果显示，两者疗效基本相近；外固定器治疗稳定性良好，调节方便，固定阶段只局限于骨折段，对相邻关节活动无明显影响，尤其对粉碎性骨折和复合性骨折的治疗，有独到之处；切开复位内固定具有骨折复位满意、固定可靠、允许早期活动的优点，但会增加切口感染的机会，损坏骨折端血液循环，不利于骨折愈合。

二、Rolando 骨折

1910年，Rolando描述了一种累及第1掌骨底的Y型骨折，该骨折不引起如Bennett骨折中的骨干移位。由于这些骨折或关节内大多角形骨折后可能产生创伤性关节炎，因而准确复位非常重要。多数骨折通过牵引即可复位，开放或闭合穿针予以固定。如果关节内骨折片足够大，一些学者建议进行切开复位和微型“T”形钢板内固定。

三、第2、第3、第4、第5掌骨骨折

1.掌骨头颈骨折

掌骨头关节内骨折多因挥拳击打硬物常致第4与第5掌骨头骨折；而多发性骨折常是挤压的结果。对掌骨头关节内骨折需要切开复位与内固定，特别是在关节面移位、产生关节不匹配时。这些情况应该采用克氏针固定。对于掌骨颈骨折进行手法复位时，应避免伸指牵引，防止掌骨头向掌侧旋转，增加畸形致复位困难。正确的手法是在掌指关节屈曲90°下牵引复位。如复位后不稳定，则考虑交叉克氏针或微型钢板内固定。

2.掌骨干骨折

掌骨干骨折多由直接暴力所致，严重暴力可致多发掌骨粉碎骨折或腕掌关节脱位等。由于骨间肌、蚓状肌和屈指肌的牵拉，骨折端常背侧成角移位。对掌骨干骨折通常最好采用闭合方法治疗，如有多个掌骨骨折且伴有开放性软组织创伤时，则有内固定指征。复位时，牵拉患指，按压背侧成角的骨端即可复位，用包括近节指骨的屈指位石膏外固定4～6周。复位标准：第4、第5掌骨可允许轻度背侧成角移位，而第2、第3掌骨成角畸形必须纠正；如无成角和旋转移位，＜0.5 mm的缩短移位对手功能无明显影响。对不稳定或多发骨折，可根据骨折类型，选择螺钉、克氏针、微型钢板等内固定方法。适用于少数掌骨干骨折的另一个方法是经皮穿针。将掌指关节极度屈曲，用1根克氏针穿入掌骨头，达到骨折处。在影像增强器的协助下调整克氏针，将骨折复位，如刚才所述将克氏针从腕背侧穿出。回抽克氏针，使其远端恰好位于掌指关节近侧，术后用石膏保护4～6周。

3.掌骨基底部骨折

掌骨基底部骨折多属直接暴力损伤，因掌骨间韧带的连接，骨折移位多不显著，可行石膏外固定4～6周。如存在明显移位、脱位等不稳定情况，可行闭合或切开复位克氏针固定。

第六节　骨盆骨折

一、概述

骨盆骨折以损伤暴力大小分为两类，一种是低能暴力损伤所致的稳定骨折，另一种是高能暴力损伤所致的不稳定性骨折。前者多见于老年患者跌倒致伤，儿童及青少年运动引起的髂骨嵴撕脱骨折或耻骨支骨折均属此类，处理比较容易，保守治疗及对症处理可取得满意结果。后者多由交通事故所致严重损伤，并发损伤多，包括骨盆内血管及神经损伤，腹腔内脏（肠道、膀胱及尿道）损伤，病死率高。

Gilli Land等指出，本病病死率受多因素影响。包括：患者损伤严重指数，是否合并有颅脑损伤及腹腔内脏损伤，有无开放性损伤，失血多少，低血压程度及凝血机制如何等有关。损伤后立即死亡的病例多因盆腔内大出血所致。盆腔内大出血通常还不是因为大血管的破裂，

而是骨折面渗血及腹膜后众多的小血管破裂所致。骨盆开放性骨折病死率高达50%,处理非常困难,由于粪便污染可引发菌血症,是死亡的主因。

二、解剖

骨盆由骶椎、尾椎、髂骨、耻骨及坐骨构成一环状结构,前半部为骨盆前环,后半部为骨盆后环。前环由两侧耻骨、耻骨联合、坐骨及髂骨前半部形成;后环由骶尾骨、坐骨、骶髂关节及髂骨后半部形成。骶髂关节本身无固有的联结稳定结构,是靠前后部众多的韧带及骶棘韧带。后侧有后侧骶髂韧带、骶髂骨间韧带及骶结节韧带联结稳定。

以上这些韧带,对骨盆后部(后环)的稳定起到关键作用。但各韧带的作用有别,限制骨盆外旋作用的韧带有耻骨联合,骶棘韧带及前侧骶髂韧带;限制矢状面旋转的韧带有骶结节韧带;限制垂直方向移位的韧带是上述全部韧带。如果韧带损伤很多,只要骶髂骨间韧带、后侧骶髂韧带及髂腰韧带完整无损就能控制住垂直移位。由此可知,骨盆如发生垂直移位提示全部韧带均已受损,骨盆处于一种严重不稳状态。故了解韧带损伤对骨折分类、治疗及预后均至关重要。

三、分类

最早(20世纪50年代)有Key及Conwell的分类,分为3型。Ⅰ型:未损伤骨盆环完整性的个别骨骼骨折(耻骨、坐骨、髂骨、骶骨、尾骨);Ⅱ型:骨盆环单处损伤,指耻骨或坐骨上、下支骨折,耻骨联合分离、或骶髂关节分离及骨折;Ⅲ型:骨盆环严重多处损伤。

1980年Pennal等按损伤机制分为3型。Ⅰ型:前后压缩损伤;Ⅱ型:侧方压缩损伤;Ⅲ型:为垂直剪力损伤。

1996年Tile在Pennal分型基础上根据作用力及骨折稳定程度分为3型:A型为稳定性骨折,B型为部分稳定性骨折(旋转不稳定,而垂直稳定),C型为旋转及垂直均不稳定骨折。目前,Tile分类应用最广,具体分类如下。

1. A型

稳定性骨折(骨盆后环未受损)。

A_1 型:撕裂性骨折。

A_2 型:髂骨翼或骨盆前弓由直接暴力击伤骨折。

A_3 型:骶、尾骨横形骨折。

2. B型

部分稳定型骨折(后弓不全破裂)。

B_1 型:蚌壳张口型损伤(耻骨联合分离,髂骨翼向外旋)。

B_2 型:侧方压缩损伤(髂骨翼向内旋)。有两种情况:一种是单侧前后弓损伤(B_{2-1}),另一种是双侧前后弓均损伤称桶柄样损伤(B_{2-2})。

3. C型

非稳定性损伤(骨盆后弓完全破损)。

C_1 型:单侧损伤,有3种情况:C_{1-1} 型髂骨骨折,C_{1-2} 型骶髂关节骨折,C_{1-3} 型骶骨骨折。

C_2 型:双侧不同损伤(一侧为B型,一侧为C型)。

C_3 型:双侧骨盆骨折,垂直及旋转均不稳定。

四、影像学检查

（一）X 线片检查

最主要的影像学检查就是 X 线片，标准的前后位 X 线片能够对骨盆骨折做出 90%的诊断。可观察髂骨翼的宽度，若宽度变小闭孔增大，提示髂骨翼有内旋移位，同时有耻骨联合向对侧移位或耻、坐骨支骨折重叠移位。若髂骨翼增宽闭孔骨变小，提示髂骨翼有外旋移位，同时有耻骨联合及耻、坐骨支骨折分离。

X 线片检查还能判断骨盆骨折的稳定程度。如果发现耻骨联合分离增宽＞2.5 cm，提示骶棘韧带断裂为骨盆旋转不稳定的表现，发现骶骨下部外侧及坐骨棘骨折也提示骶棘韧带破裂，都是骨盆旋转不稳定的征象。在前位后骨盆 X 线片上，如发现骶髂关节增宽，则提示前侧骶髂韧带破裂，骨盆有旋转不稳定征象。骶骨前皮质嵌插骨折常由侧方压缩力造成，一般是稳定性骨折，但骶骨骨折线有明显的间隙，通常以为是垂直不稳定性骨折。第 5 腰椎横突尖部骨折，说明髂腰韧带损伤，提示骨盆有垂直不稳定征。

（二）CT 扫描检查

CT 扫描检查可发现微细的移位骨折，特别进入髋臼区的骨折；对观察骨盆旋转移位及前后位移位，也比普通前后位 X 线片更清晰。应用轴位 CT 影像还可观察骶髂关节后部韧带的损伤情况，这对判断骨盆有无垂直移位不稳定有一定帮助。

五、并发症

高能暴力所致的骨盆骨折病死率，死于伤后 24 h 以内者多由于合并有创伤性休克，内脏破裂，颅脑损伤及胸腔损伤等并发损伤，因此应重视并发症的发生及防治措施，是减少病死率的重要环节。常见的骨盆骨折并发症，除创伤性休克外，其他如下。

（一）尿道破裂

尿道破裂多因侧方挤压伤造成骨盆环或耻骨支骨折移位，三角韧带撕裂或会阴部受到直接暴力所引起。男性尿道以三角韧带为界分为前、后尿道，前尿道包括尿道球部和海绵体部，后尿道包括尿道前列腺部和膜部。在骨盆骨折时，前后尿道都能发生损伤，但以后尿道膜部损伤为多见，可发生穿破、撕裂或完全横断。

尿道损伤的症状为尿滴血、膀胱膨胀、排尿困难，会阴部血肿及尿外渗。尿外渗的范围因尿道破裂的部位而异，前尿道破裂可渗至阴茎、阴囊及会阴部；后尿道破裂因有三角韧带的限制，仅局限于膀胱周围。

凡骨盆骨折排尿困难者，常规应迅速置一导尿管。如导尿管顺利插入膀胱，并有正常清亮尿液流出，说明尿道可能没有损伤或没有严重损伤。

（二）膀胱破裂

有腹膜外破裂和腹膜内破裂两种，前者多由于耻骨支骨折移位或耻骨联合分离而撕裂膀胱颈部前壁，一般症状较轻，无腹膜刺激征，患者有时仍可自主排出少量血尿，导尿时也可能导出相当量的含血尿液，压迫耻骨上部，血尿随之增加，向膀胱内注入生理盐水时，回流量也较多，尿外渗至耻骨上前腹壁及膀胱直肠间隙，致使下腹部肿胀，发硬及明显压痛。而后者多在膀胱充盈时，因受到来自前腹壁的暴力引起膀胱颈后壁的破裂，尿液迅速流入腹腔引起腹膜刺激征，如腹痛、恶心、呕吐、腹肌紧张，下腹膀胱空虚等。

(三)直肠破裂

直肠从第三骶椎平面开始,全长约 12 cm,上连乙状结肠,下接肛门,下 1/3 及中 1/3 后部在腹膜外。骨盆骨折严重移位可合并直肠破裂,患者下腹部疼痛,有里急后重感,直肠指诊时有压痛及血迹;若腹膜内破裂则出现腹膜刺激征,而腹膜外破裂肛门周围可发生严重感染。

(四)血管和神经损伤

骨盆骨折移位可引起骨盆腔内血管破裂。髂内动静脉壁支(髂、腰、臀上、臀下、闭孔、阴部内 A、V)紧靠骨盆壁,故大多数是髂内动静脉分布区的出血。往往经抢救处理,大量输血,血压仍难以控制,骨盆瘀血肿胀范围不断扩大,进行性贫血,甚至发生创伤性休克。为挽救生命要采取结扎髂内动脉或填塞压迫止血法处理。如果腹股沟部皮下有瘀斑,患肢发凉,足背动脉无搏动,则可能髂外动脉损伤(临床较少见)。此外,盆腔后壁静脉丛破裂出血可形成腹膜后血肿。

神经损伤多因骨折移位牵拉或骨折块压迫所致,可引起腰丛、骶丛、闭孔神经或股神经损伤。骶骨骨折移位可能损伤骶神经根,但真正神经横断者甚少见。神经损伤后可出现臀部或肢体相应部位麻木,感觉减退或消失,肌肉萎缩无力。骨盆骨折合并神经损伤多为可逆性,一般经过几个月的康复治疗,多能逐渐恢复。

六、症状与体征

骨盆骨折的症状及体征轻重不一,高能暴力致伤者,并发症多而严重,首要任务就是要确定有无创伤性休克,观察全身状况(神志、面色及表情),测量血压、脉博及呼吸状况,初步掌握创伤性休克的有无及程度,再进一步进行有关检查及抢救。

骨盆骨折局部症状有肿胀、疼痛、皮下瘀斑及局部压痛,提示骨折就在该部。骨盆骨折好发部位有:髂前上棘、耻坐骨支、耻骨联合、坐骨结节、骶尾骨及骶髂关节,临床逐一触按检查。若骨盆后弓有分离移位,在臀后骶髂关节处可触及凹凸不平的骨折断端,骨盆两侧不等高,提示骨盆有垂直移位。B_1 型(蚌壳张口型)骨折,耻骨联合分离,耻骨联合间隙增宽,触之存在凹陷。骨盆骨折常用的几种检查方法如下。

(一)骨盆挤压试验及骨盆分离试验

双手按住双侧髂前上棘,向盆腔内挤压,称为骨盆挤压试验,向骨盆外推按称为骨盆分离试验。若疼痛加剧,即为阳性,提示该部可能有骨折。

(二)测量肩至对侧髂前上棘的距离

患者平卧,用软尺测量肩峰至对侧髂前上棘的距离、两侧对比,短的一侧说明对侧的髂前上棘上移,可能是对侧的髂前上棘撕脱骨折,为骨折块受缝匠肌及阔筋膜张肌的牵拉而向下移位所致。

(三)测量脐至髂前上棘的距离

正常两侧相等,若间距缩短,提示该侧髂骨内旋,骨盆后弓可能有损伤。若间距增宽提示髂骨外旋,可能有 B_1 型(蚌壳张口型)骨折,耻骨联合分离或髂前上棘撕脱骨折。

七、治疗

(一)急救及抢救

高能暴力致伤并发症多,病死率高,为抢救生命,急救措施十分重要。若患者处于休克昏迷状态，应尽量少搬动作详细的系统检查，把患者放在平卧床上或担架上，迅速转运到医院就诊。应把抢救创伤性休克放在第一位，迅速抓住补充血容量这一主要环节，立即静脉输血 2～6 单位(一单位为 200 mL)，保持静脉通道畅通，必要时作静脉切开。注意生命体征(血压、脉率、呼吸及神志)，记录出入量，留置导尿管。经过初步检查及抢救，若病情未见好转，可考虑结扎髂内动脉或盆腔间隙填压、止血，若并有盆腔内脏损伤，应即请有关科室会诊处理。

对于骨盆不稳定骨折，为了减少出血量，在急救时可应用外固定器固定骨盆，其优越性有：①外固定器应用后可减小腹膜后容积相当于应用填塞止血法的效果；②应用外固定器后，断端固定，活动减少，容易使血块凝固；③患者在运输过程中，因有了外固定器固定，不会受到很大影响。Riemer 等 1993 年报道，急救作了外固定器固定后，病死率由 41%下降至 21%。

(二)整复及固定

Tile 分类的 A 及 B 型骨折，为稳定性骨折及旋转不稳定性骨折，可采用保守处理。对于无移位骨折，仅需卧床 5～6 周，骨盆部用多头带包扎固定，骨突部分(骶尾部、足跟部)垫以棉垫或棉垫圈，床单平整、干燥、清洁，每日进行骶尾按摩 2～3 次，以防止发生压疮。

对于髂骨有旋转移位者，可施行手法复位，但不要操之过急，因手法复位，可使骨折处再出血，有加重休克的危险，故在休克已得到控制，血压和血象恢复正常时再施行手法复位。骨盆骨折的整复手法要稳重，切忌粗暴，在患者全身状况稳定状态下，手法复位尚不致再发休克。整复手法根据骨折移位情况应有针对性地施行。若髂骨向外旋移位时，用手按住髂前上棘外侧将髂骨向内推按；若髂骨向内旋移位时，将髂骨向外推按。骨盆骨折有垂直移位(患者骨盆向上移位)，可行拔伸牵引法，用一宽条带固定对侧骨盆，一助手向下牵引踝部，术者用手将患侧髂嵴向远侧推挤，可纠正患侧骨盆向上移位。复位成功的标志可听到骨折复位的“喀嚓”声，畸形消失，必要时再经 C-臂机检查证实。

手法复位后是否需要固定，何种固定形式，应根据不同类型采取不同方法。无移位稳定性骨折，可不用外固定，仅平卧硬板床即可。髂骨翼外旋移位(B_1 型，蚌壳张口型骨折)，可用多头带固定骨盆，仍不稳定者，加用骨盆悬吊法。如有垂直移位不稳定，在骨盆悬吊基础上，再加用患肢的骨牵引。

外固定器固定对骨盆移位不稳定性骨折是一种有效的固定方法，手法复位后如采用了外固定器，则其他形式的外固定均可不要。

(三)外固定器固定方法

Ganz 外固定器固定法：1991 年 Ganz 报道，该外固定器应用方便，特别在急救、抢救时采用。对垂直性不稳定骨盆骨折(为后部骶髂关节复合体的损伤)，应用 Ganz 钳夹式外固定器能控制住骨盆后部的稳定，操作较方便，只在两侧髂骨翼各上一枚斯氏钉即可，故可在抢救过程中急诊操作。但本法对邻近骶髂关节的髂骨翼骨折，因有增加感染机会禁忌应用。

当然，作为临时固定，迅速转运患者，仍然是有利的。此外，这种外固定器固定后，不影响进行手法复位纠正一侧骨盆的向上移位及骶髂关节的向后移位，同时外固定器的横杠能够上下移动，剖腹探查及股骨上端的手术均不受影响。

外固定器常用于治疗 B 型骨盆骨折。Kellan 报道，B_1 型骨折保持复位达 83%，B_2 型为 66%，而 C 型骨折只有 27%可保持复位，凡能保持复位者，100%功能可恢复正常。但如果复位未能保持，大约有 80%的患者遗留骨盆后部疼痛。C 型骨折即使复位良好，也只有 50%的患者恢复正常，仍有 50%的患者预后不理想。因 C 型骨折病变涉及骶髂关节，Kellan 推荐手术治疗，解剖复位及内固定，但也有一些学者对此提出质疑，认为C型骨折不管什么方法，其最后效果差距不大。

（四）骨盆前路开放复位内固定术

用于Tile B型及C型骨盆骨折，旋转不稳定而垂直稳定性骨盆骨折，手术操作方法如下。

1.体卧

患者仰卧。

2.麻醉

硬膜外麻醉。

3.消毒铺巾

4.切口及暴露

采用下腹部耻骨联合上横切口，即Pfannenstiel切口。术前先插入一Foley导尿管以便术中探知尿道及膀胱。

切开皮肤及皮下后，将腹外斜肌腱膜顺腹股沟韧带平行切开，深部可见精索、圆韧带及髂腹股沟神经，将其游离加以保护。从耻骨上支上面切开腹直肌两头的附着，骨膜下剥离双侧耻骨上支上面、前面及后面，暴露过程中随时用手触摸Foley导尿管以观察尿道及膀胱状况。

5.耻骨联合及骨折复位加内固定

用Weber布巾钳拉紧复位。复位成功后在耻骨联合上面可用6孔3.5 mm之重建钢板固定，内侧的两孔螺钉适当少许加压固定。术中用拉钩暴露好膀胱前间隙以避免膀胱损伤。

6.创口

冲洗创口置引流管于膀胱前间隙，关闭切口。

术后常规应用抗生素5～7 d，引流管于术后48 h拔出。

（五）骨盆后路经皮螺钉内固定

对于Tile C型骨折（骨盆旋转不稳定及垂直不稳定），仅用骨盆前路内固定或外固定器尚不能完全解决问题，后路固定亦应考虑。Matta、Saucedo、Routt、Meier及Kregor等对骶骨骨折及骶髂关节破损患者采用在影像监控下，经皮直接用螺钉将髂骨固定到骶骨体上。

本法简便，但骶骨上部前面有腰5神经根及髂部血管神经，骶骨体内又有骶1神经根通过，所以要求在C臂机监控下，找出安全进钉区域以避免损伤以上组织。从骶骨解剖看，骶骨上部骶骨体从后上到前下呈斜坡状，斜坡前有腰5神经根及髂血管通过，斜坡内及后下有骶1神经根通过，故进钉安全区在骶骨体部两神经根之间的区域。

Matta及Saucedo曾用骶髂螺钉经皮固定48例Tile C型骨折，术后有2/3的患者恢复术前的工作，16%的患者因伴有其他并发症而改换了工作，还有35%的患者遗留残余症状。作者认为经皮螺钉内固定复位不够理想是主因，故提出应开放手术，解剖复位螺钉内固定治疗为佳。

（六）后路开放复位，螺钉内固定术

患者俯卧位，安装好C臂机。

在腰骶部骶棘肌外侧2 cm做一直形切口，可观察到髂骨翼、臀后部肌肉及臀大肌在骶骨的起点，暴露坐骨大切迹以评估骨折复位状况。若有骶骨骨折，要将骶骨后面的肌肉用骨膜剥离器推开便可看到骶骨椎板骨折的状况。

下一步可用复位钳进行骶髂关节脱位的复位，在直视下用手触摸坐骨大切迹，观察复位状

况，并在C臂机监控下进行。复位成功后，可用一枚或二枚长螺钉进行固定。螺钉从髂骨翼外面插入到骶1椎体内，必要时还可在螺钉固定之后再加双侧髂骨翼用一长的薄钢板或重建钢板跨越骶骨用螺钉固定。

术毕，清洗创口，置负压引流，关闭创口。

术后常规应用抗生素5～7 d，48 h拔除引流管，术后6～8周可逐渐负重行走，如患者是双侧骨盆后部不稳定性骨折，术后8周内避免负重活动。

（七）前路稳定骶髂关节术

患者仰卧，切口采用上半个Smith-Petersen切口。将切口上部适当延长，切口下部至髂前下棘。用骨膜剥离器将髂骨内板自骨膜下剥离髂部肌肉，暴露骶髂关节，注意勿损伤在骶髂关节内侧2～3 cm处的腰5神经根，用两个Hohmanm氏拉钩插入到骶骨翼，将腹肌拉向内侧，注意勿损伤髂腹股沟神经及腰骶神经根，再将后筋膜剥开，暴露出骶髂关节，在助手牵拉踝部协助下，用复位钳进行骶髂关节上下移位的复位。复位后用2枚双孔加压钢板及4.5 mm的螺钉将骶骨固定到髂骨下。冲洗创口，置负压引流管后关闭创口。

术后卧床3～4 d，之后可用双拐或行步器协助不负重行走活动锻炼。

（八）经髂骨骨圆钉固定骶骨骨折

患者仰卧，切口在髂嵴外侧从髂前上棘至髂后上棘做6 cm长的切口，自髂嵴将外展肌附着处切开，用骨膜剥离器自骨膜下剥离，用Hohmann氏拉钩牵开，暴露出约6 cm宽的髂骨外面。Ward等推荐用一克氏针插入髂棘后部，再用一股骨拉钩进行骨折复位，经C臂机检查证实复位良好，暂用一导针将双侧髂骨临时固定，然后再换上较粗的骶骨圆钉（直径8～10 mm）固定。圆钉两端安放螺帽，不一定要垫圈，将两端螺帽拧紧即可。最后，在第一根圆钉远侧15 cm并与其平行以同法再置入第二根骨圆钉，用C臂机检查证实固定良好，冲洗创口，置负压引流管，按层关闭创口。

术后48 h拔除引流管，常规应用抗生素5～7 d，术后8～12周限制负重活动。

第七节　髋臼骨折

髋臼骨折发生率不高，但由于解剖部位深在，多由高能暴力致伤，损伤严重，并发症多，病残率高，预后欠佳。疗效与诸多因素有关，包括对本病的认识，处理方法，手术时机及手术方式的正确与否等，因此强调对本病的基本理论提高认识，严格掌握保守治疗及手术治疗的适应证，才能有效地减少致残率，提高治愈率。

一、解剖

髋臼位于骨盆中下部的外侧面，向骨盆内伸入的一种半球形杯状臼窝，内面为倒马蹄形的关节面。髋臼由两柱组成，Judet及Letournel很形象地形容为倒“Y”形，髋臼前柱由髂骨嵴，髂前上棘及髂前下棘，髋臼前半部及耻骨构成。髋臼后柱由坐骨，坐骨棘，髋臼后半部及坐骨大切迹构成。髋臼本身还有前后两面（壁）及髋臼盖顶，髋臼前面（壁）主要是耻骨，髋臼后面

(壁)为坐骨,盖顶主要由髂骨组成,是髋臼的负重部位。髋臼骨折的手术及非手术治疗主要目的就是髋臼解剖复位,髋臼盖顶及其下的股骨头获得同心圆复位。髋臼内壁表面呈平行骨板状,称四边形表面,再向前就是髂耻隆起,这两个区域骨骼最薄,并靠近股骨头,所以这个区域形成正骨盆腔的外缘。应用内固定在此区域受到限制。

髋臼附近的血管和神经,不仅在骨盆骨折发生时容易并发损伤,就是在治疗时(手术与非手术)亦常有合并损伤。坐骨神经从坐骨大切迹梨状肌下穿出,不仅在髋关节向后骨折脱位时容易损伤,而且在治疗时,牵引及手法复位甚至手术操作不慎均可能发生损伤。臀上血管(A及V)及神经也是从坐骨大切迹梨状肌上穿出,由于有筋膜附着,也容易受到牵拉致伤。

在解剖学中特别要注意的一个问题就是髂外动脉的腹壁下动脉与髂内动脉的闭孔动脉之间有一个大的吻合支,称冠状结合动脉,如果在术中这个动脉未结扎好,可导致难以控制的由髂外动脉流出的大出血。

二、分类

1981 年 Letournel 及 Judet 的髋臼骨折分类被广泛采用。将髋臼骨折分为两大类,单一骨折及复杂骨折(或称基本骨折及伴发骨折)。单一骨折指髋臼一壁骨折或一柱骨折,包括:后壁、后柱、前壁、前柱骨折及横形骨折。复杂骨折指各类“T”形骨折、后壁及后柱混合骨折,后壁与横形骨折,前柱骨折伴后部半侧横形骨折。

1991 年 Miler 根据骨折严重程度分为 3 大类,称 AO 分类。

A 型:指一柱或一壁骨折。

B 型:指前后柱均骨折,包括横形骨折,T 形骨折。

C 型:也涉及到前后柱,但所有带关节面的骨折块均与髂骨分离开,与 Letournel 及 Judet 的双柱骨折相同。

以上 3 型每型又再分 1、2、3 亚型。

以上两种分类,虽然比较全面,但在临床上还可遇到某些困惑情况,在以上分类中仍然找不到归属,为此 Tile 在 1996 年又提出一种在 AO 分类基础上,把影响预后的因素加上,进行综合分类,供参用。

三、临床症状及体征

髋臼骨折后,由于受到严重创伤,骨折部位出血,腹膜后血肿,甚至发生腹腔内脏损伤,可致循环血容量减少,发生创伤性休克,会出现血容量不足的症状及体征:神智呆滞,反应迟钝,贫血貌,血压下降。

髋部疼痛及活动受限,如果伴有股骨头中心脱位则患肢较健肢短缩,大粗隆内陷,髋部不对称。检查髂前上棘的位置对判断有无前柱移位甚为重要,观察两侧髂前上棘是否对称,测量至脐的距离有无缩短或延长,如伤侧间距缩短,髂骨可能有内斜移位。如果髋臼骨折伴髋关节后脱位,伤侧下肢呈典型的体征:屈曲、内收及内旋位,运动受阻。

坐骨神经损伤在髋臼骨折中发生率较高,有 10%～18%,Letournel 报道为 16.8%。坐骨神经损伤的症状及体征是支配区域感觉及运动有不同程度的麻痹,但也有少部分表现为坐骨神经分布区呈感觉过敏状况。

四、影像学检查

(一)X线片检查

X线片检查是最基本、最主要的检查，可了解髋臼的解剖结构，有助于诊断及处理。为了从不同角度多方面了解髋臼骨折，X线片要拍照3个位置。

1.标准前后位骨盆片

观察以下几个标志：①髂耻线(由髂骨之坐骨大切迹至耻骨结节)，代表髋臼前柱，如有断裂或移位，提示髋臼前柱骨折；②髂坐线(从坐骨结节前闭孔后缘向上达髂骨四边形表面后部4/5)，代表髋臼后柱，髂坐线断裂及移位，提示髋臼后柱骨折；③"u"形区，也称"泪滴"(tear drop)，外侧半圆线相当髋臼壁，横线相当闭孔上缘；④髋臼盖顶；⑤髋臼前唇线；⑥髋臼后唇线。上述各线断裂，均提示各部位的骨折。

2.闭孔(斜)位片

将患侧臀部垫高45°拍照，使髂骨翼向内旋，闭孔影增大，可清晰地观察到髂耻柱及髋臼后唇，整个闭孔，髂骨翼，髋臼前唇及前壁，诊断髋臼前柱骨折，前、后壁骨折较前后位更加清晰。特别是后壁及后唇骨折在前后位片受髋臼前壁干扰，不易观察清楚，采用闭孔位片可避免干扰。

3.髂翼位片

将健侧臀部垫高45°拍照，相当髂骨翼外旋，髂骨增宽，而闭孔变小，拍摄的X线片可清楚显示坐骨切迹、髂后缘、髋臼前唇，对髋臼后柱骨折、髂骨翼骨折及髋臼前柱、前唇及前壁骨折的诊断大有裨益。

(二)CT扫描

正常CT扫描影像是采用轴位横断层面图像，可显示二侧髋臼形态，髋臼是由前后两大骨柱形成的弓顶所支撑的局部凹陷。后面为髂坐柱(后柱)，前面为髂耻柱(前柱)，还有髋臼前面(壁)及前唇，髋臼后面(壁)及后唇。观察时，还要注意骨折线的方向，在轴位横断层面图像上，柱骨折的方向是平行的，而髋臼壁及髋臼横形骨折线的方向是垂直的。

CT扫描是二维图像，尚感不足，要对髋臼骨折更全面的了解，可采用螺旋CT扫描，这是一种重建的三维(3D)CT图像，具有以下优点：①检查骨盆更全面；②比X线片及CT断层扫描更清晰，可反映整个髋臼及后缘的骨折；③可将股骨头、髋臼分开观察，清晰显示髋臼及股骨头病变；④对诊断分型的根据更准确，有助于选择最佳治疗方案。

五、治疗

髋臼骨折的治疗是根据骨折类型采用非手术治疗与手术治疗。虽然尚无一致的意见，但Matta提出的两者的适应证，为大家所认同，列举如下：

(一)非手术治疗适应证

(1)无移位及少许移位的髋臼骨折。①横形髋臼盖顶骨折，移位＜3 mm者；②前柱低位骨折及低位横形骨折；③后壁骨折＜40％(即后壁骨折小于40％的关节面受损者，若超过50％关节面受损，可导致髋关节不稳)。

(2)Letournel的经验、双柱粉碎骨折，经保守治疗后与股骨头和谐一致者。

(3)患者全身情况不佳，严重创伤或有多种内科疾患不能承受手术者。

(4)局部软组织问题，如有感染，开放性创口，软组织挫伤严重及皮下脂肪组织坏死(More-Lavalle 损伤)。若采用手术治疗，则术后感染率很高，甚至发生全身感染。

(5)老年患者多伴有骨质疏松症，内固定不易牢固，容易再移位。对此，Helfer 等提出质疑，根据曾手术内固定治疗一组 60 岁以上老年患者，仅有 1 例内固定失败。

(二)手术治疗适应证

(1)非手术治疗失败者。

(2)非手术治疗手法复位髋关节脱位后，髋臼内有嵌入的骨块。

(3)多发损伤，需患者早期起床活动。

(4)对粉碎性明显移位骨折并伴有大块骨缺损时，为防止骨不连，可行开放复位及内固定治疗。

(三)治疗方法

1.髋关节后脱位手法复位

髋臼骨折伴有髋关节后脱位，应争取时间，尽快手法复位髋关节后脱位，复位越早，成功率越高；复位越慢，并发症越多(如股骨头缺血坏死)。

Brav 研究发现，伤后 12 h 内复位，股骨头坏死发生率为 17.6%，而伤后 12 h 以后复位发生率增高到 56.9%。Thomen 随访 5 年后的病例，伤后 6 h 内复位，股骨头坏死发生率为 4.8%，而伤后 6 h 以后复位发生率高达58.8%。根据以上报道，对髋臼骨折伴髋后脱位者的手法复位，应作为伤后紧急处理的一个治疗原则，不可忽视。复位手法动作要轻柔，避免粗暴。因为髋臼骨折多由于高能暴力致伤，多伴有严重的全身状况，如创伤性休克，手法复位要在全身情况稳定后进行，这是前提。

(1)手法复位方法，一般采用 Bigelow 法。患者仰卧、屈髋屈膝 90°，术者一手握踝部，另一侧上肢肘屈 90°，从患者腘窝横挎向上提托牵引数分钟，然后将髋关节内旋、内收，目的使髋臼后上的关节囊松弛，再将患髋尽量屈曲超过 90°，甚至使大腿贴近腹部，目的是使股骨头向下滑移至髋臼水平，再伸直髋膝，一般在伸直 100°左右时，往往可听到或触到股骨头复位的弹响声。复位成功后，可将腿伸直，用 C-臂机检查证实复位，用胶布皮牵法或用下肢粘贴带作皮牵。Bigelow 复位法犹如一个“问(?)”号，故本法又称问字号复位法。

(2)髋关节后脱位，还有一种俯卧位复位法，由 Stimson 报道，故又称 Stimson 复位法。患者俯卧，双下肢髋部与床缘平，健肢由一助手托起平放或平放于一凳上，患肢从髋部自然下垂，屈膝 90°，一助手用双手按住髂后上棘，术者一手握住踝上，一手按住腘窝下小腿后部用力下压，牵引数分钟后，迫使股骨头下移至髋臼水平，在维持牵引下，按压髂后上棘的助手，用一手掌根向髋臼内推压大粗隆，听到或触到股骨头复位的弹响声后，伸直髋部，再经 C-臂机检查证实复位成功。

(3)非手术疗法，包括髋关节后脱位的手法复位，牵引(皮牵及骨牵)，药物治疗及功能锻炼。经髋关节后脱位手法复位后，如患者全身情况稳定，复位后即可进行骨牵引(胫骨结节或股骨髁上)8～12 周，服中成药伤科接骨片(大连美罗制药公司生产)每次 4 片，每日 3 次，或按三期服用中药。拆除牵引前后，定时拍片复查 X 线片，特别在拆除牵引前及拆除后第一次下地活动后的拍片观察是必要的，如发现再移位或未达临床愈合，即予以相应处理。

2.手术治疗

髋臼骨折类型不一，手术入路及暴露根据骨折类型不尽相同，但骨折本身的复位及固定处理大致类同。由于骨盆诸骨为扁平骨，松质骨多，骨皮质较薄，髋臼及周围形状不像长管骨平坦光滑，所以选用的钢板多是容易弯曲的，在术中能够塑形的重建钢板（reconstruction plate）或弹性钢板（spring plate）。下面分述各种类型的髋臼骨折手术入路及固定方法。

（1）髋臼后壁、后柱骨折开放复位及内固定。

1）切口及暴露。采用后路 Kocher-Langenbeck 切口，暴露操作时要注意髋臼后壁的骨块与关节囊的附着不要剥离以免影响后壁骨块血供导致以后发生骨坏死。

2）小的后壁骨块，可用拉力螺钉固定，大的骨块则用重建钢板及弹性钢板固定。暴力大，多伴有后柱骨折，需较长的重建钢板固定。

（2）髋臼前壁、前柱骨折开放复位及内固定。

1）切口及暴露。采用髂腹股沟切口，系 1960 年 Letournel 报道的骨盆及髋臼前路切口，适用于髋臼前壁及前柱骨折，此切口不好暴露髋臼的关节面是其不足，但可暴露从耻骨联合直到骶髂关节的前面所有髋骨的内面，包括四方形表面及耻骨上下支。切口从耻骨联合上 3 cm 开始，向外通过下腹部达髂前上棘，再沿髂嵴向后达髂嵴的中后 1/3 交界处。

暴露：从髂嵴上切开腹外斜肌附着，用骨膜剥离器自骨膜下推开髂骨内面，用纱布填塞止血，从髂前上棘沿腹股沟韧带上缘，将腹外斜肌筋膜剪开，并将其向下翻开，注意勿损伤下面的腹外侧皮神经、精索、圆韧带及髂腹股沟神经。在切口前部腹股沟韧带下方有腰大肌肌鞘及髂耻筋膜，分成重要的两个间隙，外侧间隙为股神经，内侧间隙为股动静脉鞘，剪刀剪开髂耻韧带，细心钝性分离，用橡皮条分别提起股动静及股神经，切勿损伤。前路切口完成后，一侧骨盆内面全部均可暴露。

2）骨折复位及固定。单独的髋臼前壁骨折少见，多合并有髋关节的前脱位或髋臼前柱骨折，首先把髋关节前脱位予以复位，骨折需用重建钢板固定，不过在耻骨隆起水平线处的髋臼壁很薄，螺钉不宜应用，只将重建钢板或弹性钢板塑形撑托而不用螺钉即可。

3）髋臼横形骨折开放复位及内固定。髋臼横形骨折发生部位及治疗方法与预后有关，经顶盖的横形骨折预后差，需解剖复位，近顶盖的骨折，即在髋臼窝与关节面联结处的横形骨折，一般也需解剖复位，而在顶盖以下的横形骨折因系不负重区，故多采用非手术治疗。

手术多取后路切口。后柱骨折可用支撑钢板，前柱骨折可用 3.5 mm 拉力螺钉，从髋臼后上部上入，上入螺钉时要注意螺钉位置，因为此处接近髂部血管。手术也可用前路切口，后柱骨折用重建钢板塑形沿骨盆缘上入。

4）髋臼 T 形骨折（前柱骨折及后柱半横断骨折）开放复位及内固定。移位不大的 T 形骨折，采用前路切口可完成手术，如果 T 形骨折后柱移位严重而前柱移位小，可采用后路切口，通常为方便应用前柱的拉力螺钉，要将大粗隆截骨。如果前后柱骨折移位均较明显，则需用扩大切口或前后路切口同时应用。如果伴有髋臼壁粉碎骨块需用弹性钢板将其弯成 100°～110° 放在前柱之下以维持骨块的稳定。

3. 术后处理

术后常规应用抗生素，引流管术后 48 h 拔除。术后第 3 天可被动活动髋部，术后一周可扶双拐或行步器不负重下地站立活动。术后 8～12 周后可逐渐负重行走锻炼活动。若伴有其他并发症，则按并发症轻重分别处理。

4. 术后并发症

（1）病死率。各学者报道不一，Helfet 等报道 60 岁以上的经手术治疗的 18 例患者，无 1

例死亡，而 Letournel 报道的则为 5.7%。

(2)创伤性关节炎。文献报道最多的首推 Letournel，共报道 940 例患者髋臼骨折，其中 569 例接受手术复位及内固定，1 年后随访发现有 17%患者发生创伤性关节炎，解剖复位患者 418 例。创伤性关节炎发生率只有 10%，复位不满意的 151 例，有 35.7%患者发生创伤性关节炎，提示复位质量与创伤性关节炎的发生率有关。由于某些骨折本身难以解剖复位，所以骨折类型不同，对并发症的发生也不尽相同。髋臼双柱骨折及后壁横形骨折复位困难，较其他类型骨折的预后就差些。复位质量与创伤性关节炎的发生虽然密切相关，但也不是绝对的，如髋臼后壁骨折，大约 98%患者可获得解剖复位，术后创伤骨性关节炎的发生率仍有 17%。

(3)缺血性骨坏死。最常见于伴有髋关节后脱位的髋臼骨折，Letournel 报道发生率为 7.5%，其他类型的髋臼骨折则为 16%。缺血性骨坏死一般在伤后 2 年发生。髋臼后壁骨折发生骨缺血坏死的原因可能是损伤本身太严重，骨块血供中断，仅靠关节囊少许联结只能提供很少血供来源。

(4)术后感染。据报道发生率为 1%～5%。感染因素包括：前路髂腹股沟切口，膀胱插导尿管，泌尿系易感染，后路 Kocher-Langenbeck 切口，大粗隆皮下脂肪坏死(Morel-Lavalle 损伤)易于感染。

(5)坐骨神经麻痹。髋臼骨折时原发损伤发生率为 10%～15%，手术损伤发生率为 2%～6%，多在后路 Kocher-Langenbeck 切口暴露或扩大切口暴露时发生。许多学者提出术中应用躯体感觉诱发电位检测可减少发生率。Fassler 等报道 14 例，发现腓总神经损伤比胫神经多，而且神经恢复也较胫神经差，恢复率大约有 65%，甚至在损伤 3 年后功能才可能得到改善。

(6)异位骨化。后路切口或扩大切口暴露者异位骨化发生率为 25%，而前路切口较少发生。Melarent 等发现应用非甾体消炎镇痛药“消炎痛”，能减少异位骨化的发生。Letournel 及 Bosse 等还发现低剂量的射线也能减少异位骨化的发生。故现代常应用消炎痛 25 mg 每日 2 次口服，连用 4～6 周；或给予射线，一次剂量为 700 cGy 作为异位骨化的预防措施，但对低剂量的射线长期疗效尚不清，故不应作为常规应用。

(7)血栓。为最严重的并发症。深静脉栓塞发生率为 8%～61%。Montgomery 等发现用 MRI 静脉造影比 X 线静脉造影检查敏感。肺栓塞发生率为 4%～7%。血栓的发现常用彩色超声多普勒扫描仪进行检查，一旦发现应用肝素皮下注射治疗；未发现血栓，但有高凝现象者，术后应用抗凝剂华法林(Warfarin)4～5 周。

第八节　股骨粗隆下骨折

一、概述

1949 年由 Boyd 及 Griffin 首次提出股骨粗隆下骨折是粗隆骨折的一种特殊类型，认为这种骨折手术治疗效果不佳。此后引起重视，多数学者认为自股骨小粗隆到股骨干峡部这一段的骨折属于此类骨折。发生率较高，占髋部骨折的10%～34%，好发于两个年龄段：高龄者多为低能损伤，年轻者多为高能暴力致伤，且多有合并损伤。病死率为8.3%～20.9%。治疗目的是尽量恢复步行能力，故股骨的长度及旋转畸形，股骨头及颈的成角畸形均要矫正，髋部外展肌张力及强度恢复才能达到治疗目的。

二、分类

（一）Fielding 分类

根据骨折线的高低区分，共分为3型：

Ⅰ型骨折线在小粗隆水平。

Ⅱ型在小粗隆下2.5～5 cm。

Ⅲ型在小粗隆下5～7.5 cm。

这种分类法对横形骨折较易划分，若为斜形或粉碎性骨折，骨折线涉及二个平面以上区域、仅可按大部骨折线所占的部位确定。

（二）Seinsheimer 分类

根据骨折的块数，骨折线的部位及形状区分，共分为5型：Ⅰ型无移位或少于2 mm移位的骨折。Ⅱ型二块骨折，又分3个亚型：Ⅱa为横形骨折；Ⅱb螺旋形骨折，小粗隆在近端；Ⅱc螺旋形骨折，小粗隆在远端。Ⅲ型三块骨折，又分2个亚型：Ⅲa三块骨折，小粗隆为第三块；Ⅲb三块骨折，股骨外侧蝶形骨折为第三块。Ⅳ型为四块以上粉碎骨折。Ⅴ型即粗隆下及粗隆间均为粉碎性骨折。

（三）Russell-Taylor 分类

根据大粗隆上后梨状窝有无骨折而分为两大类，又根据小粗隆有无骨折又分两种亚型。

ⅠA型：梨状窝及小粗隆均无骨折。

ⅠB型：小粗隆骨折。

ⅡA型：梨状窝骨折。

ⅡB型：梨状窝及小粗隆均骨折。

三、治疗

（一）治疗方法选择

治疗方法根据不同状况及多种因素综合考虑。

（1）骨折无移位或轻度移位（R-TⅠA型）骨折，未涉及到大粗隆上部的梨状窝及小粗隆，属稳定性骨折，可采用保守疗法。若不能长期卧床者也可应用闭合法重建髓内钉（Russell-Taylor钉）固定，固定后能让患者早期下地活动，避免长期卧床后的并发症。

（2）R-TⅡ型骨折，因损伤累及到股骨大粗隆上的梨状窝及小粗隆，因为梨状窝的破坏，进钉孔不完整，钉上入容易移位及不稳定，而且R-TⅡB型骨折，小粗隆骨折及股骨内后侧（股骨矩）骨皮质破裂，R-T重建钉闭合式插钉不仅困难，而且固定不够稳定，所以采用动力髋钉板较为普遍，但Waddell的报道有10%的失败率。Bergman仍推荐采用R-T重建髓内钉，其认为R-T钉的优越性是不影响局部血液循环，术中失血少，未破坏骨折局部环境，对骨折愈合过程不受干扰及影响。

（3）髋部软组织严重损伤，甚至有开放性创口，不能从髋部直接入路手术，可选择应用髁头钉(Ender 钉)内固定或外固定器固定。

(二)治疗方法

1. 保守疗法

保守疗法包括牵引(皮牵或骨牵)。手法复位,牵引期间功能锻炼及针对性药物治疗,均与股骨粗隆间骨折相同。

2. Zickel 钉内固定术

Zickel 钉内固定术具有一定的优越性,特别对老年患者,不需要像大手术那样长期牵引,可在股骨髁上钉钉,切口及暴露小,骨折愈合率高达 94%。其不足之处是远端无交锁钉,不易控制股骨长度及旋转,且该钉向前弯曲,骨折愈合后拔钉困难,所以目前较少应用。

3. Ender 钉内固定术

见下文“股骨粗隆间骨折”。

4. Russell-Taylor 钉手术操作步骤

(1)麻醉:可用全麻及硬膜外麻醉,本组应用硬膜外麻醉。

(2)体位:患者仰卧在牵引床上,健肢轻度外展位,患肢轻度内收位及屈髋 15°,双足固定在固定器中。

(3)切口及暴露。从大粗隆顶端向上作一斜切口,长约 9～10 cm,切开臀大肌肌膜,顺臀大肌纤维用手指分开,达大粗隆上窝。

(4)选择进钉孔:进钉孔在大粗隆上凹之梨状窝中部,先用 3.2 mm 的导针插入 2～3 cm,C-臂机检查正侧位均在股骨中心。

(5)进钉孔开口,导针插入及扩髓:用弓形钻在梨状窝将进钉孔开口骨折断端复位,从进钉孔插入导针直达股骨下端。C-臂机检查导针位置及深度正确,然后用套管扩髓器进行扩髓,直达股骨下端导针尖之上 0.5～10 cm。导针有 3 种 3.2 mm 不同形状的,最常用的是直形圆导针,严重移位的骨折,用尖部弯形的圆导针,髓腔有阻塞的用尖部铲形的圆导针,边缘有刀状锐利部分可铲除髓腔阻塞物。

(6)确定钉的正确长度。有两种方法:①测量导针从进钉孔至尖端的距离。②用一标准尺寸放在股骨前面,C-臂机检查可直接测出所需钉的长度。

(7)插入重建钉及安装不锈钢导钻。先将重建钉组装好。为了便于 X 线检查,可选用透 X 线的导钻柄。将组装好的重建钉用手推入,达到适宜深度,钉的近端与大粗隆顶肩平,为下一步准确地插入头内交锁钉创造条件。重建钉插入后,用 C-臂机检查,确立位置正确后,移除圆导针上紧重建钉螺栓,近端导钻器保留原位。

(8)上入头端交锁螺钉。因骨折近端下沉向背侧移位,从梨状窝插入的重建钉实际偏向头颈前方约 8°,所以在上入头端交锁钉时要注意这个角度,插入交锁钉向后倾斜 8°,才是颈头的中心。插钉前先自导钻套袖插入 2.4 mm 的导针,导针通过股骨矩之上 4 mm 沿股骨颈内侧骨小梁进入头内达软骨面下 5 mm,一般需 2 枚交锁钉以防旋转,故在第一导针上 1 cm 再插入第 2 枚导针,导针上入后,C-臂机检查证实位置良好,再上入空心交锁螺钉,取出导针,上紧交锁螺钉。

(9)上入 2 枚远侧交锁钉。C-臂机检查,确定远端交锁钉圆孔位置,用一环钳夹住。在膝上外侧做 3 cm 切口,深层组织分开,直达骨骼。在 C-臂机观察下,用手钻找寻钉孔,手钻先与骨干呈 45°钻开皮质,然后将手钻偏向侧方向对侧钻通,探查螺孔深度上入适宜长度螺钉。

(10)术后处理。①术后常规应用抗生素;②术后逐步功能锻炼。术后1~3 d内主要练习股四头肌舒张收缩活动,踝足趾伸屈活动,上肢双手在牵引床上牵拉活动。之后可坐在床边椅子上,术后1周,如果在床上可以直腿抬高,则可下地不负重站立或用步行器协助站立及步行。术后8周拍片复查,骨折临床愈合可逐渐负重行步活动。

第九节 股骨粗隆间骨折

一、概述

股骨粗隆间骨折是老年人常见损伤,与股骨颈骨折比较,此处骨折骨愈合率高,股骨头缺血坏死率低,但由于发病年龄较高,全身并发病及病死率均高于股骨颈骨折。据美国统计,全美每年约有20万患者,病死率有15%~20%,每年住院医疗费达80亿美元。Boyd在1949年报道300例,在伤后3周内死亡者达16.7%,比股骨颈骨折高2倍,分析死亡原因为伤后卧床或石膏固定,全身疾患并发症发生率高所造成。因此要探索好的治疗方法,提高疗效,降低并发症的发生率及病死率,不容忽视。

二、分类

1. Boyd及Griffin分类

1949年提出,共分四型。

Ⅰ型:骨折线从大粗隆至小粗隆,复位容易,维持复位无任何困难,预后好。

Ⅱ型:粉碎性骨折,主要的骨折线是沿着粗隆间线,但皮质有多发性骨折。因为粉碎骨块,复位较困难,特别在冠状面上的骨折前后位X线片不易发现,在侧位片上才能显现。

Ⅲ型:粗隆下骨折,骨折线是从股骨干近端外侧斜向上达小粗隆或达小粗隆远侧,复位困难,并发症多。

Ⅳ型:粗隆区及股骨近端均有骨折,骨折线至少有2个平面,骨折线呈螺旋、斜形或碟形,开放复位及内固定需要两个平面的固定。

2. Evans分类

1984年提出,共分2型。

Ⅰ型:骨折线由大粗隆至小粗隆。根据复位后是否稳定(断端复位后内侧骨皮质是否紧密接触)又分为4种亚型。

Ⅰ①型:无移位骨折,复位后稳定。

Ⅰ②型:移位骨折,能复位为稳定位置。

Ⅰ③型:移位骨折,不能复位,仍不稳定。

Ⅰ④型:粉碎型骨折,不能复位,不稳定。

Ⅱ型:为粗隆间骨折,骨折线呈斜形,主要从小粗隆向外向远侧的股骨干近端外侧。此型骨折由于内收肌的牵拉可将远断端的股骨近端向内侧移位,复位及维持复位均较困难,为不稳定骨折。

3. AO分类

1991年Miller等提出,分为3型(A1、A2及A3型),每型又分为3个亚型。

A1-①型:骨折无明显移位。

A1-②型:近端移位嵌入在远断端内。

A1-③型:断端完全分离移位。

A2型:为内侧骨皮质超过2个以上的骨折线。

A2-①型:无明显移位。

A2-②型:断端移位,小粗隆向内上移位。

A2-③型:断端粉碎骨折,完全移位,小粗隆向上移位(髂腰肌牵拉所致)。

A3型:反粗隆间骨折,股骨上端外侧骨皮质骨折。

A3-①型:远断端向内侧移位。

A3-②型:断端分离旋转移位。

A3-③型:断端完全移位,小粗隆向上移位。

以上几种分类,临床以Evans分类应用最多,因为Evans分类对复位后是否稳定可以确定。这对选择治疗方法及判断预后大有裨益。

三、临床症状及诊断

股骨粗隆间骨折:老年患者多由轻微外力、如步行时跌倒所致,而年轻患者多由高能暴力致伤,伤势重往往伴有多发损伤。

老年患者损伤虽然轻微,但由于年老体弱,原有潜在的慢性脏器疾病,受伤后长期卧床,往往伴发严重的并发症及宿疾复发。所以对股骨粗隆间骨折,除注意局部症状体征外,全身症状更应注意。

局部症状及体征:疼痛及功能丧失(不能坐、站、行)。局部压痛;有骨擦音,大转子上移(大转子在Nelaton氏线之上,Bryant三角底边缩短),肢体畸形(缩短,内收及外旋)。因为股骨粗隆间骨折与股骨颈骨折部位邻近,又都是老年人,局部症状及体征相似,故需影像学检查来确诊。

全身症状及并发症:包括各脏器及各方面,心、肺、肝、肾各脏器功能,凝血机制,血脂都要检查。

四、治疗

(一)治疗目的

(1)防治并发症,降低病死率。

(2)促使患者早日恢复功能。

股骨粗隆间骨折并发症多,病死率高,防治并发症是首要任务。并发症原因是患者伤后因卧床不能活动而引起心、肺、肝、肾机能衰退或宿疾复发。故要想达到治疗目的,首要的就是让患者能早日离开卧床,促其早期活动,增强体质,才能减少并发症的发生,降低病死率。第二个治疗目的就是促使患者早日骨折愈合及恢复功能,生活自理,享受晚年幸福。

(二)治疗方法的选择

20世纪60年代,根据Horowitz报道,保守疗法的病死率为34.6%,内固定治疗为

17.5%。故保守疗法渐被放弃，而采用坚强内固定，促使患者早期下地活动以减少并发症及病死率，成为股骨粗隆间骨折的标准治疗方法。通过长期临床实践观察，所谓“标准治疗方法”也并非十全十美，滑动式加压钉板内固定(动力髋)固定失败率有 2.6%～18.5%，深部感染率为 2.1%～12.5%，病死率为 4.3%～27%。选择治疗方法要根据骨折类型及患者具体情况，不可盲目地否定任何方法，总之要实事求是，科学对待。

1. 保守疗法

保守疗法特别是中西医结合治疗方法，应用骨牵引床上功能锻炼、手法复位或附加外固定器及经皮内固定治疗，对无移位或轻度移位，Evans Ⅰ①型、Ⅰ②型骨折均能取得良好效果；此外，对老年体弱患有多种内科慢性疾患而不能承受手术治疗及麻醉者，也需要保守治疗，故保守疗法仍有需求，据不全统计，大约 1/4～1/3 的患者，仍需保守疗法。

2. 内固定治疗

内固定治疗是大多数股骨粗隆间骨折的治疗方法，Evans Ⅰ③型、Ⅰ④型及Ⅱ型均适宜内固定治疗。内固定治疗的指征是不稳定型骨折，确定骨折稳定与否是观察小粗隆骨折的大小及股骨上端内后侧(股骨矩)有无损伤，凡较大的小粗隆骨折，必涉及股骨矩部位，均为不稳定型骨折，必须内固定治疗。

内固定装置种类繁多，各有优缺点及适应证，亦应根据具体情况选择应用。当前常用的有 2 种：一种是动力髋(滑动式加压钉板)，一种是髓内钉，也有 2 种类型，头髓钉(cephalomeduklary nail)、Gamma 钉及髁头钉(condylo cephalic nail)有：Ender 氏钉、Kuntscher 钉。动力髋适应于各种不稳型骨折。Gamma 钉为短的交锁髓内钉，适宜稳定与不稳定的股骨粗隆间骨折、特别对Ⅱ型反粗隆间骨折及粗隆下骨折。应用 Gamma 钉较动力髋容易操作，但据 Goldhagen 等观察，Gamma 钉与动力髋比较在手术时间，失血量及 X 线暴露方面无明显差异。髁头钉适宜应用于伴有股骨干骨折，年老体弱伴有慢性内科疾患，而不能承受较大手术及麻醉者，选用髁头钉内固定，手术区远离骨折部位，由股骨髁上内侧及外侧进钉，手术创伤小，避免骨折部位的感染，并能使患者早期活动，所以也是一个较好的选择。

(三)治疗方法

1. 保守疗法及功能锻炼

病情不同，分别处理。

(1)对不全或嵌插骨折，仅平卧硬板牵引床，穿木板鞋，保持患肢外展 20°，足内旋 15°～20°，上肢在牵引床上做牵拉锻炼，下肢做股四头肌主动收缩舒张活动，踝趾伸屈动作。4～6 周后拍片复查，视骨折稳定程度，可让患者下地不负重活动，或用行步器协助步行活动，骨折愈合后，患肢开始负重活动。

(2)骨折轻度移位，年老体弱不宜骨牵引者，可用皮牵引方法。

并配合手法复位。骨折局部血肿内注射 0.5%利多卡因 10 mL。助手双手按住髂前上棘，把握骨盆，术者握住患肢，用一肘自患肢腘窝托起，顺中立位拔伸牵引，重叠移位矫正后，将患肢置于托马氏架上，保持患肢外展内旋位，持续皮牵，重量 2～4 kg。牵引期间，在床上练习上、下肢活动，循序渐进。第一步，锻炼上肢及屈髋动作，双手扶持床上，支撑上身离开床面，并屈髋，上肢、胸腹肌肌力均可得到锻炼，屈髋动作还可使髋腰肌松弛，避免小粗隆内上移位。第二步用双手握住牵拉手环，挺腹抬胸，伸髋活动锻炼以及踝、趾伸屈活动，增强诸肌肌力。第三步让患者以健肢支撑站立床上。牵引 6～8 周后，拍片复查，视骨折愈合情况，可让患者下床不负重步行或用行步器协助步行。骨折愈合后，患肢开始负重活动。

(3)骨折移位较大，可采用股骨髁上或胫骨结节骨牵引。将肢体置于托马氏架或勃朗氏架上。外展内旋位牵引。牵引重量开始为体重的1/8，一般需4～6 kg。牵引24 h后床边拍片复查，观察骨折对位对线情况，若牵引复位满意，维持牵引4～6 周。牵引期间活动锻炼同上。6 周后拍片复查，视骨折稳定状况，可下地不负重活动，骨折愈合后弃拐站立步行。

保守疗法的病例，一类是无移位或轻度移位的稳定性骨折，另一类是老弱病残伴有多种内科疾病而不能承受手术治疗者，对后者而言，保守疗法期间，针对存在疾病需要配合药物治疗，保护心、肺、肝、肾功能，严密观察血脂及凝血机制的变化。国外有预防应用抗凝剂 Warfarin(华法林、苄丙酮香豆素)及低分子肝素(Heparin)的报道，但对预防血栓作用，仍不十分理想，并有增加出血及血肿的风险。采用活血化瘀的中药或中成药则更加安全有效，中成药更加方便。本组常用的中成药为大连美罗牌伤科接骨片，有活血化瘀强筋壮骨作用。

2.动力髋术

如果是严重移位骨折及粉碎骨折患者又有骨质疏松，即使手术复位亦难以成功，就要考虑实行 Dimon 及 Hughston 粗隆下横形截骨术或 Sarmiento 粗隆斜形截骨术。若有骨质疏松者术中加用多聚甲基丙烯酸甲酯(polymethyl methacrylate，PMMA)以加强固定的稳定。

3.髁头钉内固定术(Ender 氏钉)

(1)麻醉：文献报道采用全麻、局麻、硬膜外麻醉，本组常用硬膜外麻醉。

(2)体位：仰卧位、双髋外展、患肢内旋位，装好 C-臂机。

(3)切口及暴露：股骨髁上内侧直形切口，自膝关节间隙向上做一长约 6～10 cm 切口，切开皮肤、皮下组织，注意大隐静脉及隐神经，剪开大腿深筋膜，将股内侧肌自内侧肌间隔向前牵开，即达股骨髁上部位，在切口的中下部可见到膝内上动脉，将其结扎剪断，此动脉之近端1～2 指为 Ender 进钉孔部位，此进钉孔正好在股骨髁上前后径的中间稍偏后的位置，从这里钻孔，孔后壁正好与股骨髓腔的后壁同在一个平面上。Ender 氏钉较细，须要多钉固定才比较稳定，一个进钉孔只能容纳 2 枚 Ender 钉，故还需要第二个进钉孔。第二个进钉孔可选在股骨髁上内侧，也可选在股骨髁上外侧，一般多选择股骨髁上外侧，因为外侧操作较易且安全。如果选用内侧为第二进钉孔，在第一进钉孔之上 1～2 cm 再钻成第二进钉孔。如果选用外侧进钉孔，可从内侧第一进钉孔横行钻通达股骨髁上外侧。膝髁上外侧作一皮肤切口，从股外侧肌间隔之前牵开股外侧肌，即达股骨髁上。进钉孔大小以 0.5 cm 宽及 1.0 cm 长为宜。

(4)骨折整复复位，骨折的准确复位是手术成功的关键。整复前应仔细观察原始 X 线片的移位状况，针对移位采用相应的整复方法。股骨大粗隆部有髋外展肌附着，粗隆间嵴有诸外旋肌附着，故骨折远断端多有外展外旋移位，使骨折断端分离及旋转不易复位。复位的标准是肢体内旋位(髌骨自中间位向内旋转 20°)，同时再经 C-臂机观察证实。

(5)插钉。首先选好适宜长度的 Ender 钉，本组方法是测量股骨头至股骨内上髁上两横指的距离，即为钉的长度，以此为标准再选短 1 cm 及长 1 cm，各 2 根，即共三种规格，6 根钉备用。将每根钉的尖部 5～6 cm 处弯成内倾及略向前倾的角度。

将制备好的 Ender 钉置入推入器内，从第一进行孔用手推进，有阻力时，再用小锤轻击锤入；如钉仍不能插入，即停止进行，拔出钉检查原因。钉顺利插入的标志就是无阻力推进，紧靠股骨髓腔内侧壁直达股骨矩→骨折断端→进入股骨头中心软骨面下 0.5～1.0 cm。第一根插入后，C-臂机检查钉的位置及深度，确定准确后再以同法在第一根钉外下侧上入第二根钉。

第三根钉及第四根钉的上入，从外侧或内侧第二进钉孔插入。

若从外侧进钉孔插钉，一般在钉进入到小粗隆水平，须将钉旋转 180°，才能通过断端达股骨头内，但如果是反粗隆间骨折及粗隆下骨折，钉尖抵达大粗隆上部即可。

钉全部上入后，C-臂机检查诸钉位置及排列方向，达到理想标准再进行以下操作。插针是手术的关键，注意事项如下：①在插入第一及第二根钉后，这时复位牵引力松开，目的使两断端间隙发生嵌插，断端得到稳定。②插钉时，配合手法，使钉容易通过断端。术者用手托起大粗隆，将肢体保持外展内旋位，使股骨纵轴与股骨颈纵轴成直线，便于插针。③钉的位置及理想排列。钉在头内中部，各钉呈叠瓦状，扇形分开，钉尾端露出钉孔不超过 1 cm。④插钉数目：与骨骼的长短粗细有关，大而粗的骨骼要插入 3 根以上才能很好地充填髓腔，否则，钉容易滑动，脱出或穿出股骨头。股骨短细者可插入 2 根钉以上，即能达到很好充填髓腔的目的。

(6)冲洗创面，关闭创口。

(7)术后处理。原则上只要患者能忍受，就鼓励患者早期活动及早期负重步行。一般情况下，术后第一天可让患者坐在床上或坐在床边的轮椅上。可随时主动练习下肢肌肉收缩及舒张，并防止肢体外旋，穿 T 字鞋或在足外侧垫一砂袋。术后一周膝上伤口已初步愈合，即可让患者床边站立或用拐杖及步行器扶助站立。拆线后即可扶双拐练习步行。

第十节　股骨干骨折

一、概述

股骨是体内最大的管状骨，周围有丰厚的肌肉包围。发育过程中股骨形成前凸，内侧承受压力，外侧承受张力。股骨干骨折包括发生在小转子远端 5 cm 至内收肌结节近端 5 cm 范围内的骨折。

大腿部肌群可分前、内、后为 3 个间室，前间室包含股四头肌、髂腰肌、缝匠肌及耻骨肌、股动脉及股静脉、股神经及股外侧皮神经；内侧间室包含股薄肌、长收肌、短收肌、大收肌、闭孔外肌、闭孔动静脉、闭孔神经及股深动脉；后侧间室包含股二头肌、半腱肌、半膜肌、部分大收肌、坐骨神经、股深动脉分支及股后皮神经。与小腿相比，大腿部筋膜间室容积大，筋膜间室综合征的发生率低，但间室内出血可造成压力升高，深部血管供血减少。

股骨干骨折后骨折端受到不同肌群的作用发生移位，这些肌群包括外展肌、内收肌、髂腰肌、腓肠肌及阔筋膜张肌。外展肌包括臀中、小肌，止于大转子，转子下骨折或近端股骨干骨折时可牵拉骨折近端外展；髂腰肌止于小转子，其作用使骨折近端屈曲外旋；内收肌通过牵拉骨折远端造成内翻短缩畸形；腓肠肌作用于骨折远端使其向后方旋转屈曲；阔筋膜张肌作用于股骨外侧对抗内收肌的内翻应力。

供应股骨干的血管来自股深动脉，从近端后侧骨嵴进入髓腔分支供应皮质内 2/3，骨膜血管同样自后侧骨嵴进入，供应皮质外 1/3。股骨干骨折造成髓内血管损伤，骨膜血管增生，成为骨折愈合主要营养血管，骨折愈合后髓内血管重建恢复供血。股骨血管不过度损伤则股骨干骨折一般能顺利愈合，手术时应避免过度分离骨膜，特别是后侧骨嵴及肌间隔附着处。

二、损伤机制

发生在成年人的骨折多因高能创伤，多继发于交通事故、高处坠落、重物砸伤及枪击伤。此外，骨质发生改变时轻微外伤可造成病理骨折；军人或长跑运动员可发生应力骨折，多发生于股骨近端或中段。

三、临床表现

股骨干骨折多由严重的暴力引起，骨折后出现局部剧烈疼痛、肿胀，畸形及肢体活动受限，结合X线检查，诊断多不困难。对于清醒的患者，疼痛和畸形通常很明显，在早期外科医生会注意到软组织肿胀。对于意识不清的患者，股骨骨折也会出现局部畸形和肿胀。这些发现通常比较明显，但是对于所有意识不清的患者必须考虑股骨干骨折的可能性，尤其对于车祸伤或者高处坠落伤。对于所有意识不清患者按照常规进行系统检查，应该仔细检查股骨。由于其受伤机制及局部解剖特点，在诊断时要进行全面的考虑。

四、治疗

股骨干骨折是危及生命及肢体的严重损伤，因此，在治疗股骨干骨折时，首先要处理危及生命的严重损伤，然后再考虑肢体的损伤。应根据患者的年龄、全身健康状况、骨折的类型、医院的设备、医师的技术水平等综合因素做出适当的选择，治疗方法有牵引、外固定及内固定3种方法。

（一）牵引

牵引是一种传统的治疗方法，可分为皮牵引和骨牵引，配合使用各种支架。牵引可将下肢在大体上恢复肢体轴线，但不能有效地控制旋转及成角畸形，另外需要长时间卧床，并可由其带来多种并发症。目前，除儿童及部分患者的全身情况不允许手术治疗外，较少采用牵引治疗，牵引仅作为手术前的准备。

1.悬吊皮牵引

一般3～4岁以下儿童采用，将双下肢用皮肤牵引，双腿同时向上通过滑轮进行牵引，调节牵引重量至臀部稍稍离开床面，以身体重量作为对抗牵引。3～4周时X线检查见有骨痂生长后，可去除牵引。由于儿童骨骼的愈合及塑形能力强，牵引维持股骨干的骨折对线即可，即使有1～2 cm的重叠和轻度的与股骨干弧度一致的向前向外成角畸形，在生长过程中也可纠正，但要严格地控制旋转畸形。

2.骨牵引

目前主要应用于骨折固定手术前的临时制动，也适用于身体虚弱不能耐受手术的患者。牵引的目的是恢复股骨长度，限制旋转和成角。牵引部位可通过股骨髁上或胫骨结节，股骨髁上牵引容易造成膝关节僵硬，膝关节韧带损伤则不能行胫骨结节牵引。文献报道骨牵引的骨折愈合率可达97%～100%，但可引发膝关节僵硬、肢体短缩、住院时间长、呼吸系统及皮肤疾患，还会发生畸形愈合。

（二）外固定

股骨干骨折应用外固定器治疗的适应证有广泛污染的严重开放骨折、感染后骨不连、部分合并有血管损伤的骨折及在患者全身情况不允许固定时，对骨折进行临时固定。安装时固定针尽可能接近骨折端，连接杆尽可能接近股骨，根据骨折类型固定杆可安装在外侧或前侧。使用外固定架治疗股骨干骨折最主要的并发症是固定不坚强及出现与针道有关的并发症。因此外固定器不作为常规使用。

(三)内固定

具体如下所述。

1.髓内针固定

最理想的治疗方法是闭合复位髓内钉固定。内置物位于股骨中央，承受的张力和剪力小；手术创伤小，感染率低，股四头肌瘢痕少，患者可早期活动，骨折愈合快，再骨折发生率低。扩髓的交锁髓内针固定是目前最好的方法，愈合率达 98%，感染率低于 1%。股骨干骨折合并肺损伤时使用扩髓交锁髓内针固定还存在争论，理论上扩髓可造成脂肪栓塞。非扩髓交锁髓内针可用于Ⅰ度、Ⅱ度、ⅢA 开放性骨折。交锁螺钉的强度不足以承受全部体重，因此完全负重要等到骨折端至少 3 面骨皮质出现连续骨痂。

常用于股骨干骨折的交锁髓内针为顺行交锁髓内针，进针点为梨状肌窝或大粗隆尖部，适用于成年人小转子下方到膝关节面上方 6～8 cm 的股骨干骨折；对于肥胖患者顺行进针较困难时可选用逆行交锁髓内针。

尽管髓内钉固定可广泛用于绝大部分股骨干骨折，但是对于特殊的、粉碎的特别是累及远近侧干骺端骨折及严重污染的开放性骨折建议采用其他方法。

2.钢板内固定

钢板内固定与髓内钉固定相比，钢板在治疗股骨干骨折时有明显的缺点：钢板为偏心固定，与负重轴之间距离比髓内钉固定要长 1～2 cm，在负重时，钢板要承受比髓内钉更大的弯曲负荷。因此钢板固定骨折，不能早期负重。在负重时，骨骼的近端负荷通过近段螺钉到钢板，再经远段螺钉到远段骨骼，形成了钢板固定下骨折部的应力遮挡。采用钢板固定骨折时，需要切开复位，这样会剥离骨膜，同时也要清理骨折端的血肿，骨膜的剥离及血肿清理均会使骨折延迟愈合。

在应用动力加压钢板固定时，应遵循 AO 技术原则，尽量减少剥离骨膜，将骨折解剖复位。对于大的蝶形骨块，以拉力螺钉进行固定，将钢板置于张力侧，即股骨干的后外侧。骨折的两侧应以 8～10 层骨皮质被螺钉贯穿(即骨折远近端各有 4～5 枚螺钉)，以达到足够的稳定。在钢板对侧有骨缺损时，必须植骨。

钢板内固定适应证：①生长发育中儿童股骨干骨折，钢板内固定不通过骨骺线，不会影响骨的生长发育。②合并有血管损伤需要修复的骨折，在局部骨折采用钢板固定后，进行血管的修复。③多发骨折，尤其是合并有头颅和胸部损伤患者，患者体位难以进行髓内钉固定。④髓腔过度狭窄及骨干发育畸形不适合髓内钉固定。

五、特殊类型股骨干骨折

(一)股骨干骨折合并同侧髋部损伤

股骨干骨折合并股骨颈骨折的发生率为 1.5%～5%，比合并粗隆间骨折更常见，比例大约是 7∶1。1/4～1/3 的股骨颈骨折初诊时被漏诊。典型的股骨颈骨折表现为从下方股骨颈基底延伸到上方的股骨颈头下部分，因为大部分能量分散到股骨干骨折，股骨颈骨折移位很小和不粉碎。最常用的方法是用顺行髓内钉固定股骨干骨折和用多枚针或螺丝钉固定股骨颈骨折，精确安放 3 枚空心钉又防止髓内钉的扩髓和插入是重要的问题，建议在髓内钉插入前至少用 1 枚螺钉固定股骨颈骨折以防止其移位。重建髓内钉固定股骨颈骨折比空心钉的力量大，通过髓内钉的锁定来防止股骨颈骨折内翻塌陷。

股骨干骨折合并髋关节脱位有 50%患者在初诊时漏诊髋脱位，对股骨干骨折进行常规骨盆 X 线片检查是避免漏诊的最好方法。此种损伤需急诊复位髋脱位，以预防发生股骨头缺血坏死，并应尽可能同时治疗股骨干骨折。

（二）股骨干骨折合并同侧股骨髁间骨折

股骨干骨折很少合并股骨髁间骨折，分为两种情况：①股骨髁间骨折近端骨折线与股骨干骨折不连续；②股骨髁间骨折是股骨干骨折远端的延伸。股骨髁间骨折的关节面解剖复位非常重要。可以采用切开复位钢板螺钉固定或拉力螺钉结合带锁髓内钉治疗这些少见的骨折。

（三）儿童股骨干骨折的特点

儿童股骨干骨折由于愈合迅速，自行塑形能力较强，牵引和外固定治疗不易引起关节僵硬。因而儿童股骨干骨折理应行保守治疗。若儿童年龄越小，骨折部位越近于干骺端，并其畸形方向与关节轴活动一致，自行塑形能力为最强，而旋转畸形因难以塑形应尽力避免。儿童股骨干骨折的另一个重要特点是，常因骨折的刺激可引起肢体生长过速，其可能的原因是由于在骨折后邻近骨骺的血液供应增加之故。至伤后 2 年，骨折愈合，骨骺重新吸收，血管刺激停止，生长即恢复正常。在手术内固定后，尤为髓内钉固定，患肢生长也可加速，因此在骨骺发育终止前，应尽可能避免内固定。

根据以上儿童股骨干骨折的特点，骨折在维持对线情况下，短缩不超过 2 cm，无旋转畸形，均可被认为达到功能要求，避免采用手术治疗。

手术适应证严格限制在下列范围：①有明显移位和软组织损伤的开放骨折；②合并同侧股骨颈骨折或髋关节脱位；③骨折端间有软组织嵌入；④伴有其他疾病，如痉挛性偏瘫或全身性骨疾病；⑤多发性损伤。儿童股骨干骨折的治疗方式，应根据其年龄、骨折部位和类型，采用不同的治疗方式。

（四）髋关节置换术后假体周围骨折

随着接受髋关节置换术的老年患者数量增加，假体周围骨折的发生不可避免地会明显增加。

通常发生于高龄患者，经常存在数个合并疾病，因为其他关节炎症而活动能力受限。存在骨质疏松，内置物可能会发生松动，骨干骨皮质很少，已经不能承受金属内置物。假体周围股骨干骨折给骨科创伤医生和重建医生提出了挑战。

髋关节置换术后假体周围股骨骨折的病因包括：①骨皮质缺陷，造成这些缺陷的原因包括原有内固定物和骨水泥的取出、假体松动、髓腔开口定位及扩髓技术不正确。手术所致的皮质缺损与术后 1 年内假体周围骨质高度相关。②关节翻修术，关节翻修术特有的危险因素包括清除骨水泥时骨皮质穿孔、开窗去除骨水泥、在尝试脱位原人工关节时由于表面瘢痕组织粘连而骨折以及感染等。以前手术的损伤造成血液供应中断或者骨质疏松症也可能使股骨近端骨质易于骨折。以前的关节成形术、截骨术和骨折等均可改变股骨近端的几何形状，从而增加骨折的风险。③置入物失配，尺寸过大的股骨髓腔锉和关节假体可引起股骨环状应力增加，从而导致骨折。④假体松动，1/4～1/3 的假体周围骨折都与股骨假体松动有关。⑤骨质疏松症。

六、并发症

(一)神经损伤

股神经和坐骨神经在大腿全程包裹在肌肉之间,骨折很少累及神经,骨牵引治疗股骨干骨折时小腿处于外旋状态,腓骨近端受到压迫,腓总神经有可能损伤,特别在熟睡和意识不清的患者容易发生,可通过调整牵引方向、在腓骨颈部位加用棉垫、鼓励患者自由活动、及时去掉牵引装置来避免。术中神经损伤多发生在手术中的牵拉和挤压,特别应避免会阴神经损伤,仔细包裹会阴部减少骨牵引的时间和力量、避免髋内收时间太长,能够减少这种并发症的发生。

(二)血管损伤

在内收肌裂孔处血管固定,容易因骨折移位继发损伤。筋膜间室高压也可造成血管压迫,供血减少。股动脉可以是完全或部分撕裂或栓塞和牵拉或痉挛,微小的撕裂可以引起晚期血管栓塞,股动脉栓塞不一定必然引起肢体坏死,但是发现血管损伤立即全面诊断和治疗对保肢非常重要。

(三)感染

股骨干骨折钢板术后感染率约为5%,高于闭合带锁髓内钉技术,与骨折端广泛剥离和开放性骨折一样。治疗如内固定稳定,进行扩创、开放换药,骨折愈合后取出钢板;如内固定不稳定,取出钢板,牵引或用外固定架固定,伤口稳定半年后再选择合适的固定植骨达到骨折愈合。

股骨髓内钉偶尔会发生感染,感染的发生与髓内钉的插入技术和在骨折端用其他固定和开放伤口有关。患者在髓内钉术后数周或数月大腿有红、肿、热、痛,应怀疑感染。多数感染患者在大腿或臀部形成窦道流脓。一旦存在深部感染,必须做出髓内钉是否取出的合理决定。在感染清创术中检查内固定良好控制骨折稳定性,应保留髓内钉,采取彻底清除死骨和感染的软组织、伤口换药和合理应用抗生素,骨折愈合到一定程度可取出髓内钉,进行扩髓取出髓腔内感染的组织。若髓内钉对骨折不能提供稳定,需考虑其他方法。若存在大范围死骨,取出髓内钉后彻底清创,用外固定架或骨牵引固定,在骨缺损部位放置庆大霉素珠链。

(四)延迟愈合和不愈合

多数骨不愈合的原因是骨折端血供不良、骨折端不稳定和感染。导致延迟愈合的主要因素有开放性骨折、手术操作中对骨折端软组织的广泛剥离、骨折端稳定不够、骨折分离、感染和既往有大量吸烟史。可根据骨折愈合情况取出静态交锁螺钉,使骨折端动力化,也可扩大髓腔更换髓内针。

(五)畸形愈合

畸形愈合一般认为短缩>1 cm、旋转畸形超过10°、成角畸形>15°。畸形可引起步态不正常,肢体短缩和膝关节创伤性关节炎。

(六)异位骨化

在股骨干骨折髓内钉固定后常见有不同程度的异位骨化覆盖髓内钉的尾端,临床无症状,很少有异位骨化影响髋关节的活动,可能与肌肉损伤导致钙代谢紊乱有关,也可能与扩髓碎屑没有冲洗干净有关。

(七)再骨折

多发生在早期骨痂形成期及内固定取出后。牵引治疗所获得的骨折愈合可形成大量骨痂，但新的骨小梁并没有沿着应力的方向进行排列，超负荷时更易发生骨折，多数发生在石膏固定后3～4周。钢板坚强内固定可使骨折获得一期愈合，X线表现为没有骨痂形成，但是骨折部位的骨强度恢复至正常的速度较慢，必须依靠新形成的骨单位进行爬行替代，若在术后18个月前取出钢板，则骨痂未成熟，有发生再骨折的危险。多数发生在钢板取出术后2～3个月，而且多数发生在原螺丝钉钉孔的部位。闭合髓内钉固定后骨折部位可形成大量骨痂，取出髓内钉后不易发生再骨折。内固定物一定要在骨折塑形完成后取出，通常钢板是术后2～3年，髓内钉是术后1年。

（八）钢板疲劳弯曲和折断

若骨折的类型是粉碎或有骨缺损时，在骨折粉碎或缺损区必须早期植骨，以获得因骨愈合而得到骨性支撑，防止钢板应力集中而发生疲劳弯曲和折断。

（九）膝关节功能障碍

股骨干骨折后的膝关节功能障碍是常见的并发症，其发生的主要病理改变是由于创伤或手术所致的股四头肌损伤，又未能早期进行股四头肌及膝关节的功能锻炼，膝关节长期处于伸直位，以至在股四头肌和骨折端间形成牢固的纤维性粘连。术中可见股中间肌瘢痕化，且与股骨间形成牢固的粘连。粘连之股中间肌纤维在膝关节伸直位时处于松弛状态，屈曲时呈现明显紧张。其他病理改变有膝关节长期处于伸直位固定而造成四头肌扩张部的挛缩。关节内的粘连则常由于长期制动造成浆液纤维素性渗出所致，粘连主要位于髌间窝和髌上囊部位，有时甚至是膝关节功能障碍的主要原因。

第十一节　老年股骨颈骨折

股骨颈骨折是一种常见的创伤，多见于老年人。由于老年患者骨质疏松及抗压骨小梁减少，轻微的外力就可使股骨颈处发生骨折。绝大多数老年股骨颈骨折发生在轻微创伤后，患者跌倒时大粗隆受到直接撞击，并且同时患者的肢体处于外旋位，股骨头与前关节囊及髂股韧带相对固定，此时在外力的作用下股骨头向后旋转，后侧皮质撞击髋臼而造成股骨颈部骨折，并且发生后外侧骨皮质粉碎。发病率约为全身骨折的3.6%，髋部骨折的53%。股骨颈骨折并发症如骨折后不愈合、股骨头坏死是目前治疗的难点，发生率分别高达10%和25%。目前较常用的治疗方案包括：闭合复位空心钉固定、关节置换等。

一、股骨颈骨折的创伤机制

大多数股骨颈骨折创伤较轻微，常见创伤机制可分为两种：跌倒时大粗隆受到直接撞击；肢体外旋。在第二种机制中，股骨头由于前关节囊及髂股韧带牵拉而相对固定，股骨头向后旋转，后侧皮质撞击髋臼而造成颈部骨折。此种情况下常发生后外侧骨皮质粉碎。

二、股骨颈骨折分型

股骨颈骨折分型依据概括起来可分为：解剖部位分型、骨折线的方向分型、骨折的移位程度分型。

(一)根据骨折的解剖部位分型

可将股骨颈骨折分为头下型、经颈型和基底型三型。

(二)根据骨折线的方向分型(Pauwels 分型)

Ⅰ型:骨折线与水平线夹角为 30°。

Ⅱ型:骨折线与水平线夹角为 50°。

Ⅲ型:骨折线与水平线夹角为 70°。

(三)根据骨折移位程度分型(Garden 分型)

Ⅰ型:为不完全性骨折。

Ⅱ型:为完全骨折,股骨头无移位。

Ⅲ型:为完全骨折并部分移位,股骨头外展嵌插。

Ⅳ型:骨折块完全移位。

Garden 分型是目前应用最为广泛的股骨颈骨折分型,Garden 分型中从Ⅰ型到Ⅳ型,股骨颈骨折严重程度递增,而骨折不愈合率与股骨头缺血性坏死率也随之增加。

(四)根据骨干系统分型

根据骨干系统分型而建立的 AO 分型,将股骨颈骨折归类为股骨近端(编号 31-)骨折中的B型(31-B)。

1. 31-B1 型

头下型,轻度移位。①嵌插,外翻≥15°;②嵌插,外翻<15°;③无嵌插。

2. 31-B2 型

经颈型。①经颈部基底;②颈中部,内收;③颈中部,剪切。

3. 31-B3 型

头下型,移位。①中度移位,内收外旋;②中度移位,垂直外旋;③明显移位。

三、股骨颈骨折的诊断

患者有外伤史,临床表现为髋部疼痛、活动受限、不能站立行走等;患肢呈典型的短缩、屈曲、内收和外旋畸形;股骨大转子向上移位、腹股沟韧带中点处压痛、大转子叩击痛、纵轴叩击痛阳性等体征。结合髋部 X 线片、CT 检查可诊断股骨颈骨折。

四、股骨颈骨折的治疗方案

股骨颈骨折的治疗方案必须考虑患者健康状况、年龄、骨折移位程度及骨的质量等综合因素。在老年患者中,股骨颈骨折治疗的目的在于减少并发症、降低病死率、提高患者的生活质量,而采用非手术治疗,患者需要长时间卧床,容易导致压疮、坠积性肺炎、尿路感染等多种并发症,危及生命,并且骨不愈合、股骨头缺血坏死的发生率也较高。目前对于无移位或嵌插型以及移位型股骨颈骨折,除非患者有明显的手术禁忌证,均应考虑手术治疗,以防止骨折再移位,并减少患者卧床时间,减少骨折并发症发生。

(一)空心加压螺钉内固定

1. 原则

目前空心加压螺钉内固定治疗 GardenⅠ、Ⅱ型老年股骨颈骨折的原则有三条:①早期急诊手术,争取 8 h 之内手术;②解剖复位;③坚强、多钉固定。其优点是:创伤小、手术时间短、对患者全身的储备能力要求不高、术中出血量少、可经皮操作、同时具有静力和动力加压作用等优点。多采用 3 枚空心加压螺钉呈三角形排列平行打入固定,具有较好的抗扭转和抗剪力作用,术中配合 C 型臂或 G 型臂影像监视设备。自 20 世纪 80 年代在国内开始应用以来显示出良好的效果。由于老年患者骨质多疏松,内固定失用进而需要再次手术的风险较高。而老年患者能否耐受股骨头缺血坏死后的再次手术,令人担忧。所以人工关节置换术目前仍是很多医生的首选。

2. 判断标准

Garden 对位指数多用于股骨颈骨折复位结果的判断标准。根据正侧位片将复位结果分为四级,正常正位片上股骨干内缘与股骨头内侧压力骨小梁呈 160°交角;侧位片上股骨头轴线与股骨颈轴线呈 180°。复位标准:Ⅰ级复位:正位 160°,侧位 180°;Ⅱ级复位:正位 155°,侧位 180°;Ⅲ级复位:正位<150°,侧位>180°;Ⅳ级复位:正位<145°,侧位>185°

(二)人工髋关节置换

对于 GardenⅢ、Ⅳ型的血供损伤严重的老年患者,治疗多采用人工髋关节置换。应用人工髋关节置换术治疗老年患者股骨颈骨折有以下几点考虑:一是老年人股骨颈骨折后不愈合率和股骨头缺血坏死率高,进行关节置换能一次性解决这些问题;二是术后患者可以尽快活动肢体及部分负重,以利于迅速恢复功能,防止骨折并发症,特别是全身并发症的发生,尽快恢复正常生活能力,提高生活质量,使老年人股骨颈骨折的病死率降低。全髋关节置换创伤性大、手术时间长、出血量多、费用高;而半髋置换创伤性小、手术时间短、出血量少、风险小,对老年体弱的患者尤为有利。

Foster 等的研究认为:骨水泥固定的假体在减少术后大腿疼痛、假体周围骨折、提高生活质量、活动能力、减少手术失败方面明显优于非骨水泥型,并建议对老年性移位型股骨颈骨折、骨质疏松明显、骨皮质薄、髓腔较大对假体的把持力小的应选用骨水泥型。但骨水泥作为一种高分子聚合物,具有强烈的刺激性,术中可以损害心肌,可以对血流动力学产生较为严重的影响。对于年龄相对较小、骨质疏松不严重、局部骨质情况相对较好、对人工假体有足够的把持力患者,应选用非骨水泥型假体是普遍共识。随着麻醉技术水平逐渐提高和抗骨质疏松药物的普遍应用,非骨水泥型假体也大量应用在老年性骨质疏松性股骨颈骨折中,并取得了良好疗效。

1. 适应证

目前国际普遍承认的新鲜股骨颈骨折人工关节置换的适应证。

(1)相对适应证:患者生理年龄在 65 岁以上,由于其他病患,预期寿命不超过 10～15 年;髋关节骨折脱位,主要是指髋关节脱位合并股骨头骨折,特别是股骨头严重粉碎骨折者;股骨近端严重骨质疏松,难以对骨折端牢固固定;这一点十分相对,因为严重疏松的骨质不但难以支撑内固定物,同样也难以支撑人工假体。如应用人工假体,常需同时应用骨水泥;预期无法离床行走的患者。其目的主要是缓解疼痛,便于护理。

(2)绝对适应证:无法满意复位及牢固固定的骨折;股骨颈骨折内固定术后数周内固定物失用;髋关节原有疾病。如原来已有股骨头无菌性坏死、类风湿、先天性髋脱位、髋关节骨性关节炎等,并曾被建议行人工关节置换;恶性肿瘤;陈旧性股骨颈骨折,特别是已明确发生股骨头坏死塌陷者。

2.禁忌证

失控性发作的疾病患者。如癫痫、帕金森病；股骨颈骨折合并髋关节完全脱位；估计无法耐受再次手术的患者；患有精神疾病无法配合的患者。

美国髋膝学会2006年在对老年患者股骨颈骨折的治疗方法调查后发现，支持半髋置换最多(85%)，其次为全髋置换(13%)和内固定(2%)。全髋关节限制了患者深蹲内收内旋等动作，而且脱位概率高于半髋置换者。半髋关节置换并发症主要为：磨损、脱位、疼痛、假体周围骨折等。

总之，对于老年骨质疏松性股骨颈骨折，除非患者有明显的手术禁忌证，均应考虑手术治疗，内固定以防止骨折再移位为目的，或者人工髋关节置换，减少患者卧床时间，减少骨折并发症发生，提高老年患者的生活质量，是目前治疗老年性股骨颈骨折较好的方法。

第十二节 老年股骨转子间骨折

股骨转子间骨折是指股骨颈关节囊外部分至小转子范围内骨折，是老年人常见病、多发病，占全身骨折的3%～4%，占髋部骨折的35.7%。好发于老年人，女性多于男性，是骨质疏松性骨折的高危人群，病死率为15%～20%。其主要的死亡原因是长期卧床诱发心脑血管意外、坠积性肺炎、压疮及泌尿系统感染等。

随着社会的老龄化，人均寿命的延长，骨质疏松人数的增加，老年人发生股骨粗隆间骨折的概率呈上升趋势。目前治疗股骨转子间骨折的手术方法主要有髓外固定、髓内固定、关节置换等。目的是尽早恢复髋关节功能，减少并发症的发生。

一、股骨转子间骨折的创伤机制

老年人多合并心脑血管疾病、视力听觉障碍、骨关节疾病、骨质疏松等，肢体不灵活，当下肢扭转、跌倒或使大转子直接触地致伤造成股骨转子间骨折。

二、股骨转子间骨折分型

股骨转子间骨折的分型很多，目前比较常用的：Evans分型(1949)，AO分型(1981)。

(一)AO分型

AO分型：AO将股骨转子间骨折(31-)归为A类骨折。

A1型：经转子的简单骨折(两部分)，内侧骨皮质仍有良好的支撑，外侧骨皮质保持完好。A1-1，沿转子间线；A1-2，通过大转子；A1-3，通过小转子。

A2型：经转子的粉碎骨折，内侧和后方骨皮质在数个平面上破裂，但外侧骨皮质保持完好。A2-1，有一内侧骨折块；A2-2，有数块内侧骨折块；A2-3，在小转子下延伸超过1 cm。

A3型：反转子间骨折，外侧骨皮质也有破裂。A3-1，斜形；A3-2，横形；A3-3，粉碎。

(二)Evans分型

根据骨折线方向分为两种主要类型。

1. Ⅰ型(顺转子间)

骨折线从小转子向上外延伸。包括亚型:①无移位,稳定;②移位能复位,稳定,内侧皮质可对合;③移位不能复位,不稳定,内侧皮质不能对合;④粉碎性,不稳定,内侧皮质不能对合。

2. Ⅱ型(反转子间)

骨折线是反斜形,不稳定。

三、股骨转子间骨折的诊断

平均年龄较股骨颈骨折患者高,骨折位于关节囊外,局部肿胀、压痛较股骨颈骨折明显,患肢的外旋和短缩畸形明显,结合 X 线、CT 检查可明确诊断。

四、股骨转子间骨折的治疗方案

老年人是骨质疏松症的好发人群,也是骨质疏松性骨折的高危人群,股骨转子部 Wards 三角区是人体骨骼中最早发生骨质疏松的部位,因此也是老年人最常见的骨折部位。该部位骨折非手术治疗难以解剖复位,2～3 个月的卧床牵引治疗虽然在部分病例中能达到愈合的目的,但长期卧床带来的下肢静脉血栓,肺部、泌尿道感染及压疮等并发症,严重威胁患者生命,固定不确实造成骨折端移动所致的疼痛、短缩,髋内翻的畸形,从而造成患者步态异常。有报道非手术治疗引起髋内翻的发生率高达 40%～50%,病死率高达 35%左右。因此,骨折在无手术禁忌的情况下,均应尽早积极手术治疗,缩短髋部骨折至进行手术的时间,尽早使患者离床活动,减少并发症,恢复肢体功能,提高生活质量。

(一)滑动加压螺钉加侧方钢板(动力髋螺钉 DHS)系统

该系统属于髓外固定系统,螺钉结构牢固,应力集中在髋螺钉与钢板套筒交界处,力臂短,抗弯强度好,具有动、静力加压作用,同时还具有张力带的效果,固定后承受大部分负荷直至骨折愈合。固定后股骨颈干角自然恢复,骨折端特别是骨距部分可产生加压力,有利于骨折愈合,可有效防止髋内翻。手术操作中 DHS 头钉置放于股骨头颈中心或位于股骨头颈中下 1/3(正位)偏后(侧位)最为牢固,不易发生头钉切割。

有报道 TAD 值(指正常解剖状态下正侧位股骨头颈中轴线与股骨头关节面交点至头钉顶点的距离之和)TAD 值＜20 mm 不易发生切割,而 TAD＞50 mm 组切割率高达 60%。自 20 世纪 70 年代开始应用于股骨转子间骨折治疗以来,目前已成为最常用的标准内固定方法,主要适用于 Evans 分型(Ⅰ、Ⅱ)股骨距及其力学稳定性未受破坏的稳定型的骨折类型。对于不稳定型股骨转子间骨折、严重骨质疏松、反转子间骨折、转子间骨折累及转子下骨折为 DHS 手术禁忌证。

(二)股骨近端解剖锁定钢板系统

该系统属于髓外固定系统,近年来广泛用于股骨近端骨折的治疗,其解剖学设计,钢板为张力侧固定,术中不需要塑形,应力分布较均匀,符合生物力学特点。其特有的锁定成角稳定性,螺钉和钢板形成整体,即使严重骨质疏松和粉碎性骨折患者,螺钉仍具有较好的锚合力和抗拉力,从而避免了传统钢板固定时易出现的螺钉松动和拔出现象。解剖锁定钢板结构改变了接骨板以摩擦力为基础的传统固定模式,使接骨板与骨面之间的压力降至最低,不破坏骨膜血运,减少了骨折不愈合的发生率。能固定大转子部冠状面的骨折,也能固定小转子的骨块,确保解剖复位,并保持至骨折的满意愈合,满足转子间粉碎性骨折内固定的需要。

可根据骨折线长短选择合适钢板，其顶端3个锁定螺钉在钢板上端的品字固定在股骨头、颈部，并与正常生理颈干角一致，有效地防止了髋内翻的倾向，使颈干角更加稳定；使钉板同时成为一个牢固整体，不易松动，并可有效防止骨折近端的旋转，及减少股骨头的切割力。适用于各种类型股骨近端骨折，特别适用于大转子不完整，严重骨质疏松，大、小转子本身粉碎骨折，大转子或转子间纵行劈裂骨折（冠状面和矢状面），转子内外侧壁不完整、骨折分离较大、难以复位的骨折。

（三）股骨头髓腔髓内针（Gamma钉，PFNA等）固定系统

该系统属于髓内固定，为股骨近端骨折治疗的首选方案。有固定角度的螺栓可使股骨颈干角完全恢复；有效地防止旋转畸形（PFNA）；骨折闭合复位；髓内固定使骨折端干扰减少，提高骨折愈合率；中心位髓内固定，内固定物所受弯曲应力较钢板减少，内固定物断裂发生率降低；比髓外偏心固定手术时间短、出血少、下地行走时间早。

PFNA近端直径较Gamma钉细小，远端锁定螺栓距钉尾较远，从而避免因股骨远端应力集中造成的继发骨折；股骨头颈部有2枚螺钉固定，可有效防止旋转应力，减少螺钉承载的应力负担，大大降低头钉切割和断钉发生率；髓内主钉的外翻角为6°，符合股骨的解剖形态，使髓内钉插入时顺利。目前股骨头髓腔髓内固定已逐渐成为股骨转子间骨折，特别是粉碎、不稳定型的首选固定方法。

（四）医用硫酸钙

20世纪50～60年代，Dr. Leonard Peltier大量应用硫酸钙作为骨缺损填充材料，伴随着硫酸钙材料的改进和发展，当今医用级硫酸钙系列产品已经广泛应用于临床。医用硫酸钙具有良好的组织相容性；稳定的生物活性；可溶解、可生物降解；稳定的、可信的吸收速率，体内吸收时间为60～80 d；置入体内后周围仅见微组织反应，无炎症反应、异物反应。医用硫酸钙置入骨缺损区的主要作用是填充无效腔，防止纤维组织长入；为骨生长提供通道，通过“爬行替代”的生长循环，成骨细胞不断生成骨样组织，同时硫酸钙不断地降解；骨诱导作用，其微酸环境引起局部脱钙激活局部骨生长因子；提供骨传导支架作用。手术中将大转子外侧壁钻孔插入导向器，注入液态硫酸钙到骨折断端骨缺损区，硬化后小转子内侧壁得到稳定支撑加强，利于早期功能锻炼。

（五）人工半髋关节置换术

主要应用于严重粉碎股骨转子间骨折并伴有严重骨质疏松的患者。其目的在于减少卧床时间，早期下地部分或全部负重，优点是手术创伤小，手术时间短，出血少。

由于股骨转子间骨折的部位较股骨颈骨折低，股骨近端骨结构破坏严重，一些骨性标志发生了较大的变化，对安装假体极为不利，出现术后双下肢不等长的可能性较高。并且术中骨折复位固定后，骨折端仍有缝隙，骨水泥注入髓腔后易从骨折端缝隙溢出，影响骨折的愈合，短期内有出现假体松动的可能。对股骨转子间骨折患者是否行人工半髋关节置换术，目前仍存在争议。

人工半髋关节置换主要适用于：高龄（80岁以上）；转子间骨折属不稳定型或粉碎性骨折复位困难；有明显的骨质疏松症，预估内固定难以有效和持久者；伤前没有影响下肢行走功能的疾病，且能耐受手术；预期寿命在10年以内；其他老年伴发病不宜长期卧床者。但对于活动要求不高和预期寿命不长的老年患者，这一较大手术就显得没有必要。

(六)微创治疗技术

高龄股骨转子间骨折多伴有全身内科疾病，手术耐受力差。如果手术切口大、时间长、出血多，易在术中和术后发生不良后果。

微创治疗创伤小、出血少、断端血运破坏少，有利于骨折愈合，且术后功能恢复快。局部麻醉下外固定支架治疗股骨转子间骨折，其优点是手术操作简便、创伤轻微；缺点是术后活动不方便、需严格进行针道护理，糖尿病患者为相对禁忌。

外固定支架主要适用于老年体弱多病、无法耐受麻醉及手术者。

经皮加压接骨板(PCCP)也能达到经皮微创固定、早期负重的目的。

第十三节　老年股骨转子下骨折

股骨转子下区的解剖学定义是 Fielding 和 Magliato 于 1966 年首次提出的，即从股骨小转子的上界到其以远的 3 in(7.62 cm)处。股骨转子下骨折是指股骨小转子至股骨干中段与近端交界处即骨髓腔最狭窄处之间的骨折。占髋部骨折的 10%～34%，转子下骨折的发病年龄呈现双峰分布，主要集中在年轻人(20～40 岁)的高能量损伤和老年人(60 岁以上)的低能量损伤。骨折发生后，骨折近端由于臀肌牵拉致外展，髂腰肌牵拉致屈曲，外旋肌牵拉致外旋；而骨折远端则由于内收肌的强力牵拉而内收、短缩。随着内固定技术的发展，股骨转子下骨折的手术方法已经从 20 世纪 80 年代以前的以髓外钢板固定为主转向髓内钉固定为主，应用髓内钉进行闭合复位内固定已经成为治疗转子下骨折的主要固定手段。通过手术治疗恢复股骨长度、矫正旋转畸形和股骨头颈的成角畸形以恢复足够的外展张力和肌力，对最大程度地恢复行走能力至关重要。

一、股骨转子下骨折的创伤机制

股骨转子下骨折患者年龄呈双峰分布、损伤机制不同，老年患者大多由低能量的挫伤、擦伤引起，通常是螺旋骨折，骨折断端粉碎少见，骨折发生在髓腔宽、皮质薄的骨质疏松部位；年轻患者多因车祸等高能创伤所致股骨近端粉碎，即使闭合损伤也常合并软组织严重损伤。股骨转子下骨折与股骨干骨折一样，组织内出血比较严重，易并发骨筋膜室综合征。

二、股骨转子下骨折分型

(一)Fielding 分型

Fielding 依据转子下区的解剖学位置提出分型，将股骨转子下骨折分为三型。

Ⅰ型骨折是在股骨小转子水平，接近 2.5 cm。

Ⅱ型骨折是在股骨小转子以下 2.5～5 cm。

Ⅲ型骨折是在股骨小转子以下 5～7.5 cm。

该分型主要适用于横行骨折。而对于斜行或粉碎性骨折则要根据主要骨折部位来确定分型。一般来说，高位的骨折愈合率及预后优于低位骨折。

(二)Seinsheimer 分型

Seinsheimer 根据主要骨折块的数目、骨折线的形状和位置,将股骨转子下骨折分为五型。

Ⅰ型:无移位骨折或移位不足 2 mm。

Ⅱ型:两部分骨折,横行骨折为ⅡA 型;螺旋形骨折、小转子与近折段相连为ⅡB 型;螺旋形骨折、小转子与远折段相连的螺旋形骨折为ⅡC 型。

Ⅲ型:为三部分骨折,螺旋形骨折、小转子是单独一部分为ⅢA 型;螺旋形骨折、一部分是蝶形骨块为ⅢB 型。

Ⅳ型:四部分或以上的粉碎骨折。

Ⅴ型:转子下转子间骨折。

(三)Russell-Taylor 分型

Russell-Taylor 分型依据是小转子的连续性和骨折线沿大转子向后上方延伸是否累及梨状窝。

Ⅰ型骨折未延伸至梨状窝,ⅠA 型骨折小转子完整;ⅠB 型骨折小转子发生骨折。

Ⅱ型骨折累及梨状窝,ⅡA 型小转子无明显粉碎或较大的骨块;ⅡB 型,小转子的连续性丧失。

三、股骨转子下骨折的诊断

根据病史判断骨折是低能量损伤还是高能量损伤,如果轻微创伤则不除外病理性骨折可能。查体发现患肢短缩和肿胀,远端肢体旋转畸形,髋关节屈伸受限。结合 X 线片表现可明确骨折诊断。

四、股骨转子下骨折的治疗方案

股骨转子下骨折的治疗方法,对于没有手术禁忌的患者,应首先选择手术治疗。手术治疗包括髓外固定和髓内固定,手术治疗要点在于恢复股骨近端内侧皮质的完整性,保持良好力线,保护骨折端血运,而不强调解剖复位。

(一)动力髋螺钉(DHS)、动力髁螺钉(DCS)等髓外固定系统

DHS、DCS 等髓外固定系统特点是加压滑动螺钉为中空结构,术中先用导针定位,位置满意后将螺钉穿过导针拧入股骨头颈,手术操作简单。

(二)股骨近端锁定钢板系统

其遵循了生物接骨术(BO)原则,将常规加压接骨板固定技术和生物性内固定器技术完美地整合在一个内置物上,即钢板螺钉孔设计成既可使用标准螺钉进行接骨板固定,又能使用具有成角稳定性的锁定螺钉的结合孔。其特点是螺钉能锁扣于接骨板上,不存在螺钉松动。由于其内在稳定性,从而增强了骨折块钢板、螺钉之间的固定强度,抗旋转能力较强。在功能上可被理解成一个锁定的内固定支架,特别有益于股骨转子下骨折骨质疏松患者。

Gamma 钉、PFNA 钉等髓内固定系统。特点是闭合复位下操作、手术创伤小、对骨折端环境干扰小,由于中心位固定,具有良好的抗弯曲应力强度。在手术技术上,髓内钉固定多可闭合复位,保护了骨折端的血运,且切口小、出血少、手术时间短。

第十四节　髌骨骨折

一、概述

髌骨骨折占全部骨折的10%,大部分髌骨骨折由直接及间接暴力联合所致。髌骨骨折造成的重要影响为伸膝装置连续性丧失及潜在的髌骨关节失配。

(一)应用解剖

髌骨略呈三角形,尖端向下,被包埋在股四头肌腱内,其后方是软骨面,与股骨两髁之间软骨面成关节。其下极为粗糙面,在关节外。髌骨后方之软骨面有两条纵嵴,中央嵴与股骨髁滑车的凹陷相适应,并将髌骨后软骨面分为内外两部分,内侧者较厚,外侧者扁宽。内侧嵴又将内侧部分为内侧面及内侧偏面,髌骨下端通过髌骨连于胫骨结节。

髌骨是人体中最大的子骨,它是膝关节的一个组成部分。切除髌骨后,在伸膝活动中可使股四头肌肌力减少30%左右,因此,髌骨能起到保护膝关节、增强股四头肌肌力、伸直膝关节最后10°～15°的滑车作用。除不能复位的粉碎性骨折外,应尽量保留髌骨。髌骨后面是完整的关节面,其内外侧分别与股骨内外髁前面形成髌骨关节。在治疗中应尽量使关节面恢复平整,减少髌骨关节炎的发生。横断骨折有移位者,均有股四头肌肌腱扩张部断裂,致股四头肌失去正常伸膝功能,治疗髌骨骨折时,应修复肌腱扩张部的连续性。

(二)发生机制

骨折为直接暴力和间接暴力所致。直接暴力多因外力直接打击在髌骨上,如撞伤、踢伤等,骨折多为粉碎性,其髌前腱膜及髌两侧腱膜和关节囊多保持完好,骨折移位较小,亦可为横断型骨折。间接暴力,多由于股四头肌猛力收缩,所形成的牵拉性损伤,如突然滑倒时,膝关节半屈曲位,股四头肌骤然收缩,牵拉髌骨向上,髌韧带固定髌骨下级,而股骨髁部向前顶压髌骨形成支点,三种力量同时作用造成髌骨骨折。间接暴力多造成髌骨横行骨折,移位大,髌前筋膜及两侧扩张部撕裂严重。

(三)分类

1.无移位的髌骨骨折

约占20%。

2.有移位的髌骨骨折

约占80%。

3.髌骨横行骨折

髌骨中1/3、髌骨下1/3骨折。

4.其他

如髌骨粉碎性骨折、髌骨下极粉碎性骨折、髌骨上极粉碎性骨折(较少见)和髌骨纵行骨折。

(四)诊断

髌骨骨折系关节内骨折。骨折后,关节内大量积血,髌前皮下瘀血、肿胀,严重者皮肤可发生水疱。有移位的骨折,可触及骨折端的间隙。有明显外伤史,有压痛,较易诊断,髌骨正侧位X线片可确诊。对可疑髌骨纵行或边缘骨折,须拍轴位片证实。边缘骨折,多为一侧,而副髌骨多发生在髌骨的外上角，骨块边缘整齐、光滑，多对称存在，以此鉴别之。

（五）治疗原则

对髌骨骨折的治疗，应最大限度地恢复其关节面的形态，力争使骨折解剖复位，关节面平滑，给予较牢固内固定，早期活动膝关节，恢复其功能，防止创伤性关节炎的发生。石膏外固定适用于无移位髌骨骨折，骨折移位较少，关节面不平整轻（分离在 3～4 mm；关节面不平小于 2 mm），伸肌支持带损伤者，不需手法复位，抽出关节内积血，包扎，用长腿石膏托或管型固定患肢于伸直位 4～6 周。在此期间，练习股四头肌收缩，去除石膏托后练习膝关节伸屈活动。

（六）影响因素

影响髌骨骨折预后的因素如下。

1. 髌骨关节面复位不佳，不平滑

如环形固定或“U”形钢丝固定的固定力不够坚强，在活动中不易保持关节面复位；如固定偏靠前部，则可使关节面骨折线张开，愈合后易发生髌骨关节炎。

2. 内固定不坚强者

内固定不坚强者尚需一定时间外固定，如髌骨骨折愈合较慢，则外固定时间需长达 6 周以上，关节内可发生粘连，妨碍关节活动。这就是有些病例采用环形固定或“U”形钢丝固定治疗效果不佳的原因。因此，髌骨骨折的治疗原则应当是：关节面复位平滑，内固定牢固可靠，骨折愈合快，关节活动早。

（七）手术适应证

髌骨骨折移位超过 2～3 mm，关节面不平整超过 2 mm，合并伸肌支持带撕裂，最好采用手术治疗。其治疗目的是恢复关节面形状，修复伸膝装置并牢固内固定，允许早期活动。

（八）手术入路

髌前横弧形切口，弧顶在髌骨下极下 1～1.5 cm，两侧至两侧侧方中点，此切口能充分显露骨折块，骨折复位及修复伸肌扩张部和滑膜撕裂。根据皮肤擦伤情况，亦可采用膝前正中纵向切口或髌旁外侧切口。切开皮肤及皮下组织向远近端分离，显露髌骨前面、股四头肌腱、髌腱及内外侧扩张部。

通过扩张部的撕裂口，彻底清除关节内血肿及碎骨块。用两把大的巾钳将骨折块复位，通过扩张部，触摸关节面，经反复调整巾钳位置，达到手摸关节面平整，即将巾钳暂时固定，根据骨折情况，采用内固定，最后修复扩张部。

（九）并发症

1. 创伤性髌骨关节炎

常由于原发损伤重或关节面复位后不平整所致。表现膝关节疼痛，X 线片显示关节间隙变窄，关节周围骨密度高。对症状轻患者可理疗和非甾体类抗炎止痛药，对于年轻顽固难治的疼痛，可行胫骨结节抬高术。

2. 髌骨再骨折

发生率 1%～5%，由于在骨折愈合后短期内，股四头肌控制膝关节稳定作用尚未完全恢复，加之髌骨内固定不够坚强，膝关节制动时间不足，当患者锻炼或行走时，在保护不充分的情况下，患膝突然打软，股四头肌猛力收缩，造成再骨折，若骨折后骨块分离大，髌旁腱膜组织撕裂，仍需切开复位内固定。

3.髌骨骨折延迟愈合或不愈合

髌骨骨折不愈合发生率低，为2.41%～4.8%。治疗：对无症状或症状轻微患者采用非手术治疗，虽然骨折不愈合，但是患膝功能尚可，对于有明显症状的患者采用手术治疗，根据具体情况作切开复位张力带钢丝固定、髌骨部分切除、髌骨全切除，术后功能明显改善。

二、内固定种类及选择

髌骨骨折的内固定有多种，总的可分为两类，一类行内固定后仍需一定时间的外固定；另一类内固定比较坚强，不需外固定。笔者以新鲜尸体膝关节做成髌骨横行骨折，在实验机上行多种内固定生物力学试验，得到股四头肌对髌骨的拉力及股骨的作用力。

环形钢丝、Magnuson钢丝与张力带钢丝固定，不能胜任2倍体重负载，在临床上内固定后仍需外固定保护；AO张力带钢丝固定作用比前者显著增强，有两根克氏针穿入髌骨之中，分担了应力，保持髌骨的稳定，但系一根钢丝环绕两根克氏针，如两针偏离髌骨中心的距离不相等，则钢丝固定的稳定性不佳，致固定失效而产生侧方移位。改良AO张力带钢丝，两根克氏针各有1根钢丝固定，其固定作用强，不因固定针在髌骨中的位置不对称而失去稳定性，在两钢丝之间不产生扭矩的弊病。当负载后即使骨折前面间隙达0.8 mm，亦不发生骨折移位，说明其稳定性好，由于其负载是2倍体重之上，故术后不需外固定。

改良张力带钢丝固定方法是用2枚2 mm的克氏针自髌骨上极穿入，经骨折块由下极穿出，两针位于股四头肌腱两侧，并平行，然后用18#（直径1.2mm）钢丝，环绕克氏针四个尖端固定。有研究改良张力带钢丝，仅将改良张力带钢丝的环形钢丝固定，改为2根钢丝分别环绕一枚克氏针上下端固定。在粉碎骨折，还可加用横行或斜行克氏针＋钢丝固定。

（一）适应证

①髌骨横行骨折及或下极横行骨折；②能复位的髌骨粉碎性骨折及下极粉碎性骨折；③纵行髌骨骨折。

（二）手术入路

髌前横弧形切口，凸面向下，切开皮肤、皮下，向上翻开皮瓣，暴露骨折线，清除关节腔内、骨折面上血块，将翻入的骨膜及髌前组织复回髌骨表面。

（三）固定方法

（1）在屈膝10°位下，对横行骨折，自远折端骨折面，逆行穿出两根直径1.5 mm的克氏针，正位上两针各在髌骨中外1/3与中内1/3交界处，在侧位，针穿过髌骨前后面中点。针自髌腱两侧穿出，至针尾与骨折面相平时，将髌骨骨折复位，用两把特制的大巾钳（或用巾钳）在髌骨两侧上、下夹持，暂时固定。

（2）手指通过扩张部裂隙，伸入关节腔内，触摸髌骨关节面平整后，把克氏针穿入近折端，自股四头肌腱穿出。剪断针尾，使针在髌骨上下极各露出0.5 cm，于上极将针尾折弯成90°，然后将弯针自前向后转180°，靠近髌骨上极骨皮质，以防针向下滑出。用18#钢丝自克氏针一端后面，绕过髌骨前面，再经同一针的另一端后面，绕至髌前拉紧，在髌上极扭紧打结。另一针用同样方法固定。缝合髌前组织及扩张部，在手术台上屈膝90°检查固定效果。对粉碎性骨折，不切开股四头肌腱在髌骨表面的延续部，以免骨折块分离。将粉碎骨折块复位用克氏针临时贯穿固定，使粉碎性骨折变成为上、下两大块，再同上述横行骨折一样，用改良张力带钢丝固定，此时可拔除临时固定针，如估计拔针后碎块不稳定，也可保留该针，同时加钢丝固定。如系左右的粉碎性骨折或改良张力带钢丝固定后，左右方向仍有不稳定者，根据骨折情况，可于内或外，或内外同时斜行打入克氏针固定，也可于两纵行克氏针尾间加横绕钢丝固定，缝合切口，包扎。

(四)术后处理

不需外固定，术后第2天练习股四头肌等长收缩；练习屈膝时间，对髌骨横行骨折及下极骨折在术后3～5 d，对粉碎性骨折在术后1～2周。多数骨折病例在术后2周能屈膝90°并下地行走。作者对130余例不同内固定方法治疗髌骨骨折的结果，按骨折复位、骨折愈合、膝关节活动范围、行走功能等方面进行比较，结果为环形钢丝、横“U”形及纵“U”形钢丝仅有66％获优良复位，而改良张力带钢丝固定有96％获优良复位。骨折愈合时间，前三者分别平均为27周、17.6周、18周，改良张力带钢丝为7.7周。膝关节屈伸活动范围，前三者优良率为66.6％，而改良张力带钢丝为98％，且膝关节屈曲正常时间平均在6.9周，可见改良张力带钢丝固定治疗髌骨骨折，不但对横行骨折可获得骨折复位好、骨折愈合快、膝关节活动功能好的结果，并且对髌骨粉碎性骨折，可避免髌骨切除并也获得良好结果。

三、Cable-Pin 系统固定

Cable-Pin 系统是近年来用于治疗髌骨骨折的一种新的内固定材料，由美国 Zimmer 公司生产，包括半螺纹的骨松质加压螺钉和钢缆两部分。加压螺钉的直径为4.0 mm，用于治疗髌骨骨折的长度有35 mm，40 mm两种规格。Cable-Pin 系统是基于加压螺钉和钢缆结合的固定原理设计出的新型内固定材料，集中了加压螺钉和钢缆在治疗骨折中的优点，符合生物力学内固定的原则，具有骨内固定和骨外固定的双重作用，固定坚强，手术损伤小，操作简便，并发症少等优点。

(一)适应证

适用于横断型髌骨骨折。

(二)手术入路

取髌骨下方横弧形切口(或正中纵向切口)，暴露骨折端，清除骨折端及关节腔内血凝块与积血，复位骨折端用巾钳临时固定。

(三)固定方法

对于粉碎性骨折，可以将复杂骨折变成简单骨折，予以复位后用克氏针临时维持固定。用C形臂X线机确认复位满意后，再用Cable-Pin系统固定。首先用两枚2.5 mm克氏针自髌骨下极钻入，平行于髌骨关节面从髌骨上极钻出，正位与侧位上两枚克氏针的位置与改良张力带钢丝固定方法相同。C形臂X线机透视下克氏针位置满意后，退出克氏针，用专用改锥将Cable-Pin系统的螺钉部分拧入钻好的孔内。一般髌骨下1/3骨折螺钉自下往上拧入，上1/3的骨折则自上往下拧入，注意螺纹应越过骨折线，钉尾略埋入骨皮质内，螺钉头端一般不超过上(或下)极。然后在髌骨近端(或远端)螺钉的尾部(或螺钉的后方)横行钻一骨隧道，将其中一条钢缆从骨隧道中穿出与另一条钢缆在髌骨前方8字交叉。将两条钢缆反向穿过固定夹扣(固定夹扣已预先安放在收紧器上)，用收紧器收紧钢缆，用固定夹扣将钢缆固定，剪除多余的钢缆，止血后，按层缝合切口。

(四)术后处理

不用外固定。术后24 h开始进行股四头肌和膝关节功能锻炼，两周屈膝达到90°并开始

下地负重行走。我们体会在使用 Cable-Pin 系统过程中，应注意以下几个方面的问题：①Cable-Pin 系统要求螺钉前部的螺纹完全通过骨折线，这样才能对骨折断端起加压作用，所以螺钉的方向应从骨折块较小的一边向较大的一边拧入；②螺钉拧入的方向必须垂直骨折线才能使骨折端加压，否则螺钉加压时，由于剪切力的作用，骨折端易出现横向移位。所以不要求 2 枚螺钉平行进入骨内；③拧入螺钉时注意让钉尾略埋入骨皮质内，使钢缆能更好地贴附骨面，起到加压和张力带作用，同时防止钢缆与钉尾之间形成锐角，避免钢缆和螺钉结合部的断裂，并能防止螺钉的退出；④钻骨隧道时，应注意在 2 枚钉所在平面的尾端或偏螺钉后方的位置，如果过于靠前则因为髌骨前方的形态，骨隧道的长度会减少，有钢缆拉豁骨道的危险；⑤收紧器收紧钢缆时，两根钢缆应同时收紧，避免两根钢缆收紧力量不平衡而无法完成加压固定的目的。同时还要避免钢缆过度收紧，导致骨折端出现台阶，产生创伤性关节炎。

四、髌骨部分切除

（一）适应证

髌骨部分切除适用于髌骨上、下极的粉碎骨折。切除较小骨块或骨折粉碎部分，将髌韧带附于髌骨上段，或将股四头肌附于髌骨下段骨块。

（二）手术方法

采用修复骨与韧带或肌腱的手术方法，使髌韧带或股四头肌腱附于髌骨尽量靠近髌骨软骨关节面，以防暴露骨端于关节内。手术要点为切除小骨块或碎骨块端，保留上段较大骨折块并修整之，髌韧带在贴近软骨面处钻 3 个骨洞，以备缝合附丽髌韧带。用 7 号丝线穿过髌韧带全层，并通过所钻 3 个骨洞结扎缝合线。用丝线褥式重叠缝合修复股四头肌腱膜及其两侧扩张部分。缝合时保持膝关节完全伸直。

（三）术后处理

用无菌敷料包扎，长腿石膏伸直位固定 3 周，去石膏后不负重练习关节活动。6 周后扶拐逐渐负重行走，并加强关节活动及股四头肌肌力锻炼。

此法可保全髌骨作用，韧带附于髌骨，愈合快，股四头肌功能得以恢复，无骨折愈合及关节面不平滑问题。只要准确按上法处理，术后及时关节活动及股四头肌锻炼，可以达到关节活动好、股四头肌肌力强的治疗目的，且因关节面平滑，不致因骨折引起髌骨关节炎。

五、髌骨全切除

（一）适应证

适用于不能复位，不能部分切除的严重粉碎性髌骨骨折。

（二）手术方法

切除粉碎骨块时，应尽量保护其骨膜及股四头肌腱膜。切除后缝合撕裂的扩张部及关节，使其恢复到正常松紧度。然后，将股四头肌腱下拉与髌腱缝合。不能直接缝合者，可用股四头肌腱翻转修补缝合。在股四头肌腱上做“V”形切口，把切下的腱瓣下翻，修补切除髌骨后新形成的缺损。也可用股外侧肌及股四头肌腱的外侧部的腱膜瓣向下翻转修补切除髌骨处的缺损。术后石膏托固定 4 周，练习膝伸屈活动。

第十五节　胫骨平台骨折

一、应用解剖

胫骨是下肢的主要承重骨之一，而腓骨承受体重之1/6。胫骨近端向内、外侧增宽，组成了胫骨髁。近端关节面自前向后倾斜约10°。两髁之间有胫骨棘，是交叉韧带和半月板附着的区域。在胫骨近端还有两个骨性隆起，一是胫骨结节，位于胫骨嵴前方，膝关节水平以下2.5～3 cm，有髌腱附丽；二是Gerdy结节，位于胫骨外髁的前外侧面，是髂胫束的止点。胫腓之间组成上胫腓关节，位于胫骨髁的后外侧。腓骨对胫骨近端有支撑作用，并且为外侧副韧带、腘肌腱和股二头肌腱提供了附丽位置。

胫骨平台由透明软骨覆盖，内侧平台的软骨约有3 mm厚，而外侧约有4 mm厚。内侧平台呈凹面，较大；而外侧平台呈凸面，较小。每一平台的周边部分均由半月板纤维软骨覆盖。外侧半月板覆盖的区域比内侧多，胫骨平台边缘和半月板之间由半月板胫骨韧带相联系。内侧和外侧副韧带（MCL、LCL）和前、后交叉韧带（ACL、PCL）以及关节囊提供了膝关节的稳定。

二、损伤机制

胫骨平台骨折是强大外翻应力合并轴向载荷的结果。有文献统计表明，55%～70%的胫骨平台骨折是胫骨外髁骨折。此时，股骨髁对下面的胫骨平台施加了剪切和压缩应力，可导致劈裂骨折，塌陷骨折，或二者并存。而内翻应力是否造成胫骨内髁骨折文献中有不同的意见，一种认为仍然是外翻应力时股骨外髁对胫骨内髁产生剪切应力而发生胫骨内髁骨折，另一种则认为存在内翻应力所致之胫骨内髁骨折。

三、骨折分类

AO/ASIF对胫骨平台骨折的早期分类是将其分为楔形变、塌陷、楔变和塌陷、“Y”形骨折、“T”形骨折以及粉碎骨折。1990年，AO又提出了一种新的胫骨近端骨折的分类，将其分为A、B、C三种，每一种骨折又分3个亚型，代表了不同程度的损伤。

现在，比较合理、临床上应用也最广泛的一种分类是Schatzker分类，它归纳总结了以前的分类方法，将其分为6种骨折类型。

Ⅰ型：外侧平台劈裂骨折，无关节面塌陷。大多数发生在松质骨致密、可抵抗塌陷的年轻患者。

Ⅱ型：外侧平台的劈裂塌陷，是外侧屈曲应力合并轴向载荷所致。常发生在40岁左右或年龄更大的年龄组。

Ⅲ型：单纯外侧平台塌陷。关节面的任何部分均可发生，但常常是中心区域的塌陷。根据塌陷发生的部位、大小及程度，外侧半月板覆盖的范围，可分为稳定型和不稳定型。后外侧塌陷所致的不稳定型比中心性塌陷为重。

Ⅳ型：内侧平台骨折，因内翻和轴向载荷所致，比外侧平台骨折少见得多。常由中等或高能量创伤所致，常合并交叉韧带、外侧副韧带、腓神经或血管损伤。

Ⅴ型：双髁骨折，伴不同程度的关节面塌陷和移位。常见类型是内髁骨折合并外髁劈裂或劈裂塌陷。

Ⅵ型：双髁骨折合并干骺端骨折。常见于高能量损伤或高处坠落伤。X线影像检查常呈“爆裂”样骨折以及关节面破坏、粉碎、塌陷和移位，常合并软组织的严重损伤，包括出现筋膜间室综合征和血管、神经损伤。

四、诊断

患者膝部疼痛、肿胀，不能负重。有些患者可准确叙述受伤原因。最为常见的是外翻损伤所致，如足球运动损伤或高处坠落伤。体检可发现主动活动受限，被动活动时膝部疼痛，胫骨近端和膝部有压痛。应注意检查软组织情况、筋膜室张力、末梢脉搏和下肢神经功能状态。

五、影像学检查

除了一些轻微的关节损伤之外，膝关节正位和侧位X线像片常可以清楚地显示平台骨折。也可拍摄内旋40°和外旋40°X线像。内旋斜位像可显示外侧平台，而外旋斜位像可以显示内髁。当不能确定关节面粉碎程度或塌陷范围，或考虑采用手术治疗时，可行CT或MRI检查。

当末梢脉搏搏动有变化或高度怀疑有动脉损伤时，可考虑行血管造影术，特别是对高能量损伤、骨折脱位型损伤、无法解释的筋膜间室综合征，以及SchatzkerⅣ、Ⅴ、Ⅵ型骨折，更应特别注意

六、治疗

（一）保守治疗

保守治疗包括闭合复位、骨牵引或石膏制动。尽管避免了手术治疗的危险，但却常常造成膝关节僵硬和对线不良。主要适用于低能量损伤所致的外侧平台骨折。相对适应证包括：①无移位的或不全的平台骨折；②轻度移位的外侧平台稳定骨折；③某些老年骨质疏松患者的不稳定外侧平台骨折；④合并严重的内科疾病患者；⑤医师对手术技术不熟悉或无经验；⑥有严重的、进行性的骨质疏松患者；⑦脊髓损伤合并骨折患者；⑧某些枪伤患者；⑨严重污染的开放骨折（GustiloⅢB型），感染性骨折患者。

（二）手术治疗

一般认为关节面“台阶”超过2 mm即应采取手术治疗，其绝对指征包括：①开放胫骨平台骨折；②胫骨平台骨折合并筋膜间室综合征；③合并急性血管损伤。相对指征包括：①可导致关节不稳定的外侧平台骨折；②多数移位的内髁平台骨折；③多数移位的胫骨平台双髁骨折。

1. 手术切口

根据骨折累及内髁或外髁的情况，可采用内侧或外侧的纵切口。应避免使用“S”或“L”形以及三向辐射状切口（“人”字形）。对于双髁骨折，建议用膝前正中纵行切口。偶尔在特殊复杂的病例，采用2个切口：第一个在正前方，第二个在后内或后外方。前正中纵行切口的优点是暴露充分，对皮瓣的血供损伤小，而且若需晚期重建，亦可重复使用此切口。

2. 手术方法

下面按Schatzker分类阐述手术方法。

Ⅰ型：术前可行MRI检查，亦可用关节镜来直视骨折或外侧半月板。若其边缘撕裂，或卡在骨折端内，应行切开复位和半月板修补；若半月板保持完整，亦可行闭合复位，经皮空心拉力

螺钉固定,可用关节镜或 X 线监测复位情况。

Ⅱ型:多数塌陷发生在偏前或偏中心部位,可采取外侧直切口。将前间室肌肉小心自胫骨近端剥离,通过半月板下方的横切口显露关节,用半月板拉钩帮助直视关节腔。尽量保留或修补半月板。可在骨折块下方用嵌入器将塌陷的骨折块向上顶起,并用植骨支撑。若外髁骨折保持完整,可用松质骨螺钉固定;若骨折粉碎,或骨质疏松,则必须用支撑钢板固定。

Ⅲ型:外侧平台塌陷骨折,无外髁劈裂。塌陷部位在中心或边缘区域。CT 和 MRI 可确定塌陷部位和深度。传统方法是行外侧入路,采用皮质开窗,顶起塌陷的关节面。也可用关节镜直视关节面复位程度和用 C 臂影像增强器间接监测,在前外侧行小切口,行皮质开窗,其大小应足以将关节面顶起,并以植骨支撑,并经皮置入平行于关节面的 6.5 mm 或 7.0 mm 空心拉力螺丝钉。

Ⅳ型:只有无移位骨折才考虑保守治疗。即使骨折轻度移位,若采取保守治疗,亦可发生严重的、不可接受的内翻畸形愈合。若骨质良好,且属中低度能量损伤,可采用闭合复位、经皮穿刺空心钉内固定。高能量损伤者,骨折移位较大,且常合并外侧韧带复合体撕裂或腓骨头骨折,使腓神经或腘血管受到牵拉损伤。可采用正中切口或内侧纵行直切口,骨膜外显露骨折块进行复位,并用支撑钢板固定。若主要骨折块在后方,可行后内侧切口。

Ⅴ型和Ⅵ型:包括了一组复杂损伤,特点是双侧平台骨折,常是伸膝位遭受轴向载荷所致,常合并严重的软组织损伤,许多病例属开放骨折。极少采用非手术方法。传统的手术治疗是采取广泛暴露,双钢板内固定,但并发症较多,如伤口裂开和感染等。

为减少外科软组织剥离和改善对线、固定,可用 1 个或 2 个股骨牵开器进行间接复位,通过韧带整复作用常可改善胫骨髁的对线,根据关节塌陷和骨折粉碎的部位,可在胫骨近端行局限的正中、内侧或外侧切口,通过劈裂的胫骨髁前方部分或小的皮质窗口,用弯曲的嵌入器或捣棒将关节面自下向上顶起复位,并且用植骨支撑。完成关节面重建后,用 2 或 3 枚空心拉力螺钉固定。若患者骨质良好,中度或轻度软组织损伤,可在外侧骨膜外用支撑钢板固定。多数病例中,亦可用比较坚强的胫骨髁钢板来桥接干骺端与骨干的粉碎区域,在少数病例也可在后内侧骨膜外放置一块小的支撑钢板来固定内髁骨折。

若干骺端粉碎程度高,软组织损伤重,一般不宜在内侧放置钢板。在这种情况下,放置钢板所需要的软组织剥离可增加伤口坏死和感染的危险。在某些病例,外侧用支撑钢板,内侧以简单的只穿透一侧皮质的超关节外固定架固定,足可以替代内侧支撑钢板固定。

若软组织损伤非常严重,则不能进行外侧暴露和钢板固定。此时可采用混合型外固定架固定。

近年来 AO 组织推出的锁定钢板可通过微创操作对胫骨平台骨折进行固定(LISS),对此种骨折的治疗有其独特优势。

七、开放骨折

需急诊手术治疗。对骨折和伤口进行彻底的冲洗和清创是预防感染的最重要步骤。对许多 GustiloⅢ型开放性骨折,可能需要几次清创术。应用抗生素必须个体化,一般对Ⅰ、Ⅱ型开放性骨折可用头孢菌素 48 h,对Ⅲ型开放损伤应另加用氨基糖苷类抗生素。除非极个别情况,如关节或髌腱裸露,一般对伤口不宜进行一期闭合。若伤后立即行内固定治疗,则手术切口可以一期闭合,而开放骨折的伤口应保持开放和二期闭合。

八、血管损伤

最基本的临床检查是评估末梢脉搏情况。动脉造影术的指征是:脉搏阙如或减弱,出现膨胀性血肿和血管杂音,肢体进行性肿胀,持续性动脉出血,与解剖相关的神经损伤等。若对血管的完整性存在怀疑,应行血管造影术,以除外隐匿性血管损伤。血管损伤的治疗取决于缺血的严重程度和骨折后的时间。若末梢脉搏搏动良好,应首先固定骨折。若动脉损伤严重,或伤后时间超过了 6 h,则应首先重建血循环,进行临时性的动脉血流转路或行血管修补术,常需静脉移植或人工血管移植来进行动脉修补。

无论何时,均应同时修补受损的静脉。不要把修补的血管置于移位的骨折端,可使用股骨牵开器或外固定架维持长度或对线。对所有缺血时间超过 6 h,再灌注后筋膜间室内张力增加或有广泛软组织损伤者,应行筋膜切开减张术。若患者有许多开放的伤口并合并严重的血管损伤,则存在一期截肢的适应证,特别是在合并胫后神经损伤时更具截肢指征。

九、关节镜的作用

关节镜在治疗胫骨平台骨折中的作用分为两类,其一是作为诊断工具,评估半月板、交叉韧带及关节面受损的程度,明确骨折本身的解剖情况;其二是它可以作为治疗手段,通过关节镜可将关节内积血和颗粒碎屑彻底冲洗出来,亦可在镜下行半月板部分切除和修补术,评估平台骨折复位和固定的情况。

关节镜对某些低能量损伤所致的外侧平台骨折很有用处,但对内髁或双髁骨折,特别是高能量损伤者,不太适宜于关节镜检查。使用关节镜也有并发症,包括感染、深静脉栓塞、肺栓塞、液体外渗进入软组织可导致筋膜间室综合征等。避免在压力下灌洗可以减少筋膜间室综合征。

十、并发症

并发症分为两类,一类是早期并发症,包括复位丧失、深静脉血栓形成、感染;另一类是晚期并发症,包括骨不愈合、内置物失效、创伤后骨关节炎等。

(一)感染

感染是最常见也是最严重的并发症之一。常常因对软组织损伤的程度估计不足,通过挫伤的皮肤进行不合时宜的手术切口,并做广泛的软组织剥离来放置内固定物,导致伤口早期裂开和深部感染。

谨慎地选择手术时机,骨膜外操作,对粉碎骨折块行有限剥离,可减少感染的发生率。采用股骨牵开器行间接复位,或通过韧带复位法经皮夹持固定置入较小的内固定物或中空拉力螺钉,也可减少软组织血供进一步的丧失,降低伤口裂开和深部感染的发生率。

(二)不愈合

低能量损伤所致的平台骨折极少发生不愈合,这归因于骨松质有丰富的血液供应。常见的不愈合发生在 SchatzkerⅥ型损伤的骨干与干骺端交界区域,常因骨折严重粉碎、内固定不稳定、植骨失败、内固定力学失效、感染以及其他一些因素所致。因其部位接近于膝关节,原来就存在骨质疏松或进行过手术处理,再次治疗则比较困难。若属无菌性不愈合,骨质较好,可行植骨术,根据情况决定是否同时行内固定翻修术;若患者有严重的骨质疏松,可将内固定与外固定架结合起来治疗,一般也应行植骨术。感染性不愈合伴骨缺损的主要治疗包括使用抗生素,转移皮瓣移植和外固定架固定等。

(三)创伤后关节炎

在已发表的文献中,远期研究不多,故平台骨折后创伤性关节炎的发生率仍不十分清楚。但已有多位学者证实,关节面不平滑和关节不稳定可导致创伤后关节炎。遗憾的是许多青年和壮年患者在骨折后出现退行性关节炎,但并不是人工全膝关节置换的理想适应证。若关节炎局限于内侧室或外侧室,可用截骨矫形来纠正;若是两个室或三个室的严重关节炎,则需行关节融合或人工关节置换术。在决定是否手术治疗时,年龄、膝关节活动范围及是否有感染等因素起着重要作用。

(四)膝关节僵硬

胫骨平台骨折后膝关节活动受限比较常见。这种难治的并发症是由于伸膝装置受损、原始创伤致关节面受损以及为内固定而行的外科软组织暴露所致。而骨折术后的制动使上述因素进一步恶化,一般制动时间超过 3～4 周,常可造成某种程度的关节永久僵硬。

对多数平台骨折来讲,早期行稳定的内固定,仔细地处理软组织,术后立刻行膝关节活动,可望最大限度地恢复活动范围。一般在术后 4 周,屈膝应达 90°,否则应在理疗师和临床医师指导下进行积极的功能锻炼。若在术后 8～10 周时,屈膝仍未达 90°,可在关节镜下松解粘连带,并结合轻柔的手法操作,尽可能恢复膝关节活动范围,但应避免暴力操作。

第十六节　胫腓骨骨折

一、应用解剖

胫骨体呈三棱柱形,有 3 个嵴或缘和 3 个面。其前方的嵴及前内侧面从胫骨结节至内踝上仅位于皮下,易触及,而且骨质坚硬。在闭合复位及使用外固定架进针时可以利用上述特点。胫骨干髓腔纵向较直,横断面呈三角形,在远近干骺端髓腔逐渐扩大,临床上如使用不锁定直髓内针则较难控制旋转稳定。

腓骨头及远 1/3 腓骨仅有皮肤覆盖,可触及。其余部分有肌肉和韧带附着。腓骨体对胫骨有支持作用,无负重功能。临床上切除一段腓骨一般不影响负重。腓骨远 1/4 与胫骨远端共同构成踝穴,目前认为腓骨的完整性对踝穴稳定有重要作用。

胫骨的血供有 3 个来源:即滋养动脉系统、骨膜血管系统和干骺端血管系统。

腘动脉进入小腿在腘肌下缘分为胫前、胫后动脉。胫前动脉穿过骨间膜后沿其前方走行于小腿前间隔内,其体表标志为两踝中点至腓骨头与胫骨结节中点间连线。胫前动脉过两踝中点后的终支移为足背动脉。胫前动脉在从腘动脉穿骨间膜处易受损伤。它在小腿中 1/3 处的分支常与腓动脉及胫后动脉相吻合,故有时胫前动脉虽已受损,但是足背动脉搏动仍可触及。胫后动脉在小腿后方中线下行于比目鱼肌深层,至内踝与跟结节之间,终支为足底内、外侧动脉。

腓总神经分为腓浅和腓深神经。腓浅神经支配腓骨长、短肌。腓深神经支配足及踝的伸肌。腓总神经损伤常由腓骨颈骨折、贯通伤、石膏压迫、下肢止血带使用时间过长、蹲位姿势时间过长等造成。腓总神经损伤后伸肌瘫痪,马蹄足畸形,行走呈跨越步态。

胫神经支配所有小腿后侧肌群,行走于深浅两层肌间隔中。

小腿有致密的深筋膜,将小腿的肌肉分为4部分,形成4个筋膜间隔。①小腿前间隔;②外侧间隔;③浅后间隔;④深后间隔。

二、损伤机制

导致胫腓骨骨折的损伤因素有3种:超越骨自身能力的损伤即疲劳骨折(应力骨折);低能量暴力导致的较稳定的轻度移位骨折;高能量暴力造成的严重软组织破坏、神经血管损伤、粉碎骨折、骨缺损,这种高能量暴力常导致肢体多种组织严重创伤,肢体存活困难。

三、骨折分类

(一)AO/ASIF 分类

将胫骨分为3个区,即近、中、远端。A、B、C三个字母表示粉碎程度逐步加重。A组表示简单骨折,不粉碎;B组表示有蝶形块的骨折,骨干一侧折断一次而另一侧折断数次;C组表示所有骨皮质折断多次,例如多段严重粉碎骨折。数字1、2、3表示直接或间接暴力造成的骨折形态。1型骨折指间接暴力或旋转应力造成的所有螺旋形骨折,这样A1表示简单螺旋形骨折,B1表示有蝶形骨块的螺旋形骨折;C1表示有多个蝶块的螺旋形骨折。2和3型骨折包括由直接暴力或弯曲应力(三点或四支点)造成的骨折。A组简单的弯曲外力骨折分为A2型,骨折线>30°;A3型,骨折线为横行(<30°)。有蝶形块的B组骨折中,B2型表示有一个蝶形骨折块;B3型表示有多个蝶形块。在C组骨折中,C2表示多段骨折,其中有环形完整的骨折块;C3型是无完整环形骨折块的类型。胫骨全长以1、2、3分别代表近、中、远骨块。这样胫骨干骨折可用42A,42B,42C表示,近端关节外骨折用41A1、41A2表示简单骨折,41A3表示粉碎骨折;远端关节外干骺端骨折以43A1表示简单骨折,43A2表示干骺端楔形骨折及43A3代表干骺端复杂骨折。上述以Muller分类为基础建立的分类方法已被美国骨创伤协会分类法采用。

(二)软组织损伤分类

不仅要注重骨折的X线表现,更应注意软组织损伤程度,Tscherme和Gotzen提出的软组织损伤分类是:0级表示没有或轻微软组织损伤,通常为间接暴力伤,如滑雪损伤;1级表示有表浅皮擦伤或由骨折块从内向外暴力造成的软组织挫伤;2级表示由于直接暴力造成的深在的、有污染的挫伤并伴有局部皮肤或肌肉挫伤,筋膜间室综合征包括在此级中;3级代表严重皮肤挫伤或碾压伤并伴严重肌肉损伤,包括失代偿性的筋膜间室综合征及闭合骨折有主要的动脉损伤。

四、开放性骨折 Gustilo 分类法

Ⅰ型:伤口不到1 cm长,一般为比较干净的穿刺伤,骨尖自皮肤内穿出,软组织损伤轻微,无碾挫伤,骨折较简单,为横断或短斜形,无粉碎。

Ⅱ型:伤口超过1 cm,软组织损伤较广泛,但无撕脱伤亦未形成组织瓣,软组织有轻度或中度碾挫伤,伤口有中度污染,中等程度粉碎骨折。

Ⅲ型:软组织损伤甚广泛,包括肌肉、皮肤及血管、神经,有严重污染。

ⅢA 型：尽管有广泛的撕裂伤及组织瓣形成，或为高能量损伤，不管伤口大小，骨折处有适当的软组织覆盖。

ⅢB 型：广泛的软组织损伤和丢失，伴有骨膜剥脱和骨暴露，这种类型的开放性骨折常伴有严重污染。

ⅢC 型：伴有需要修复的动脉损伤。

五、治疗

对于闭合胫骨骨折的治疗有下列方法：①闭合复位以石膏、支具等制动；②外固定架固定；③切开复位内固定；④闭合复位髓内针内固定。对于开放性骨折，选用上述 4 种方法之一固定骨折，开放伤口则遵循下面原则：彻底反复清创，合理应用抗生素，早期关闭伤口（包括使用肌瓣及游离皮瓣），早期植骨治疗。

（一）非手术治疗

对于不稳定型和开放的胫骨骨折，由于内固定的发展，手术治疗取得了较好的结果。但对于低能量造成的移位小的简单胫腓骨骨折，非手术闭合复位使用石膏外固定能有效地治愈骨折。

（二）外固定架治疗

1. 适应证

①Ⅱ或Ⅲ度（Gustilo 分类）开放性骨折损伤；②骨折伴肢体严重烧伤；③骨折后需进一步行交腿皮瓣、游离皮瓣和其他重建过程；④骨折后有严重骨缺损或需维持肢体长度；⑤肢体延长；⑥关节融合；⑦骨折后有或怀疑有骨折不愈合。

2. 优越性

①可在远离损伤、骨病或畸形的局部固定骨折；②Ⅰ期或Ⅱ期均可较易接近伤口；③对各种骨或软组织损伤，包括多个邻近肢体的固定能显示较大灵活性；④安装外固定架后可进行对骨折固定对位对线、长度及力学特性的调节；⑤可同时和（或）随后进行内固定；⑥对邻近关节影响小；⑦可早期使肢体或患者活动，包括完全负重。

3. 主要并发症

①针道感染；②穿针造成神经、血管损伤；③穿针造成肌肉、肌腱损伤；④可形成骨折的延迟或不愈合；⑤筋膜间室综合征；⑥再骨折；⑦因针道感染而可使骨固定困难。

（三）带锁髓内针治疗

带锁髓内针治疗分为扩髓和不扩髓两种。

1. 适应证

由于髓内针及其器械的不断改进，治疗骨折的适应证越来越扩大。最初髓内针只适用于股骨干及胫骨髓腔最为规则和狭窄的中 1/3 部位骨折。使用锁定螺钉后，在髓腔较宽的近、远 1/3 骨干的稳定性也能获得。所以，髓内针可适用于骨干全长。其适应证为：①胫骨非感染性骨折不愈合；②胫骨的病理骨折；③闭合的有移位的胫骨骨折；④腓骨完整的胫骨骨折；⑤开放的胫骨骨折；⑥需要延长肢体，纠正短缩、旋转、成角等畸形愈合的截骨后固定。

2. 禁忌证

①感染性骨折不愈合；②近端 1/4 胫骨骨折；③GustiloⅢ度开放性骨折。对开放性骨折的髓内针固定是有异议的。在使用扩髓髓内针时，因扩髓而使本来就受损的骨内膜血循环进

一步破坏，增加了形成死骨的机会，使得骨不愈合率和感染率增高。此外，由于开放性骨折常伴有严重的软组织损伤、缺损，污染较重，故使用扩髓髓内针感染的危险较大。

3.并发症

感染、筋膜间室综合征、骨折延迟或不愈合、锁定螺钉及针折断、畸形愈合等。

(四)钢板螺丝钉治疗

随着对骨折周围软组织更加重视以及对内置物特性的深入研究，钢板螺钉固定骨折趋向于有限地显露骨折而间接复位，尽量地减少紧密接触骨而造成的坏死以及促进骨痂形成。

胫骨远近干骺端以及涉及膝、踝关节内有移位的骨折，大多数学者主张使用加压钢板和螺钉做内固定。此外，纠正畸形愈合及治疗不愈合也是使用钢板螺钉的适应证。对胫骨骨折行钢板螺钉内固定可选用前外侧切口。

胫骨骨折行切开复位钢板螺钉内固定的缺点，一般认为有皮肤易坏死从而造成伤口感染，过长时间地限制负重。

(五)开放骨折

应遵循下列5项原则：第一，多次彻底清创和充分灌洗以稀释细菌浓度，切除可作为细菌繁殖培养基的坏死组织；第二，尽量减少进一步地破坏软组织而对骨折进行固定，为软组织修复提供稳定的力学环境；第三，合理应用抗生素；第四，尽可能地在第4～7天以各种方法关闭伤口，皮肤覆盖的完整对防止细菌污染有重要作用；第五，早期功能恢复及早期植骨以延长内、外固定物的疲劳寿命。

六、并发症

(一)骨折延迟愈合和不愈合

局部疼痛和反常活动是骨折延迟愈合和不愈合患者的临床表现。X线片上显示骨折线清楚，无连续骨痂通过骨折线。在肥大型不愈合的患者6个月时X线片可显示骨折端有硬化和骨痂生长；在萎缩型则骨端骨质减少无骨痂生长。骨折延迟愈合和不愈合的原因很多，但主要决定于骨折本身，例如高能量的骨折，有皮肤、软组织缺损的开放性骨折，有100%移位的骨折，这些骨折比低能量损伤造成的骨折更易形成延迟愈合和不愈合。如果有感染发生，形成不愈合的可能性大。骨折端分离移位或有完整的腓骨均能阻碍负重时骨端接触，可形成延迟愈合或不愈合。不稳定的内或外固定使骨折端过量的活动得不到控制，易形成延迟愈合和不愈合。

(二)感染

胫骨骨髓炎及感染性不愈合是胫骨骨折最为严重的并发症，常导致截肢。感染易发生于下列情况下：抬小腿骨折型式，高能量损伤，有皮肤坏死时，开放损伤或切开复位内固定术后有皮肤缺损或皮瓣失败。术前、术中及术后使用抗生素是降低深部感染的有效方法。然而最重要的预防感染措施还是彻底的清创、灌洗和尽可能地保护骨膜。治疗感染的一般原则包括感染局部切开引流，扩创清除所有无血供的骨及软组织，稳定固定骨折，选择合适时间关闭伤口，合理应用抗生素，断层X线法有助于确定死骨，窦腔X线片有助于确定感染范围。放射性核素扫描也可有效地用于感染程度的判断。MRI(磁共振)技术是最有效和特异性的放射诊断方法，但往往内固定物妨碍了MRI的使用。

使用内固定后感染者若内固定仍稳定，则可以保留内固定物到骨愈合实现，然而去除内固定同时可切除坏死组织。如内固定已失效则需尽早取出并使用外固定架固定骨折。

(三)骨缺损

自体骨松质植骨仍是治疗骨缺损的有效方法,也可采取 Ilizarov 技术治疗骨缺损。

(四)畸形愈合

对于胫骨干畸形愈合需要手术矫正的标准至今尚无明确定义。有很多没有解剖复位的骨折同样获得满意功能恢复和外观结果。没有一个明确的移位比例来判断畸形愈合。完全移位的骨折可以牢固愈合,对线良好无成角,肢体功能恢复佳,但肢体外观有问题,这种情况往往不需手术治疗以获得解剖复位。判断畸形时需考虑下面 4 个方面:矢状面和冠状面上的成角畸形,旋转畸形和移位。15°～20°的畸形且临床上膝踝关节有症状时常需手术纠正畸形。外旋畸形比内旋畸形更能接受,例如 10°内旋畸形可以造成行走困难,而 20°的外旋畸形将不造成明显步态异常。

胫骨近端 1/3 处骨折使用带锁髓内针固定易形成成角畸形,这常与近端胫骨髓腔宽而只用一个锁定钉,进钉入点偏内,髓内针方向指向后外方有关。因此近端 1/3 胫骨骨折使用髓内针应注意成角畸形问题。

胫骨骨折后短缩较为常见,特别在早期负重时,短缩后骨折端相接触、加压,促进了骨折愈合。截骨、内固定和植骨是治疗造成功能障碍的畸形愈合的方法。加压钢板和髓内针是最为常用的内固定方法。

(五)皮肤缺损

胫骨前内侧仅位于皮下,所以骨折往往造成皮肤损伤或缺损。首先应对皮缘和骨折周围软组织清创。对Ⅱ度和Ⅲ度开放性骨折,需要多次扩创来确定失活坏死软组织范围,此时往往需开放伤口以便引流,3～5 d 后关闭伤口。常用皮肤移植、局部皮瓣或带血管蒂游离皮瓣覆盖创面,较少使用交腿皮瓣。在暴露胫骨上直接植皮很少成功。如果Ⅰ期使用内固定稳定骨折,则 7～10 d 后关闭伤口感染率较高。

(六)血管损伤

高能量损伤所致粉碎、移位的开放胫骨骨折、特别是近 1/3 处的胫骨骨折,常易造成血管损伤,这是由于在胫骨近端胫前动脉从后方穿过骨间膜。动脉损伤常由于骨块直接刺伤,或由于骨块压迫及软组织肿胀阻塞血管。不可修复的动脉损伤将导致在损伤平面水平的截肢。下肢骨折时都应注意是否有血管损伤。有时我们只注意明显的骨折畸形或开放伤口而忽略血管损伤,所以应注意足背和胫后动脉的检查。可用局部修补或大隐静脉移植来修补动脉,但是否进行治疗取决于肢体的血供情况,因为只损伤胫前和胫后动脉中的一条肢体仍能存活,应注意胫前动脉与腓动脉有交通支,所以胫前动脉损伤后足背动脉搏动仍然可及,此时应检查足趾是否有颜色变化、毛细血管充盈情况等。有时可用血管造影来判断。胫后动脉不易损伤,小腿后室内压力的增高可导致胫骨动脉的阻塞。后室肌肉缺血可造成爪形趾畸形。如果胫前动脉完全阻塞,而胫后动脉正常,肢体仍可存活,但前室肌肉可有坏死。一般来讲骨折先予固定后再行血管修复,但如受伤时间较长,则应先修复血管再对骨折进行内或外固定,同时应做筋膜减张术。

(七)筋膜间室综合征

闭合骨折中前室筋膜间室综合征发生率较高,在开放性骨折中也可发展成此症。其发生是由于在密闭的前室中因出血、软组织水肿而压力增高，使得静脉回流受阻，进而供应肌肉的小动脉和毛细血管阻塞。密闭的前室壁是由胫骨、筋膜、腓骨和骨间膜构成。患者在受伤后的24 h常无症状，在此期间受伤肢体常有石膏外固定，更加重了前室压力的增加。有报道说使用髓内针治疗骨折后可出现筋膜间室综合征。如怀疑有筋膜间室综合征可用压力测定仪测量前室内压力，明确诊断后应立即行筋膜减张术，因为肌肉组织只能耐受6～8 h的缺血，减张要彻底，皮肤待Ⅱ期关闭，骨折则以外固定架或不扩髓髓内针固定。

后室发生筋膜间室综合征率比前室低，但后果同样严重，特别是深后室。患者小腿后方剧痛，跖侧感觉减弱，足趾跖屈力弱，被动背伸疼痛加剧。后室的筋膜间室综合征将造成足爪形畸形。后室压力测量与前室相同，一旦确诊后应彻底减张，常使用内侧切口，切断筋膜和间隔。

前外室筋膜间室综合征常与其他室同时发生，单独出现很少。对于筋膜间隔综合征，最重要的是早期诊断和及时处理。

(八)关节僵硬和强直

胫骨骨折后产生关节的骨性或纤维性强直较少见，但膝、踝及距下关节僵硬可见。关节僵直的病因有人认为是由于固定时间过长所致，也有人认为是由于原始软组织损伤或继发感染造成。往往上述病因共同作用，因为原始软组织损伤重的或感染的需要更长的关节固定时间。踝关节较膝关节更易强直。手术内固定的优点就是让患者尽早主动活动关节防止其僵硬。

创伤性关节炎：除非涉及关节内骨折，胫骨骨折后形成创伤性关节炎者少见。目前仍无法确定对线畸形与膝、踝关节创伤性关节炎的关系。

第十七节　踝部骨折

一、解剖

踝关节由3块骨构成：距骨体、滑车(上关节面)及内外侧关节面；胫骨远端关节面(穹窿及内踝)；腓骨远端关节面(外踝)。

胫骨远端包括穹窿(关节的负重面)、内踝、前后结节及内侧面。穹窿在矢状面上凹陷，而在冠状面上扁平甚至轻度凸起。内踝由向远端轻度突出的前丘及相对宽大的后丘构成，中间为丘间沟。胫骨远端外侧面位于胫骨前结节(Tillaux-Chaput结节)和后结节(Volkmann结节)之间，为一三角形凹陷，与腓骨远端相应部分构成下胫腓韧带联合并包含有骨间膜。胫骨穹窿及内外踝构成踝穴，距骨体部恰好与其嵌合。

距骨包括头部、颈部和体部。距骨头部与舟骨形成关节。从上面观，距骨体部的滑车关节面呈楔形，前宽后窄(平均变宽2.4 mm，最高达6 mm)。从前面观，距骨滑车轻度凹陷。从侧面观，滑车面凸起。内外侧关节面有不同程度的凹陷或凸起，使得滑车呈锥形。

踝穴与距骨的形状严格匹配，同时上述结构在整个运动弧中均严格匹配。尸体解剖研究中，仅在距骨背屈时见到外踝不超过2 mm的旋转或侧向移位，这取决于距骨滑车的楔形程度。因此仅在下胫腓韧带联合螺钉固定过紧时才会发生踝穴过窄。

现已明确，80%的踝关节围绕连接内外踝尖连线的单一轴线运动，该轴线可有一定的变异。

在踝关节负重及休息过程中，共有9组韧带及关节囊协助维持关节稳定性。在胫骨外侧，由胫腓前韧带、骨间韧带、骨间膜、胫腓后韧带及下横韧带共同构成下胫腓韧带联合。

三角韧带提供强大的内侧支撑。三角韧带包括两部分(两层)：浅层大多起自胫骨前丘，根据其止点位置可明确分为三部分，即止于舟骨的胫舟韧带、止于跟骨载距突的胫跟韧带、止于距骨内侧结节前方的胫距韧带浅层。深层起自胫骨后丘及丘间沟，分为两部分，较窄部分位于后丘和距骨内侧结节之间(胫距前韧带深层)，位于三角韧带浅层下方；较宽较强部位是主要的稳定结构，作用是维持距骨在踝穴内的位置。

外侧副韧带位于踝关节外侧，包括前后距腓韧带及前后跟腓韧带，跨越踝关节和距下关节，维持外侧稳定性。

足筋膜包绕穿过踝关节的肌腱。共有4组韧带加强足筋膜并发挥滑车作用：前方为横韧带和十字韧带；内侧为齿状韧带；外侧为腓骨肌支持带。这些韧带通过将肌腱固定于骨，间接稳定踝关节。

穿过踝关节前方的肌腱由内向外依次是胫骨前肌腱、趾长伸肌腱、第三腓骨肌腱。走行于外侧的肌腱包括：腓骨长肌和腓骨短肌。走行于后方的肌腱包括：趾长屈肌腱、胫骨后肌腱及跟腱。

足踝的血供来自足背动脉、胫后动脉及腓动脉，以及相伴行的静脉。隐静脉位于踝关节前内侧。

穿过踝关节前方的神经是腓神经的深支和浅支；后内侧是胫神经，后外侧是腓肠神经。

二、踝关节损伤的病理机制

目前大部分学者认为踝关节间接骨折脱位的原因是不同作用力或多种作用力共同作用于正常解剖结构，特别是距骨的结果。

为使上述作用力导致距骨的病理活动，距下关节必须将足锁定于不同的位置。锁定距下关节的作用力使距骨进一步向特定方向运动。距骨的上述运动都是病理性的，会造成相关韧带及胫腓骨的损伤。上述运动未见于正常踝关节的负重过程中。很明显，在体重传递至踝足的过程中，距骨的受力会增加。

为了锁定距骨，足需要旋前或旋后，而这种运动应当包括在特定损伤的描述当中。

可以观察到以下病理运动：

外展(abduction)，指距骨无内倾，通过三角韧带紧张来维持距骨位置。

内收(adduction)，已知某些个体中距骨内倾可达20°～30°，外侧副韧带拉紧距骨，由此继发损伤。外侧副韧带松弛使距骨内倾并撞击内踝，造成典型的垂直骨折。

外旋(external rotation)，只有当踝关节完全背屈时才能有1°～2°的外旋。除此之外的外旋均是病理性的。

内旋(internal rotation)，正常踝关节中无这种运动。

这些运动是踝关节损伤的功能分型(Lauge-Hansen分型)的结构基础。

三、踝关节间接骨折的分型

有关踝关节间接骨折脱位的分型系统很多，主要差别在于分型的实用性方面。最常采用的是骨创伤学会(OTA)的AO解剖分型系统和Lauge-Hansen提出的功能分型系统。二者均有一定的实用性,但都过于复杂,不适合临床广泛使用。

(一)OTA/AO分型

OTA/AO分型根据外侧骨韧带复合体的损伤水平以及腓骨受累的水平分为A、B、C 3型,随后根据各型骨折的特点分为3个亚型及3个亚亚型。它们反映出踝关节间接骨折脱位的不同特点。尽管分型系统略显复杂,但它是按一定的体系和逻辑来分型的,因而便于理解和使用。

(二)Lauge-Hansen分型及其改良

Lauge-Hansen分型的依据是损伤机制,共分为4大类。每一类型均有不同的损伤分期及各自的特点。主要类型包括:旋后—外旋型(SE)、旋前—外旋型(PE)、旋后—内收型(SA)及旋前—外展型(PA)。其他类型临床实践中较少遇到。

(三)特殊类型的病变

无论采用哪种分型,都必须了解见于各种类型的典型病变。基本的韧带结构是韧带复合体,包括韧带本身及其两端的附着点。韧带复合体损伤时,病变可发生在5个部位:韧带体部部分或完全撕裂、韧带附着点处撕脱、韧带及其附着骨一并撕脱。特殊的撕脱骨折包括以下类型。

1. Tillaux-Chaput骨折

下胫腓前韧带撕脱造成的胫骨前结节撕脱骨折。

2. Wagstaffe骨折或Le Fort骨折

下胫腓前韧带撕脱造成的腓骨前结节撕脱骨折。

3. Volmann骨折

下胫腓后韧带撕脱造成的胫骨后结节撕脱骨折。

另一种需要认识的骨折是后踝骨折。骨折块很大,常常占到胫骨穹窿的后1/3。这种病变是由踝关节跖屈时距骨的垂直剪切力造成的。后踝骨折常导致踝关节不稳定,易发生向后半脱位或踝关节脱位。必须将后踝复位并固定于解剖位置。

四、诊断及初步治疗

(一)病史及体格检查

创伤病史作用不大,因为患者很难描述出损伤外力的方向。体格检查时,可见踝关节前内侧及后内侧,以及整个腓骨全长的瘀血、肿胀及压痛。需要检查皮肤状况。皮肤往往合并挫伤甚至裂伤。轻柔的手法检查即可大致判断踝关节的稳定性。

(二)Ottawa规则

急诊室中可见到大量的踝关节损伤,但其中只有15%～20%合并骨折。很明显许多病例的影像检查是阴性的。Ottawa组织的目标是建立特异的诊断流程,即通过体格检查排除存在骨折表现的病例,进而减少不必要的影像检查(30%～40%)。尽管影像学检查阴性的比例显著下降,但仍较高(40%～50%)。这一诊断流程也称为Ottawa规则,强调需要接受影像检查的患者应具备踝关节部位疼痛明确,同时至少满足以下一点:外踝后缘或外踝表面压痛(包括应检查腓骨全长有无压痛,寻找有无腓骨近端骨折);内踝后缘压痛;损伤后至检查期间,患肢无法负重。

该方法对排除无骨折踝关节损伤的准确率可达100%，因此显著降低了急诊室内影像检查阴性的数量，同时具有较高的可信度。尽管结果使人信服，但Ottawa规则仍未广泛应用，这与一定程度的不确定性、部分检查者需要影像检查确认以及潜在的法律风险有关。

(三)影像检查

标准的X线检查包括前后位像、侧位像及踝穴像。踝穴像或真正的踝关节正位像是指拍片时踝关节内旋20°。阅片时应注意以下6点。

(1)内踝及内踝丘有无骨折以及骨折的类型。

(2)外踝有无骨折、骨折的类型及部位。骨折的方向通常反映损伤机制。此外，腓骨骨折的水平也提示损伤的程度，例如，下胫腓联合水平以上的骨折提示更严重的损伤及下胫腓联合不稳定。

(3)三角韧带及其深层的情况，特别是初始正位像显示内踝间隙无明显增宽时。腓骨为旋前型骨折，提示三角韧带撕裂。腓骨为旋前型骨折且内踝完整，则三角韧带可能撕裂，也可能完整。此时需要拍摄应力像。

(4)存在内踝韧带复合体损伤而无外踝骨折时，应拍摄腓骨全长像，确定有无高位腓骨骨折。

(5)应当识别其他相关损伤，如有无后踝骨折、胫骨前后结节骨折、腓骨前结节骨折。

(6)检查距骨穹窿有无骨软骨骨折。

应力像：踝穴像上踝穴表现正常，但若存在三角韧带撕裂的征象，就应拍摄外旋应力位像。此时，患足轻轻内旋，随后拍摄踝穴像。测量胫骨穹窿与距骨外侧缘之间透亮带的宽度。同样，测量胫骨穹窿与内踝交界处和距骨内角之间透亮带的宽度。两处宽度之差超过3 mm提示三角韧带撕裂。

(四)其他检查方法

断层像、CT、MRI及关节造影对于评估踝关节的间接骨折脱位作用不大，主要用于评估有无相关的软组织损伤、有无骨性连接，以及隐匿性骨折的部位。

(五)初步治疗

对半脱位及关节脱位者行手法复位。踝关节用夹板制动并抬高及冷敷。上述方法能显著改善患肢的瘀血、肿胀及张力性水疱。伤后4～7 d进行手术。稳定的无移位骨折采用夹板治疗，并允许离开急诊室。损伤严重者，应在夹板制动后收入院准备手术。

五、最终治疗

最终手术方法的选择取决于对每一损伤特性的评估。必须考虑以下因素：骨折是否稳定？有些无移位骨折在本质上也是不稳定的。最具欺骗性的是下胫腓联合以上的腓骨PE型骨折，平片上似乎仅仅是单纯的腓骨骨折且并无明显移位，但合并三角韧带撕裂和下胫腓联合不稳定。由于距骨最终发生移位，因此管型石膏基本无效。另一方面，下胫腓联合以上的腓骨SE型骨折可以是稳定的，原因是内侧及下胫腓复合体后方结构完整。应力像是识别不稳定的有效方法。管型制动的指征是内侧结构稳定。一般来说，双踝骨折或三角韧带撕裂等常见病变都不稳定，需要手术复位固定。

绝大多数有移位的腓骨骨折，特别是伴有短缩的病例，即便内侧结构完整，都应手术切开复位内固定。腓骨骨折部位短缩提示远端外踝关节面丧失一致性。同时远端骨块向前或向后移位都会影响关节的一致性。

内踝骨折，无论有无移位，都会在管型内发生移位，因此均应固定。腓骨骨折采取切开复位内固定后，应同期固定无移位的内踝骨折，以免数周以后内踝移位，而需二次手术。对有移位的内踝骨折行闭合复位并不可取，原因是再移位和不愈合的发生率较高。保守治疗后不愈合的高发生率与骨折块间嵌有骨膜及踝关节滑膜液的抑制作用有关。无移位的孤立前丘骨折有时可以不固定，但考虑到前丘也是内踝关节面的一部分，因此任何继发的移位均应固定。内踝的垂直骨折极度不稳定，均需内固定。后丘骨折罕见且多无移位，因受到走行于后踝沟内屈肌腱的限制，多表现为大的无移位骨折块。小的 Tilluax-Chaput 骨折块或 Volkmann 骨折块极少需要固定。大的后内侧或后外侧骨折块需要解剖复位内固定。

Wagtaffe-Le Fort 骨折通常是外踝粉碎骨折的一部分，应和主要骨折一道复位固定。

在所有下胫腓联合水平以上的骨折及部分下胫腓联合以下的旋后—外旋型骨折(外踝为斜形骨折)中，均有下胫腓联合损伤。有些合并内踝骨折并损伤下胫腓后韧带的骨折中，下胫腓前韧带仍可保持完整。该型中，孤立的移位骨折罕见。下胫腓联合不稳定也可见于某些灾难性的踝关节韧带损伤病例，此时三角韧带、下胫腓联合及骨间膜均受损。病变是后前方损伤的第二期。下胫腓联合不稳定是完全损伤的一部分，需要在术中识别。目前认为腓骨持续不稳定是骨间韧带、众多骨间前后纤维以及腓骨骨折或更高水平骨间膜完全撕裂的结果。下胫腓联合的所有韧带均可能发生撕裂，但必须在固定全部骨折块后才能考虑修复韧带。可通过术中用器械抓住腓骨并将其向前后或向外推拉来判断下胫腓联合不稳定，但大多数医生认为术中拍摄应力像显得更客观些。下胫腓联合不稳定需要采用 3.5 mm 骨皮质螺钉(体格健壮者用 4.5 mm 骨皮质螺钉)贯穿固定腓骨并抓住胫骨内侧皮质。经胫腓骨贯穿固定时，应保持踝关节最大限度的背屈，以防腓骨相对胫骨过度上移。距骨滑车前方的宽度较大，如踝关节背屈不足，会造成踝穴过紧。腓骨高位骨折(Maisonnerve 损伤)未行内固定时，尽量使用 2 枚 4.5 mm骨皮质螺钉。

三角韧带断裂大多可以愈合且很少残留显著的不稳定，因而极少修复。存在修复指征时，常将其固定于距骨或内踝，方法是在相应骨上钻孔，并部分去除附着点的骨皮质。

六、手术技术

(一)切开复位

手术时最好使用止血带。

1.切口及显露

一个切口位于腓骨外侧。实践中，常将其向远端或前方延伸，以显露下胫腓联合。如果腓骨骨折位置较高，可在下胫腓联合水平做一小的辅助切口。内侧切口以踝穴前内角为中心弧行切开，也可以内踝为中心做直切口。注意保护皮肤，避免进一步损伤。从腓骨止点上剥离十字筋膜，并任其回缩。有时还要松解肿胀的肌腱及肌肉，以利于复位被十字韧带拉向前方的腓骨骨折。检查十字韧带、胫腓前韧带及距腓韧带复合体。检查关节内有无游离的骨软骨块，将其夹出或冲出。一定不能忽略常见的关节面缺损，特别是距骨关节面的缺损，此时应行清理或钻孔，以利于修复及软骨再生。

2.固定腓骨骨折

标准方法是采用骨折块间螺钉固定。如果腓骨骨折过于粉碎，根据需要临时使用环扎钢丝或克氏针固定，以复位骨折块并将其固定在一起。随后在腓骨后外侧放置 1/3 管型支持接骨板。此外，更偏后方放置的 1/3 管型板可发挥防滑作用，并提供良好的稳定性。

3. 下胫腓螺钉的使用

位置：AO 组织建议在踝关节水平间隙上方 2～3 cm。也有学者认为应在胫骨的腓骨切迹的顶端，即踝关节水平间隙上方 3～4 cm。方向：意见基本一致，即平行于胫距关节面且向前倾斜25°～30°。加压与否：使用下胫腓螺钉的目的是维持下胫腓联合的正常位置，不应对其加压，因为加压螺钉会使下胫腓联合变窄，从而导致踝关节背伸受限，而且如果固定过紧，负重时容易发生螺钉的折断。穿透皮质的层数：一般来讲，穿透 3 层皮质（腓骨 2 层胫骨 1 层）螺钉顶端位于胫骨髓腔内。也有学者认为最好穿透 4 层皮质，原因是可提供更好的稳定性。

4. 固定内踝骨折

内踝复位后，用点式复位钳临时固定，插入导针，拧入 4.0 mm 的空心螺钉。内踝骨折块不粉碎时，极少需要 2 枚螺钉固定。术前影像评估时不应忽略前丘骨折。术中必须细致操作，以防该骨块碎裂。插入导针后拧入一枚 4.0 mm 的空心螺钉即可。避免尝试拧入 2 枚螺钉，以防骨块粉碎，妨碍骨折的复位及固定。较小的骨折块最好用克氏针张力带固定。

5. 修复三角韧带

存在修复指征时，要求将三角韧带固定于距骨或内踝。方法是在相应骨上钻孔，并将附着点周围部分做去皮质处理。

6. 固定后踝骨折

较大的后内侧或外侧骨折块需要解剖复位内固定。根据骨折块的大小，可在骨折块复位后采用由前向后的拉力螺钉固定。许多病例中，也可直接显露、复位并固定。最后，检查胫腓联合处腓骨的稳定性，参照前面介绍的方法来固定。

7. 植骨

内踝或外侧平台的压缩骨折需要植骨，可选择同侧股骨或胫骨远端自体骨、异体骨或市售的骨替代物。仔细评估复位效果，避免关节面不完整，预防创伤后的关节炎。

8. 术后治疗

术后用短腿夹板制动，出院时更换为管形石膏。术后 2 周去除管形石膏，拆去缝线，更换为市售的可拆卸管形支具，开始活动范围锻炼。如骨折非粉碎且三角韧带完整，此时即可停止制动。术后 6 周完全负重。

（二）闭合复位

因再移位发生率较高且预后不确切，对移位骨折很少采用闭合复位。闭合复位的指征是局部条件不适合切开复位，如局部感染性蜂窝织炎或深层组织挫伤。闭合复位最好在全麻或局麻下施行。方法是在牵引足部恢复踝关节长度后，通过旋后来复位内踝，或使距骨回到踝穴内，也可推挤外侧韧带，使腓骨复位至下胫腓联合。腓骨骨折的少许移位通常难以避免。应在透视下完成复位。术后及石膏制动后，均应复查 X 线片。发现复位丢失，可重复复位。如仍未能复位，可在数日后或肿胀消退后手术复位。闭合复位后使用长腿管型石膏，并根据需要更换或调整。石膏制动 8～10 周。骨折愈合后方可完全负重。

不复位直接石膏制动：任何水平的无移位或移位很少的单纯腓骨骨折，均可在确认下胫腓联合及三角韧带稳定之后，采用石膏制动。也可当时或数周后更换为市售的管型支具继续制动。2～3 周局部疼痛消退后，开始活动范围锻炼及负重锻炼。4～6 周，观察到骨膜骨痂形成即可停止制动。

七、并发症

踝关节间接骨折的并发症包括创伤后关节炎、感染及不愈合。

创伤后关节炎在踝关节间接骨折后并不少见,原因包括未能识别并治疗胫骨穹窿骨折、创伤同时累及踝关节的关节软骨、关节面的粉碎性骨折(即便骨折已解剖复位)。随着对切开复位内固定获得骨折解剖复位的优点的深入了解,骨折复位不充分即获愈合情况现已少见。

术后感染罕见,多见于外侧。表现为外侧接骨板表层的皮肤破溃。应用抗生素并局部处理伤口。任何感染均可控制。尽管伤口开放,腓骨骨折仍能愈合。骨折愈合后取出接骨板,伤口将很快愈合。慢性骨髓炎罕见。

腓骨骨折不愈合极为少见,局部植骨效果良好。切开复位内固定术后内踝不愈合极少见。

踝关节骨折的治疗目的与其他关节骨折一样,即骨折愈合于解剖位置且关节稳定。应告知患者,通过手术能够获得良好复位固定、无并发症并可早期活动,但残留的疼痛及关节僵硬仍会破坏最终结果。

第十八节　跟骨骨折

跟骨骨折是一种很常见的骨折,约占全身骨折的2%,占跗骨骨折的60%,而跟骨关节内骨折约占跟骨骨折的75%。跟骨骨折经常作为多发骨折的一部分,常常合并脊柱及下肢近端的骨折。除了骨折本身所带来的不良影响之外,其在社会经济方面导致的负面影响也是巨大的,表现在患者不得不长时间地离开工作,长时间内不能应付日常活动。跟骨骨折的预后一直不好,近年来由于影像学及手术技术的进步,其预后有了一定改观,然而我们还得对跟骨进行更进一步的研究。

一、实用解剖

跟骨与X线解剖。跟骨是最大的一块跗骨,作为足纵弓的后侧部分,固定而有弹性地支撑体重,为小腿肌肉提供一个很强的杠杆支点。跟骨远端支撑距骨传来的身体负荷。除跟骨结节以外,跟骨的外侧壁骨皮质很薄,它的外表很像一个不规则长方体,共有6个面及4个关节面:3个与距骨相关节,一个与骰骨相关节。跟骨的上表面有3个关节面,分别为前、中、后关节面,它们互为角度。后关节面最大而孤立,呈向外凸出的椭圆形,其纵轴与矢状面约成45°,它有自己的关节腔,承载距骨体。

中关节面位于载距突上,轻度内凹。前关节面亦轻度内凹,在侧位片上很难看到,然而因为它位于跟骨前突上,所以在临床上跟骨前突的骨折就变得很有意义。前、中关节面经常融为一体。在中后关节面之间有一个骨间沟为跟骨沟,它的外侧开口较大,与距骨沟共同组成跗骨窦,跟骨的3个关节面与距骨的关节面组成复杂的距下关节,这3个关节面都位于跟骨的前1/2,后1/2的最后部分是跟骨结节,跟腱附着于其下2/3处。从跖侧面上可见两个突起即内侧突及外侧突。它们作为跖筋膜和足底小肌肉的止点。跟骨的外侧面有一浅沟,腓骨肌腱在此走行。内侧表面向内凹陷，结构坚固，可以看见一个较大的突起，称载距突，在跟骨轴位片上可以清楚地看到，载距突的上表面是跟骨中关节面，下表面是宽大的拇屈长肌腱沟。由于载距突骨质坚硬，而且骨折时常为内侧骨块的一部分，故此在复位时常作为复位的标志，并可以提供牢固的固定。跟骨的前面是马鞍形的关节面与骰骨相关节。

跟骨的周围有许多重要的软组织结构。其外侧面的腓骨肌腱位于腓骨的后下方，腓骨短肌腱位于腓骨长肌腱的前上方，止于第五跖骨基底，腓骨长肌止于第一跖骨基底，两个肌腱走行于同一腱鞘内，跟腓韧带位于其深层，跟腓韧带与距腓前韧带交为70°～140°。腓肠神经位于腓骨肌腱的后方，其固定位置为外踝尖上10 cm的跟腱外缘深筋膜浅层，它在第五跖骨基底处分为两个终末支。跟骨的内侧面覆盖着致密的筋膜脂肪层、拇收肌和跖方肌内侧头，浅筋膜与支持带覆盖跟腱内缘与胫后肌之间的间隙，组成跗骨管的顶，其前方为胫骨与内踝，跗骨管的底为跟骨内侧壁。胫后神经跟骨支分出两个分支负责足及足跟内侧的感觉，在行跟骨内侧入路时很容易伤及这些跟骨分支。在神经血管束的后方是拇屈长肌腱，前方是趾长屈肌腱，趾长屈肌腱的前方是胫后肌腱。三角韧带位于肌腱和神经血管束的深层。

跟骨的血液供应较为丰富，跟骨10%的血液供应来自跗骨窦动脉，45%来自跟骨内侧动脉，45%来自跟骨外侧动脉。

跟骨内骨小梁的走行反映了跟骨所受到的压力和张力。张力骨小梁放射自下方骨皮质，压力骨小梁汇聚在一起支撑前后关节面。Soeur和Remy将后关节面下骨小梁的浓聚部分称为跟骨丘部。在跟骨侧位片上可以见到两个角，一个是结节关节角(Bohler's angle)，另一个是交叉角(Gissane's angle)。

二、损伤机制

扭转暴力是导致许多跟骨关节外骨折的原因，尤其是跟骨前突、载距突和内侧突的骨折。而跟骨结节骨折大多由于肌肉牵拉暴力所致，撕脱骨块大小各不相同。直接暴力可以导致跟骨任何位置的骨折。

轴向应力是导致跟骨关节内骨折的原因。跟骨有一个很好的外形来承受每日的应力。它的重量和宽度使它可以承受很高的张力、弯曲应力及压应力而不至于疲劳。然而瞬间的高负荷，如从较高的地方坠落，却经常导致跟骨骨折。跟骨与距骨的特殊关系，是发生常见骨折的基础，剪切与压缩应力可以产生两个不同的骨折线，它们在骨折产生的早期出现，而且可以在微小移位的骨折中单独发生。

多数情况下，跟骨骨折后导致跟骨内翻加重、短缩，跟骨关节面的塌陷导致跟骨的高度变小，由于后关节面嵌入跟骨体中，导致跟骨外侧壁骨折及跟骨增宽，使跟腓间距变小，成为跟腓撞击综合征腓骨肌腱卡压的病理基础。需要注意的是，有时由于载距突的骨折，可以导致拇长屈肌腱嵌入骨折端，使得骨折难以复位。

三、跟骨骨折分类

广义上讲，跟骨骨折分为涉及距下关节面的关节内骨折及不涉及距下关节面的关节外骨折。跟骨关节外骨折相对简单，大致包括跟骨前突、内侧突、跟骨体、跟骨结节(鸟嘴样或撕脱)的骨折，占所有跟骨骨折的25%～30%。跟骨关节内骨折占所有跟骨骨折的70%～75%，由于跟骨关节内骨折的表现形式千差万别，骨折移位多种多样，因此要将其满意分型较为困难。

基于广泛的共识，跟骨关节内骨折的结局主要由受伤当时关节面的损害程度而决定。然而由于自放射学获得的资料有限及因缺乏一种有用的分类系统使我们不能全面评估、了解和比较跟骨骨折。

根据 Crosby 和 Kamins 的报道，跟骨骨折的分类始自 Malgaigne，他第一次描述了两种类型的跟骨骨折，而 Bohler 是第一位介绍这一分类法的人，也着重分析了不同骨折类型的预后。

最为广泛应用的分类法是 Essex-Lopresti 在 1952 年提出的，他将跟骨骨折分为舌型和关节塌陷型。这一分类法因为比较简单而得到广泛应用。它的最大缺点是关节塌陷型包含了太多的骨折。这为评价不同的骨折类型与临床预后带来困难。有几位作者在这一分类法的基础上通过加入损伤机制，基础骨折线和骨块大小等指标，对此分类法进行了改良。

CT 的发明和使用，特别是跟骨距下关节后关节面垂直位和水平位扫描的使用，使得跟骨关节内骨折的分型和治疗进入了一个新的起点，Crosby 和 Fitzgibbons 较早地在 CT 的基础上对跟骨骨折进行分类，他们根据后关节面的损伤形式将关节内骨折分为三种类型，并将此分类与长期的临床预后结合了起来。

Soeur 和 Remy 经研究创立了后关节面的三柱理论，Sanders 在这一理论的基础上创立了分类，并根据初级与继发骨折线的位置分为若干亚型，根据跟骨距下关节后关节面骨折线和骨折块数，将跟骨关节内骨折分为四型：Ⅰ型，无移位骨折（<2 mm）；Ⅱ型，有 1 条骨折线 2 个骨折块，骨折明显移位（≥2 mm）；Ⅲ型，有 2 条骨折线 3 个骨折块；Ⅳ型，有 3 条骨折线和 4 个骨折块及以上。

基于 CT 的分型还有 Eastwood 等人提出的一种基于 3 个主骨块的破坏的分型。Carr 提出的分型则将跟骨分为内外侧柱，并且同时考虑到跟骨后关节面及跟骰关节。Levin 和 Nunley则以软组织情况建立了 6 个不同的分型组。Zwipp 等人将跟骨划分为 5 个主骨块及 3 个关节，这一分型考虑到了损坏骨块及关节的数量以及软组织损伤的程度。

原则上讲，一种好的分型系统应当是简单的，能指导治疗，能预见结果，可以作为比较不同治疗方法的基础。上述的方法中没有一种能完全满足这些要求。作为临床应用，Essex-Lopresti的分型方法很简单，但它却不能很好地指导治疗和预见结果。相比而言，Sanders 等人的分型比较全面而简单，对不同的骨折类型能够指导治疗及预后。而 Zwipp 等人的分型是描述典型的复杂跟骨骨折的最好方法。

四、诊断

对于跟骨骨折的诊断有赖于详细地询问病史、物理检查及必要而全面的放射学检查。自以为是的诊断或过多地依赖于辅助检查都是不恰当的。跟骨骨折的患者都有明显的外伤史，通常为高处坠落伤，亦可偶见于交通伤或爆炸伤。

（一）物理检查

一般为足跟部的肿胀压痛或叩痛，踝关节或距下关节活动受限，足跟不能着地，足跟增宽、内外翻畸形，足弓塌陷等。检查时应注意是否同时合并足筋膜间室综合征的可能，如若存在，须及时手术减张。

（二）影像学检查

在诊断跟骨骨折时，X 线片很重要。近年来，CT 的出现为跟骨骨折的诊断与治疗带来了革命性的改变，跟骨骨折后的 CT 检查尤其对于跟骨关节内骨折的分型、治疗及预后评估变得非常必要。

(三)跟骨骨折的X线评价

对于跟骨骨折的评估,应当具有如下资料:双跟骨侧位片,轴位片,患侧踝正位片,患侧足正位片,患侧跟骨距下关节后关节面垂直位及水平位CT。

1.跟骨的侧位片

跟骨的侧位片应用最为广泛,可以发现大多数的跟骨骨折,诸如关节外的跟骨结节骨折、跟骨体骨折、跟骨前突骨折及内侧突骨折等。关节内的跟骨骨折,通常都有跟骨高度的丢失,如果全部后关节面与载距突分离,在侧位片上表现为Bohler角变小和Gissane角变大。如果仅仅是外侧半关节面塌陷,则在侧位片上Bohler角是正常的,而跟骨后关节面下方骨质密度增高,经常可以在跟骨体中找到旋转了90°的关节面骨块,另外从侧位片上可以区分骨折是舌型或是关节塌陷型。足正位片可以发现跟骰关节的受累情况和跟骨外侧壁的膨出。跟骨轴位片可以发现跟骨的增宽,看到后关节面骨折,载距突骨折及成角畸形的结节骨块。然而,由于急诊时患足非常疼痛,所得到的轴位片往往不满意,现今,它已被冠状位CT取代。在踝关节正位片上除了可以排除合并的踝关节骨折以外,也可以发现由于跟骨外侧壁的增宽导致的跟腓间距变小。

2.跟骨轴位片

跟骨轴位片可以更清晰地看到跟骨内外侧突骨折和载距突骨折,另外,跟骨轴位时X线与跟骨后关节面的前1/3相切,因此可以清楚地看见,若想看见后2/3则需要进一步拍摄几个角度的Broden位片。拍片方法是:患者平卧位,X线片盒置于足下,小腿内旋30°～40°,射线中心对准外踝,分别拍摄向头侧成角40°,30°,20°,10°X线片,40°位片可见后关节面的前部,10°位片可见后关节面的后部。

跟骨CT扫描可以清楚地判断跟骨骨折的部位及移位程度,为骨折的分型和指导手术治疗带来很大帮助。检查时,患者只需要平卧屈髋屈膝,足底置于台上,调整扫描平面直到其真正与后关节面垂直为止,每3 mm间距扫描跟骨,之后,调整扫描平面至与后关节面平行,以3 mm的间距扫描。

在冠状位CT片上,可以清楚地看到后关节面、载距突、足跟的外形以及拇长屈肌腱和腓骨肌腱的位置。在水平位CT片上,应注意观察跟骰关节、跟骨的外侧壁、载距突及后关节面的前下部。因水平位CT片与后关节面平行,所以不能清楚地分析后关节面。

五、治疗

跟骨关节外骨折的治疗。对于大多数关节外骨折,都可以采取保守治疗的方法,加压包扎并免负重6～8周。但是对于明显移位的跟骨结节骨折应予切开复位内固定。如果关节外骨折导致Bohler角<10°,并且跟骨明显增宽时,也可以辅以穿针牵引手法复位。跟骨关节外骨折的预后大多很好。

跟骨关节内骨折的治疗。跟骨关节内骨折的治疗方法很多,总体说来包括保守治疗和手术治疗。

保守治疗包括:①原位石膏固定;②手法整复+石膏固定;③功能疗法。近来跟骨关节内骨折的保守治疗更倾向于不用石膏的功能治疗。手术治疗包括:撬拨复位+石膏固定;撬拨复位+多根针固定;有限切开复位内固定;切开复位内固定。切开复位又包含仅使用螺钉和克氏针的有限内固定方法及使用跟骨钢板的固定方法两种。

(一)保守治疗(非手术治疗)

1.保守治疗指征

对于大多数跟骨关节外骨折(有移位的跟骨结节骨折除外),后关节面骨折移位小于2 mm的患者,因有严重的心血管疾病和严重的糖尿病而不能承受麻醉和手术,不适合进行关节重建,包括不能行走的老人以及半身不遂患者,不能与医生配合者(比如吸毒者),都可以保守治疗。另外,对于有生命危险的多发创伤患者和不能进行有限切开手术的患者,也应进行保守治疗。

2.保守治疗的方法

传统的保守治疗方法是应用短腿石膏前后托或管型固定患足至伤后 4～6 周。石膏去除后进行踝关节及距下关节的功能锻炼,伤后 3 个月完全负重,此种方法已经基本弃用。

(二)手术治疗

1.手术治疗指征

根据 Sanders 的分类,所有移位大于 2 mm 的Ⅱ型和Ⅲ型骨折患者,估计软组织条件不会增加发生并发症的风险,而且患者可以配合术后康复治疗,都是手术治疗的指征。手术之前一定要有相关的放射学资料,包括患足的侧位和轴位片,有条件时拍摄 Broden 位片,跟骨距下关节后关节面垂直位和水平位 CT 片,同时健足的侧位片也是必需的,以利比较复位情况。

2.手术时机及方法

由于骨折后,足跟部往往明显肿胀,不宜急诊手术,一般在伤后早期令患者严格卧床,患肢抬高,足部冰敷及加压包扎,5～6 d 后肿胀消退,此时手术,出现软组织问题的概率明显降低。

手术方法大致包括以下几种。

(1)闭合复位多根针内固定(撬拨复位),对于舌型骨折都可以通过闭合复位的方法治疗,手术中注意恢复距下关节的对合关系,恢复 Bohler 角以及跟骨的宽度。这种方法已普遍应用,手术的关键是注意选择好位于跟骨结节处的入针点,在透视下监视打入斯氏针的方向及深度,无误后即行撬拨,有时如能在跟骨结节处打一临时牵引针,则使复位变得更容易。复位后以直径 1.5 mm 多根针经或不经距下关节固定,术后不予石膏固定,克氏针于术后 6 周拔除。

(2)有限切开复位内固定术(semi-open):适用于关节塌陷型骨折或 SandersⅡ型骨折,患者为多发创伤,或软组织条件差,或是开放骨折,或有足筋膜间室综合征,或是骨折移位较小的患者。首先以一 Schanz 针或是斯氏针打入跟骨结节牵引复位,在透视下于跟骨外侧切一小口(1.5～2 cm),切口位于外侧骨块的基底部,掀开外侧壁,将后关节面外侧半顶起,横向以1～2 枚直径 3.5 mm 空心钉或普通螺钉固定,若跟骨前突移位明显,则用 AWL 将前突复位,在跟骨结节上方,后关节面下方打入 2 枚克氏针穿入骰骨。在持续不稳定的病例可以 2 枚直径2.0 mm克氏针自跟骨结节穿经后关节面打入距骨。如果前突有骨折,可以经皮复位,再以螺钉或克氏针固定。此种手术方法的优点是在跟骨关节内骨折不具备应用切开复位内固定术条件的情况下,最大限度地恢复后关节面的对合关系,同时将发生手术并发症的机会降到最小。

(3)切开复位内固定术(ORIF):对于 SandersⅡ、Ⅲ型骨折,软组织条件好,估计不会出现软组织并发症,对于能与医生合作的病例,采取切开复位内固定治疗。近十年来,跟骨骨折切开复位通常采取 Regazzonl 和 Benirschke 提出的外侧“L”形入路(extended lateral approach)结合牢固的内固定。采用这一入路的目的是:便于显露跟骨;有利于骨折解剖复位;避免应用内侧入路。该入路为“L”形，起于外踝尖上 4 cm，位于腓骨后缘及跟腱之间，切口在足跟与外踝中点处弯作圆弧形延伸走行于外踝与足底之间，到达第五跖骨基底。掀起跟腓韧带，腓骨肌腱连同腱鞘被一同掀起，腓肠神经位于皮瓣之内，以几枚细克氏针打入距骨及外踝用以牵开皮瓣，显露距下关节。以 Schanz 针或斯氏针打入跟骨结节，牵引并外翻内移以利复位，撬起外侧壁骨片，以骨凿将关节面外侧半骨块顶起，临时以克氏针固定后术中拍片，关节面复位满意后，根据情况选择有限内固定或是“Y”形或“H”形钢板固定，在骨折固定较为牢固时缺损处可以不植骨。有时为了跟骨内侧壁的复位，也联合应用内侧入路或开一后内侧窗，在跟骰关节面较难复位的情况下，也可在“L”形切口上方开一前外侧窗，直视下复位跟骰关节。由于跟骨切开复位内固定，很容易出现伤口问题，加之跟骨在不负重的情况下，所受应力较小，因此采用有限内固定加植骨的方法，其结果也很好。有时为了便于手术切口的愈合，术后可以短时间应用石膏外固定。

SandersⅣ型骨折通常暴力较大，关节面粉碎，而且移位明显，若不手术则预后很差；对于SandersⅣ型骨折的治疗，目前还有争论，有人建议行有限切开复位，以尽量解决足跟增宽、平足、骨折明显移位等问题，有作者建议行Ⅰ期或延迟Ⅰ期距下关节融合，Ⅰ期距下关节融合虽然不失为一种有效的办法，但是经常不为患者接受。需要注意的是，这类骨折术后很容易出现软组织问题，其预后也经常较差。有学者认为，对于 SandersⅣ型骨折，应当采取较为积极的手术方法治疗，无论是切开复位还是Ⅰ期距下关节融合。

3. 术后处理

术后第 2 天，去除敷料，开始冰敷治疗。从术后第 3 天或第 4 天，对于骨折已进行钢板牢固固定的患者，可令其拄拐下地，患足部分负重 15 kg 直到第 6 周。到第 10～12 周，令患者增加负重，如果患者能够承受，可以让其完全负重。为了术后的部分或完全负重，患者更愿意使用类似篮球鞋那样的拥有软垫和高邦的鞋。与膝下的行走支具相比，这种鞋的好处是它有更好的关节活动度。然而对于那些不能配合及严重粉碎骨折的患者，石膏固定则是必要的。对于有大的植骨块的患者，部分负重应延长到 3 个月。康复练习包括等长收缩练习，协同练习，本体感受的神经肌肉及筋膜组织练习和步态控制。

手法治疗距下关节以及所有相邻关节对于增加总的活动度是很重要的。对于有经距下关节和跟骰关节克氏针固定的患者，要在术后第 6 周去除克氏针，此后加强负重练习，直至术后 3 个月允许完全负重。

六、跟骨骨折的并发症

(一)保守治疗的并发症

保守治疗虽然可以免除手术带来的不利影响，但是，也可以发生一些并发症，诸如足跟增宽，腓骨长短肌腱卡压综合征，距下关节及跟骰关节创伤性关节炎，腓肠神经炎，创伤后平足，创伤后足内翻，创伤后肢体变短及跟腱短缩等。

(二)手术并发症

1. 感染

一旦发生感染，必须进行反复的清创。如果感染比较浅表则钢板及螺钉可以保留。创面冲洗干净后采取游离组织移植覆盖创面，并且静脉抗感染 6 周。如果发生了骨髓炎则应将感染及坏死骨与钢板螺钉一并去除。经过反复的清创及 6 周的培养药敏试验，基于残存跟骨进行相应的保留，融合或截肢。

2.腓骨肌腱撞击综合征

同保守治疗一样，手术患者也可以出现腓骨肌腱撞击综合征。由于手术中没有恢复跟骨的长度、高度及对线，跟骨外侧壁依然增宽，与外踝和腓骨肌腱发生撞击及卡压而出现。向腓骨肌腱鞘内注入麻醉药可以明确诊断。腓骨肌腱造影可以显示肌腱撞击及卡压的情况。

3.腓肠神经炎

通常发生在应用外侧入路时，因为腓肠神经伴随腓骨肌腱走行，所以在使用标准的Kocher入路时，它经常被牵拉、碾挫，甚至被切断。解决的方法只有一个，那就是应用外侧“L”形入路(extended lateral approach)。如果发生了有症状的神经瘤时，则应采取近端切除的方法。在采取了广泛外侧入路以后，很少有发生腓肠神经炎或神经瘤的情况。

4.距下关节炎

多数发生在关节复位不好的情况下，而在关节对位好但在受伤当时有软骨坏死时亦可以发生。对于发生了距下关节炎的患者，通常是先采取保守的方法，诸如调整活动，使用特殊的鞋子，抗感染治疗。如果这些方法没有效的话，可以通过距下关节内注射来改善局部的疼痛，如果注射是成功的，那么就可以避免采取距下关节或三关节融合术。

5.软组织问题

有研究表明，影响跟骨术后伤口愈合的因素有：①BMI指数，即体重与身高(m)的平方比(kg/m^2)，它增高则伤口愈合时间延长；②创伤至手术时间，时间越长越容易出现伤口问题；③全层缝合，使伤口坏死增加；④术前吸烟也影响伤口愈合；⑤骨折严重程度，越重越容易出现问题。同时患者的年龄，植骨的种类，制动的种类，全身疾患(包括糖尿病)以及是否应用引流都影响伤口愈合。

如果手术时伤口不能闭合，可以采取延迟的一期闭合。在这一区域单纯植皮是不会成功的，而应采取游离组织移植。伤口裂开最迟可以发生在术后4周，常见于切口拐角处。此时应换药治疗，如果不成功，则应尽快采用游离组织移植覆盖以避免发生骨髓炎。根据我们的经验，跟骨骨折切开复位较易出现切口拐角处的皮缘坏死，但大多数情况下，经过换药就可愈合，而不会发生严重情况。

6.跟骨缺血性坏死

出现的情况不多，但是文献上有报道。

第十九节 Pilon骨折

Pilon骨折又称胫骨远端爆裂性骨折(explosion fracture)、胫骨天花板骨折(tibial plafond fracture)。一般是指胫骨远端1/3累及胫距关节面的骨折，系由于低能量的旋转暴力及高能量的轴位压缩暴力所造成的一种特殊骨骼损伤，85%伴有腓骨骨折。

一、解剖

胫骨远端从干到干骺端的过渡区逐渐膨大，同时其横断面由三角形变成四边形，胫骨下端前内侧面是凹形，在内固定时钢板的弯曲应特别注意，否则易导致外翻畸形。在外侧面的远端出现腓骨切迹，通过下胫腓韧带与腓骨形成微动关节。踝关节活动时，踝穴宽度变化很小，而腓骨可绕胫骨长轴旋转几度。胫骨关节面在侧位投照上呈凹形，与距骨滑车相适应。与关节面前缘相比，后缘更向远侧突出。在小腿中1/3到远1/3的过渡区内，小腿肌肉已经变成肌腱，因此胫骨下段表面缺乏肌层覆盖，外伤时易造成开放性骨折，而手术也容易出现伤口感染。

二、分类

（一）Mast，Spiegel及Papas分类

Mast，Spiegel及Papas分类是根据Ruedi及Allgower的分类法提出的，故又称Ruedi及Allgower分类。以暴力、骨折移位状况及粉碎程度而分为3型。Ⅰ型骨折是由旋转暴力及纵向嵌插暴力所致，造成后踝骨折。Ⅱ型骨折是螺旋伸展型骨折。Ⅲ型是垂直压缩暴力所致造成粉碎骨折，又分为3个亚型。

（二）AO分类

1.A型

胫骨远端的关节外骨折，根据干骺端粉碎的情况分为A1、A2及A3三个亚型。

2.B型

部分关节骨折，一部分关节面仍与胫骨干相连。根据关节面粉碎的程度分为B1、B2、B3三个亚型。

3.C型

累及关节面的干骺端骨折，根据干骺端及关节面粉碎的情况分为C1、C2、C3三个亚型。

三、症状与诊断

外伤后踝部肿胀、畸形、不能负重，追问受伤时的情况来判断是否有轴向暴力发生作用。结合X线片或CT检查，Pilon骨折的诊断并不困难。X线片包括：①踝关节正、侧位像；②外旋斜位像，可很好地显示胫骨前内侧和后外侧关节面骨折情况；③对侧踝关节X线片，既可以排除骨折的存在又可以作为复位的标准。CT片能够很好地显示骨折的形态、骨折块的数量以及移位的程度，矢状位和冠状位重建图像能够显示出事实上更为复杂的骨折情况。在评价骨折的移位程度、术前制订的治疗方案以及指导手术治疗方面，CT较普通X线片有明显的优势。

四、治疗

（一）治疗方法的选择

Pilon骨折的治疗方法包括石膏固定、骨牵引、开放复位钢板螺钉固定、及伴有或不伴有限内固定的外固定器等。具体治疗方案的制订需考虑到以下几种因素：软组织损伤程度，受伤肢体的情况，是否有血管损伤、肢体肿胀情况、皮肤水泡、有无筋膜间室综合征等，以及患者的个体特点，如吸烟、酗酒、周围血管疾病和糖尿病等。

1.无移位骨折

如AO的A1、B1及C1型，应用手术及非手术方法都能取得成功。非手术方法可选用石膏固定、跟骨牵引（软组织严重肿胀者，不宜石膏固定，可选用跟骨牵引）作为临时固定，为择期手术做准备。外固定器治疗是通过韧带牵拉复位使骨折获得复位，对开放性骨折也是

一种选择。

2.对 AO 的 B1、B2 型及稳定的 C1 型骨折

可应用 3.5 mm 或 4 mm 的螺钉,经皮或经小切口置入,是有限内固定术的选择。

3.移位骨折

手术治疗比非手术治疗效果好,AO 的治疗原则是解剖复位、坚固内固定及早期活动。

(二)治疗方法

1.石膏固定

多采用管型石膏固定,6 周内避免负重。期间需密切观察骨折有无移位。

2.跟骨牵引

骨折移位明显或软组织肿胀严重的患者,可行跟骨牵引,为择期手术做准备。

3.手术治疗

目的:获得关节的解剖复位,恢复力线,维持关节稳定,达到骨折愈合,并重新获得有用且无痛的负重和活动,同时避免感染和伤口并发症。

(1)开放复位钢板螺钉内固定:适用于低能量骨折,移位骨块较大而粉碎较少,骨折线未累及骨干;肢体肿胀较轻且有良好的软组织覆盖,对防止并发症的发生至关重要。简要手术步骤如下。

1)切口 :2 个切口选择踝关节外侧和前内侧入路,外侧切口从腓骨外踝后缘,沿腓骨后缘向上做一直形切口,长短视骨折部位情况,以骨折为中心上下延长,以能容纳 6 孔钢板为准;前内侧切口从内踝前缘斜向上距胫骨嵴外侧 1 cm 做一直形切口;两侧切口的间距要有 7 cm 宽,以保证两切口间皮桥血供。

2)暴露:顺切口方向切开皮下脂肪层、伸肌支持带及骨膜,此时可见到胫前肌群,保护好腱旁组织,用骨膜剥离器将骨膜剥离,暴露骨折端。

3)先行腓骨骨折钢板固定,这样可保证恢复胫骨的长度。

4)胫骨关节面复位:复位满意后用克氏针做临时固定。由于关节面向上嵌插至干骺端松质骨内,所以重建关节面时,在干骺部造成骨缺损,故往往需自体松质骨植骨填充。胫骨钢板需用 T 形钢板、三叶形钢板、4.5mm 动力加压钢板或半管型钢板,可根据骨折类型来选择。钢板置于胫骨前内侧面,提供支撑固定。

5)如果骨折粉碎严重,移位明显,常规的方法难以复位,并且可能影响骨块的血供,故可采用间接复位法(利用韧带牵拉松弛复位技术),可采用股骨撑开器协助复位。

6)置负压引流管,关闭伤口,术毕用 U 形石膏固定踝及小腿,足踝维持 90°。

(2)外固定器加有限内固定。对高能量损伤造成的胫骨 Pilon 骨折,应用钢板内固定术,效果不理想时,采取外固定器,同时对腓骨及胫骨关节面骨折应用有限的内固定,则是较好的选择。

本法的优越性有:①软组织不须剥离解剖;②内置物不在皮下,减少了感染并发症的发生,故本法适宜开放性损伤、软组织损伤严重的病例,任何粉碎性骨折均可应用;③本法手术操作容易。

本法也有不足之处:①针道感染;②针松脱;③复位失败(多因外固定时间不足所致);④踝关节僵硬。本装置虽然附有一个铰链,可允许患者早期踝关节活动,但往往患者惧怕早期活动。最后致踝关节僵硬。

外固定器远端固定钉置入距骨和跟骨上，近端固定钉在胫骨骨干上，插入钉后，安装固定器先禁止牵拉，使韧带松弛，容易复位；腓骨骨折处，如外侧皮肤良好，可用钢板内固定，然后复位胫骨关节面骨折。经皮上入螺钉固定或做小切口上入螺钉，干骺处如有骨缺损，可取松质骨自体骨移植。

手术方法(Bonar 及 Marsh 法)。

术前先安装好铰链，消毒铺巾后，先上入远端 2 个固定钉，一个在距骨，一个在跟骨，进钉孔要选好，距骨固定钉进钉孔在距骨内侧，与距骨圆顶平行。在 C 臂机监控下进行，固定钉穿入后，此钉与足的长轴呈垂直位。固定钉上入注意事项主要是不要上入太深，因固定钉为锥形，尖端细，上深了再拔出，则钉易松动，影响固定效果。上完距骨固定钉后，再上跟骨固定钉，跟骨固定钉进钉孔在跟结节内下。

上完远端 2 个固定钉后，再上近端 2 个固定钉，两钉均上入胫骨骨干。

固定钉上入后，安装外固定器，锁住远、近端固定钉，用撑开器将踝关节牵开。在 C 臂机监控下观察复位状况，通过就近的小切口，用螺钉将小的骨块固定，大的骨块先用持骨钳夹持复位，将关节面骨块用螺钉固定，干骺端的骨块，可用空心钉固定，如果干骺部有骨缺损，则进行自体植骨。

术后处理。

术后肢体抬高直到软组织愈合。术后 4 周避免负重。术后 4 ～12 周，外固定器的绞锁螺母可解除，让患者逐步负重活动，在断端间产生微动以促进骨愈合。X 线证实骨折愈合，则去除外固定器，允许患者步行锻炼，踝关节亦可主动活动锻炼。如踝关节周围软组织尚未完全恢复，则可穿戴保持踝关节 90°的矫形支具。

(3)混合型外固定器：由位于胫骨干骺端骨折块的张力钢针与位于胫骨干的多枚固定针连接组成呈环形外固定装置，像半针固定架一样，对软组织提供了更大的保护，比钢板容易跨过骨干的骨折线。张力钢针的应用方式类似于拉力螺钉，可协助关节骨块的复位和固定。因其对胫距和跟距关节未行固定，故在理论上可以减少这些部位发生僵硬的可能。该外固定器适用于 AO 的 A 型、C1 型及 C2 型骨折。

第二十节　踝关节骨折

一、踝关节的功能解剖

踝关节由胫腓骨远端构成的踝穴和与距骨鞍状关节面组成。胫骨远端内侧突出部分为内踝，腓骨远端突出部分为外踝，胫骨下端后缘稍向后突出，称为后踝。距骨分别于与胫骨下端、内髁和外髁相关节。踝关节的活动功能，主要是背屈和跖屈。内外翻运动发生在由距骨和跟骨形成的距下关节。踝关节的韧带，踝内侧主要是三角韧带，起始于内踝前及后部，向远侧分浅深两层，深层为胫距前韧带，浅层为三股，最前面的为胫舟韧带，中间的为胫跟韧带和后部的胫距韧带；外侧亦有三条韧带，距腓前韧带、跟腓韧带强大和距腓后韧带。距下关节很牢固，有坚强的韧带支持，且距骨被认为总是与跟骨做同向运动。因距下关节的牢固性，绝大多数的内翻或外翻应力更易损伤踝关节，而非距下关节。当发生骨折、脱位或韧带损伤时，如果治疗不当，都会对关节功能造成严重影响。

踝部骨折均为关节内骨折，需要完全复位。因此对踝关节损伤的治疗，必须使骨折解剖对位，损伤韧带愈合良好为原则。距骨体前方较宽后方略窄使踝关节背屈时，距骨体与踝穴匹配性好，踝关节较稳定；在跖屈时，距骨体与踝穴的间歇增大，因而活动度增大使踝关节相对不稳定，这是踝关节在跖屈位容易发生损伤的解剖因素，故踝关节应保护在足背屈位。与踝穴共同构成关节的距骨滑车关节面约有 2/3 与胫骨下端关节面相接，是人体负重的主要关节之一。在负重中期，关节面承受的压力约为体重的 2 倍；在负重后期则可达 5 倍，这也是踝关节容易受伤、发生退性关节炎的原因之一。

踝关节周围主要的软组织分为三层。最深层为关节囊，其中包含踝关节韧带；中层包括肌腱；最浅层由纤维束（支持带）组成。

踝关节囊可分为四部分：前部，后部、外侧部和内侧部。关节前后部较松弛，利于踝关节的伸屈活动。内外侧韧带比较坚强，以保持踝关节的稳定性。前韧带起自胫骨前方止于距骨颈，该韧带薄弱，常与外侧韧带广泛撕裂、一并损伤。后侧韧带较相应的前韧带部分短，韧带自胫骨后方延伸至距骨后方。

外侧韧带分为外侧副韧带，后者又分为跟腓、距腓前及距腓后 3 个重要部分，较薄弱，是人体最常损伤的韧带。距腓前韧带自外踝延伸至距骨颈，是踝关节最常损伤的韧带。距腓后韧带自外踝延伸至距骨后结节，跟腓后韧带自外踝延伸至跟骨。

内侧韧带内侧为三角韧带，分深浅二层，浅层止于载距突上部，深层呈三角形止于距骨颈及体部，呈四边形结构，是踝关节中唯一含弹性纤维的韧带，这使韧带能够拉伸而不撕裂。三角韧带中内踝与跟骨相连的部分称为跟胫韧带，附着于载距突。

肌腱层分为两组，足的伸肌腱和屈肌腱。肌腱跨越关节，是与关节损伤有关的重要结构。伸肌腱经过踝关节的前方，屈肌腱经过内踝的后方。支持带层包括伸肌支持带、屈肌支持带和腓骨支持带。伸肌支持带又分为上伸肌支持带和下伸肌支持带。屈肌支持带组成一纤维带经过内踝后方。腓骨支持带又分为两个部分，腓骨肌上支持带和腓骨肌下支持带。

二、发病机制及分型

踝部骨折致伤力总体上分踝跖屈时旋转暴力致踝部骨折和继发轴向应力两种类型。旋转暴力导致胫腓骨远端骨折和韧带损伤。轴向暴力（pilon）导致胫骨关节面骨折。这两种机制均可继发导致骨折。同时直接暴力也可导致踝关节发生复杂骨折。

三、旋转型踝关节骨折

伴有内踝和外踝骨折的踝关节骨折称为双踝骨折。

当同时又伴有后踝骨折时称为三踝骨折。腓骨近端骨折合并有内踝骨折（或三角韧带断裂）以及胫腓联合韧带断裂称为 Maisonneuve 骨折。

（一）分类系统

旋转暴力型踝关节骨折有许多分类系统。三种最常采用的分类系统为 Lauge-Hansen、Danis-Weber 和 Neer 闭环分类系统。但临床中更多见的是将前两者整合后分类。

1. Lauge-Hansen 分类系统

1949 年 Niels Lauge Hansen 根据损伤时足和踝的位置提出的一种分类系统，分为五型：Ⅰ型：旋后内收型（supination-adduction type，SA），Ⅱ型：旋后外旋型（supination everston type，SE），Ⅲ型：旋前外展型（pronation-abduction type，PA），Ⅳ型：旋前外旋型（pranation-everslontype，PE），Ⅴ型：垂直压缩型（vertical-compression type，VC）。首先涉及的表示受伤时足位置的词语是：旋后或旋前。其次是针对暴力方向的词语：外旋（外翻）、外展或内收。随着损伤暴力的增加，结构损伤的顺序是相似和可复制的。足旋后时外踝受到牵拉应力。施加于踝关节的外旋或内收暴力，首先导致腓骨远端发生骨折。如果施加的是外旋应力，腓骨骨折成斜形且位于远端。内收暴力导致腓骨远端横形骨折。随着暴力的增加会引起后踝和内踝骨折（或三角韧带断裂）。后下胫腓韧带撕脱会引起后踝骨折。旋后-外旋（SER）是踝关节最常见的损伤机制，占 85％。

旋前位则使踝关节内侧结构受到牵拉。踝关节旋前时，受外旋或外展暴力首先导致内踝骨折（或三角韧带断裂）。最后随着暴力的增加，发生腓骨横形骨折。腓骨的旋前—外旋（PER）位骨折发生于胫腓联合韧带以上，会导致联合韧带完全或部分断裂。腓骨的旋前—外旋位骨折（PER）位置可能非常接近于腓骨颈水平。

2. Danis-Weber 分类系统

根据腓骨骨折水平分类。A 型骨折位于胫腓联合韧带以下；B 型骨折位于胫腓联合韧带水平；C 型骨折位于胫腓联合韧带以上。A 型骨折稳定不需要手术治疗，B 型骨折需要固定腓骨，C 型骨折需要固定腓骨和修复胫腓联合韧带。该分类系统因其简单和最初的指导治疗作用而备受推崇。但 Weber 分类忽视了内侧的损伤，而内侧损伤目前又被认为是更为重要的损伤。最常见的 B 型骨折，如果有内侧结构损伤的话，只有通过手术才能修复。另外，腓骨部位的骨折并不总是提示需要进行胫腓联合韧带的修复。因此，Weber 分级系统很少被采用。

3. Ashurst 和 Bromer 分类

该方法仍被广泛采用，即按踝部外伤的基本机制与骨折特点分为内翻、外翻和外旋型骨折，并根据骨折的严重程度分为单踝、双踝和三踝骨折，以及高处坠落等所致的纵向挤压骨折和直接暴力引起的骨折。

（1）内翻（内收）型骨折：此种骨折乃足部强烈内翻所致，如高处落下，足外缘先着地，或小腿内下方受暴力直接冲击，或行走在不平的路上，足突然内翻，距骨向内侧撞击内踝，引起骨折，可分Ⅲ度。

Ⅰ度：单纯内踝骨折，骨折缘由胫骨下关节面斜上内上，接近垂直方向。

Ⅱ度：如暴力较大，内踝发生撞击骨折的同时，外踝发生撕脱骨折，称双踝骨折。距骨有移位。

Ⅲ度：如暴力较大，在内外踝骨折的同时距骨向后撞击胫骨后缘，发生后踝骨折（三踝骨折）。

（2）外翻（外展）型骨折：为足部强力外展所致。如高处跌下，足部内侧着地，或小腿下部外侧受到暴力直接冲击使足骤然外翻，或足踏入凹地，身体向腓侧倾斜。当足外翻时，暴力先作用于内侧韧带、内跟三角韧带不易断裂，而发生内踝撕脱骨折，按骨折程度可分为Ⅲ度。Ⅰ度：单纯内踝撕脱骨折，骨折线呈横行或短斜行，骨折面呈冠状，多不移位。Ⅱ度：暴力继续作用，距骨体向外踝撞击，发生外踝斜行骨折，即双踝骨折。如果内踝骨折的同时胫腓下韧带断裂，可以发生腓骨下端分离,此时距骨向外移位,可在骨下端相当于联合韧带上方,形成扭转外力,造成腓骨下 1/3 或中 1/3 骨折,称为 Dupuytren 骨折。

Ⅲ度:如暴力过大,距骨撞击胫骨下关节面后缘,发生后踝骨折,即三踝骨折。

(3)外旋骨折:发生在小腿不动足部强力外旋,或足不动小腿强力内转时,距骨体的前外侧挤压外踝前内侧,迫使其向外、向后移位,造成腓骨下端斜行或螺旋形骨折。骨折面呈矢状,亦可分成Ⅲ度

Ⅰ度:骨折移位较少,如有移位,发生规律为远骨折端向外向后并向外旋转。

Ⅱ度:如果暴力较大,发生内侧韧带断裂或发生内踝撕脱骨折,即双踝骨折,距骨向外移位。

Ⅲ度:强大暴力,距骨向外侧移位,并向外旋转,撞击后踝,发生三踝骨折。

(4)纵向挤压骨折:高处坠落,足跟垂直落地时,暴力沿小腿纵轴向下传导,足前部着地后,撞击力向上前方反击,可致胫骨前缘骨折,伴踝关节向前脱位。如果暴力过大,可造成胫骨下关节面粉碎骨折或形成 T 形或 Y 形骨折。

(5)直接暴力骨折:如重物压伤、车辆碾伤及枪弹伤等,多为粉碎性骨折,横断骨折次之,直接暴力多有软组织开放性损伤,并常与足部外伤合并发生。

凡严重外伤,发生三踝骨折时,踝关节完全失去稳定性并发生显著脱位称为 Pott 骨折,有的还可同时伴有神经、血管、肌腱、韧带及关节囊损伤。

3.闭环分类系统

闭环分类系统中,踝关节被认为是一个由骨和距周韧带围成的环。在这个概念中,环是由胫骨、胫腓韧带、腓骨、踝关节外侧韧带、跟骨和三角韧带组成的。环的单处破裂,不论是骨性的还是韧带性的,都是稳定的损伤。如果该环断裂为两部分,就会导致不稳定的损伤。不稳定损伤可能包括两处骨折(如双踝骨折),或一处韧带断裂和一处骨折(如外踝和内侧韧带断裂)。当存在骨折移位时,即使其最初表现并不明显,也应想到隐匿性韧带破裂的存在。

(二)临床表现

任何肢体损伤的检查都应该从评估神经和血管的情况开始。检查脉搏、毛细血管再灌注和感觉情况。同时还注意踝关节是否存在肿胀畸形。踝关节肿胀程度和水疱或裂口的存在可能会影响对患者的处理。

足和膝的损伤也是损伤的间接证据。触摸腓骨的全长以此来发现 Maisonneuve 损伤存在的更近端腓骨骨折的证据。触诊踝关节的疼痛。如果伴随有踝关节的旋转损伤,应特别注意内踝的情况。该部位的触痛、肿胀或瘀斑提示可能存在内侧结构损伤(内踝骨折或三角韧带的撕裂)。如果上述任何一项存在,急诊医师必须特别注意观察 X 线片上的这些结构。无内侧的触痛可以排除三角韧带撕裂或内踝骨折。

(三)影像学检查

常规的影像包括正位片(AP)、侧位片和踝穴位片,通常有这些就足够了。踝穴位片是伴有 20°的内旋的 AP 位。这个位置对评估关节间隙有价值,如果间隙增大说明有韧带损伤。稳定的踝关节骨折包括单纯的腓骨远端骨折,不稳定的踝关节损伤的实例包括双踝骨折、三踝骨折和 Maisonneuve 骨折。

当体格检查所见提示内侧损伤时,应该仔细阅读该部位的常规 X 线片。内踝骨折通常非常明显,并且可能是单纯的内踝损伤。难度在于判定三角韧带是否有断裂。最好的判定内侧

韧带断裂的标准是在踝关节正位片，踝穴位片上存在距骨外侧移位。如果内踝与距骨间隙大于距骨顶和胫骨远端关节面的间隙时，就存在距骨的侧方移位。这种损伤称为双踝等效骨折。三踝同时损伤的图像可能也会被看到。

如果X线片阴性，而内踝触痛确实存在，该损伤应该按假定为不稳定处理，或再加拍另外的X线照片来证实。重力应力位拍片有助于诊断。将腿与地面平行放置，内侧面向上，踝关节悬垂于枕边，拍摄踝关节应力位正位X线片。在尸体解剖的研究中发现，内侧韧带断裂时，就会出现距骨倾斜＞15°，或距骨移位＞2 mm。

(四)治疗

踝关节结构复杂，暴力作用的机制及骨折类型也较多样，按一般的原则，先手法复位外固定，失败后则采用切开复位内固定。

1. 稳定型

稳定型损伤不需要复位预后良好。稳定的踝关节骨折包括单纯的腓骨远端骨折(常见)和一些单纯的内踝远端骨折。最初的治疗是用后方夹板固定、支撑，抬高患肢和冰块冷敷直到水肿消退。单纯的腓骨远端骨折的确定性治疗包括短腿行走石膏或石膏靴固定4～6周。治疗的目的是保护踝关节免受更多的损伤，甚至用超踝网球鞋制动也可取得相似的结果。然而大多数的内踝骨折采用手术治疗，如果小的内踝撕脱性骨折是在远端且移位非常小，可以行非手术治疗。

2. 不稳定型

存在脱位或明显移位的不稳定型骨折，应施行闭合复位术和夹板固定。这非常必要，因为准确的复位可防止关节软骨的进一步损伤，使肿胀更快地消退，同时也防止压迫性皮肤缺血。实施复位时有必要使用镇痛药。沿畸形方向轻柔牵引踝关节通常可以很容易地复位，继而通过渐增的活动使距骨返回到正常的位置。然后立即对踝关节进行夹板固定维持复位。应该用踝后塑形板和侧方的U形夹板固定以加强支持和稳定。复位后复查X线片证实复位情况。如果证实没有复位(软组织嵌入或碎片嵌插)或复位不能维持(较大的后踝骨折)，就有必要施行急症手术治疗。

不稳定性损伤的确定性治疗是外科手术。手术时机取决于以下几个因素，包括骨折的类型、软组织情况和合并损伤。即使由于严重的软组织肿胀、骨折水疱或挫伤推迟手术，也不会造成很差的后果。

四、轴向压缩骨折

胫骨远端关节内骨折称为天花板骨折。这些骨折可能是由于旋转暴力所致，但当踝关节遭受轴向载荷时更为常见。胫骨远端天花板的轴向载荷骨折称为Pilon骨折。关节内的天花板骨折占所有下肢骨折的1%～10%。

(一)发病机制及分型

高能量的轴向压缩是大多数这类骨折的常见的损伤机制。这种机制认为，胫骨被压向距骨并导致了远端胫骨的关节内粉碎性骨折。低能量的天花板骨折也会发生，因为有较小的粉碎性骨折和软组织损伤，所以并发症较少。低能量的天花板骨折可能是由于旋转应力形成。在轴向碰撞时踝关节将会形成不同的骨折类型。如果踝关节在背屈位，骨折类型可能会是粉碎性的或者表现为关节前缘的骨折。相反，踝关节跖屈位时将会导致关节后缘的骨折。

(二)临床表现

患者表现为疼痛,肿胀最初局限,随后可出现踝关节弥散性肿胀。检查者应设法查明损伤的确切机制,仔细地检查踝关节疼痛与肿胀部位。这种骨折大约有20%是开放性的。应该触摸足背和胫后动脉搏动,并与健侧肢体对比。跟腱周围的肿胀与瘀斑可能提示后踝的骨折。

(三)影像学检查

踝关节的常规影像包括正位片、侧位片和踝穴位片,通常有这些就足够了。Pilon 骨折常需要 CT 扫描以全面明确损伤程度。踝关节 CT 扫描通常在手术之前进行。

(四)合并损伤

在轴向的挤压性损伤之后,可能会伴有跟骨和脊柱的压缩性骨折。这些高能损伤也可以造成小腿的骨筋膜室综合征。

(五)治疗

Pilon 骨折的紧急处理包括冷敷,抬高患肢,有良好衬垫的夹板固定制动和紧急地转运。这些损伤的确定性治疗可以采用石膏固定和切开复位内固定术(ORIF)及最近的单纯外固定等不同方法。非手术治疗很少被采用,仅适用于无关节移位的低能量损伤。内固定术用于无严重软组织损伤的低能量骨折。对高能量所致合并有广泛软组织损伤的患者行切开复位内固定术会产生较多并发症,这就使外固定成为较好的治疗选择。

(六)并发症

踝关节骨折可能会发生几个严重的并发症。Pilon 骨折切开复位内固定严重的并发症的发生率为10%～55%。

并发症包括如下。

(1)20%～40%的 Pilon 骨折可致距骨的创伤性关节炎。Pilon 骨折或发生此类骨折的老年患者更容易发生关节炎。

(2)高能量 Pilon 骨折的切开复位术之后容易发生皮肤坏死或创口破溃。

(3)骨畸形愈合或骨不连接。

(4)开放性骨折或 Pilon 骨折伴有广泛软组织损伤手术修复后可能发生伤口感染。

(5)复杂区域疼痛综合征和迅速发展的损伤外围的骨质疏松症。

(6)可能发生骨间膜骨化,患者可主诉踝关节无力和疼痛感。

(7)发生距骨顶的骨软骨骨折并会伴有慢性疼痛、关节交锁或肿胀。

第二十一节　软组织损伤

一、踝扭伤

扭伤是急诊科最常见的踝关节损伤类型,可能也是急诊医师最常面对的治疗不当的损伤。尽管这种损伤比任何一种肢体单一损伤都更常见,但出乎意料的是,很多医生对这种“简单扭伤”的理解非常有限。扭伤占所有踝关节损伤的75%。足踝扭伤最常发生在15～35岁的运动员，包括篮球、足球和赛跑运动员。外侧韧带损伤占足踝扭伤的绝大多数，其次是胫腓联合韧带损伤和内侧韧带损伤。

（一）损伤机制

扭伤是由于踝关节受到外翻或内翻的力量所致，通常见于踝关节在跖屈时发生。内翻应力占所有踝关节扭伤的85%，导致踝关节的外侧韧带损伤。随着力量的增大，其他的结构就会依次损伤。外侧的关节囊和距腓前韧带（ATFL）是受内翻应力损伤后最先受损的结构。单纯的ATFL损伤占所有足踝扭伤的60%～70%。受到更大的暴力时，跟腓韧带（CFL）会发生撕裂，最终会导致距腓后韧带（PTFL）损伤。上述3个结构同时损伤达病例的9%。

踝关节的外翻损伤很少会导致踝扭伤。外翻损伤所致的外踝骨折更为常见。当内侧结构受损时，内踝撕脱比强壮富有弹性的内侧韧带撕裂更为常见。随着力量的持续作用，距腓前韧带ATFL（前下胫腓韧带）和骨间（联合）韧带将会撕裂。内踝扭伤占所有踝扭伤的5%～10%。

踝关节外翻、胫骨内旋、过度背屈可能会导致胫腓联合韧带损伤，这种损伤被称为"高位踝扭伤"。所有的踝关节韧带撕裂中，有3%病例证实为单纯联合韧带断裂。

（二）临床表现

踝扭伤依照临床表现和应力试验提示的不稳定性分为一、二、三度损伤。一度扭伤很容易诊断，二度与三度扭伤的区分有一些困难。

一度扭伤有韧带纤维的拉伸而没有撕裂。患者没有踝关节功能丧失的表现，许多患者并不寻求治疗，通常在家处理。一度扭伤患者踝关节有轻微水肿或不水肿，踝关节正常运动时不疼痛，受到与损伤暴力一致的关节应力时只有轻微疼痛，通常是内翻。

二度扭伤的患者较难诊断，因为二度扭伤表示韧带部分撕裂。这种撕裂可以包括从几根纤维撕裂到几乎全部韧带的撕裂而只有几根纤维残留。患者踝关节表现为中度肿胀，主诉在踝关节受损的当时就感到疼痛。这与一度损伤的患者相比，他们可能在第2天或休息一段时间之后才知道有扭伤。二度扭伤伴随的并发症包括由于不稳定可能的韧带松弛所导致的经常性扭伤。

三度扭伤是韧带完全撕裂。在损伤后2 h内踝关节外侧韧带部位出现"蛋形"水肿，在大多数情况下，提示踝关节的三度损伤。没有适当的应力试验，很难鉴别是严重的二度损伤还是三度损伤。因为韧带完全断裂，可能很少或没有疼痛，但通常有肿胀和踝关节触痛。

（三）体格检查

踝关节扭伤后，仔细查体将会使急诊医师对韧带结构的损伤有更好的了解。如果外踝肿胀使踝关节周长增加4 cm，那么踝关节韧带损伤的可能性会达到70%。跟腓韧带（CFL）触痛表明韧带断裂可能性占72%。同样，胫腓前韧带（ATFL）触痛意味着有52%的韧带断裂可能性。如果3种症状同时存在，主要韧带损伤的概率将会达到91%。

应力试验有助于区分二度和三度踝扭伤。如果急性损伤后的疼痛和肿胀不允许进行应力试验的操作，应制动踝关节且要避免负重。合理安排系统的检查能够提高诊断的准确度。

踝关节急性损伤后，为了能够行应力试验检查踝关节可注射止痛药物。常是在损伤一侧的对侧（通常是内侧）关节内注入5～10 mL利多卡因进行麻醉。但是注射后，诊断的准确度也随之降低。例如，内翻应力试验在麻醉状态下其精确度只有68%，在无麻醉状态时可达到92%。

首先进行前抽屉试验的检查，用它来检查ATFL的断裂。如果该试验结果为阴性，那么就没有必要再去做内翻应力试验了,因为它要求在确定距腓前韧带和跟腓韧带都已经断裂的情况下进行。

做踝关节前抽屉试验时患者可以取坐位或仰卧位。踝关节周围的肌肉应该处于松弛状态。将膝关节屈曲以松弛腓肠肌,并使踝关节保持中立位。如果踝关节跖屈位,即使是韧带已经完全断裂,前抽屉试验也不可能被引出。检查者一只手的掌根底部放在胫骨前方,施加一个向后方的力。同时,另一只手捧住足跟,使脚向前移位。距骨轻度向前移位表明 ATFL 的断裂。松弛明显表明跟腓韧带和距腓后韧带存在附加损伤。松弛的程度应该始终与健侧做对比。

在损伤后的最初 48 h 之内,前抽屉试验的敏感性为 71%,特异性为 33%。损伤 5 d 后,敏感性提高到 96%,特异性提高到 84%。

内翻应力试验(距骨倾斜试验)可以用来确定 CFL 断裂与否,但该试验通常并不是急需的,并且可能会非常疼痛。正是由于这个原因,在急性期我们并不推荐进行这项检查。该试验是测量胫骨远端和距骨顶在内翻应力下所形成的角度。做这项检查时,踝关节保持中立位,检查者一手抓住胫骨前方,另一只手握住脚后跟,使踝关节内翻。5%~10%或 23°的倾斜表明 ATFL 和 CFL 的撕裂。如上面所描述的方式,外翻探查三角侧韧带的损伤。

联合韧带损伤的检查应该包括挤压试验。进行该试验时,在小腿的中部把胫骨和腓骨向中间"挤压"。当没有腓骨骨折时肢体远端出现挤压痛表明存在联合韧带损伤。当胫腓关节远端有触痛,或踝关节外旋出现疼痛时,也应该怀疑这种损伤的存在。

(四)影像学检查

大多数病例应行踝关节的 X 线检查。正如以前所描述的那样,Ottawa 踝关节规则,能够帮助临床医师避免拍不必要的踝关节 X 线片。在一些二度扭伤的患者,会看到从外踝上撕脱下来的小骨片。这表示是不完全撕裂,通常伴随外侧韧带的二度扭伤。胫腓骨之间的距离增宽>6 mm 表明联合韧带扭伤。

关节造影可明确韧带撕裂程度。这项技术的好处是有争议的,且很少在急诊科应用。进行关节造影时,踝关节须充分准备,22-计量注射针连接 10 mL 注射器插入损伤的对侧,注入大约 6 mL 的造影剂。造影剂是 1∶1 泛影酸钠混合物(50%泛影葡胺和泛影酸钠)和无菌盐水。注射后拍踝关节的 X 线片。韧带撕裂时,可以看到在踝关节外侧沿着外踝有造影剂外溢的影像。

(五)合并损伤

距骨顶的骨软骨损伤占足踝扭伤的 6%~22%,且易于在最初的评价中被忽视。当踝关节跖屈时前关节线触痛,应该怀疑这种损伤的存在。踝关节的磁共振(MRI)或 CT 扫描可以检查出这些损伤。扭伤患者在损伤后 6 周仍然存在此症状时,应考虑存在这种损伤。

(六)治疗

在急诊科,大多数外踝扭伤的患者的最初治疗是相似的,但也有重要不同。

1. 一度扭伤

一度扭伤最恰当的治疗方法是冰敷、抬高患肢、弹力绷带包扎和早期活动。非类固醇类抗炎药物治疗能够镇痛,可能会使治疗效果得到改善。冰块必须压碎放置于塑料袋中,外包一层薄的防护布以避免皮肤冻伤。冰敷最初的 2 d 里推荐使用方法为每天 4~6 次,每次20 min。弹力绷带应该从足趾的基底部包扎到小腿的中部。将患肢抬高到心脏水平面以上 15~25 cm

的高度，有利于静脉和淋巴的回流。

在能够忍受的情况下鼓励患者负重。立即开始功能康复训练。通常在1周内恢复全部的活动度，患者也应参考首诊医师的意见。

2. 二度扭伤

对于二度扭伤，除了患者应避免在最初48～72 h负重外，其最初治疗与一度扭伤相同。在此阶段之后，应该尽可能早地扶拐下地行走。配戴踝关节支具直到韧带完全愈合，它比应用弹性绷带有更好的稳定性。这些支具包括系带的支架、半硬式的双踝矫形器和充气夹板。

长期制动是这些损伤治疗中一个常见的错误。因为二度扭伤属稳定性损伤，功能康复应从第1天就开始进行不同活动范围的运动锻炼。功能康复通过促进胶原转化来刺激愈合。缺乏适当的康复措施可能会将活动度的恢复推迟数月。建议请矫形外科医师和运动医学专家进行随访治疗。

3. 三度扭伤

三度扭伤的患者最初的治疗是用夹板固定72 h，同时进行冰敷，抬高患肢，转诊。当进行夹板固定时，保持踝关节中立位，避免马蹄足至关重要。

由于患处疼痛和肿胀，损伤后立即进行体格检查是非常困难的。对于一些不能确定是二度还是三度扭伤的患者，我们推荐将这种损伤作为三度扭伤处理，在肿胀和疼痛消退之后再次进行检查。损伤5 d后进行体格检查表明其比在损伤后最初2 d进行的体格检查更准确。

三度损伤患者的最佳治疗方法仍然存在争议。当出现明显的距骨不稳定时，一些学者推荐进行手术修补，特别是年轻或运动员患者，而其他情况推荐早期活动和物理治疗。当损伤严重并有并发症时，请矫形外科医师会诊。

(七)并发症

"单纯扭伤"有很高的发病率。但是大多数的患者在4～8周都能恢复到正常活动度，有20%～40%的三度扭伤的患者在损伤后数年内仍然会由于疼痛而限制活动。

距骨侧方不稳定，是最常见的并发症，占踝关节扭伤患者的近20%。这些患者主诉为踝关节的慢性不稳定和跑步时"打软退"。大部分患者能够通过康复训练计划和支具进行成功的治疗，使稳定性得到改善。对于严重或难治病例，外科手术进行肌腱移植以加强关节稳定性可获得好的疗效。

腓总神经损伤是足踝扭伤的另一个常见并发症。在一系列研究中发现，有17%的二度扭伤的患者存在轻度的腓总神经损伤，86%的三度损伤患者有腓总神经或胫后神经损伤。因此，伤后5～6周患者仍行走受限可能是由于腓神经受到了损伤。这种损伤可能是由于轻度的神经牵拉或神经外膜的血肿所致。

腓骨的肌腱脱位或半脱位，胫腓联合韧带损伤，胫腓骨的外生骨疣，跗骨窦综合征(距下扭伤)，距骨顶的骨软骨损伤，复杂区域疼痛综合征是外侧韧带损伤的罕见并发症。

二、跗骨窦综合征

跗骨窦位于足外侧间隙，在距骨颈下方和跟骨远端上方之间。在该间隙的深面是骨间距跟韧带。当踝关节内翻损伤后，该韧带损伤就会导致慢性痛和不稳定，这被称为跗骨窦综合征。在凹凸不平的地面上行走时感到后足不稳定和疼痛而在休息时缓解是它的特点。这种情况很难与距腓前韧带扭伤鉴别。

检查所见包括足外侧在跗骨窦开口处的触痛。该部位在距腓前韧带(ATFL)下可触到。在关节内翻和外翻时也可发生疼痛。当局麻药注入附骨窦能使症状得到缓解,就可确诊。

即使是应力性 X 线片,踝关节和距下关节的常规 X 线检查也不能显示出任何病理学征象。

治疗包括应用抗炎药和给患者装配矫形器。跗骨窦注射局麻药和类固醇,但可能需要重复注射。附骨窦综合征保守疗法不能缓解疼痛时,可以行外科治疗。如果进一步的保守治疗无效,可行距下关节固定术。

三、距骨顶的骨软骨损伤

"足踝扭伤伴创伤性关节炎"与"不愈合的足踝扭伤"是两种常见的情况,急诊医师应该考虑到骨软骨损伤的可能性。踝关节距骨顶有两个部位的骨和软骨容易受到损伤,即外上缘和内上缘。如果碎片脱落,碾入关节,就会导致不可逆的慢性关节炎。骨软骨的损伤的其他较少见的部位是腓骨的边缘和足舟骨的后关节面。

(一)损伤机制

在踝关节背屈和内翻时可导致外上缘的骨软骨损伤。可有或没有外侧韧带的断裂。这种损伤在儿童更为常见,因为其韧带组织更富有弹性。在距屈时可导致内上缘的骨软骨骨折,在这个位置狭窄的距骨可"直接冲击"踝穴而造成骨折。这种损伤通常发生在跳跃者足内翻足趾着地在时。

(二)临床表现

患者主诉为踝关节疼痛,抵触治疗,伴有比扭伤时间长的症状。通常双踝或韧带没有触痛。患者活动使疼痛加重,尽管在过量行走之后可能会有轻微肿胀和钝痛,但休息时可明显减轻。除了在踝关节跖屈位距骨顶触诊不适外,全部的体格检查可能都是阴性的。在这个区域可有触痛点。踝关节可发生滑膜炎并伴有反复发作的肿胀。关节处的局麻药注射可以缓解疼痛。

(三)影像学检查

踝关节的 X 线片可能会表现为一个缺损或不透光的骨颗粒周围有透光区。当损伤在外侧时,证实损伤的最好的影像检查是踝关节背屈并内旋 10°时的前后位片。对于内侧损伤,可在跖屈位时拍前后位片。小的损伤在普通的 X 线片上不易发现,需要敏感性高的骨扫描确诊,如 CT 扫描或 MRI。

(四)治疗

应考虑把患者介绍给矫形外科医生,因为延迟治疗可继发创伤性关节炎。当治疗延迟 1 年以上时大多数患者效果较差。关节镜下清理和去除游离碎骨块可为关节功能的恢复提供最好的机会。

四、距胫骨外生骨疣

外生骨疣是在刺激性病损部位形成的骨性增生物或是对直接创伤的反应。外生骨疣好发于踝关节前方,因为该部位容易反复遭受损伤,特别是运动员。正常的踝关节,其胫骨远端的前方是圆形的,在距骨颈处有一个沟。当踝关节背屈时,胫骨前缘与该沟相接触。在反复的创伤之后,距骨沟和胫骨前下缘处就会形成外生骨疣。第三个形成外生骨疣的较少见的部位是内外踝，因为伴随着距骨扭伤可直接创伤内外踝。

多数有外生骨疣的患者并没有临床症状。少部分患者则会在活动后出现踝关节前方的疼痛，这是外生骨疣患者仅有的表现。对于大多数的患者而言，最主要的主诉是活动度的减少，而只有在踝关节极度背屈时才出现疼痛。体格检查时，医师应注意关节前方的肿胀触痛和足过伸时疼痛加剧。骨赘是关节退行性变过程的产物，必须与之相鉴别。

通常采用保守治疗。应首先尝试进行休息，限制活动和物理治疗。如果症状持续存在，利用关节镜进行清理也是经常采用的治疗方法。

五、腱损伤

（一）腓骨肌腱脱位

腓骨长肌和腓骨短肌的肌腱向下经过腓骨的后面，分别连于第 1 和第 5 跖骨底。这些肌肉使足外翻和跖屈。该肌腱被腓骨上、下支持带固定在腓骨后面。腓骨支持带撕裂后肌腱可发生半脱位或脱位。

这种情况可能是由于支持带的松弛或先天性阙如，但大多数情况下发生在腓骨肌突然强烈地收缩，同时足和踝关节强迫跖屈内翻的情况下。在损伤发生时，腓骨肌本能收缩克服了腓骨纤维鞘的束缚，引起肌腱的前方移位。

这种情况有时可与踝扭伤相混淆；然而，根据腓骨肌腱损伤后外踝后侧的触痛，体格检查可以很清楚地将两者鉴别。有些因素可导致经脱位易于复发，例如腓骨远端后面圆凸或扁平及腓骨短肌分叉等。腓骨肌腱脱位可表现为急性或慢性。

急性半脱位的患者一般有足绷紧并背屈或外翻时外踝后方受到冲击的病史。体检可发现腓骨肌腱处触痛，如果没有询问病史，可能会与腱鞘炎相混淆。通过观察患者主动外翻踝关节时肌腱有无滑出外踝，可以鉴别支持带完全断裂与不完全断裂。

慢性半脱位的患者有肌腱随着足的外翻而滑动的病史，比急性损伤疼痛轻，患者通常主诉钝痛，且当肌腱滑出其正常位置时有肌腱半脱位的感觉。

治疗：患者应用踝后方夹板固定，并加压包扎超过外踝把腓骨肌腱固定在其功能位。

最佳的治疗措施颇有争议。大多数的医师推荐在石膏固定保守治疗 6 周无效后行外科治疗。在一项大型的研究中，74％的患者保守治疗后无效，不得不重新进行外科矫治。

（二）腱鞘炎

在踝关节周围最易发生腱鞘炎的肌腱为：①胫骨后肌腱；②腓骨长肌腱；③胫前肌腱；④拇长屈肌腱。跟腱也常发生腱鞘炎。腱鞘炎有两种类型：狭窄型和类风湿型。狭窄性腱鞘炎好发于腓骨下支持带，检查时可以见到腱鞘增厚。类风湿腱鞘炎更常见于内侧，包括胫后肌腱和长屈肌腱。

1.临床表现

功能障碍可以是急性或慢性的。过度使用后继发急性腱鞘炎是最常见的情况。慢性腱鞘炎常见于不经常运动的患者，与肌腱硬化和结构的改变有关。受累肌腱区可有局部肿胀与压痛。如果使用，可能会导致肌腱的部分或完全撕裂。

胫骨后肌腱鞘炎的患者主诉沿足和踝的后内侧疼痛。胫骨后肌腱功能障碍的患者可能会有跟骨外翻和内踝远端的肿胀。足跟不能内翻通常表明胫骨后肌腱功能障碍或无力。该病患者常因疼痛而不能用脚尖站立。

狭窄性腱鞘炎的患者年龄通常＞40 岁,并有一些职业性损伤的病史。沿腱鞘触诊时可摸到增厚的腱鞘肌腱压痛,任何形式的活动都可使疼痛加重。

2.治疗

急性腱鞘炎病情较轻的,减少活动就可达到治疗目的。如果症状较重,则需要足踝关节休息,应用抗炎药物和冰敷治疗。有些病例,可能需要行膝下承重石膏固定制动 4 周。极个别患者,如通过最初的治疗症状未能得到改善,急性腱鞘炎也可行手术治疗。

六、滑膜炎

急性滑膜炎可继发于损伤、感染或代谢性疾病如痛风。患者一般表现为疼痛、肿胀、关节部位的皮温增高。慢性滑膜炎常继发于距骨骨软骨骨折,轻度胫腓骨分离,或外侧副韧带不稳定。治疗目的是确定和处理任何可能的病因。在大多数的情况下需要行关节穿刺。如果原因仍未找到,建议患者休息一段时间并对患者进行随访。

七、踝关节脱位

踝关节脱位最常伴发于踝部不稳定性骨折。外侧脱位是最常见的踝关节脱位类型。临床可见明显的足侧方移位畸形。踝关节内侧面皮肤明显紧张。这些损伤通常不开放但常伴有内踝骨折,少见的伴有三角韧带断裂。在进行影像学检查前,要先评估血管的完整性以排除血管损伤。这种脱位的复位相对简单,术者一手置于足跟部,一手置于足背对足部进行纵向的牵引,同时助手固定腿部行对抗牵引。施以向内的力量使踝关节回到其正常位置。通常距骨能够轻松复位。复位后在后方行夹板固定,在不稳定踝部损伤中,患者几乎总是须行手术修复。

1.后方脱位

大多数后方脱位都伴发单踝或双踝骨折。造成后脱位的机制是胫骨后方遭受强大的前向冲击力,通常继发于打击。外伤时足处于跖屈位。患者表现为足跖屈和短缩外观。

拍片检查通常可见后踝骨折。可在足跖屈位时前向牵引进行复位。复位后在后方行夹板固定,转运患者,关节囊撕裂和骨折通常需要手术修复。

2.前脱位

前脱位较后脱位少见,几乎总是伴发踝穴的胫骨前唇骨折。这种脱位发生的机制是足部固定时胫骨受力向后移位,或足背屈时受力前移,例如发生坠落时足背屈足跟部着地。患者表现为足背屈和拉长。检查可见支持韧带和关节囊有断裂。这种损伤也常伴发双踝骨折。复位治疗时,先使足轻微背屈以放松距骨,再向下方牵引足部,并将足向后推挤回复其正常位置。

3.上方脱位

上方脱位(分离)并不常见,通常伴有关节破坏。这些患者应予以夹板固定,并计划手术治疗。

4.不伴有骨折的踝关节脱位

要使踝关节仅产生单纯脱位而不伴有骨折,这种暴力通常被认为是高能量的,并且这种脱位常常是开放性的。相关原因包括韧带松弛、腓侧肌肉组织无力、内踝发育不全及有踝关节扭伤史。脱位有后方(最常见)、前方、内侧、外侧脱位等类型。无骨折的距骨自胫腓关节的旋转脱位亦有报道。

第二十二节　足部骨折

一、足的功能解剖

足由 7 块跗骨、5 块跖骨、14 块趾骨、2 块籽骨和 57 个关节组成。足的正常活动范围很大，包括屈曲、伸直、内翻和外翻。另外，足的正常活动范围还有一部分旋前和旋后。跟、距二骨特别粗大，使站立时能够负担 50%的体重，跗、跖骨间由韧带相连，结构紧密，形成内、外两个纵弓和一个横弓：纵长方向由足与支持的桥形结构，即内侧弓与外侧弓以及内侧跗骨（楔骨）、骰骨和跖骨基底组成的横弓。

正常情况下重力被平均分配到前足和足跟部。跖骨头承受的重力不平均，第一跖骨头承担的重力是其余四个跖骨头所承担重力的 2 倍。站立时足部呈三点负重，即足跟、第 1 跖骨头和第 5 跖骨与骰骨。在行走和奔跑保持足弓及各部位的稳定是通过足部的多处韧带和肌肉反应来维持的。跟骨结节为跟腱附着处，其上缘与跟距关节面构成 30°～45°的结节关节角（Bohler 角）为跟距关系的重要标志。此角可因跟骨骨折而减少，消失或成负角，影响足弓后臂，从而减弱腓肠肌肌力及足的弹簧作用。

二、跟骨骨折

跟骨是人体最大的跗骨，既是运动的跳板，又有弹性支撑体重。总的来说，跟骨骨折是所有跗骨骨折中最常见者，约占全部跗骨骨折的 60%和全部骨折的 2%。跟骨的前部分是体部，体部骨折可能是关节内或关节外骨折。跟骨的后部是跟骨结节，结节基底部内外侧的突起为跖腱膜在跟骨上的附着点。

跟腱附着在跟骨结节的后部。跟骨主要与距骨构成距跟关节，有前、中、后 3 个关节面。载距突是跟骨向内侧的延展部分，支撑前、中关节面。腓骨结节位于跟骨外侧面，容纳腓骨肌腱的沟和腓骨下支持带的止点。

跟骨的任何部位均可发生骨折，除撕脱骨折外，75%的骨折是关节内骨折（包括距下关节），且 75%的关节内骨折为压缩性骨折。

（一）分型

骨折分型以治疗和预后为基础，并以骨折是否涉及关节进行分型。

1. 关节内骨折（75%）

Essex-Lopresti 分型将骨折分为舌状骨折和关节压缩性骨折。Sanders 分型基于冠状面 CT 扫描。在冠状面上选择跟骨后距关节面的最宽处，从外向内将其分为三部分（A、B、C），分别代表骨折线位置。这样，就可能有四部分骨折块，三部分关节面骨折块和两部分载距突骨折块。

2. 关节外骨折（25%）

①前突骨折；②载距突骨折；③跟骨外侧突和腓侧结节骨折；④跟骨内侧突骨折；⑤跟骨结节骨折；⑥跟骨体骨折。[也有学者将其分为：①跟骨结节纵行骨折；②跟骨结节水平（鸟嘴形）骨折；③跟骨载距突骨折；④跟骨前端骨折；⑤接近跟距关节的骨折。]跟骨体骨折、跟骨体关节内骨折不仅最常见，占跟骨骨折的 75%，而且最有可能导致患足长期残疾。

(二)损伤机制

最常见的损伤机制是当高处坠落时身体的重量被足跟吸收,足跟遭受垂直撞击所致。伞兵着陆足跟遭受冲击或海战中水雷爆炸,舰艇受到冲击由水面上浮时,甲板上作业人员足跟受到反冲击力,亦可发生跟骨骨折。有时外力不一定很大,仅从椅子上跳到地面,也可能发生跟骨压缩骨折。因此若患者有足跟着地的外伤史,并有足跟疼痛时,即应怀疑有跟骨骨折的可能。对大多数人来说,需要 2.3 m 或更高的高度才会导致跟骨体骨折,而老年人或骨质疏松症的患者,即使低于这个高度也可导致骨折的发生。跟骨为内外弓的共同后臂,其形态和位置对足弓的形成和负重影响极大。跟腱附着于跟骨后结节,如结节因骨折而向上移位,可造成腓肠肌松弛,使踝关节发生过度背伸动作,从而妨碍足跟及足趾的正常功能。跟骨如骨痂形成增厚可引起站立时足跟底疼痛,足跟外翻畸形甚至可以引起痉挛性扁平足;跟距关节遭受破坏时亦可引起严重的后果。因此跟骨骨折必须做好早期治疗,以免发生病废。跟骨骨折后,足跟可极度肿胀,深后沟变浅,整个后足部肿胀压痛,易被误诊为扭伤。X 线检查,除摄侧位片外,应拍跟骨轴位像,以确定骨折类型及严重程度。此外,跟骨属海绵质骨,压缩后常无清晰的骨折线,有时不易分辨,常须依据骨的外形改变、结节、关节角的测量,来分析和估价骨折的严重程度。

(三)临床表现

患者可出现足底的疼痛、肿胀,足底瘀斑及跟腱两侧正常凹陷的消失。24~48 h 常出现张力性水疱,可以是水疱或血疱。如果病变广泛,需要延迟手术,否则术后感染的概率明显增加。尽管有这些表现,患者和临床医生的注意力可能被明显的合并伤误导而导致跟骨骨折的漏诊。跟骨骨折往往非常疼痛,但偶有患者主诉无明显足跟痛,甚至可以负重行走。

(四)影像学检查

通常正位(AP)、侧位、Harris 位 X 线片检查就足以对跟骨骨折做出诊断。正位用于评估跟骰关节的累及情况;Harris 位是踝关节背曲时,X 线呈一定角度倾斜穿过足跟的跖侧面,此位置有助于明确关节受累的范围和骨折压缩的程度。侧位片也能显示关节受累情况,且能测定跟骨的 Bohler 角。测量 Bohler 角有助于辨别细微的骨折和骨折压缩的程度。该角的测量是通过测量两条线的夹角:①从跟骨结节后上缘到跟距关节面后顶点的连线;②从跟距关节前关节面的上顶点到后关节面的上顶点的连线。Bohler 角的正常范围是 20°~40°。如果该角<20°,可能有隐性压缩性骨折。另外,Bohler 角对预后有很好的预见作用。无论怎样治疗,Bohler 角变小表示跟骨骨折预后不良。目前,计算机断层摄影术(CT)已成为全面评估跟骨骨折程度的常规性检查。CT 特别有助于外科医生制订手术方案。仅凭普通 X 线片,近 50%的病例不能明确骨折累及的程度。

(五)合并损伤

50%以上的跟骨骨折都伴有其他的合并损伤,6%跟骨骨折合并下肢的其他损伤。双侧跟骨骨折占 7%。胸腰椎压缩性骨折患者中有 10%的患者合并跟骨骨折。10%的跟骨骨折患者可发生筋膜室综合征,半数筋膜室综合征的患者将会导致足明显畸形。

(六)治疗

这类骨折的急症处理包括冷敷、抬高患肢、松软厚敷料加压包扎并用后方夹板制动,冷敷和松软厚敷料包扎对预防软组织的损伤是非常重要的,如骨折引起的大水疱和皮肤脱落,这些最终会延迟手术治疗时间。

有关节内骨折的患者要制订最佳方案。肿胀明显和有可能发展为筋膜室综合征的患者可住院治疗。

最终治疗方案的选择取决于骨折移位的程度。无移位的骨折不负重6～8周和水疗法治疗，逐渐增加活动量。有移位骨折的治疗方法有争议，有保守治疗和手术修复多种治疗方案。

(1)后关节面移位骨折，一般认为Sanders分类中二部分及三部分移位骨折，Essexlopneti分类的B型及C型。总之后关节面骨折移位超过3 mm者。

(2)跟距角<10°或完全消失者。

(3)跟骨严重畸形，跟骨增宽、短缩及内翻畸形的骨折，后关节面高度比正常少10%以上，或轴位片患者跟骨最宽度比正常侧增加10%宜手术。

(4)严重粉碎骨折。对这部分患者推荐行切开复位内固定术。

(七)并发症

约有10%的跟骨骨折患者合并足的筋膜室综合征。症状包括明显肿胀、皮肤紧张，严重疼痛或伴有晚期病变，如爪形趾、关节僵硬、慢性疼痛、无力、感觉改变、肌肉萎缩、前足畸形。急性期测量筋膜室压力可做出诊断。治疗行筋膜切开减压术。

这类骨折的远期并发症可导致患者残疾。最常见的并发症是创伤性关节炎，导致患者关节僵硬和慢性疼骨刺形成，慢性疼痛或神经压迫使这类骨折的治疗变得复杂。尽管采取最佳的治疗措施，跟骨关节内骨折仍预后不良，接近50%患者发生晚期并发症。

(八)跟骨关节外骨折

跟骨关节外骨折是指没有累及后关节面的骨折。这类骨折约占全部跟骨骨折的25%，包括以下部位骨折：①前突；②载距突；③跟骨外侧突和腓侧结节；④跟骨内侧突；⑤跟骨结节；⑥跟骨体。

1.损伤机制

这类骨折发生系较低坠落伤、扭伤，或肌肉强力收缩导致撕脱骨折。导致跟骨关节外骨折的暴力一般较关节内骨折的暴力要小。

2.临床表现

疼痛可位于病变特定区域，尝试承重时可出现弥散疼痛。

3.影像学检查

常规X线片通常能明确骨折类型。后足的侧位片特别有助于发现细微的骨折。CT检查用于分辨在普通X线片上看不清楚的损伤部位。跟骨疲劳骨折通常发生在后部，患者尽管已有数个月的症状，在普通X线片也可能很难被发现。骨扫描有助于这类损伤的诊断。

4.合并损伤

跟骨关节外骨折较跟骨关节内骨折合并伤发生率低。

5.治疗

(1)前突骨折

这类骨折约占全部跟骨骨折的15%。它是继发于足跖屈时外翻应力所致的撕脱骨折。此体位时分歧韧带紧张，它附着于跟骨、骰骨和足舟骨，强烈的应力可导致韧带撕裂或者跟骨撕脱骨折。患者通常有足“扭伤”病史，并主诉疼痛、肿胀和外踝远端的疼痛。

这种损伤的治疗包括冷敷、抬高患肢和可耐受疼痛的负重。可拆装的石膏靴固定

4～6 周。骨折块较大时可考虑行切开复位内固定,并由矫形外科医师进行随访观察。

(2)载距突骨折

单纯载距突骨折比较少见,最常见的损伤机制是足极度内翻时足跟后部的轴向压缩力所致。患者可表现为疼痛、触痛和仅有内下方及足跟内侧的肿胀。

足内翻或趾过度背伸时,因牵拉载距突下方的拇长屈肌会导致疼痛加剧。

这类骨折的治疗措施包括冷敷、抬高患肢、敷料加压包扎固定 24～36 h。然后,无移位的骨折采用石膏固定不负重维持 8 周。建议行 CT 扫描辨析骨折块准确位置。之后应行手术治疗,手术应在 3 周内完成(最好在 10 d 以内),这时足和踝的肿胀已消退。

(3)跟骨外侧突和腓侧结节骨折

这类骨折很少见,系由跖屈和内翻的暴力或直接创伤所引起。表现为局部的压痛和足跟外侧的肿胀。治疗措施主要是对症处理,踝关节套保护 4～6 周,可负重活动。

(4)跟骨内侧突骨折

这种骨折的损伤机制系直接打击所致。疼痛和肿胀局限于足后跟的内侧。治疗包括软性敷料加压包扎和后方夹板固定。肿胀消退后在可耐受的情况下负重,一些作者推荐早期行切开复位内固定术。

(5)跟骨结节骨折

这种类型的骨折最常见损伤机制是跟腱附着点的撕脱骨折所致,发生在膝伸直和足背屈位坠地或跳跃落地的瞬间。患者表现为疼痛、肿胀和骨折处的压痛;不能行走,足跖屈无力。

无移位骨折治疗采用非负重管型石膏固定足于轻微跖屈位 6～8 周。有移位的骨折可考虑行切开复位治疗。如骨折块卡压皮肤,手术应尽早进行,以尽可能减小软组织损伤的危险。

(6)跟骨体骨折

该型骨折临床少见,是指未累及跟距关节面的跟骨体骨折。这种骨折预后比跟骨关节内骨折好,因为关节内骨折改变了跟骨关节的外形,从而导致远期并发症。其损伤机制很像关节内骨折,常见于坠落伤或车祸伤,通常是高能量损伤。这类骨折可合并腓肠神经的压迫,除此以外,还可出现其他并发症,如先前讨论跟骨体骨折的并发症。

紧急治疗包括冷敷、抬高患肢、大量敷料包扎固定和早期的转诊治疗。

无移位骨折包括不负重、冰敷疗法和至少 4～6 周不行走。移位骨折的处理原则同关节内跟骨体骨折移位的治疗相似,早期的冷敷和抬高患肢对避免水疱的形成是非常重要的,手术治疗是首选。

三、距骨骨折

距骨是第二大跗骨,也是第二位易于骨折的跗骨。

尽管如此,距骨骨折仍不常见,只占不到全部骨折的 1%。距骨在解剖上分为三部分——头、颈和体部。距骨无肌肉附着点,通过周围韧带来维持其位置。距骨全部骨质几乎为软骨关节面所包围,血液供应主要来自由距骨颈前外侧进入的足背动脉关节支,仅能通过内侧的三角韧带、外侧的跟距韧带、前关节囊和跗骨窦等途径进入距骨。因此,距骨的血液供应非常薄弱,距骨骨折移位易发生缺血性坏死。距骨的近端骨折特别易发生近端骨折碎片的缺血坏死。

距骨最常见的骨折是劈裂或撕脱骨折,依次是距骨后突骨折、距骨颈骨折、距骨体骨折,最后是距骨头骨折。踝关节内翻或外翻损伤可导致典型的距骨骨软骨骨折。

(一)距骨小骨折

撕脱骨折是距骨骨折最常见的骨折类型。

1.损伤机制

撕脱骨折往往是足在极度跖屈或背伸基础上加旋转暴力撕脱所致;而后关节面骨折常是足极度屈曲时,关节面与胫骨后部和跟骨撞击的结果。

2.临床表现

距骨撕脱骨折的患者有典型的严重扭伤史,往往能听到撕裂的响声。患者出现局部肿胀、压痛和深部疼痛,疼痛点不明确。活动时疼痛加重,骨块发生移位时可继发关节交锁。足背距骨处压痛最明显。后关节面骨折典型表现是后外侧疼痛、压痛和肿胀。

3.影像学检查

距骨小骨折典型表现是仅在普通 X 线片上有细微的发现。异常表现是在受累部位有局限性的小撕脱骨折块。特殊的斜位片或 CT 对于明确这类骨折的诊断可能是必需的。外形光滑的圆形籽骨或跗三角骨有时可能与骨折混淆,但它们的特殊位置和形状有助于防止误诊治疗。

撕脱骨折的治疗包括冷敷、抬高患肢、短腿夹板跟关节中立位固定和专科随访治疗。直径＞0.5 cm的撕脱骨片需要切除或内固定,以防止骨折块移位导致关节交锁。除了将足用夹板固定在跖屈 15°外,后关节面骨折其他治疗同上面所述。骨软骨的损伤要求行关节镜取出碎片,以避免创伤性关节炎的发生。

4.并发症

撕脱骨折和后关节面骨折通常不合并远期的功能障碍。如果骨折块较大,骨折不愈且有移位者可导致关节交锁,最终导致创伤性关节炎。骨软骨骨折未得到治疗者通常会导致创伤性关节炎。

(二)距骨大骨折

1.损伤机制

这类损伤通常是直接撞击所致,如坠落时足过伸着地。暴力从前足传递到距骨,致距骨撞击胫骨前缘所致。

2.临床表现

患者通常表现为疼痛、肿胀、瘀斑、距骨头和距舟关节处压痛。虽然足内翻时距舟关节疼痛加剧,但踝关节活动可正常。

3.影像学检查

常规 X 线片通常不能发现该骨折。斜位 X 线片或 CT 扫描对充分评价该类型骨折可能是必需的。

4.治疗

该型骨折的急症处理应包括冷敷,抬高患肢,固定。医生喜欢采用短腿行走管型石膏固定 6～8 周,然后纵弓支持保护 12 周。另些骨科医生建议用不承重管型石膏固定 6～8 周作为首选治疗方案。如果骨折块出现以下情况则需行切开复位内固定术:①骨折致距舟关节不稳者;②骨折移位导致关节面出现台阶;③骨折超过 50%的关节面者。

5.并发症

距骨头骨折可并发距舟关节的骨性关节炎和软骨软化症。

6.距骨颈骨折

距骨颈骨折占距骨大骨折的50%。距骨颈骨折按骨折移位情况,Hawkins 将其分为三型。Ⅰ型:距骨颈骨折,骨折线垂直,无移位。距骨体缺血坏死发生率小于10%。Ⅱ型:距骨颈移位,距下关节脱位或半脱位。距骨体缺血坏死发生率低于40%。Ⅲ型:距骨由踝穴及距下关节脱位。距骨体缺血坏死发生率高于90%。

(1)损伤机制

距骨颈骨折的典型损伤机制是踝关节的急剧背伸,常见于车祸伤或高处坠落伤。随着过度背伸,致距骨颈撞击胫骨前缘。持续的暴力可导致韧带撕裂、骨折块移位或距下关节和距骨体的脱位。而骨折脱位往往需要更强大的过伸暴力。

(2)临床表现

距骨颈骨折的患者表现为有急性足过度背伸的病史,随后出现疼痛、肿胀、明显压痛。距骨颈骨折并脱位的患者可表现为足交锁在过度背伸位。

(3)影像学检查

常规的X线侧位片上能很清楚地显示骨折。斜位片有助于发现轻微的脱位或半脱位。

(4)合并损伤

距骨颈骨折经常合并腓骨肌腱的脱位。26%的患者合并有内踝骨折。

(5)治疗

距骨颈骨折的急症处理包括冷敷、抬高患肢、镇痛、制动。无移位骨折采用短腿非行走管型石膏固定6周,然后部分负重3周。而移位骨折或合并脱位的骨折要求进行急诊手术,行骨折解剖复位,探查血管和神经,以减少距骨缺血性坏死的高发生率,延迟复位将增加皮肤和距骨缺血性坏死的发生率。

(6)并发症

距骨颈骨折的处理不当可发生很严重的并发症,如:①腓骨肌腱的脱位;②距骨的缺血性坏死,有骨折一脱位的患者特别易于发生该并发症;③延迟愈合。

(三)距骨体骨折

距骨体骨折占全部距骨骨折的15%~20%。

1.损伤机制

无移位距骨体骨折是足急剧过度背伸损伤所致。典型的粉碎性或移位的骨折是足过度背伸合并轴向压缩损伤所致。

2.临床表现

患者有足强烈过度背伸损伤的病史,还可出现弥散性的踝关节的剧痛、压痛和肿胀。

3.治疗

无移位的距骨体骨折急症处理包括冷敷、抬高患肢镇痛和制动,彻底的治疗采用短腿非行走管型石膏固定6~8周。这种损伤的预后很好。移位的或粉碎的骨折需要通过手术解剖复位。

4.并发症

粉碎的距骨体骨折经常合并距骨缺血性坏死的发生。

四、中足骨折

中足是整个足中活动最少的部分,包括足舟骨、骰骨和三块楔骨,这些骨的骨折很少见,一旦出现，多系多发性骨折或骨折合并脱位。

中足骨折按解剖部位分型。

足舟骨骨折：①背部撕脱骨折；②舟骨结节骨折；③舟骨体骨折；④压缩性骨折。

骰骨骨折和楔骨骨折：①骰骨骨折；②楔骨骨折。

（一）足舟骨骨折

最常见的中足骨折是足舟骨骨折，可分三种类型：①舟状骨结节骨折；②舟状骨背缘骨折；③舟状骨横断骨折。在足舟骨骨折中，背侧撕脱骨折发生率最高，其次是足舟骨结节骨折，再次是足舟骨体骨折，体部骨折可为横断或水平骨折。足舟骨体骨折和压缩性骨折是罕见的损伤。足舟骨也可发生疲劳性骨折。

1. 发病机制

背侧撕脱骨折通常是在足内翻位时急剧跖屈所致。

此位置距舟关节囊紧张，从而撕脱足舟骨近端背面。足舟骨结节骨折也是撕脱骨折，典型机制是足的急剧外翻暴力所致。足的外翻导致胫骨后肌肌腱的张力增加，导致撕脱足舟骨结节。先前报道的损伤机制包括急剧过度背伸并压缩、直接损伤或过度跖屈并旋转。

2. 临床表现

患者表现为疼痛、肿胀、损伤部位的压痛。背侧撕脱骨折时，中足的背侧和内侧面均有压痛。足舟骨结节骨折患者有局限于内踝下方和前方的疼痛，患足外翻时疼痛加剧。

3. 影像学检查

正位、侧位和斜位 X 线片常用于诊断这类损伤。无移位和轻微移位的骨折有时诊断困难，需要与健侧对比、随访 X 线片或 CT 扫描来确诊。跗骨以及副舟骨经常与足舟骨撕脱骨折混淆。足舟骨疲劳性骨折有时需要骨扫描、CT 或 MRI 检查才能发现。

4. 合并损伤

背侧撕脱骨折经常合并腓侧副韧带损伤；结节骨折常伴随骰骨骨折。足舟骨骨折的患者常合并邻近结构损伤，应认真查找。

5. 治疗

（1）背侧撕脱骨折：背侧小的撕脱骨片对症治疗包括冷敷、抬高患肢、敷料加压包扎。患者扶拐负重 2 周或到疼痛消失。敷料加压包扎应从中跗骨到踝上整个区成，包括足跟，撕脱骨折块＞25％关节面的患者。

（2）结节骨折：小的无移位撕脱骨折可采用敷料加压包扎和短腿夹板固定。肿胀消退后，用塑形好的短腿管型石膏固定患足于内翻位 6 周。该位置能避免胫骨后肌肌腱的牵拉。明显移位的撕脱骨折需要急症骨科治疗，考虑行外科手术治疗。

（3）足舟骨体骨折：这类骨折的紧急处理包括冷敷、抬高患肢和后方夹板固定。无移位的足舟骨体骨折彻底治疗包括塑形好的膝下行走管型石膏固定 6～8 周。然后，用纵弓鞋垫支持保护。对于活动量大的患者，舟骨体骨折移位需要行切开复位内固定术。不活跃的患者可行敷料加压包扎等对症处理。舟骨骨折脱位的患者需要行切开复位内固定。

（4）足舟骨压缩性骨折：这类骨折治疗同足舟骨背撕脱骨折。

6. 并发症

足舟骨结节骨折经常发生骨折不愈合。舟骨体骨折可导致足舟骨缺血性坏死或创伤性关节炎。

(二)骰骨和楔骨骨折

骰骨骨折和楔骨骨折常一起发生。骰骨或楔骨的单纯骨折较少见,多与邻近的楔状骨或外侧诸跖骨基底骨折合并发生。骰骨骨折多半无明显移位,石膏外固定即可,如为粉碎性骨折,须做跟骰关节固定,以恢复足的轴线,减少并发症的发生。楔状骨骨折多与中跗或跗跖关节损伤同时发生,一般骨折可用手法复位,石膏固定。对这类损伤的患者,临床医生要考虑到有跗跖关节。骰骨和楔骨脱位少见,多为患足的急剧内翻或外翻所致,患者可表现为严重疼痛、压痛和肿胀。中足活动时疼痛加剧。脱位时可出现患处明显的畸形和重度疼痛。

1.影像学检查

正位、侧位和斜位X线片通常用于诊断这类骨折。若要诊断微骨折或累及关节面的骨折是否移位,有必要行X线片对比或CT扫描。可疑脱位经常需要行健侧X线片对比来明确诊断。

2.合并损伤

骰骨和楔骨骨折可合并明显的软组织损伤。骰骨骨折可合并跟骨骨折。骰骨和楔骨骨折也可并发跖骨骨折或跗跖骨骨折－脱位。

3.治疗

骰骨和楔骨骨折的治疗措施是冷敷、抬高患肢、有支撑的夹板固定。无移位骰骨或楔骨骨折的确定性治疗包括采用塑形好的短腿管型石膏(不负重)固定6～8周。去除管型石膏后,继续用纵弓支持保护5～6个月。移位的骨折要求手术固定。粉碎性骰骨骨折行外固定架固定已成为最佳治疗方案。

骰骨或楔骨的脱位或骨折－脱位复位后通常是不稳定的,强烈建议早期手术治疗。

第二十三节　小腿损伤

一、概述

胫腓骨是长管状骨中最常发生骨折的部位,占全身骨折的8%～10%。交通伤最为常见,而跌倒伤较为少见,最严重的损伤出现在交通伤。

胫腓骨由于部位的关系,遭受直接暴力打击、压轧的机会较多。又因胫骨前内侧紧贴皮肤,所以开放性骨折较多见。严重外伤,创口面积大,骨折粉碎、污染严重,组织遭受挫灭伤为本症的特点。胫骨骨折愈合缓慢,常常可以引起永久性的后遗症。由于胫骨骨折的严重程度不同,每种治疗方法并不适合于所有患者。合适的治疗方法包括从骨折可以忽略不处理到必须截肢。胫骨骨折的治疗考验外科医生的经验和技术,用什么方法处理最好,一直是骨折治疗中争议最多的问题之一。

(一)损伤原因

1.直接暴力

胫腓骨干骨折以重物打击、踢伤、撞击伤或车轮碾轧伤等多见,暴力多来自小腿的外前侧。

骨折线多呈横断形或短斜形。巨大暴力或交通事故伤多为粉碎性骨折。两骨折线常在同一平面,如横断骨折,可在暴力作用侧有一三角形碎骨片,骨折后,骨折端多有重叠、成角、旋转移位。因胫骨前面位于皮下,所以骨折端穿破皮肤的可能极大,肌肉被挫伤的机会较多。如果暴力轻微,皮肤虽未穿破,如挫伤严重,血供不良,亦可发生皮肤坏死,骨外露发生感染。较大暴力的碾压、绞轧伤可有大面积皮肤剥脱,肌肉撕裂和骨折端裸露。

骨折部位以中下 1/3 较多见。由于营养血管损伤,软组织覆盖少,血供较差等特点,延迟愈合及不愈合的发生率较高。

2.间接暴力

为由高处坠下、旋转暴力扭伤或滑倒等所致的骨折,特别是骨折线多呈斜行或螺旋形;腓骨骨折线较胫骨骨折线高,软组织损伤小,但骨折移位骨折尖端穿破皮肤形成穿刺性开放伤的机会较多。

骨折移位取决于外力作用的大小、方向、肌肉收缩和伤肢远端重量等因素。小腿外侧受暴力的机会较多,因此可使骨折端向内成角,小腿重力可使骨折端向后侧倾斜成角,足的重量可使骨折远端向外旋转,肌肉收缩又可使两骨折端重叠移位。

儿童胫腓骨骨折遭受外力一般较小,加上儿童骨皮质韧性较大,多为青枝骨折。

(二)类型

胫骨骨折可分为 3 种类型。①单纯骨折:包括斜行骨折、横行骨折及螺旋骨折;②蝶形骨折:蝶形骨块的大小和形状有所不同,因扭转应力致成的蝶形骨折块较长,直接打击的蝶形骨折块上可再有骨折线;③粉碎骨折:一处骨折粉碎,还有多段骨折。

1.单纯腓骨骨折

单纯腓骨干骨折较少见,多由直接暴力打击小腿外侧所致。在骨折外力作用的部位,骨折线呈横行或粉碎。因有完整的胫骨作为支柱,骨折很少移位。但腓骨头下骨折时,应注意有无腓总神经伤,一般腓骨骨折如不影响踝关节的稳定性,均不需复位,用石膏托或夹板固定 4~6 周即可;如骨折轻微,只用弹力绷带缠紧,手杖保护行走,骨折即可愈合。

2.胫骨或腓骨应力性骨折

(1)病因:胫骨或腓骨应力性骨折,多见于运动员、战士或长途行走者,胫骨发生率较腓骨高。新兵训练所致的应力性骨折胫骨上 1/3 最多见,腓骨应力性骨折多位于踝关节上部。

(2)发病原因为多次重复的较小暴力作用于骨折部位,使骨小梁不断发生断裂,但局部修复作用速度较慢,最终导致骨折。

(3)临床症状与诊断:运动或长途行走之后,局部出现酸痛感,休息后好转,运动、长途行走或工作后则加剧。局部可有肿胀、压痛,有时可出现硬性隆起。X 线片上的改变出现较晚,一般在 2 周后可出现不太清晰的骨折线,呈一骨质疏松带或骨质致密带,继而陆续出现骨膜性新骨形成和骨痂生长。

(4)治疗:应力性骨折多无移位,确诊后停止运动、患肢休息即可。症状明显时,可用石膏托固定。

(三)治疗原则

胫腓骨骨折的治疗目的是恢复小腿的承重功能。因此骨折端的成角畸形与旋转移位应该予以完全纠正,以免影响膝踝关节的负重功能和发生关节劳损。除儿童病例外,虽可不强调恢复患肢与对侧等长,但成年病例仍应注意使患肢缩短不多于 1 cm,畸形弧度不超过 10°,内外翻不超过 5°，两骨折端对位至少应在 2/3 以上。

(四)预后

胫骨干骨折会妨碍负重和运动(至少早期是这样)并会引起疼痛和不稳。如果是开放骨折，严重的感染会威胁生命或下肢。开放骨折可伴有即刻性或延迟性的神经血管缺损，同样会威胁下肢的存活和功能。虽然胫骨骨折的平均愈合时间大约为 17 周，但是患者往往需要更多的时间以完全恢复，有些患者需要 1 年或更长时间。Gaston 等发现，在采用髓内钉治疗孤立胫骨骨折后的一年，患肢膝关节的伸屈力量要比对侧小 15%～25%。胫骨骨折造成的长期功能损害是常见的，而且骨不连只有经过附加治疗才会愈合。骨折对位不良或者膝踝关节软组织挛缩，会导致畸形。胫骨骨折本身通常不是致命的，但是其恢复期长，而且存在潜在的永久性功能障碍的可能，必须引起重视。

二、手法复位外固定

手法复位外固定适用于稳定性骨折，或不稳性骨折牵引 3 周左右，待有纤维愈合后，再用石膏进行外固定。

(一)稳定性骨折

无移位或整复后骨折面接触稳定，无侧向移位趋势的横断骨折、短斜行骨折等，在麻醉下行手法复位及外固定，即长腿石膏固定。膝关节应保持 20°左右轻度屈曲位，待石膏干固后可扶拐练习以足踏地及行走，2～3 周后可开始去拐练习持重行走。

(二)不稳定骨折

斜行、螺旋形或轻度粉碎性的不稳定骨折，单纯外固定不可能维持良好的对位。可在局麻下行跟骨穿针牵引，用螺旋牵引架牵引复位，小腿石膏行局部外固定。术后用 4～6 kg 重量持续牵引 3 周左右。待纤维愈合后，除去牵引，用长腿石膏继续固定直至骨愈合。

骨折整复后，在稳定性骨折，轴线良好者，亦可考虑用小夹板固定。小夹板固定的优点是固定范围不超关节，膝、踝关节功能不受影响，如能保持良好的固定，注意功能锻炼，骨折愈合常较快，因此小夹板固定的愈合期较石膏固定者为短。但小夹板固定的部位局限，压力不均匀，压垫处皮肤可发生坏死，要严密观察。小夹板包扎过紧可造成小腿筋膜间区内组织坏死，应注意避免。

石膏固定的优点是可以按肢体的轮廓进行塑型，固定确实。但如包扎过紧，可造成肢体缺血甚至发生坏死；包扎过松或肿胀消退，肌肉萎缩可使石膏松动，骨折必将发生移位。因此，固定期要随时观察，包扎过紧应及时剖开，发生松动应及时更换。一般胫腓骨骨折急诊固定后，常需于 3 周左右更换一次石膏。更换后包扎良好的石膏不再随意更换，以免影响骨折愈合。但仍应定期随访，观察石膏有无松动及指导患者进行功能锻炼。

长腿石膏固定的缺点是固定范围超越关节，胫骨骨折愈合时间长，常可影响膝、踝关节活动功能。为此，可在石膏固定 6～8 周已有骨痂形成时，改用小夹板固定，开始关节活动。Sarmiento报道，胫腓骨骨折下肢石膏固定 4～8 周后，改用膝下管形石膏，即在包扎时注意做好胫骨髁及髌骨的塑形，以减少胫骨旋转活动。其外形略似髌腱承重假体，使承重力线通过胫骨髁沿骨干达到足跟。认为这种方法可以减低延迟愈合及不愈合的发生率，并使膝关节功能及早恢复，骨折端虽可略有缩短，但不会发生成角畸形。

三、开放复位内固定

胫腓骨骨折一般骨性愈合期较长，长时间的石膏外固定，对膝、踝关节的功能必然造成影响。另外，由于肌肉萎缩和患肢负重等因素，固定期可能发生骨折移位。因此，对不稳定性骨折采用开放复位内固定者日渐增多，并可根据不同类型的骨折采用不同的方式和内固定方法。

（一）螺丝钉内固定

斜行或螺旋形骨折，可采用螺丝钉内固定，于开放复位后，用1或2枚螺丝钉在骨折部固定，用以维持骨折对位，然后包扎有衬垫石膏，2～3周后改用无垫石膏固定10～12周。但1或2枚螺丝钉仅能维持骨折对位，只起到所谓骨缝合的作用，固定不够坚固。整个治疗期内必须有坚强的石膏外固定。

（二）接骨板固定

有移位的不稳定胫骨近端和远端1/3骨折，合并用膝、踝关节内骨折，特别是当难于插入髓内针或者要求精确的解剖复位时，采用接骨板治疗是最佳选择。然而对于软组织受损或者有缺损的患者，接骨板固定是禁忌的。使用接骨板应该满足以下条件：接骨板表面应该有健康的软组织覆盖，建立稳定的骨—接骨板结构，允许有效愈合，不过多剥离骨膜及软组织。骨折间隙水平的骨膜要被剥离，但仅仅限于清理骨折段和判断骨折复位所必需的范围之内。接骨板将放置于未剥离的骨膜表面。

胫骨干骨折，最常使用DCP4.5和LC-DCP4.5接骨板。新型接骨板如窄的LC-DCP4.5和PC-fix，适合于骨膜外放置，它与骨的微小接触是用来保护骨膜血供的。标准的接骨板固定要求在骨折任何一边至少有6个皮质固定。对于简单骨折，可以采用传统的AO原则，采用碎片间拉力螺钉加压的接骨板固定方法；对于复杂骨折，不要求精确复位，采用微小显露和间接复位技术，恢复肢体长度，纠正旋转和对线，使用长接骨板(8～10孔)桥接骨折区域，不必固定每一个钉孔，骨折线两端各用3～4枚螺钉固定。较长的接骨板能够增加稳定性，对于增加最远处和最近处螺钉之间的跨度相对于在较短的跨度内使用较多的螺钉有可能会更稳定。较长的接骨板可以省去40%的螺钉同样达到增加表面张力和刺激间接愈合的作用，故不会影响愈合的效果。

经皮接骨板的应用是近期对传统ORIF技术的改良，是生物型骨折固定理念(BO)的体现。微创入路减少了创口和骨折愈合时并发症的发生。微创性接骨板保持了局部的血供。通过非常有限的切口，以减少软组织的损伤和保留骨的血供，使用接骨板的兴趣有所增加。特殊设计的置入物和器械如锁定加压板(LCP)及LISS系统，通过锁定螺钉提供角度的稳定性提高了骨折稳定性。复位技术也由通常需要较多骨暴露的骨块间复位和内固定，转向“间接复位”。使用AO牵开器或外固定器有利于获得间接复位，间接复位技术使软组织得以保留，保护了外骨膜的血供，避免了应力遮挡效应，有利于骨折愈合。

（三）髓内钉固定

1.手术方法

患者平卧，屈膝90%，在髌腱内缘切口，自胫上端前缘后(关节外)进入髓腔，新鲜骨折在C形臂X线机监视下闭合复位，插针至远端，将内钉打入张开，此时助手推紧足跟使骨折线挤紧。手术在半小时左右完成，较锁钉省时，出血少，术后不需外固定，用此法治疗之病例均获愈合。

2. IESN 的优点

(1)生物力学方面:①由内针与外针组合,增加钉体的刚度,且不扩髓,兼有扩髓与不扩髓钉的优点;②髓针与骨髓腔的接触较密切,从髓腔窄处到两端,内针与骨腔广泛接触,无应力集中,而髓内锁钉,无论扩髓与不扩髓,其髓钉与髓腔留有可活动的空隙,应力集中于两端锁钉,锁钉一断,则固定力减弱,因而出现轴线不正,骨折不愈合;③骨断端的生理压力,髓内锁钉于骨折两端加锁钉后,骨折端失去肌肉张力,不利于骨折愈合,需于术后一定时间,去除一端锁钉,以成动力性固定,而 IESN 虽然髓内固定达稳定强度,但非"死固定",骨折端可接受生理压力。

(2)临床方面:①手术操作 IESN 较简单,不需扩髓,不需锁钉,适合于无透视设备的基层医院及野战条件下使用;②固定可靠;③由于不扩髓,闭合复位不剥离骨外膜,保持骨折周围软组织血供,髓内轴心固定等优点更较符合生物学接骨原则。

(四)外固定架

对胫骨骨折和其并发症可以合理使用外固定架进行治疗,其适应证如下所述。当髓内钉和接骨板不适合立刻使用或存在风险时,外固定架对中度或重度胫骨骨折的治疗是有价值的。外固定架对软组织损伤小,可以根据具体情况在以后用内固定替代,也可以作为最终的治疗手段。外固定架与接骨板相比可以减少开放性骨折中感染的风险。随机的临床前瞻性研究表明,髓内钉对于所有程度的开放性胫骨骨折更为有效。外固定架有骨折愈合较慢、难以维持力线,以及针道感染等问题。目前倾向于将外固定架限制在对严重的软组织或复合伤患者的临时固定上。较早更换为髓内钉或晚一些时候更换为接骨板,则可以在利用外固定架优点的同时避免了其长期固定所存在的问题。

胫骨外固定架的适应证有:①髓内钉或微创接骨板手术中的复位辅助装置;②伴有血管损伤时的迅速固定;③严重软组织损伤的临时支撑;④开放骨折伴有髓内污染;⑤灾难或战地的固定;⑥用于固定解剖学上不适合髓内钉固定的骨折(近端或远端骨折,髓腔畸形或有骨髓炎);⑦严重损伤的重建;⑧可用于骨折的最终固定;⑨用于治疗骨折部位的感染。

四、开放性胫腓骨骨折

小腿开放性骨折的软组织伤轻重不等,可发生大面积皮肤剥脱伤,组织缺损,肌肉绞轧挫灭伤,粉碎性骨折和严重污染等。早期处理时,创口开放或是闭合,采用什么固定方法均必须根据不同伤因和损伤程度做出正确的判断。小腿的特点是前侧皮肤紧贴胫骨,清创后勉强缝合常因牵拉过紧造成缺血、坏死或感染。因此,对 Gustilo Ⅰ型或较清洁的Ⅱ型伤口、预计清创后一期愈合无大张力者可行一期缝合;对污染严重,皮肤缺损或缝合后张力较大者,均应清创后令其开放。如果骨折需要内固定,也可在内固定后用健康肌肉覆盖骨折部,令皮肤创口开放等炎症局限后,延迟一期闭合创面或二期处理。大量临床资料证实,延迟一期闭合创口较一期缝合的成功率高。

对骨折的固定问题:预计创口能够一期愈合或延迟一期闭合创面的病例,可按闭合性骨折处理原则进行治疗;如果需要内固定,可以在手术同时进行。对于污染严重或失去清创时机,感染可能性大的病例,单纯外固定不能维持骨折对位时,可行跟骨牵引或用外固定架固定,一般不应一期内固定。

五、并发症及其处理

(一)筋膜间隙综合征

小腿部骨折或肌肉等软组织损伤,发生血肿、反应性水肿,使筋膜间隙内压力增高时,可造成血循环障碍,形成筋膜间隙综合征。其中以胫前间隙综合征的发生率最高。

胫前间隙位于小腿前外侧,胫前肌、拇长伸肌、趾长伸肌、第3腓骨肌、腓深神经和胫前动、静脉位于其中,当发生胫前间隙综合征时,小腿前外侧发硬、压痛明显,被动伸、屈各趾时疼痛加剧。疼痛情况与腓深神经受压程度有关,早期可出现第1～2趾蹼间感觉减退,继而发生跗长伸肌、趾长伸肌、胫前肌麻痹。由于腓动脉有交通支与胫前动脉相通,因此早期足背动脉可以触及。

除胫前筋膜间隙外,胫后3个间隙亦可发生本综合征。其中以胫后深间隙综合征的发生率较胫后浅间隙及外侧间隙高,特点为后侧间隙疼痛、跖底麻木、足趾屈曲力减弱,被动伸趾时疼痛加剧,小腿三头肌远端内侧筋膜张力增加,压痛明显。如症状持续发展未及时处理,可以发生间隙内肌群缺血挛缩,形成爪形足。行小腿内后侧切口,自比目鱼肌起始部,纵行切开深层筋膜,必要时同时将肌外膜切开,可以达到减压目的。

胫前间隙综合征是间隙内压力持续增加,血管痉挛,组织渗透压增加,组织缺血缺氧所形成的。尤其软组织有明显挫伤的闭合性胫腓骨骨折病例,有发生筋膜间隙综合征的可能,故应尽早进行骨折复位,并静脉滴注20%甘露醇,以改善微循环,减轻水肿,并严密观察。

除筋膜间隙综合征外,胫前间隙下方近踝关节部,胫前肌、拇长伸肌、趾长伸肌腱紧贴胫骨,该部骨折愈合,骨痂形成后可使肌腱遭受磨损,引起症状,必要时亦应手术切开筋膜进行减压。

(二)感染

胫骨开放骨折,清创后行钢板内固定者,感染率最高,其原因是开放骨折,软组织已有损伤,再行6孔以上钢板固定,剥离骨膜软组织太多,又破坏了供养胫骨骨折处的血供,因而感染率高,在笔者近几年处理的骨折内固定后感染成慢性骨髓炎的病例中,胫骨开放骨折钢板内固定者占1/3。胫骨前内为皮下骨,一旦感染,伤口露出内固定和骨面,可长达1年至数年不愈,因此胫骨开放骨折,Ⅰ度者可行髓内钉固定;Ⅱ度者清创闭合伤口,伤口愈合后再行髓内钉固定;Ⅲ度者视软组织修复情况,先用外固定器固定,伤口闭合后,换髓内钉固定。

(三)延迟愈合、不愈合或畸形愈合

造成胫骨延迟愈合与不愈合的原因很多,大致可分为骨折本身因素和处理不当所致两大类。但不论哪种原因,多半不是单一因素引起,常有几种原因同时存在,处理时必须针对不同原因,采取相应措施,才能达到治疗目的。

1. 延迟愈合

这是胫骨骨折常见的并发症,一般成人胫骨骨折20周尚未愈合者,即为延迟愈合,据不同资料统计占1%～17%。虽然大部分病例继续固定骨折仍可愈合,但延长固定时间,可以加重肌肉萎缩和关节僵直,增加病废程度,处理不当便可形成不愈合。因此,在骨折治疗中,必须定期观察,做好确实的固定,指导伤员进行患肢功能锻炼。

胫骨骨折在20周内仍有愈合之可能,不一定手术治疗。对骨折后12周左右有愈合不良者,应及时加强患肢功能锻炼,在石膏固定下,进行患肢负重行走,以促进骨愈合。也有主张,

12 周以上骨折有不愈合趋势者，可将腓骨骨折端截除 2.5 cm 左右，以增加患肢负重时胫骨骨折端的纵向嵌插压力，促进骨痂生长；如果 20 周左右骨折端仍有间隙存在，则不愈合的可能极大，应及时手术植入骨松质。

此外，对延迟愈合的病例，采用电刺激疗法，用电磁场脉冲或直流电，利用电流的不同频率及波形，改变骨折部电位差，亦可达到促进骨折愈合的目的。

2. 不愈合

胫骨骨折不愈合，即 X 线片可见骨折端有明显的硬化现象，两骨折端虽有骨痂存在，但无骨性连接，临床体征有局部压痛，负重痛或异常活动等。不少病例不愈合多有其内在因素，如骨折过度粉碎、严重移位、开放伤或皮肤缺损等。开放伤合并感染更是不愈合的重要原因。此外，处理不当，如过度牵引、外固定不确实或内固定应用不当，亦可造成不愈合。

胫骨延迟愈合与不愈合的界限不很明确，延迟愈合的病例，患肢负重可以促进骨折愈合，但如已经构成不愈合，过多活动反而可使骨折端形成假关节，因此应采取积极的手术治疗。

一般胫骨不愈合，如果对位良好，骨折端已有纤维连接，手术时只要注意保护骨折部位血循环良好的软组织，骨折部不广泛剥离，在骨折端周围植入足量的骨松质，多半可以愈合。

在不愈合的早期或延期愈合阶段，Brown 和 Sorenscm 等认为行腓骨截骨术，以增加胫骨骨折端的生理压力，促进骨折愈合而不须植骨。但如骨折端已有假关节形成，腓骨愈合后胫骨骨折端间隙存在，则应在截骨的同时行植骨手术。Mullen 等认为骨不连的病例，单纯采用加压钢板固定和早期患肢负重，加强功能锻炼，患肢负重，不须植骨亦可达到骨愈合。但如骨折对位不良，骨折端纤维组织愈合较差者，采用坚强内固定的同时，植入骨松质，仍属必要。Lottes 等认为行髓腔扩大，髓内钉固定术，同时截断腓骨，术后患肢早期负重，也不一定同时植骨。但根据大量资料统计，在手术内固定的同时，植入骨松质的效果较单纯内固定者为好。笔者对骨不连病例，以髓内钉固定并同时植骨，愈合良好。对不愈合的处理如下。

(1)改善骨折处局部血供：这有利于骨折愈合，对局部皮肤有瘢痕或缺损的修复，可采用以下方法。

1)在胫前内、中及上 1/3 皮肤缺损，可选用腓肠肌内侧头肌皮瓣向前转位掩盖胫前。此方法不但可修复皮肤缺损，且为骨缺损部植骨提供肌肉覆盖、增加血供，利于植骨愈合。

2)在胫骨中下部的皮肤缺损，可用比目鱼肌肌皮瓣向前转位覆盖植骨，肌面植游离皮，亦可用腓肠肌内侧头延伸肌皮瓣或双蒂皮瓣转位修复。

3)带旋髂血管的皮肤髂骨瓣游离移植，修复胫骨缺损与皮肤缺损。

4)对胫前皮肤瘢痕广泛而缺少局部肌皮瓣可转位修复的病例，可选用胫腓骨后路植骨术而留置胫前瘢痕。

(2)骨缺损的修复：可选择以下方法。

1)植骨：对于缺损不很大，在 5～7 cm 以内者，可取同侧髂骨大块行嵌入(胫骨)植骨。如果骨缺损偏中下 1/3，可行胫骨上段的滑槽植骨，亦可行髂骨嵌入植骨，以后者植骨量大，愈合较快。同时修复皮肤缺损。

2)腓骨带肌蒂移位胫腓融合：骨缺损在 5～7 cm 以上者，可选用同侧腓骨带肌蒂移位胫腓融合。有学者报道的硬膜外麻醉气囊止血带下的手术，具体步骤如下：胫前外切口，切除瘢痕，显露胫骨两断端，切除断端间的瘢痕，使骨后面显出较健康组织。打通两端骨髓腔，测量缺损长度。上下截断腓骨，取外侧腓骨上下切口，各长 5～6 cm，由外侧肌间隔(腓骨肌与比目鱼肌之间）显露腓骨，截取腓骨的长度以胫骨断端为准，每端腓骨与胫骨重叠至少为 4 cm，以至少能上 2 枚螺丝钉为限，但腓骨远端至少需留下 6 cm（包括外踝）。如远端仅能重叠 3 cm，则近端必须重叠 5 cm 以上，移位后向下移 1 cm 与胫骨固定，骨膜下显露腓骨上下段，以气锯或线锯锯断。如锯断为斜面，则该斜面不能阻挡中段腓骨向胫骨移位。腓骨移位：腓骨两端截断后，中段腓骨带着其周围的肌肉与腓血管供养，向胫骨移位。方法是在胫前切口，沿胫骨外侧面骨膜分离至骨间膜，在膜前向外分离，将胫前间隔区的内容物向前外牵开，在骨间膜腓侧触及腓骨截断处，于此处切开骨膜，将腓骨断端牵至胫前间区内，上下端同样处理。胫腓融合：将胫骨上下段外侧面与移位腓骨相接触处的骨皮质凿去一薄层，做出粗面。将腓骨上端与胫骨外面向后部靠拢，重叠 4 cm（或更多），以持骨钳夹住，再将腓骨下端与胫骨靠拢，牵引踝部使胫骨恢复原长度，腓胫重叠 4 cm 或更多，亦以持骨钳夹住。观察并测量此下肢轴线，使胫腓、膝、踝关节在正常轴线且无旋转变位。在胫骨上下端与腓骨重叠部，由内向外，各以 2 枚（或 3 枚）螺丝固定。胫骨缺损处植骨。再取髂骨条或肋骨，后者劈开成两半或 4 条长条，插入胫后，其与胫骨之间为胫前间隙肌肉及腓骨本身周围肌肉所分隔。将其向外牵开，切开骨间膜，将腓骨与胫骨后部靠紧，以螺钉自内向外固定胫腓骨。胫骨缺损处植骨，可使腔前筋膜间区容积减小，为减轻缝合小腿筋膜对胫前间区的压力，将腓侧皮缘于深筋膜外向腓侧分离 2～3 cm，于此处切开筋膜，使胫前肌肉于此处膨出，然后再缝合胫前筋膜，覆盖植骨。如已无筋膜可缝合并皮肤缺损，则如上述做腓肠肌内侧头肌皮瓣向前移位，消灭伤口。置负压引流。

术后以长腿石膏托固定，抬高患肢。48 h 拔除引流。2 周拆线，完全消肿后，约 3 周更换长腿石膏。于 12～16 周间拆除石膏，练习膝、踝关节活动。5～6 个月后用拐负重走路。

3）带血管腓骨游离移植：取对侧带血管腓骨移植于胫骨缺损处。适于胫骨缺损 7 cm 以上者。胫骨处理同上述，移植的腓骨两端插入及嵌入胫骨两端髓腔中，每端重合至少 3 cm，以便各用 2 枚螺丝固定。如果同时有皮肤缺损，可取腓骨外侧皮瓣与带血管腓骨一并移植。术后处理同上。

4）胫腓后融合：胫前瘢痕者的胫骨缺损，可行胫腓后融合。方法是硬膜外麻醉，气囊止血带下手术。仰卧位屈膝、小腿外旋，或侧卧位，患肢在下靠前，健肢在后。胫骨内缘后切口，保护大隐静脉及同名神经勿损伤。沿胫骨内缘切开骨膜并拉开胫骨后面，至胫骨外侧缘时，切开骨膜，继续沿骨间膜后面向腓骨推进，至腓骨内侧缘沿腓骨后面向外推开至腓骨外侧缘。缺损的上端及下端均同样推开显露胫骨与腓骨后面，中间缺损区可不必推开，因其为瘢痕粘连，易误伤邻近组织。取髂骨薄骨片适量，植于胫骨与腓骨后面，每一骨片都能覆盖在胫骨与腓骨后面才好，厚约 3 mm 即可，太厚则可能压迫胫后血管或神经。缺损上下端均同样植骨。无须内固定。此方法不适于胫骨上 1/3 处，因比目鱼肌腱弓处有血管穿过，以防损伤或压迫。缝合切口，置负压引流。

术后处理：长腿石膏固定 3～4 个月。上下端植骨与胫腓骨愈合后，除去外固定，练习膝、踝关节活动，并用拐行走，部分负重，待腓骨逐渐增粗，才逐步代替胫骨功能。但在较长时间内，应注意勿摔倒或扭伤，以防融合处之间的腓骨骨折。

3. 畸形愈合

胫骨骨折复位后如内翻、外翻或前后成角超过 5°以上者，应及时更换石膏或将石膏楔形切开，进行矫正。如果已有骨性愈合，则应以患肢功能是否受到影响或外观畸形是否明显来决定是否截骨矫形；不应单纯以 X 线表现作为手术依据。旋转畸形中，内旋畸形的影响较大，一般内旋5°以上,即可出现步态不正常,外旋畸形大于20°亦可无明显影响。

胫骨骨折的畸形容易发现,便于及时纠正,因此发生率低。但粉碎性骨折,有软组织缺损及移位严重者容易发生畸形愈合,早期处理时应注意防止。必须注意的是,胫骨骨折愈合后对位不良可能导致膝或踝的创伤后关节炎。然而,这种可能性并不是确定无疑的,对此,Tetswonh和Palev做了很好的论述。假设随着时间的推迟,轴线畸形会导致关节的损害,但多大的畸形程度视为显著尚不明确。畸形愈合的位置非常重要,远端畸形多为症状性的。每个患者可接受的畸形程度也不同,而且对下肢恢复的要求也不同。将畸形的后果从损伤后果中鉴别出来是困难的,为此外科医生通常必须在缺乏可以判断预后数据的情况下来决定能否接受某种复位程度。

第二十四节　跟腱损伤

跟腱断裂是一种较常见的肌腱断裂,新鲜病例的治疗,大多比较满意,但有的病例,早期未明确诊断,以致延误治疗。

一、致伤原因

跟腱断裂伤有两类原因,一类为锐器或钝器直接切割或打击跟腱致其断裂,为开放性损伤;另一类为闭合性损伤,多系跑跳运动损伤,如翻筋斗、跳起投篮、跳远等,在跟腱有退行性变的基础上,外伤使跟腱撕裂。也有钝器击于跟腱部,发生断裂,而皮肤未破裂。

二、病理

跟腱长约15 cm,自上而下逐渐变窄增厚,以跟骨结节上方3～6 cm为最窄。Langeren等通过跟腱血管造影证实,邻近止点及肌肉侧有较好的血供,在腱中间血供少,受损伤后可引起局部营养不良,发生退行性变,为断裂的基础。跟腱附着于跟结节后端,当踝关节背屈时,跟腱在杠杆的顶端,受压应力最大,在起跳时虽然胫后肌、腓骨肌、趾屈肌都收缩,但这些肌肉都是通过踝部,在跟腱之前,所受张力较小。在起跳时,跟腱可承担3～4倍体重,在退变的基础上易发生断裂。笔者一组闭合断裂9例中,6例中年演员的跟腱断裂发生在止点上3～4 cm处,3例青年人发生在肌腱结合部,无退行性变。另外,严重的腱周围炎和痛风等都可使跟腱变弱而断裂。

三、临床表现及诊断

新鲜损伤表现为跟部疼痛。患足不能以足趾站立。检查局部肿胀,触痛,并能摸到跟腱连续性中断及凹陷,跖屈力弱、Thompson征阳性(俯卧位,捏患者小腿三头肌时,踝不动)。O'Brien试验时插入的针不动或针体与肌腱运动的方向相反移动。X线片检查有时可见软组织钙化或增厚影像,超声检查可显示腱纤维断裂或囊肿样变。磁共振检查更明确。陈旧损伤多为跛行,平足行走,不能提踵,触及跟腱有凹陷,小腿肌肉萎缩,但因瘢痕粘连连续,Thompson征往往为阴性,踝背屈角度比对侧小,足跟较突出,一般认为诊断不困难。但本组及文献报道的误诊率为20%～40%不等。其原因是医生的认识不足。

小腿三头肌是踝关节跖屈作用的主要肌肉，但不是唯一屈肌，胫后肌、腓骨肌、趾屈肌也有协同作用。故跟腱断裂后，仍可做30°跖屈活动，所以跟腱断裂后不是跖屈活动消失，而是跖屈力量减弱。认为跟腱断裂后足跖屈活动必然丧失的观点，是造成误诊的主要原因。也不能因有轻度跖屈运动认为系跟腱部分损伤，手术探查闭合损伤时多可见完全性断裂。

四、损伤类型

依据手术时跟腱损伤所见病理情况，可分为三种类型，它与伤因有密切关系。

（一）横断型

系割伤或砍断所致的开放损伤，跟腱横行断裂部位多在止点上3 cm左右，断面齐整，向近端回缩3～5 cm。根据损伤程度可分为完全或部分断裂。

（二）撕脱型

系因跟腱部直接遭受砸、碰伤所致，开放或闭合，跟腱的止点撕脱或于止点上1.5 cm处完全断裂，断面呈斜行，尚整齐，近侧腱端有少量纤维撕脱，近端回缩均大于5 cm。

（三）撕裂型

多为演员及体育爱好者，跟腱止点上3～4 cm处完全断裂，断端呈马尾状，粗细不等，长度参差不齐。此型损伤的解剖基础是跟腱有退行性变。病理检查，肌腱有透明变性，纤维性变，腱纤维间有脂肪组织，小圆细胞浸润，血管增生等退行变性。

五、治疗

（一）非手术治疗

踝跖屈位固定6～12周，每更换外固定并逐渐增加背屈，石膏拆除后，使足跟抬高，继续在中立位踝足支具4～14周，此法多适宜撕裂型。治疗后跟腱的强度、力量及耐力与手术相比无显著差异。

（二）手术治疗

适于横断、撕脱型的跟腱损伤，如运动员、舞蹈及武功演员各种损伤，跟腱手术治疗目的是修复肌腱，保持其生理长度。

对于新鲜跟腱部位开放性损伤，清创手术时，均应探查跟腱有无断裂，未探查跟腱者，即有遗漏的可能。手术方法：取俯卧位，做跟腱内侧切口，长10～15 cm，锐性切开皮肤、皮下及腱鞘。将皮瓣及腱鞘一起翻转至外侧。对新鲜断裂伤，应予直接缝合。跟腱从其止点撕脱者，可用Bunell钢丝缝合法，固定跟腱于跟骨。对撕裂型断裂，跟腱如马尾状，顺行整理断裂肌腱，用丝线行Bumell缝合，必要时可游离跖肌腱加强修复。陈旧跟腱断裂伤断端间瘢痕一般长3～4 cm，大者可达6 cm，并有肌肉挛缩，为改进其功能亦行修复，方法有以下几种。

1. Bosworth法

由腓肠肌中间纵行取一条长13～15 cm腱膜，向下翻转与远端盘绕后固定。

2. Lindholm法

由腓肠肌两侧边各翻一条腱膜与跟腱远端缝合。

3. Abraham倒V-Y腱成形术

切除或切开断端间瘢痕，在腓肠肌的肌肉肌腱移行部下方1 cm向下，做腱的倒V形切开，V臂的长度，约大于缺损段的1.5倍。将V部向下拉以使腱的断端接触，在无张力下直接缝合，然后缝合倒V部。对未切除瘢痕者，可将远断端劈开，行鱼嘴状插入缝合，再缝合下移的倒V部。

(三)术后处理

术后踝跖屈30°、膝屈30°位长腿石膏间定，3周后改用高跟短腿石膏固定，6周拆除，穿高跟鞋练习踝关节屈伸及小腿肌力，保护3个月，半年内不做剧烈运动。

六、并发症

Nistor综述2 647例跟腱手术并发症，伤口瘘管为3%，皮肤和肌腱坏死为2%，再断裂为2%，深部感染为1%。对于术后肌腱坏死和感染，应彻底清创，用腓侧皮瓣覆盖，待皮肤愈合后用滑移肌腱或局部供腱(如跖肌)进行二期修复或肌腱重建。

七、预后

(一)新鲜损伤

术后3个月提踵有力，无疼痛，走路无跛行，仅踝活动范围稍小，半年后恢复原工作，演员参加演出，胜任翻筋斗。1例术后14年复查跟腱蹬力与正常侧相同，仅有跟腱局部稍增粗约0.3 cm。

(二)陈旧损伤

术后半年走路有力，踝活动好，恢复工作。演员于1年后恢复演出，但行Bosworth及Lindholm法修复全切除或保留部分瘢痕的病例，虽然能满足工作及生活需要，但踝过度背屈，蹬力为健侧的1/2(35 kg)，小腿肌肉轻度萎缩，周径比健侧细2 cm。行Abraham倒“V-Y”腱成形的，蹬力同健侧(60 kg)，踝无过度背屈，小腿肌肉无萎缩，但均有跟腱吻合局部增粗，Abraham法者平均增粗0.3 cm；而Bosworth及Lindholm法者平均增粗0.5 cm，以V-Y腱成形术效果较好。

(三)外固定器治疗

1945年，Nada提出新的跟腱外固定方法，用2枚克氏针分别横向插入跟腱近端和跟骨，再用金属外固定器架连接，使断端接近愈合，共报道33例，效果满意。

第二章　骨关节疾病

第一节　肩关节

一、肩关节的解剖和生物力学

(一)解剖

肩关节是人体大关节中活动度最大的复杂关节。构成肩关节的骨、韧带及肩周肌肉组织相互作用,既保证了肩关节最大的活动度,同时又维持了其稳定。

1.骨肩部由3块骨(锁骨、肩胛骨、肱骨)组成

(1)锁骨:锁骨呈“S”状,是肩、颈、胸部肌群坚固的附着处,不仅可保护颈基部大血管及供应上肢的神经和血管;还起挂架作用,支撑盂肱关节在矢状面活动。锁骨两端分别与胸骨柄、肩峰构成胸锁关节和肩锁关节,锁骨与喙突间由喙锁韧带相连,喙锁韧带分为内侧的锥状韧带和外侧的斜方韧带。

(2)肩胛骨:肩胛骨是三角形的扁平骨。有3个突起:肩胛冈、喙突和肩峰。①肩胛骨的背侧面以肩胛冈为界分为冈上窝和冈下窝两部分。肩胛骨朝外侧方的膨厚部分构成肩关节盂。与肱骨头形成盂肱关节。关节盂位于肩峰下,朝向外侧,关节盂为梨形浅窝,上窄下宽,呈侧倾位,相对于肩胛骨长轴后倾2°～10°,向上平均倾斜5°。②喙突多为钩状突起,在关节盂的前方向前、向上、向后弯曲,喙突基底部有喙锁韧带附着,尖部是肱二头肌短头和喙肱肌的起点及胸小肌的止点。喙突也是喙肩弓的前界和重要的体表标志。③肩峰是斜方肌和三角肌的附着处,和锁骨远端形成肩锁关节。并参与组成喙肩弓或冈上肌出口,是肩峰下间隙的上界。喙肩弓是防止肱骨头向前上方移位的次级稳定结构,由喙突、肩峰和喙肩韧带组成,喙肩韧带是盂肱关节的静力稳定结构。

(3)肱骨:肱骨近端由肱骨头、大小结节、结节间沟和近端骨干组成。大小结节是肩腱的附着部,冈上肌、冈下肌、小圆肌从上往后附着于大结节,肩胛下肌附着于小结节。肱骨头相对于肱骨髁上轴后倾优势肩平均为33°,非优势肩为29°,肱骨颈干角为114°～147°。

2.关节

肩部由4个关节(肩锁关节、胸锁关节、胸壁肩胛骨联合和盂肱关节)组成。盂肱关节即是我们通常所指的狭义的肩关节。

(1)肩锁关节:肩锁关节是一个微动关节,是锁骨和肩胛骨间唯一的关节。肩锁韧带可防止前后向不稳定;喙锁韧带(斜方韧带和锥形韧带)抵抗关节向后移位,锥形韧带对于大部分肩锁关节移位和促使移位的负荷起主要的抵抗作用。

(2)胸锁关节:胸锁关节是连接上肢和中轴骨的唯一关节,它是滑动关节,两关节面不对称,但关节的关节盘弥补了这一缺陷。胸锁关节的韧带由前后胸锁韧带、前后胸锁关节囊韧带、锁骨间韧带和前后肋锁韧带组成,允许关节进行包括旋转的各向运动。

(3)肩胛胸壁间关节:肩胛胸壁间关节不是真正的关节,而是肩胛骨前方凹面和胸壁后方凸面之间的间隙。当肩胛骨沿后胸壁回缩、伸展和旋转时,相关肌群和韧带可维持其稳定。

(4)盂肱关节:盂肱关节是人体大关节中活动范围最大,骨性约束最小的关节。盂肱关节是肱骨头和关节盂组成的关节。盂肱关节的活动近似球窝运动,无论旋转至任何方位,关节盂都仅容纳1/3的肱骨头,肱骨头关节面是肩胛盂的3倍。多数情况下,关节盂与肱骨头曲率半径相似,这样可基本保证关节盂和肱骨头运动的协调一致。

(5)关节盂唇:关节盂唇是盂肱关节活动的另一个静力性稳定结构,为环形纤维,附着于关节盂表面的纤维软骨过渡区。关节盂唇是盂肱关节韧带和肱二头肌腱的附着点,这既可以加深关节盂窝,也加强了关节的稳定。

(6)盂肱关节韧带和关节囊:盂肱关节韧带是关节运动的静力性稳定结构,它主要由盂肱上、中、下韧带构成。分离而致密的关节囊可限制盂肱关节的旋转,使得肩关节在不同的外展位置或肱骨旋转时均保持张力,从而防止盂肱关节过度移位。

(7)肩袖间隙:肩袖间隙是肩部关节囊围成的间隙,冈上肌、肩胛上肌、喙突和肱二头肌长头肌分别为其上界、下界、内界和外界,底可以是盂肱;关节囊、盂肱上韧带、喙肱韧带,有时还可能是盂肱中韧带。

3.肌肉和肌腱

(1)肱二头肌长头腱:肱二头肌长头腱起点多变,30%～40%起于盂上结节,45%～60%直接起于盂唇,25%～30%同时起于两者。肱二头肌长头腱在肩关节内斜向走行,沿结节间沟肱横韧带下方出口。

(2)肩袖肌肉:肩袖由冈上肌、冈下肌、肩胛下肌及小圆肌组成。冈上肌肌腱和肩胛下肌肌腱、冈下肌肌腱相互交织构成共同的腱附着于肱骨头,包裹约75%的盂肱关节。组成冈上肌、冈下肌肌腱远端薄薄的新月形结构,被称为“肩袖新月区”,其近侧缘连着厚厚的纤维条索叫“肩袖索”,肩袖索平均厚度为肩袖月牙厚度的2.6倍,围绕并防护肩袖腱过度拉伤。肩胛下肌可使肱骨内旋,是前脱位和外旋的被动稳定结构。

(3)肩胸及肩关节其他肌肉:肩胸及肩关节其他肌肉还有三角肌、大圆肌、背阔肌、前锯肌、胸大肌、胸小肌、肩胛提肌、大菱形肌、小菱形肌等。

4.滑囊

肩峰下滑囊、三角肌下滑囊位于三角肌腱浅表,与三角肌分离。滑囊大小易变,从肩峰下间隙向外延伸至肱骨干骺端近侧。肩胛下滑囊位于喙突下的肌腱和肩胛颈之间,可保护肌膜沿肩胛颈和喙突下穿行,滑囊和关节囊相通。

5.血供

通常有6条动脉对肩袖供血:肩动脉、旋肱前动脉、旋肱后动脉、胸肩峰动脉、肱骨上动脉和肩胛下动脉。营养盂唇的血管是营养肩关节的3支主要动脉的分支:肩胛上动脉,旋肩胛动脉,以及旋肱后动脉。一般局限于盂唇边缘,在盂唇中心部位没有血管分布。盂肱韧带以及关节囊由固定的动脉营养。包括:肩胛上动脉、旋肩胛动脉、旋肱后动脉以及旋肱前动脉。

6.神经支配

肩关节的浅、深部组织由C5、C6、C7的神经根终末神经网支配(C4神经根只有很小部分参与)。肩关节的韧带、关节囊、滑膜主要由腋神经、肩胛上神经、肩胛下神经、肌皮神经的有髓及无髓神经纤维支配。每条神经所支配的区域是不固定的。肩关节囊与盂肱关节的前方主要由腋神经和肩胛上神经支配。肩关节上方主要的神经是肩胛上神经的两个分支。一个分支走行于肩关节前方止于喙突及喙肩韧带，另一支走行于后方并到达肩关节的后部。

(二)生物力学

肩关节包括肩肱、肩锁、胸锁和肩胛胸壁关节以及肌肉等结构，这些关节联合肌肉结构使得肩成为人体各关节中活动范围最大、最灵活的关节。肩关节受骨的约束较少，因此其活动范围很大，但同时也不可避免地出现了稳定性方面的缺陷，这是在分析肩关节运动时应该注意的。

肩关节的生物力学十分复杂，某些问题(如肱二头肌长头腱的生物力学)至今依然没有定论。因此，本节我们将重点对盂肱关节的生物力学进行分析介绍；而对肩锁、胸锁和肩胛胸壁关节的生物力学特点，则不再进一步进行讨论。

1. 盂肱关节

在肩关节运动中，起核心作用的是盂肱关节。肱骨头向后倾斜与向上及内侧倾斜的解剖学特点使得肱骨的定位更加向前及向外；而与肱骨头相连接的关节盂，其本身相对肩胛骨平面向后、上方倾斜。这种轻微的倾斜性却为肩关节提供了显著的稳定性。我们认为，这种解剖特点能够有效防治肱骨头向下的半脱位或完全脱位。

2. 关节盂唇

关节盂唇由围绕关节盂的纤维软骨环构成。在解剖结构上，其加深了关节盂，提供了盂肱关节总深度的50%。关节盂唇与肱二头肌长头腱相汇合于盂上结节处，此附着点处及周围盂唇组织承受了更多的来自肌肉收缩的力量，这是肩胛盂缘上唇自前向后的撕脱(SLAP)损伤在生物力学上的发病基础。

3. 关节囊

盂肱关节的关节囊非常松弛，其表面积相当于肱骨头的两倍，这种结构特点也使得肩关节能在很大运动范围内活动。同时，肩关节囊也起到了关节稳定作用，这得益于当上肢处于不同部位时，其能在不同部分实现松紧有序的状态。例如，肩外展时，关节囊上部松下部紧，而肩内收时恰好相反；肩外旋时，关节囊前部紧后部松，内旋时恰好相反。值得一提的是，后方的关节囊在结构与功能上的完整性对维持盂肱关节的稳定是至关重要的。

4. 盂肱韧带

盂肱韧带对肩关节在结构和功能上的稳定性至关重要。在手臂处于休息位或内收位时，盂肱上韧带能够起到限制手臂向下移动的作用。盂肱中韧带的解剖变异较大，可呈索样及片状结构，可以限制盂肱关节向前方移动，这在肩外展45°时最为明显。此外，它也具有限制盂肱关节向下移动的作用。盂肱下韧带的功能在盂肱韧带中最为强大，手臂外展90°时起到最主要的肩部前稳定作用；肩关节外旋时，其可以限制肱骨头前移；肩内旋时，腋部后带拉紧防止肩向前位移。而在肩外展时，其同样可以防止肱骨头向下的位移。

5. 喙肱韧带

喙肱韧带主要对关节囊上部起到加固作用。有研究表明，在肩关节内收时，其可以限制肱骨头向下的移动。从临床上看，喙肱韧带的实际作用似乎与盂肱上韧带关系紧密，当后者发育不良或阙如时，喙肱韧带将起到更大的作用。

二、肩关节体格检查

肩关节的体格检查要主要包括5个基本部分：望诊、触诊、活动度、肌力测试和特殊检查。

(一)望诊

患者双肩应充分暴露,观察肩关节的轮廓,有无外伤、手术改变,有无肌肉萎缩,畸形、肿块等。

(二)触诊

要系统进行肩关节触诊,对每一肌肉、关节和骨性突起进行评估。分别于肩锁关节、喙突、喙肱韧带、肱骨大结节、肱二头肌长头腱、盂肱关节的前后关节线等部位检查有无压痛。由于颈椎病常累及肩关节,因此必须要进行颈椎的完整检查,从而排除颈椎疾患。

1.活动度(ROM)

肩关节活动度受盂肱关节、肩锁关节、胸锁关节、肩胛骨胸壁活动度的共同影响。目前肩关节功能的测量主要检查肩前屈、外展、外旋、内旋4个方向的主动和被动活动度。

(1)前屈活动度:上肢保持内收位,肘关节伸直,上肢自前方向上举直至超过头顶,前屈至最上方时掌心向前。

(2)外展活动度:上肢保持肘关节伸直,自身体侧方向上举直至超过头顶,外展至最上方时掌心向外。

(3)外旋活动度:①内收位外旋:患者肩内收位,肘部贴紧身体,屈肘90°,前臂旋转中立位。肩关节外旋使手向侧方移动。②外展位外旋(注意:检查者只是保持肢体位置):患者肩外展90°位,屈肘90°,前臂旋后掌心向前。肩关节外旋使手向体后移动。

(4)内旋活动度:肩关节内旋,使手从后下方向上方摸背,保持手心向后。以拇指尖所能触及最高的脊椎棘突,作为内旋活动度的衡量标志。比如拇指尖可触及T8棘突则记为T8。

在检查肩关节的活动度时,应该同时检查肘关节是否存在过伸和大拇指在屈腕时并拢至前臂的能力,以确认被检查者是否存在先天性的关节囊松弛(普遍性韧带松弛)。

(三)肌力的测试

肩关节周围各肌肉的力量测定不单是肩袖和肱二头肌,而且应该包括肩胛稳定肌的评估。如前锯肌、菱形肌、斜方肌及背阔肌的检查。由于肩关节周围的其他肌群可能也有类似肩袖的力学作用,因此在检查肩袖损伤时需要特殊的手法,以尽量消除其他肌肉收缩的干扰。例如,检查冈上肌肌力时,应该着重检查肩关节在肩胛骨平面的外展。我们通常所说的肩关节外展,指的是肩关节在人体冠状位的外展。而肩关节在冠状位外展后,还有一个水平位的外展和内收动作。另外,肩胛骨并非和人体的冠状面平行,而是呈约30°夹角。前锯肌的肌力减弱可引起翼状肩并影响盂肱关节活动的同步性。翼状肩可通过患者肩关节前屈90°做“立壁俯卧撑”进行检查,该肌属于胸长神经支配。让被检查者做耸肩动作可检查斜方肌的功能,该肌出现肌力下降或肌肉萎缩可能是由于副神经麻痹。对于一个活动受限的肩关节,检查肌力是没有临床意义的。

(四)特殊检查

1.撞击诱发试验

(1)肩峰下撞击

1)Neer征:检查者用一只手固定患者的肩胛骨,让患肩内旋并用力上举,出现疼痛者,即为阳性。

2)Hawkins征:让患肩前屈90°并内收过中线,再使肩关节内旋,出现疼痛者即为阳性。

3)疼痛弧:让肩关节在冠状面外展 60°～120°,产生疼痛即为阳性。

(2)肩锁关节撞击:交臂试验即将患侧手搭于健肩并加压,出现疼痛者为阳性。与Hawkins征类似,但肩锁关节往往有直接触痛,使用肩锁关节和肩峰下间隙选择性的 1%利多卡因 10 mL 注射可能有诊断价值。

2.肩袖检查

(1)冈上肌

1)落臂征,检查者将患者肩关节外展至 90°以上,嘱患者自行保持肩外展 90°～100°的位置,患肩无力坠落者为阳性。该试验对诊断冈上肌损伤具有高度的特异性,但阳性率不高,多见于冈上肌完全撕裂的病例。

2)Jobe 试验:即肩关节水平位内收 30°,冠状位外展 80°～90°,肩内旋、前臂旋前使拇指指尖向下,双侧同时抗阻力上抬。检查者于腕部施以向下的压力。患者感觉疼痛、无力者为阳性。

(2)冈下肌及小圆肌

1)外旋抗阻试验(ERRS)

2)患者肩处于内收位,屈肘 90°,肘部处于体侧并夹紧。嘱患者抗阻力将双肩外旋,使双手远离体侧。

3)外旋衰减试验,患者肘关节屈曲 90°,肩关节在肩胛骨平面外展 20°。检查者一只手固定肘关节,另一只手使肩关节外旋达最大程度,然后放松嘱患者自行保持最大外旋。外旋度数逐渐减少者为阳性。提示冈下肌、小圆肌损伤。

4)坠落征,患者取坐位,肩关节在肩胛骨平面外展 90°,屈肘 90°,检查者使肩关节达到最大程度的外旋,然后放松嘱患者自行保持该位置。阳性者为患者无力保持最大外旋,手从上方坠落,至肩内旋。提示冈下肌、小圆肌损伤。

(3)肩胛下肌

1)内旋抗阻试验(IRRS):患者肩处于内收位,屈肘 90°,肘部处于体侧并夹紧。嘱患者抗阻力将双肩内旋,使双手靠近中线。

2)lift-off 试验:患者将手背置于下背部,手心向后。然后嘱患者将手抬离背部,必要时可以适当给予阻力。阳性者为不能完成动作。阳性提示肩胛下肌损伤。

3)拿破仑试验:患者将手置于腹部,手背向前,屈肘 90°,注意肘关节不要贴近身体。检查者将患者手向前拉,而嘱患者抗阻力做压腹部的动作。可能因姿势类似拿破仑的典型姿态而得名。

两次对比,阳性者力量减弱。阳性提示肩胛下肌损伤。

4)内旋衰减征(IRLS):患者将手置于下背部,屈肘约 90°,手心向后。检查者将患者的手和前臂向后拉离背部至最大肩内旋度数。然后放松嘱患者自行保持该位置,患肩无力保持者为阳性。阳性者提示肩胛下肌受损。该试验对于肩胛下肌损伤尤其是部分损伤阳性率较高。

(4)肱二头肌长头腱

1)Yergason 试验:检查时嘱患者屈肘 90°,一手扶住患者肘部,一手扶住腕部,嘱患者用力屈肘、外展、外旋,医者给予阻力,如出现肱二头肌腱滑出,或结节间沟处产生疼痛为阳性征,前者为肱二头肌长头腱滑脱,后者为肱二头肌长头肌腱炎。

2)Speed 试验:患侧肘关节伸直,在肩关节屈曲 90°作对抗性的肩关节屈曲运动,若出现结节间沟处疼痛或疼痛加剧，则为阳性。

3)O'Brien 试验：患肢直臂前屈 90°，拇指向下内收至胸前同时抗阻向上，可出现关节前方疼痛；手掌向上做同样检查疼痛消失为阳性。

3.盂肱关节稳定性试验

(1)下方不稳：沟槽征患者坐位，放松肩部肌肉，检查者一手固定肩胛骨，一手在患者肘部施加向下的力，如果肩峰下出现横沟，>2 cm 者为阳性。阳性结果说明下方不稳，一般均有多向性不稳存在。

(2)前方不稳

1)恐惧试验、再复位试验：主要用于检查前方不稳。患者仰卧位，检查者一手握住患者的前臂，另一只手在后方托起患者的上臂，轻而慢地外展和外旋上臂，当患者感到肩后疼痛并有即将脱位的预感而产生恐惧，拒绝进一步外旋时，恐惧试验阳性。在肩关节外展外旋的同时对肱骨头再施加向前的应力，可进一步引发患者恐惧感或疼痛，为加强试验阳性。在做恐惧试验后，于肱骨头施加向后的应力，当患者恐惧感减轻或消失，即复位试验阳性。

2)加载移位试验：患者仰卧位，检查者一手抓住患肢前臂近肘关节处，另一手置于患肢肱骨头下方；抓住前臂的手施力将肱骨头压迫进盂窝，然后另一手向前后方移动肱骨头，并判断肱骨头移位程度。最常采用的分级方式为修正的 Hawkins 评分：0 级肱骨头无或有轻微移位；1 级肱骨头移位并骑跨于盂唇缘；2 级肱骨头有脱位，但可自行恢复；3 级肱骨头脱位，不能自行恢复。

(3)后方不稳：加载移位试验，如同前方不稳一样，肱骨头向后方移位。

三、肩关节前方不稳

肩关节是人体所有关节中活动度最大的关节，也是稳定性相对较低的关节。肩关节不稳即肱骨头保持在肩盂中心位置能力的丧失。临床中尤以肩关节前方不稳最为常见。维持肩关节稳定的因素分为静力性因素和动力性因素。静力性稳定因素包括匹配的肱骨头和关节盂、关节囊盂唇复合体、盂肱韧带、喙肱韧带等。动力性稳定因素主要包括肩关节周围的肩袖肌肉系统和其他肩带肌肉系统。上述静力性及动力性稳定装置的功能丧失或病变引起肩关节的松弛和不稳。正常情况下，肱骨头仅有 25%与关节盂接触，关节盂唇围绕关节盂缘，起加深关节盂窝的作用，可增加 50%关节盂窝，它和关节前方的滑囊、关节囊、上、中、下盂肱韧带及肩胛下肌共同组成了前方关节囊机制，在维持肩关节前方稳定中起重要作用。在习惯性前方不稳的患者，由于反复脱位或半脱位，绝大多数均伴有前方关节囊机制的损伤，而其中最易发生的即为前方关节盂唇的撕裂和关节囊的松弛。实验研究发现，随上臂位置的改变，承担阻止盂肱关节前脱位的解剖结构有所不同。上臂外展 0°位时，肩胛下肌最大限度地稳定盂肱关节；上臂外展 45°位时，肩胛下肌、中盂肱韧带和下盂肱韧带的前上部纤维稳定盂肱关节；上臂外展 90°位时，下盂肱韧带阻止盂肱关节脱位。

(一)病因

1.先天性或发育性因素

(1)骨骼因素：肩盂发育过小、臼面过深、肱骨头发育异常、肱骨逆向扭转畸形使肱骨头前倾角过大等均是盂肱关节前方不稳的重要因素。

(2)软组织因素：见于胚层发育缺陷(messoderal)所致的全身性关节囊及韧带松弛征。

2.外伤性因素

青壮年的外伤性肩关节脱位可造成关节囊的撕脱、盂唇剥离以及盂肱中、下韧带损伤及松弛,是导致肩关节前方不稳的常见原因。肩袖的功能不仅关系到肱骨近侧端的运动,而且对盂肱关节的稳定至关重要。肩袖广泛撕裂使盂肱关节在前后方向出现不稳定。外伤性肩关节不稳主要由以下几部分因素引起。

(1)骨性损伤

1)Hill-Sachs 损伤:1940 年首次提出,肱骨头后上的骨或软骨缺损,由肩前下脱位时,肱骨头的后外侧与前下盂撞击引起。Hill-Sachs 损伤的深度与撞击暴力大小有关,浅或软骨性 Hill-Sachs 损伤撞击暴力小,即引起脱位的暴力相对较小。

2)骨性 Bankart 损伤:前下盂唇骨性缺损的宽度超过盂长度的 21%会引起不稳。一些学者提出如缺损面积超过盂的 30%,则需要骨移植。

(2)盂唇损伤

1)Rowe 提出盂唇损伤类型:盂唇从盂缘分离,盂唇实质部撕裂,严重磨损直至消失。Perthes 及 Bankart 均描述了前下盂唇损伤与肩关节脱位密切相关,并将前下盂唇损伤统称为 Bankart 损伤。文献报道,复发性肩关节脱位患者前下盂唇损伤的发生率为 53%~100%。多将前下盂唇损伤分为 Bankart 损伤、前盂唇韧带骨膜袖撕裂(ALPSA)损伤、盂唇撕裂合并软骨(GLAD)损伤等。

2)Bankart 损伤:肩关节前下盂唇撕脱伴或不伴相应区域盂骨膜的撕脱或剥离。

3)ALPSA 损伤:ALPSA 损伤于 1993 年由 Neviaser 提出并命名,前下盂唇连同相应局部骨膜套袖状撕裂。与 Bankart 损伤的区别是盂唇相应区域的骨膜完整,没有断裂,盂唇和骨膜向盂颈回缩、低位固定。

4)GLAD 损伤:GLAD 损伤于 1995 年由 Uris 提出,为单纯前下盂唇的关节内损伤,不伴骨膜损伤,盂肱下韧带的止点常完整。多因肩外展、外旋时盂唇受挤压而损伤,伴或不伴肩关节不稳。

5)Perthes 损伤:1960 年由德国医师 Perthes 提出,是指肩关节前下盂唇及相应区域盂骨膜自肩胛盂的剥离。盂唇及骨膜的联系完整。

6)SLAP 损伤:肩关节从前到后的上盂唇损伤,伴或不伴肱二头肌腱损伤。

(3)关节囊、韧带损伤:HAGL 损伤于 1995 年由 Wolf 等提出。HAGL 损伤是指肩关节盂肱下韧带肱骨头止点处的撕脱损伤。盂肱韧带是肩关节的重要静态稳定结构,其中力量最强大的是盂肱下韧带。盂肱下韧带分前、后两束,形成吊床样稳定结构。当肩关节外展、外旋时,盂肱下韧带的前束成为唯一的前向稳定因素。单纯盂唇损伤并不明显增加肩关节的前向不稳,只有当盂肱下韧带断裂时才会发生肩关节不稳。盂肱下韧带的损伤常见于盂肱的连接处,也可见于实质部及肱骨止点。

(4)合并肩袖损伤:大宗肩关节脱位病例的关节镜下观察结果显示,肩袖损伤的概率为 30%,其中 16%为肩袖全撕裂,14%为肩袖部分撕裂。而且随年龄增长,肩袖撕裂发生率增加。在 40 岁以下时,很少合并肩袖撕裂。有时合并大结节骨折等。

3.精神因素

随意性盂肱关节脱位及半脱位因肌肉随意收缩所致。Rowe 在 1973 年强调指出了本病病因中精神因素的重要性。

所以，对于每个肩关节复发性脱位来说，似乎没有一种单一的“根本性”损伤。这种本身不稳的关节，其稳定性取决于影响运动与稳定性的静力性与动力性稳定机制间的持续平衡。除了各种可能产生不稳定的原发缺损外，反复脱位时也可出现继发缺损。

（二）分类

最早肩关节前方不稳可以分为创伤性和非创伤性，后来又分为急性、慢性、复发性。现在人们按照原因、程度、方向、随意性及急慢性进行综合分类。创伤性肩关节不稳在年轻人、运动员人群中最常见。患者第一次发生肩关节脱位时越年轻越活跃，就越可能发展为复发性肩关节不稳定。

（三）临床表现及检查

1.症状

肩关节前方不稳的主诉多为患肩疼痛，尤其以肩外展、外旋位时最明显。多有明确的外伤脱位史。前向半脱位在有急性脱位史的患者中常见。半脱位也可以是过度使用所致的微创伤以及肩袖损伤的继发表现，常见于棒球投手的损伤。

2.体征及检查

在对肩关节不稳患者进行体格检查时应以正常侧做对照，进行双肩关节的全面检查。首先观察肩关节是否有萎缩和不对称，然后通过触诊了解前后关节囊、肩袖与肩锁关节的压痛程度。检查患者在直立与仰卧位时的主动与被动活动范围，准确记录各个平面的活动范围。评价并记录三角肌、肩袖与肩胛骨稳定肌肉的肌力，将其分为0～5级，5级为正常。在检查主动活动范围和肌力时，要注意有无翼状肩胛或肩胛功能障碍。常用的特殊体检有以下几种：恐惧试验、Clunk 试验、前抽屉试验、复位及加强试验等。

（1）恐惧试验与复位试验：见盂肱关节稳定性试验。

（2）前抽屉试验：患肩置于外展80°～120°，前屈0°～20°，外旋0°～30°，检查者一手固定患肩，一手抓住上臂向前牵拉肱骨头。根据肱骨头向前移位程度可分成3级：1级肱骨头移位大于健侧，但不超过肩胛盂；2级肱骨头移位并骑跨在肩盂缘；3级肱骨头嵌卡在肩盂缘外。

（3）Clunk 试验：患者仰卧位，检查者一手使患者肩外展160°并内外旋。另一手置于患者肩关节后方施以向前推力。若此过程中出现：①肩关节疼痛或绞索；②关节内有弹响，则为阳性。

（四）影像学表现

1.肩关节X线检查

（1）肩关节正位片：上臂分别置中立位、内旋位、外旋位摄片，显示肱骨头、大小结节轮廓。内旋位片可发现 Hill-Sachs 损伤。

（2）肩关节侧位片：X线片上肩胛骨呈“Y”形，两上支为喙突和肩峰，垂直支为肩胛体，交叉点为盂窝，用以判断脱位方向及大结节骨折块移位程度及方向。

（3）腋窝轴位片：肩需外展90°摄片，显示盂缘、喙突、肱骨头及其相互关系。

（4）喙突正位片：能很好显示 Hill-Sachs 损伤。与内旋正位片结合诊断 Hill-Sachs 损伤准确率为92%，而单独的外旋正位片诊断准确率只有32%。投照时患者手掌放于头下，肱骨干与身体矢状面平行，射线中心对准喙突向头侧倾斜10%

（5）西点位片：腋位片可以观察到前方不稳定患者肩胛盂前方典型的半月形钙化影（盂缘撕脱骨折，盂唇或者前侧关节囊异位骨化）。投照时患者肩外展90°并内旋，前臂下垂手掌面向足侧，射线向下 25°，向内 25°，X 线中心在肩峰内侧 3～4 cm，下方 12 cm。

2. CT 检查

CT 可以清晰显示 Hill-Sachs 损伤、盂缘骨软骨病变及关节内游离体。尤其对关节盂或肱骨头倾斜畸形、盂头大小比率的鉴别比普通 X 线片优越。

3. 肩关节造影

对诊断肩关节囊、盂唇及肩袖损伤有一定意义，目前常采用空气和造影剂做双重对比造影。如造影显示肩胛下滑囊、腋隐窝持续扩大提示关节囊松弛。Mink 等发现：正常情况下盂唇前侧呈尖三角形，后侧呈圆形。如盂唇呈不规则形表示磨损；造影剂漏入盂唇表示 Bankart 损伤存在；盂唇阙如表示创伤性磨损或大块 Bankart 损伤伴移位。而 Schwart 认为关节造影仅对估计肩袖撕裂有意义，对盂唇及关节囊损伤不如关节镜检查可靠。

4. MRI 检查

近年来 MRI 在肩关节不稳定(SI)及肩袖损伤的诊断中日趋重视。可显示盂唇撕裂、关节囊自盂部撕脱、盂肱韧带撕裂、肩胛下肌萎缩及肩袖撕裂，在这方面 MRI 比关节造影、CT、CTA 优越。关节囊在关节盂缘处增厚形成，围绕整个关节盂，其主要结构为纤维组织，关节囊在靠近关节盂缘处有一纤维软骨带。通常在 T_1 相上 MRI 表现为低强度信号影，前方关节盂唇呈锐利的三角形，后方关节盂唇为稍圆钝的三角形。前方关节囊紧贴肩胛下肌内面，续于关节盂唇，正常情况下很难区别，在习惯性肩关节脱位或半脱位的患者通常伴有关节盂唇信号强度和形态的改变，部分患者还可有前方关节盂唇骨折或撕裂，或肱骨头后外侧骨折。关节盂唇损伤通常表现为伴有信号强度增加的形态学改变，关节盂唇的撕裂以关节盂唇和关节盂缘增强的线状信号影延伸至关节面为其特征。

(五)诊断

1. 症状及体征

肩关节前方不稳的主诉多为患肩疼痛，肩外展、外旋位恐惧感。多有明确的外伤脱位史。在肩关节复发性前脱位中病史极为重要。如有创伤史，应确定首次创伤的程度。应检查出发生脱位或半脱位的关节位置，并应确定在完全脱位时，如何能使肩关节易于复位。患者可自行复位的脱位通常是半脱位或伴有韧带普遍松弛。患者可诉说有肩关节滑进与滑出的感觉，或对肩关节不稳定毫无所知。恐惧试验、Clunk 试验、前抽屉试验、复位及加强试验等均可能阳性。

2. 麻醉下体检

被认为是最有效的非侵害性检查手段。适用于肌肉发达、症状典型、但体检及 X 线检查不能确诊者。麻醉下检查患者有助于明确临床诊断。检查前方不稳定时，上臂外展，固定肩胛骨后向前后施压，除非存在不稳定，否则肱骨头将只出现微小的前方位移。关节松弛程度分为 3 级。①1 级：肱骨头前移范围大于健侧，但不超过盂缘；②2 级：肱骨头前移超过盂缘，但松手后可以自行复位；③3 级：肱骨头可以置于肩胛盂前方，松手后不能自行复位。

3. 关节镜下诊断

可以直接观察到肩关节内病理改变及脱位方向，有利于手术入路及方法选择。与麻醉下体检结合对病变轻微、难确诊的肩关节前方不稳有一定诊断价值。镜下可以看到：①前下方盂唇呈边缘性或“桶柄状”撕裂，与肩关节不稳密切相关；前上方盂唇撕裂多发生于投掷运动员，与肩关节不稳无关；上方盂唇撕裂称“SLAP”损伤，损伤机制不清楚。②肱骨头表面软骨面受侵蚀,后上方 Hill-Sachs 损伤。③关节囊松弛,盂肱下韧带复合体(AIGHL)撕裂或瘢痕化,肩胛下滑囊或腋隐窝扩大。另外,关节镜可以同时取出关节腔内游离体,直接修补损伤的盂唇、关节囊及 AIGHL。

(六)治疗

1.非手术治疗

对于年轻的、运动员的以及创伤后的复发性肩脱位保守治疗效果不好,相反对于老年的、非运动员的以及非创伤后的复发性肩关节脱位保守治疗有一定的疗效。保守治疗的重点在于加强肩袖及肩关节周围肌群的肌力。物理训练锻炼肌肉功能,包括加强三角肌、冈上肌、胸大肌、肱二头肌及肱三头肌的力量,以及应用肌肉运动生物反馈性复位的原理,利用肌电图检查反馈的结果进行长时间肌肉抗阻性康复训练,能取得良好反应。物理治疗方案应针对每个人精心设计,因为这种肩关节不稳经常造成患者对某些特定姿势和锻炼操作的恐惧感。物理治疗常可以恢复肩关节活动度、减轻恐惧感、恢复肩关节功能。

2.手术治疗

研究表明,手术治疗效果往往优于物理康复锻炼。前向不稳定患者的手术适应证包括各年龄段和各种活动水平的复发性不稳定,并经非手术治疗无效者。无论是关节镜下手术还是切开术,都取决于术前检查和诊断性关节镜所见。但不论采取何种方法,手术均应遵循 Rowe 所提出的原则,即采用符合解剖特点的入路,术中确定并处理造成不稳定的病变,恢复正常的解剖结构,术后早期进行肩关节运动范围的训练。

(1)开放性手术:切开手术的方法很多,大致可分为非解剖型的手术方法和解剖型的手术方法。前者包括 Bristow 法、Latarjet 法、Putti-Platt 法及 Magnuson-Stack 法等。Bristow 法是将喙突通过截骨劈开,一部分喙突连同其上附带的腱性组织移位至肩盂前下缘,并以螺丝钉固定。

Putti-Platt 法是在肩胛下肌腱及深层的前方关节囊表面行纵行切口,然后将肌腱及关节囊重叠缝合以使前部结构明显紧缩。Magnuson-Stack 法则是将肩胛下肌腱的止点自小结节表面移至大结节表面,其目的同样是使前部结构紧缩。前方结构紧缩的术式均未处理导致肩关节前方不稳定病理改变,术后肩关节旋转、后伸活动明显受限。解剖型的手术方法的目的在于术中纠正任何可能导致肩关节不稳定解剖结构的异常。包括 Bankart 修补术、关节囊成型术、关节囊紧缩移位术。Bankart 修补术要求将损伤的关节囊、盂唇缝回肩盂边缘,从而恢复正常的解剖结构。一般在肩盂前缘 2、4、6 点处(右肩)或 6、8、10 点处(左肩)打孔或以缝合锚重建关节囊和盂唇的止点。另一种固定方法是利用肩盂深方的经骨隧道过线在后方打结固定关节囊及盂唇,这样可以避免肩盂边缘骨折。若术中发现关节囊明显冗余,可行关节囊打褶后重建。若术中未发现存在损伤,可行关节囊成型术,即将关节囊打褶后缝至前部盂唇。关节囊折叠的程度取决于麻醉下体检肱骨头移位程度、术中发现组织损伤的程度、患者的工作特点等因素。术者任何时候都不应通过过度紧缩前部关节囊、限制肩关节的外展活动来防止肩关节的再脱位。如果关节囊冗余为造成肩关节脱位的主要原因,则可行关节囊紧缩移位术。Neer 和 Foester 在 1980 年描述了一种关节囊移位的方法。以基底位于外侧的 T 形切口切开盂肱关节囊,将关节囊的下半向上方及外侧移位缝合,然后以关节囊的上半加强。Warner 等介绍了一种改良的方法。术中使患肢位于外展外旋位时,将下部关节囊向上移位缝合;使患肢位于内收内旋位时,将上部关节囊向下移位缝合。其目的在于尽量保留术后肩关节活动范围没有明显的减小。

(2)现在治疗肩关节向前不稳较推崇的方法是开放性盂唇修复加前关节囊紧缩。该手术采用 5～7 cm 肩关节前入路,修复盂唇、紧缩前关节囊,成功率高达 95%。

(3)关节镜下手术:关节镜下手术时间短、创伤小、出血少、住院时间短、费用低,不需要切开肩胛下肌,能使患者恢复到损伤前的运动水平,还可以对肩关节腔内做全面的检查,评价损伤情况。随着关节镜设备和各种器械的研发,关节镜手术技术的推广,关节镜手术已经逐渐取代传统的开放性手术。关节镜手术在消除症状、术后关节功能恢复等方面优于传统开放手术。目前关节镜下手术主要分为以下四大类。①肩胛下肌和关节囊紧缩手术(如 Putti-Platt, Magnuson-Stack):通过限制肩关节的外旋动作以防止肩关节脱位。②重建肩胛盂骨缺损(EdenHybbinette 法,Bristow 法,Latarjet 法)及修复肱骨的 Hill-Sachs 损伤(自体及异体骨移植,Hemicap 假体充填)。③解剖重建修补关节盂前下方关节囊盂唇复合体,如 Bankart 术,因为重建修补了损伤组织,复发率低,是目前应用最多的手术方式。④肩胛盂和(或)肱骨头近端截骨术,通过改变肩胛盂前倾角和(或)肱骨头的后倾角,将肱骨头维持在肩胛盂中央。

3. 术后处理

在术后第 1 周,将患肢固定于一个带有外展腋枕的支具上。1 周时患者开始家庭锻炼,持续 2 周,包括耸肩、肩的被动前屈和被动外旋,注意锻炼时不能引起疼痛。3 周时开始在腕部水平借助 Thera Band 进行主动内外旋锻炼,持续 3 周。6 周时开始正规理疗,强调有增加肩袖力量但无牵拉的主动活动锻炼。术后 3 个月开始恢复低速投掷运动。恢复接触性体育运动和逐渐增加特殊运动技能训练时间取决于个体的基础条件,如有通常延迟到术后 4 个月才开始。

四、肩关节后方和多方向不稳

(一)后向不稳定

肩关节后方不稳定临床上比较少见,其中 2%～4%存在脱位。专项研究缺乏,尤其缺乏大宗病例的 1 类证据结论。

1. 病因

病因主要由急性暴力损伤及慢性累积损伤引起。前者通常为高能量损伤,往往存在不同程度的后向脱位,并伴有骨性及(或)软组织的损伤;而后者往往存在于某些职业运动员,如举重、曲棍球、英式撖榄球等,主要是由于这些运动需要承受反复的内旋、内收和屈曲上臂的负荷。

2. 分类

临床上存在以下一些类型。①急性肩关节后脱位,经常伴有骨性及(或)软组织的损伤如关节盂骨折缺损、前 Hill-Sache 损伤、后方关节囊韧带盂唇复合体撕裂等。②单向性后向不稳定,因常出现后方盂唇的撕裂而被称为“反向 Bankart 损伤”。③作为多向不稳定(MDI)的一部分而存在,这部分患者往往松弛严重,甚至伴有自发性顽固性的半脱位或脱位。

3. 临床表现及检查

急性肩关节后脱位的患者肩部疼痛,呈完全后脱位,典型的特征包括:活动明显受限尤其是外旋受限(<0°)、上举受限(<90°);站在患者后方观察肩部轮廓显示明显不对称,肩部后凸隆起,肩关节前方虚空扁平,喙突突出明显等,存在暴力外伤情况。对于慢性患者,往往存在肩

部疼痛，活动不同程度受限，Jerk 试验（或 Jahnke 试验）往往呈阳性：将上臂前屈 90°，内旋 90°并轻微内收，同时沿肱骨轴向向后施加作用力，患者出现疼痛，甚至后向半脱位者为阳性结果。该试验与 Kim 试验结合运用，可有效提高诊断后下盂唇损伤敏感性（达 97%）。

4.影像学表现

传统的胸廓前后位及穿胸位 X 线片会导致漏诊。目前主张肩胛骨平面前后位、肩胛骨侧位及腋位 X 线片。3D-CT 重建技术，能够将关节盂前后边缘（前后方骨性 Bankart 损伤）、肱骨头 Hill-Sache 病损、小结节撕脱骨折以及肱骨头与关节盂相对位置关系非常直观地加以显露。

MRI 检查对于软组织的损伤如盂唇撕裂、肩袖损伤、关节囊损伤、积液、骨挫伤等具有明显的优势。与后向不稳定尤其是急性后脱位有关的损伤主要有以下几种：后关节盂边缘骨折、肱骨头肩胛下肌肌腱附着小结节撕脱骨折、反向 Hill-Sache 骨折等，甚至伴有肱骨近端或肱骨干粉碎性骨折。血管神经方面的并发症应引起重视，若存在可疑，应加以动态跟踪观察。最后需要强调的是，仔细的病史询问及细致的体检，结合完整合理的影像学检查，对于规避漏诊具有重要意义。

5.诊断

根据对病前背景的询问，以及完整的临床表现及检查结果的罗列总结，制订一个完整合理的影像学检查方案，根据结果做出诊断并不困难。必须规避漏诊，不仅诊断出后脱位及后向不稳定的存在，同时还要发现相关的一些损伤甚至并发症的存在可能。除了上述检查，治疗阶段的关节镜检查对于发现后脱位及后向不稳定存在具有更直观精准的特点。

6.治疗

急性后脱位需要现场手法复位，如果不成功无须坚持，可以至医院在麻醉状态下进行手法复位。对于轻度的后向不稳定，使用物理疗法可以获得疗效。对于伴有“巨大反向 Bankart 损伤”甚至骨性缺损者，物理治疗很难获得成功。传统的开放性手术治疗包括关节囊折叠、关节囊移位等，取得了一定的疗效，但存在一些并发症。关节镜下治疗后向不稳定具有一定的优势，具有微创性、低并发症、同等有效性等。镜下治疗包括关节囊折叠、移位、关节囊韧带盂唇复合体重建固定、肩袖裂隙关闭、关节囊热皱缩等。近几年，随着镜下手术技术的提高及操作器械的巧妙设计，原先无法在镜下处理的病损目前都可以在镜下完成，如 Laffose 等在镜下实施后方关节盂缺损自体骨移植修复手术并取得良好的结果，向我们展示了运用关节镜处理后向不稳定甚至后脱位治疗方面的良好前景。

（二）肩关节多向不稳定

1.病因及分类

肩关节多向不稳定（MDI）不乏病例。Matsen 曾经将肩关节不稳定分成 TUBS 和AMBRI 两类，前者由创伤所致，后者由外伤引起，可累及双肩。肩关节多向不稳定多属于AMBRI类。而 Mclntyre 等进一步将 AMBRI-MDI 分成 3 组人群：从事接触型运动的运动员、运动喜爱者及不喜爱运动者。如果将 Matsen 与 Mclntyre 的分类综合起来分析，可以得出 MDI 患者属于 AMBRI 类的 Mclntyre 第 3 类。MDI 引起的原因比较复杂，往往存在先天性的关节囊韧带松弛或反复发生慢性累积伤，甚至还存在系统性的组织病变如胶原合成障碍等。

2.诊断

早期的 MDI 没有症状。后期存在某些方向活动时的疼痛，往往伴有弹响。部分患者存在自主脱位—复位的弹跳感，有时甚至将其作为一种“特异功能”向别人展示。体检后通常会发现不止一个方向的(2+)不稳定，且 Sulcus 征阳性。影像学 MRI 检查显示关节腔宽大，关节囊菲薄，关节盂后隐窝深陷，关节盂颈明显等，甚至没有明显的盂唇撕裂。应力位 X 线检查可以显示多向不稳定移位。正位肩关节 X 线检查显示肩峰-肱骨头间隙增大。关节镜下的检查直观真切，往往盂唇完整，各隐窝扩大，关节盂颈明显，关节囊呈扩展状，镜体很容易通过盂肱关节间隙。

3. 诊疗

关节囊折叠移位、肩袖裂隙关闭等治疗是目前常用的手术方法。随着关节镜技术的提高，上述治疗皆可在镜下完成。折叠的程度与关节腔容积的减少呈相关性，过度折叠会导致软组织过紧或外旋下降。在施行此类手术时，应保持外旋 30°～45°，外展 30°时拉紧缝线打结。总体适应证建议如下：疼痛的 MDI 患者伴有轻度不稳定(2+以下前后向不稳)，单纯采取关节囊移位折叠和关闭间隙；3+的 MDI、严重的关节囊缺损、缺陷或松弛、MDI 处理翻修者等，建议行开放性手术处理。

五、肩袖病变

1. 概述

肩袖病变是指外伤、慢性劳损等原因引起组成肩袖肌腱的炎症、部分直至全层的肌腱撕裂。肩袖是由冈上肌、冈下肌、小圆肌、大圆肌和肩胛下肌构成的复合体，冈上肌和冈下肌肌腱共同组成了肩袖的后 2/3。肩袖病变是需手术治疗的最常见的肩关节功能障碍。有研究表明，在美国存在因此病致残的风险的患者超过 170 万。在肩袖病变的病因中，年龄相关的退行性病变是首要因素。肌腱年龄相关退变和生理载荷间有倍增效应。病理表现为肩袖止点处纤维软骨、血管退变，肌腱撕裂并细胞丢失，Sharpey 纤维骨附着处断裂。其中冈上肌的局限性退化最常见。

另外职业、遗传、吸烟等也与肩袖病变有密切关系。其次为运动损伤，多见于从事激烈对抗性运动的人员。肩袖病变的患者中全层撕裂的比例占肩袖损伤的 7%～40%，无症状撕裂在人群中极常见，许多处于随时间发展为有症状的风险中，一旦撕裂出现症状，50%的患者撕裂会扩大，而症状发展与撕裂扩大相关，这限制了肩袖撕裂的自行修复，也影响了术后肌腱和肌力的愈合潜力。部分撕裂可随时间发展为全层撕裂，资料显示关节镜肩峰成形术和清创不修复的部分肩袖撕裂术后 8.4 年有 35%患者发展为全层撕裂。其中 50～59 岁的人群中有 13%存在无症状的全层撕裂，80 岁以上的人群中这一比例超过 50%。

2. 诊断要点

肩袖病变患者常主诉患肩疼痛、无力和活动受限，部分有受伤回忆(如举重物、抓取重物等)。

3. 临床表现

①肩前或是前外侧面的疼痛，常下延至肘前或侧面，常在上臂活动特别是过头运动后加重，夜间尤甚，可引起失眠。②过顶无力和疲乏，慢性肩袖撕裂时肩部检查常显示冈上肌和冈下肌萎缩。③活动受限，分主动和被动，被动活动度受限常不明显，但慢性大撕裂情况下肱骨头上移位可致下囊挛缩而前抬受限，有时还可伴有后囊挛缩。主动运动常限于抬高至肩胛骨平面，这可能是由于无力或疼痛引起。

4.辅助检查

①肩部肌肉力量检查对诊断肩袖病变有重要参考价值。冈上肌:在90°中立位肩胛骨平面上臂的上抬抗阻;冈下肌:上臂内收和轻度内旋位外旋抗阻;小圆肌:上臂外展90°后内收90°位外旋抗阻;肩胛下肌:压腹试验或抬离试验,前者主要是检查肩胛下肌上部肌束;后者主要是下部肌束。②肩袖损伤的特殊检查是肩袖病变诊断的主要依据。Neer撞击试验:上臂内旋中前屈上举,通过引起肩袖和肩峰下面碰撞引出症状;Hawkins撞击试验:上臂前屈至90°,肘关节屈90°后内收和内旋,通过肩袖撞击喙肩韧带引出症状;Hornblower征:外展位完全外旋无力或不能完成提示小圆肌功能障碍或撕裂;Jobes征:肩关节前屈30°冠状位外展80°~90°,肩内旋、前臂旋前使拇指指尖向下,双侧同时抗阻力上抬。检查者于腕部施以向下的压力。患者感觉疼痛、无力者为阳性,说明冈上肌腱功能障碍。这些试验单独使用准确性变异较大,建议结合使用以提高准确率。

5.影像学检查

①X线:前后位(AP),肩部主动外展位AP,腋窝位及肩胛骨-Y位可用于评估肩峰的类型及增生情况,对肩峰撞击综合征的治疗选择有参考价值。②肩袖撕裂患者肩部MRI可评估肌腱损伤和肌肉萎缩程度。③超声波:灵敏度和特异性与MRI相似,超声辐射小、能常规行双侧检查及动态内容检查,有助于区分肌腱和瘢痕。④CT造影:有起搏器或动脉瘤夹的患者,CT关节造影是MRI良好的替代。较之MRI,CT局限性包括增加辐射暴露和对软组织分辨力差。

6.鉴别诊断

诊断肩袖损伤须排除其他可能引起类似症状的疾病如粘连性关节囊炎、关节炎或软骨损伤、钙化性肌腱炎、二头肌腱病变(肌腱炎或撕裂)、肩胛骨上神经卡压或冈盂切迹囊肿、内撞击症。必须结合病史、临床表现、体格检查、影像学检查仔细鉴别和排除以上疾病,才能诊断为肩袖病变。

7.肩袖病变的保守治疗

肩袖病变的保守治疗包括消炎药物、局部封闭治疗、物理治疗和肩部功能训练等。肩袖撕裂损伤采用保守治疗取决于症状和撕裂特点。所有无症状撕裂均需非手术治疗。对于有症状撕裂,保守疗法对45%~82%患者有效。任何年龄组慢性不完全或巨大肩袖撕裂、超过70岁任何慢性全层撕裂患者应先行保守治疗(至少3个月)。因这些患者肩袖或关节软骨多数已发生不可逆改变,保守治疗失败需行关节镜修复,但要注意,撕裂进展、肌肉脂肪浸润和萎缩以及关节炎是保守治疗肩袖损伤的不可逆风险,故小于65岁患者应行MRI或超声随访,因为超过51%先前无症状的撕裂和对侧有症状撕裂的患者,无症状肩将在平均超2.8年后出现症状。保守治疗应遵循如下原则:先热疗和松解性理疗如红外线、超声、音频电等,然后进行肩关节功能锻炼,最后进行冷疗和抗炎性治疗如无热量微波、超短波治疗等。

8.肩袖病变的手术治疗

目前肩袖修复以全关节镜修复为主。早期手术修复的适应证为所有急性撕裂和小于65岁患者的任何慢性小或中等撕裂。因为撕裂大小和急、慢性将决定修复难度,故仔细的术前影像评估是手术准备的关键。

(1)术前评估:患者麻醉后先评估肩关节的活动度。大的肩袖撕裂肱骨上部移位固定将导致下囊挛缩,这些患者要在术前行麻醉下松解,充分前屈以增加肩峰下间隙,这样易于修复操作。

(2)手术体位:包括沙滩椅位和侧卧位。①沙滩椅位:无须牵引,术中易于操纵手臂,进行修复时可更好地定位和识别肩部解剖,较之于侧卧体位,肱骨旋转控制易于完成,肩胛骨于沙滩椅位易于麻醉下检查。这对在大结节不同区域(前对后)操作是关键。转为开放操作易于进行,无须重新悬吊。②侧卧位:牵引侧卧位可以改善视野和关节镜的机动性,显著改善盂肱关节的下方通路,使盂肱操作困难减少,且很少影响肩峰下操作。

(3)肩袖病变修复前的准备:①通过外侧入路清除肩峰后下方所有的软组织,包括围绕肩胛冈的软组织和脂肪以改善撕裂组织的活动度。②用刨刀将软组织从大结节移除,暴露皮质骨。③通过外侧入路用组织抓钳评估撕裂肌腱的活动度。

(4)修复过程:①解剖颈水平置内排铆钉,每个铆钉隔 1～1.5 cm。铆钉通过肩峰外侧界的切口置入,小型和中型撕裂放置 2 枚;大和巨大型撕裂放置 3 枚。内排铆钉的缝线穿过撕裂肌腱做桥连水平褥式缝合,缝线经前外侧入路取出并固定。②外排缝合铆钉置于大结节上肩袖止点的外侧面和内排铆钉之间空隙处。钉尾缝线经过内侧前、后内排铆钉间的水平缝线后经外侧入路引出。第二外排铆钉的置入同前,缝线由 Scorpion 缝线导引器传送。③内排铆钉间的内侧水平褥式缝线拉紧后与外排单线镜下打结并剪断。④经外侧入路取出内排铆钉剩余线头并镜下打结。

(5)术后康复:①所有患者术后需置吊带,只在活动度练习减少肘关节僵硬及洗澡时拿下。手、肘术后立即开始活动度训练。②吊带需佩戴约 6 周,此期间患肩禁止主动活动,可在指导下进行被动活动训练。③6 周后:中、小型撕裂(小于 3 cm)可进行各方向被动、主动助力活动训练及小范围主动内外旋训练;避免推、举、拉及过头运动,3 个月后开始力量及渐进无限制活动;大型撕裂持续被动运动(CPM)至 3 个月开始个体化主动训练,6 个月后渐进至无限制活动。

(6)并发症:①术后肌腱愈合失败与患者年龄密切相关。②神经损伤。③术后僵硬。④术后感染。⑤麻醉意外。

9.预后

与预后有关的因素包括患者年龄、撕裂大小、撕裂剧烈程度、术前吸烟状况、肌肉质量和肌腱愈合等。有研究显示术后 30 个月患肩主动运动、力量、抬举和内外旋较之术前有显著改善。总体再撕裂率为 17%。

第二节　膝关节

一、膝关节的解剖和生物力学

(一)概述

膝关节是人体结构与功能最复杂的关节之一,其稳定性依赖于膝关节的骨性结构、半月板、关节囊及附属韧带结构,这些结构的共同作用使膝关节能够保持静态和动态的稳定。了解膝关节的解剖与生物力学性质和行为，有助于理解膝关节各类损伤的转归及关节退行性改变的病理学，对设计各类膝关节伤病后的康复方案、膝关节手术具有重要的意义。

（二）膝关节的解剖

1.骨性结构

膝关节由股骨远端、胫骨近端和髌骨共同组成，其中髌骨与股骨滑车组成髌股关节，股骨内、外髁与胫骨内、外髁分别组成内、外侧胫股关节。髌骨是人体内最大的籽骨，它与股四头肌、髌腱共同组成伸肌装置。髌骨厚度约 2～3 cm，其中关节软骨最厚处可达 5 mm。髌骨后表面的上 3/4 为关节面，由纵向的中央嵴、内侧嵴分为外侧关节面、内侧关节面和奇面（或称第 3 面）；内、外侧关节面又被两条横嵴划分为上、中、下 3 个部分，故共计有 7 个关节面。髌骨后表面的下 1/4 位于关节外，是髌膜的附着点。

股骨远端的前部称为滑车，其正中有一前后方向的切迹将之分为内、外两部分，滑车切迹向后延伸为髁间切迹，向前上延伸为滑车上隐窝。股骨远端的后部为股骨髁，分为股骨内髁和股骨外髁，分别与内、外滑车相延续，构成股骨关节面。参与构成膝关节的胫骨平台并非绝对水平，而是在一定程度上呈由前向后逐渐下降的趋势，即所谓胫骨平台后倾角。胫骨平台中央有一内一外两个髁间棘，其周围为半月板和交叉韧带的附着处。外侧胫骨关节面的前 1/3 为一逐渐上升的凹面，而后 2/3 则呈逐渐下降的凹面。内侧胫骨关节面则呈一凹陷，凸起的股骨关节面和凹陷的胫骨关节面彼此吻合，使膝关节得以在矢状面上做伸屈活动；然而外侧胫骨关节面的特征性凹陷结构又使得外侧胫骨关节面并非完全吻合，从而允许膝关节在水平面上有一定的旋转活动。膝关节的伸屈活动不是同轴运动，而是具有多个瞬时活动中心的运动。正常的膝关节具有约 135°的屈曲和 5°～10°的过伸活动范围，在水平轴面上向内、外有约 3°的旋转活动范围。此外，尚存在前后和侧向的小范围活动。

2.半月板解剖

半月板是关节内唯一没有滑膜覆盖的组织，其冠状断面呈三角形结构，可概括为“三面一缘”：与股骨髁相关的上表面，与胫骨平台相关的下表面，借冠状韧带与关节囊、胫骨平台相连的周围面及关节腔内凹形的游离缘。除冠状韧带外，半月板的前后角借纤维组织连接固定于髁间棘周围。不仅如此，在前部半月板借半月板髌韧带与髌骨相连，故伸肌装置可借此调节半月板在关节前部的活动；在后部半月板分别借纤维组织与半膜肌、腘肌相连，使二者得以调节内、外侧半月板在关节后部的活动。

在组织学上半月板是一种纤维软骨组织，由三组纤维交织构成：水平纤维呈前后走行，构成半月板的主体；直纤维与斜纤维连接上下表面；放射状纤维连接半月板壁与游离缘。

外侧半月板为一 2/3 环形，前角后角大小相当。半月板周围面与关节囊的紧密结合在后部为肌腱所打断，并在后关节囊上形成腘肌裂孔。外侧半月板后角的稳定和活动由半月板股骨后韧带和腘肌提供；半月板股骨后韧带即板股后韧带，从外侧半月板后角发出，经 PCL 前面或后面，止于股骨内髁外侧面。位于前面者又称 Humphrey 韧带，位于后面者又称为 Wrisberg韧带。板股韧带的出现率在不同文献中报道不一，其解剖变异可导致半月板的过度活动。内侧半月板呈半月形，其前角小而薄，后角则厚而重。内侧半月板与关节囊的结合紧密无中断。其后角借纤维组织与半膜肌直头相连，故有一定的活动度。

3.交叉韧带与侧副韧带解剖

交叉韧带解剖在膝关节中心，股骨内外髁与胫骨之间的前、后交叉韧带是维持膝关节稳定的最重要和最坚强的韧带结构。前交叉韧带(ACL)在膝关节完全伸直时紧张而于关节屈曲时松弛,其作用在于防止股骨向后脱位、胫骨向前脱位及膝关节的过度伸直和过度旋转。后交叉韧带(PCL)则随着膝关节的屈曲而逐渐紧张,有利于防止股骨向前脱位、胫骨向后脱位以及膝关节的过度屈曲。

ACL 起于胫骨平台内侧髁间嵴前方、近内侧半月板前角附近关节面,向外、上、后走行,止于股骨外髁的内侧面。ACL 由多组纤维束组成,走行过程中有一定程度的扭转,胫骨附着点处位于前方的纤维在股骨附着点处转为内侧纤维。成人 ACL 的长度约 38 mm,宽度约 11 mm,PCL 的长度与 ACL 相似,宽度约 13 mm,是膝关节内最强大的韧带结构。

PCL 起于胫骨平台髁间区后部近胫骨骺线处,向内、上、前方延伸,止于股骨内髁外侧骨面前部。与 ACL 相似,其走行过程中亦有一定程度的扭转:位于胫骨附着点后部的纤维在股骨附着点处转为外侧纤维。

膝关节的内侧、外侧分别有内侧副韧带和外侧副韧带,又称胫侧副韧带和腓侧副韧带,内侧副韧带分为浅深两层,浅层由前部的平行纤维和后部的斜行纤维组成,上起股骨内上髁,向下向前止于腔骨内侧,平行纤维宽约 1.5 cm,向后与半膜肌直头交织延伸为内侧副韧带浅层的斜行纤维。内侧膝关节囊走行于内侧副韧带浅层深面时增厚成为深层内侧副韧带,并与浅层之间形成滑囊以利于活动。

外侧副韧带位于膝关节外侧的后 1/3,可分为长、短两头,长头起自股骨外上髁,短头起自小豆骨,止于腓骨茎突。充分伸膝时外侧副韧带绷紧,屈曲时则有松弛的趋势。

4.脂肪垫

脂肪垫,即髌下脂肪垫是一团局限于髌骨下方、髌韧带后方、胫骨平台前部之间的脂肪组织,其表面被滑膜覆盖而与关节腔隔离。脂肪垫在髌骨下半边缘处始向两侧延伸形成翼状皱襞或翼状韧带。

脂肪垫还由正中部向后延伸至髁间切迹,形成条索状的髌下皱襞,有时可达 ACL 的股骨止点附近,矢状面观呈斜向后上走行。

5.滑膜、滑膜皱襞与滑膜囊

膝关节滑膜腔是人体最大的滑膜腔,关节内多数的无血管组织依赖关节滑膜分泌的滑液获得营养。滑膜腔的上方延伸至髌骨上约 5 cm,形成髌上囊,向下延伸至股四头肌腱膜后,周围覆盖在股骨髁表面,向两侧形成内、外侧沟或内、外侧隐窝,向远侧延伸与半月板连接,再向下覆盖胫骨平台缘,直到关节软骨,在前下方滑膜覆盖髌下脂肪垫并于两侧向中央延伸至髁间窝,形成翼状皱襞即所谓黏膜韧带。ACL、PCL 均被滑膜包裹,而且外侧半月板外后方的腘肌腱和腘肌裂孔也被滑膜所覆盖。在正常的膝关节内,可以存在若干发育残留的滑膜皱襞,常见的有髌上内侧或外侧滑膜皱襞,另一个有重要临床意义的滑膜皱襞是由髌内上滑膜皱襞向下延伸至髌下脂肪垫滑膜上方的滑膜皱襞,即所谓髌内侧皱襞,此皱襞可占正常膝关节的 20%或更多。膝关节周围还有着大大小小许多滑膜囊,其中主要包括位于髌骨上方、股四头肌与股骨滑车陷窝之间的髌上囊,位于皮肤与髌骨前面之间的髌前滑囊及皮肤与胫骨结节之间的髌下滑囊。

(三)膝关节的生物力学特点

了解膝关节的生物力学特点对理解膝关节手术操作原则至关重要。由于上述的解剖特点,决定了膝关节在负荷、运动及稳定等生物力学特性上的复杂性。

1.膝关节的负荷

膝关节的负荷随人体的运动和步态方式有很大的变化,膝关节站立位的静态受力(双足着地)为体重的0.43倍,而行走时可达体重的3.02倍,上楼时则可达到4.25倍。正常膝关节作用力的传递借助于半月板和关节软骨的蠕变使胫股之间的接触面增大,从而减少了单位面积的力负荷。在冠状面上,当一足站立时,人体的重力沿垂直重心线传递并经过膝关节的内侧。这一重力作用使股骨倾向胫骨内侧髁。

此时,阔筋膜张肌和臀大肌通过髂胫束靠外侧力来保持平衡,这些力和代表膝关节在此面上的总的支持力,其合力则是经过膝关节中心。力的不平衡和合力方向的改变将造成胫骨内外侧髁的受力不均,从而产生膝关节内/外翻。

2.膝关节的力学稳定

由于前述膝关节的骨性结构、半月板、关节囊及附属韧带结构的共同作用,膝关节可以保持静态与动态的稳定性。膝关节在完全伸直位,关节将发生扣锁,而获得最大的关节稳定性,这是因为膝处于完全伸直位时,股骨在胫骨上向内旋而于过度屈曲位时,股骨则向外旋转,此时将通过关节面的咬合和交叉韧带的制导作用增加关节的稳定。

3.胫股及髌股关节力学特点

正常胫股关节间力的传递和应力分布与正常的半月板和关节软骨的功能密切相关。与膝关节软骨退变有直接关系的因素有:半月板切除或破损、创伤中关节软骨的损伤、髌下脂肪垫损害、关节内滑膜无菌性炎症刺激等。但正常关节内生物力学因素所致关节软骨的退变在没有关节内滑膜、髌下脂肪垫损害与关节外周软组织损害的无菌性炎症时是不会出现膝关节疼痛症状的。在膝关节的运动和受力相中,由于半月板随着关节活动的相对位移,以及具有黏弹特性的正常半月板和关节软骨组织的应变,使关节间的压强变化趋于缓和。此外,膝关节正常运动中,关节内侧受到的应力比外侧多50%,这一差别是人体在负重行走时,膝关节所产生的内收运动引起的,所以膝关节骨关节炎(OA)90%病变在内侧间室形成膝内翻的“O”形腿,仅有10%左右外侧间室发病。膝关节在水平面的旋转运动是以内侧髁为中心,这种旋转方式使得膝关节内侧间隙易于发生退变,这也是膝关节骨关节炎病变往往以内侧间隙为重,甚至出现典型的内侧单腔室骨关节炎和膝内翻畸形。同时大腿根部内收肌骨胳附着处皆存在着严重的软组织损害或变性挛缩现象。膝关节内侧应力增加,如果加上髌下脂肪垫与滑膜内存在着无菌性炎症的化学性刺激,与人体自身修复的生物学机制失去平衡,则可使关节软骨发生超常退变乃至破坏。

髌股关节是参与膝关节伸屈运动的重要结构,在膝关节活动中有着特殊的意义。髌骨除了传递股四头肌的拉力和承受髌韧带的张力以外,其关节面本身在膝关节屈曲运动时承受的应力和关节面上的应力分布是髌股关节生物力学研究的重点。髌骨的外侧倾斜和外侧移位是髌股对合异常的主要存在形式,其原因可能包括股骨髁的发育异常、髌骨发育异常及高位髌骨、膝外翻和Q角异常增大、内侧支持带松弛、外侧支持带挛缩等多种因素。

髌骨外侧倾斜实际上是程度不同的髌骨半脱位,在伸直位时,髌骨很容易向外侧推动,在屈膝20°时,可发现髌骨中央嵴与滑车凹的最低点不呈对应关系而向外侧移位,其移位的程度对评价髌骨半脱位很有意义。因此,在屈膝20°~30°时对髌骨对合关系的评价是关节检查中对髌骨异常对合诊断的关键。研究表明,髌骨异常对合的直接结果是导致关节面应力或称髌骨接触压的分布异常。一方面,关节面局部的应力集中可致关节软骨的病损,另一方面,关节面的接触压降低和失去接触也会导致软骨的退变。由于软骨面的退变导致的软骨厚度的丧失还可导致正常软骨面的应力重新分布，导致整个软骨病损的扩展。

如果髌下脂肪垫长期存在着无菌性炎症刺激，使髌周支持带肌力分布不均，造成髌骨关节面上的应力分布不均与无菌性炎症的化学性破坏是产生髌股关节面软骨退变的直接原因。

二、膝关节体格检查

除了现代化的影像学检查手段和详细的病史询问外，正规、准确的体格检查对膝关节疾病诊断也十分重要。和其余部位的骨科检查一样，其也分为望、触、动、量 4 个部分，同时还包括膝关节特有的手法检查和血管、神经的检查。

（一）望诊

望诊是通过目测观察患者的大体异常。检查时建议完全暴露双侧膝关节，内容包括观察患者的步态和姿势、关节畸形情况及活动度，还包括局部情况，如颜色、瘢痕、肿物等。对异常处可进一步加以动、触、量检查。行走时的姿态称为步态。患膝因为负重时疼痛而表现为着地时间短缩、负重时间减小，为“抗痛性步态”。同时出现行走谨慎、步幅减小、步速减慢、不敢以患肢为轴旋转的“保护性步态”。当膝关节伸屈活动受限，如关节交锁时，行走时膝关节活动僵硬，髋部活动增大，躯体出现摇摆。以上总的可表现为不同程度的跛行。

正常膝关节屈曲 120°～130°，过伸 5°～10°，屈膝 90°位小腿内旋 10°，外旋 20°。检查时需两侧对照。畸形是指膝关节外观的改变超出了正常的生理变异。正常双下肢伸直时，双膝内侧和双内踝可同时并拢。当双膝内侧可并拢而内踝分开，为膝外翻（“X”形腿）；双内踝可以并拢而膝内侧分开，为膝内翻（“O”形腿）。如膝关节不能完全伸直，为屈曲畸形，多见于急性损伤、游离体嵌顿、半月板异常及严重骨关节炎等。正常膝关节可有轻度的过伸，但如过伸角度过大，则为膝反张，常见于后交叉韧带损伤或后外侧复合体损伤。如有上述异常可进一步进行仰卧位的手工大体测量。下肢的角度畸形在双下肢负重站立位时更易于呈现，故站立位检查也十分重要，并可辅以双下肢全长站立位 X 线片的测量。

双下肢不等长可导致外观的长度畸形。其可能是结构性的，也可能是姿势性的，如髋的内收外展、骨盆的倾斜均可影响下肢外观上的长短。因此，下肢长度望诊时需仰卧位双膝放松伸直、内外翻及旋转均对称，比较双侧内踝的位置是否对称。如患膝不能完全伸直，可将健侧放置与患侧同样的位置进行观察。

急性损伤时，由于下肢软组织肿胀瘀血、膝关节腔内积液，患肢可出现周径增粗。而慢性患者则表现为不同程度的肌肉萎缩、肢体变细。早期的肌肉萎缩主要发生于股四头肌内侧头，其有时可通过望诊发现，表现为髌骨内上方肌腹平坦，严重者髌上大腿周径变小，甚至累及小腿，可进一步进行两侧对比测量。

急性损伤或慢性病变均可由于不同原因形成膝关节不同程度的肿胀。膝骨关节炎表现为膝关节的弥散性肥大。关节积液或滑膜弥散性增生可表现为膝眼、髌上囊的局限性肿胀，进一步可通过浮髌试验明确。半月板囊肿、腘窝囊肿、膝部肿瘤均可表现为相应部位的肿块，有些于膝关节活动或站立时更明显。

（二）触诊

首先应对所有的骨性标志进行触诊，包括髌骨、股骨髁、腓骨头、胫骨结节、Gerdy 结节、胫股关节间线等。着重于压痛、皮温、肌张力的检查。

压痛可为弥散的和局限的。局限的压痛点一般提示相应结构的损伤。如髌骨内侧支持带损伤可引起髌骨内侧缘压痛，常见于髌骨脱位；侧副韧带损伤可引起韧带附着点的压痛；肌腱止点的压痛提示肌腱损伤或滑囊炎；胫股关节间线压痛提示半月板损伤或胫股关节炎。骨折可表现为相应部位的肿胀压痛及骨擦感。

急性损伤及感染均可使膝关节皮温增高。急性损伤时，因疼痛瘀血，患肢肌肉发生痉挛，肌张力增高；当肌肉萎缩时，可出现肌肉松弛、肌张力下降。

浮髌试验：检查膝关节是否存在血肿或积液。仰卧，患肢尽量伸直放松。检查者左手张开握住髌上囊向远端适度挤压，右手指放于髌骨上方向下挤压。如感到髌骨能撞击下方股骨且有上浮的阻力感，则为阳性，其表示关节腔内至少有超过 50 mL 的积液。

（三）动诊

通过被动活动患者的膝关节来发现损伤的体征，包括特殊的手法检查。

1. 过伸过屈试验

（1）过伸试验：患者仰卧放松，检查者将患肢伸直抬高，另一只手按压膝关节近端使膝关节过伸，如感到膝前部疼痛，即为阳性。提示前部组织损伤或病变，如半月板前角损伤、脂肪垫或滑膜损伤或嵌压综合征。

（2）过屈试验：患者仰卧放松，检查者将患肢膝关节极度屈曲，如感到疼痛，即为阳性。根据疼痛部位判断损伤，如前方疼痛考虑髌股关节损伤可能，后方疼痛考虑半月板后角损伤可能。

2. 伸膝装置的检查

（1）髌骨研磨试验：患者仰卧，检查者一只手托住腘窝，另一只手放在髌骨上方，嘱患者主动伸屈膝关节，如有粗糙的摩擦感，即为阳性。提示髌股关节软骨面损伤和退变。

（2）髌骨外推恐惧试验：患者仰卧放松，膝关节伸直。检查者将拇指置于髌骨内缘，轻轻向外推髌骨，或可同时嘱患者做屈膝动作，如患者表现出明显的恐惧或不适，出现股四头肌收缩对抗，即为阳性。提示髌股关节损伤或髌骨内侧支持带损伤，多见于髌骨脱位。

3. 前交叉韧带的检查

（1）前抽屉试验：患者仰卧，屈髋 45°，屈膝 90°，小腿旋转中立位，放松。检查者双手抓住胫骨近端，两拇指置于前方关节线水平，施加向前拉力，如胫骨前移超过 5 mm，即为阳性，提示前交叉韧带损伤。注意点：①建议两侧对照，排除多发韧带松弛症；②正常情况下股骨内髁应位于胫骨内侧平台后方 1 cm（台阶征），检查前需确认此关系，否则会将后交叉初带损伤误认为前交叉韧带损伤；③急性损伤无法屈膝达 90°或肌肉紧张度较高的患者不适用，必要时可麻醉下操作提高检出率。

（2）Lachman 试验：患者仰卧，屈膝 30°，检查者一只手握住大腿远端的前外侧以稳定股骨，另一只手握住胫骨近端后内侧并施加前向的力。如患者腿直径相对较粗无法握住，可将小腿夹于腋下，用手在胫骨后方向前托。检查时小腿需置于旋转中立位。如胫骨前移超过 5 mm，即为阳性，提示前交叉韧带损伤。其敏感性和特异性均达 95%，为临床最常用的前交叉韧带检查方法。

4. 后交叉韧带的检查

（1）后抽屉试验：检查姿势同前抽屉试验，但施加向后的推力。如胫骨后移超过 5 mm，即为阳性，提示后交叉初带损伤。其为评估单纯后交叉韧带损伤最敏感的检查。

(2)后向 Lachman 试验：检查姿势同 Lachman 试验，但施加向后的推力。如胫骨后移超过 5 mm，即为阳性，提示后交叉韧带损伤。

5. 内侧副韧带及后内侧复合体的检查

外翻应力试验：患者仰卧，放松，检查者一只手置于膝外侧，另一只手置于内踝，共同施加使膝关节内翻的应力。首先进行屈膝 30°位检查，然后在膝关节完全伸直(0°)位检查，如外侧间隙张开，即为阳性。仅 30°位阳性，提示单纯内侧副韧带损伤；如 0°位和 30°位均阳性，提示内侧副韧带和后内侧复合体同时损伤。

6. 外侧副韧带及后外侧复合体的检查

内翻应力试验：患者仰卧，放松，检查者一只手置于膝内侧，另一只手置于外踝，共同施加使膝关节外翻的应力。首先进行屈膝 30°位检查，然后再膝关节完全伸直(0°)位检查，如内侧间隙张开，即为阳性。仅 30°位阳性，提示单纯外侧副韧带损伤；如 0°位和 30°位均阳性，提示外侧副韧带和后外侧复合体损伤，且常同时累及后交叉韧带。

7. 半月板的检查

McMurray 试验：患者仰卧放松。检查者左手扶于膝关节近端，右手握住足踝部。检查内侧半月板时，膝关节极度屈曲位，外旋胫骨并轻度内翻，逐渐被动伸膝。检查外侧半月板时，膝关节极度屈曲位，内旋胫骨并轻度外翻，逐渐被动伸膝。在伸膝过程中出现疼痛或弹响即为阳性。如阳性出现于极度屈膝或刚开始伸膝阶段，提示半月板损伤靠近后方；如出现于接近伸膝位时，提示损伤靠近前方。

(四)量诊

1. 周径的测量

股四头肌的测量需在髌骨上极近端 10～15 cm 处用皮尺测量。小腿肌肉萎缩的测量需在髌骨下极远端 10～15 cm 处用皮尺测量。测量时需在双膝同样伸直、肌肉完全放松时进行，且需两侧对照。

2. 内外翻力线的测量

(1)解剖轴和胫股角：长骨解剖轴指长骨的长轴，为各横截面中心点连接成的轴线。冠状面上胫骨和股骨的解剖轴的夹角即为胫股角，平均为 174°。膝外翻时胫股角减小，膝内翻则增大。

(2)机械轴：股骨头中心点和踝关节中心点的连线，正常情况下一般通过膝关节中心点。膝外翻时位于膝关节中心点外侧，膝内翻时则位于内侧。

(3)Q 角：髂前上棘到髌骨中心和胫骨结节到髌骨中心这两条连线的夹角。正常男性 8°～10°，女性 10°～20°。膝外翻时 Q 角增大且有髌骨向外偏移倾向，膝内翻时则减小甚至负值。一般仰卧位，髋膝均伸直位测量。

三、膝关节前交叉韧带损伤

(一)病因

前交叉韧带损伤(ACL)是一直常见的膝关节韧带损伤，在所有膝关节韧带损伤病例中，大约有一半以上是单纯的 ACL 损伤。据国外文献报道在总人群中，大约每 3 000 人会出现 1 人发生 ACL 损伤；而在所有的 ACL 损伤患者中，70%以上发生在运动过程中，其中在滑雪运动中出现最为多见。有研究表明女性运动员 ACL 损伤的风险高于男性。在我国 ACL 损伤的发生主要见于体育运动、军事训练、工业及交通损伤，其中以体育运动中损伤最常见。

生物力学研究表明，ACL 主要的力学功能是限制胫骨上端向前移位和胫骨旋转。因此导致 ACL 损伤的机制主要有以下 4 类：①旋转阻挡损伤，即胫骨内旋同时伸膝；②外翻外旋损伤；③内翻内旋损伤；④过伸损伤。

(二)临床表现及检查

1.症状

ACL 损伤后的症状根据损伤的时期、有无合并损伤、是否出现继发损伤而不同。

(1)ACL 急性损伤者常常表现为膝关节剧烈疼痛、关节明显肿胀、活动度受限。其中因为 ACL 损伤后的关节内出血导致的关节明显肿胀是诊断 ACL 的重要线索。急性损伤导致活动度受限的原因包括疼痛、关节肿胀、ACL 残端阻挡、撕裂的半月板交锁等。

(2)ACL 慢性损伤患者多表现为某一次严重的膝关节损伤后，再次运动中的关节反复扭伤。患者常常主诉不能快速奔跑，不能在跑动中急停、急转弯。后续的反复扭伤常常没有明显的关节肿胀，因此追问急性损伤时是否有明显的肿痛、活动受限非常重要。合并半月板桶柄状撕裂者，常出现膝关节交锁症状。同时应注意是否合并其他韧带及邻近的血管神经损伤。

2.体格检查

永远不要忘记骨科体检中常规的“视、触、动、量”原则，以减少漏诊和误诊。

针对 ACL 损伤的特殊体检包括：①前抽屉试验：屈膝 90°，固定患足，向前方牵拉胫骨上端，应在中立位、外旋位、内旋位分别检查。②Lachman 试验：屈膝 15°～30°，检查者固定患者的大腿，向前方牵拉胫骨上端。③轴移试验(pivot shift test)：伸膝位内旋小腿，外翻应力下屈膝，有错动感者为阳性。

上述检查中最常用的是 Lachman 试验。轴移试验在麻醉下阳性率会提高，否则因为患者肌肉紧张很难诱发出阳性结果。单纯的 ACL 损伤，抽屉试验并不明显。如果有明显的前后向不稳定，要警惕是否存在后交叉韧带损伤。对于急性损伤关节明显肿胀患者，关节腔穿刺如果发现大量积血，则有大于 70%的可能性属于 ACL 损伤。此外，应进行常规的膝关节活动度检查、侧方稳定性检查、半月板相关检查、下肢神经和血管的相关检查等。

(三)影像学表现

除非 ACL 撕脱骨折或合并其他损伤，大多数的 ACL 损伤病例 X 线片没有明显异常。部分患者在胫骨平台外上缘出现撕脱骨折影，即 Segond 骨折，现代研究认为是前外侧韧带胫骨附着点撕脱。磁共振(MRI)对于诊断 ACL 损伤有很高的价值。ACL 损伤在 MRI 上的表现分为直接征象和间接征象两种。直接征象是 ACL 的连续性中断或消失；而间接征象包括 ACL 纤维束增宽、内部密度不均匀、伴有股骨髁的骨挫伤等。

(四)诊断

1.诊断方法

一定要在详细询问病史、认真体格检查的基础上，结合 MRI 的表现，做出 ACL 损伤的诊断。绝不能仅仅根据 MRI 做出 ACL 损伤的诊断。一次明显的膝关节外伤史，伤后膝关节明显肿胀；其后运动中的反复扭伤，不能急停、急转弯等关节不稳的表现；体检 Lachman 试验阳性等结合在一起才构成诊断 ACL 损伤的证据链。从某种程度上来说，MRI 更多的是为了验证诊断或评估合并损伤。当然，关节镜检查是诊断 ACL 损伤的金标准，但不能作为单纯的检查手段。关节镜下可以判断 ACL 的损伤及程度，观察有无合并伤，如半月板、软骨损伤等。

2.诊断内容

仅仅诊断出 ACL 损伤是不够的，还需要回答以下问题，才是完整的诊断。①是 ACL 撕脱骨折还是 ACL 韧带断裂？②是单纯 ACL 损伤，还是合并其他韧带损伤？是否合并半月板损伤？③ACL 韧带断裂是完全性损伤还是不完全性损伤？④不完全 ACL 损伤时，是前内束还是后外束损伤？

(五)治疗

1.治疗目的

由于 ACL 损伤后的关节不稳，导致相关结构磨损，加速膝关节退行性变，因此 ACL 损伤的治疗目的是重建关节的功能性稳定，恢复患者运动能力，预防关节退变。

首先需要明确的是“功能性稳定”的概念。ACL 损伤后，由于 ACL 的缺失必然存在所谓的“结构性不稳定”，然而这种不稳定仅仅在比较剧烈的运动中才会出现。如果 ACL 损伤患者降低运动强度，如仅仅行走、游泳、骑自行车等日常生活或轻度运动，并不一定会出现膝关节不稳定的情况。此时，即达到了“功能性稳定”的目标。因此，为了重建 ACL 损伤患者膝关节的功能性稳定，我们有两种选择，一是降低运动量；二是手术重建 ACL，以恢复运动水平。

2.治疗原则和方式

不论选择何种治疗方式，ACL 损伤的治疗原则包括：①消除膝关节肿胀和疼痛；②恢复关节活动度；③增强肌肉力量；④重建膝关节本体感觉；⑤恢复正常的膝关节运动和功能。治疗方式主要有保守治疗和手术治疗两大类。保守治疗即通过康复训练，诸如限制患者的运动量、增加患肢的肌力训练、重建患膝的本体感觉等使膝关节获得“功能性稳定”。手术治疗，包括重建 ACL，或对于 ACL 撕脱骨折的进行复位内固定。同时处理合并伤。

3.手术治疗

(1)手术适应证：选择手术治疗方案的参考因素，包括孤立性或复合性韧带损伤、完全性或不完全性韧带损伤、患者年龄、职业和患者的期望、合并损伤等。因此 ACL 损伤后相对的手术适应证包括：①爱好运动的年轻患者；②运动员或对膝关节稳定性要求较高的职业；③伴有半月板损伤和软骨损伤者；④复合性韧带损伤。

(2)手术时机：ACL 撕脱骨折者应尽早手术复位固定骨块，以免骨块畸形愈合或者骨块吸收。ACL 韧带断裂者最好在损伤急性期过后，肿胀缓解、关节活动度一定程度恢复、肌力锻炼的基础上再进行手术，术后恢复更快、疗效更好。

(3)手术方法：ACL 胫骨端撕脱骨折，骨折块可以满足固定者，选择关节镜下复位固定术。ACL 韧带撕裂者只能进行 ACL 重建术，这是目前比较公认的方法。虽然，近期有研究表明可以对 ACL 急性损伤进行修补，但尚未得到广泛认同。

(4)ACL 重建移植物的选择：目前可以进行 ACL 重建的移植物来源主要有自体移植物、同种异体移植物、人工合成物三大类。自体移植物包括骨-髌腱-骨、腘绳肌腱、股四头肌腱、腓骨长肌腱等。异体移植物包括异体胫前肌腱、异体跟腱等。目前临床上广泛应用的人工韧带是 LARS 人工韧带。理想的移植物应具有以下特点，如易获取、取材点无并发症、解剖重建、愈合迅速、迅速的组织替代等。但目前临床上还没有任何一种移植物符合上述要求。

(5)手术步骤：ACL 重建的手术步骤包括以下 4 步。①移植物的取材、制备；②胫骨隧道的定位和制备；③股骨隧道的定位和制备；④移植物的固定。ACL 重建的最关键步骤是隧道的定位，各种定位的方法很多，比较一致的是在 ACL 足印区的中心。

(6)单束重建、双束重建、解剖重建:有研究证明单束 ACL 重建可以恢复膝关节前后稳定,但对于控制膝关节旋转稳定较双束重建差。然而,至今没有任何研究证明双束重建在临床评估上具有优势。因此,目前更多的医师采用旋转解剖重建,即在 ACL 的足印区制作隧道,重建 ACL 的附着点。

(7)术后康复:ACL 重建的术后康复非常重要,是保证良好疗效的关键。提倡个体化的康复方案,有计划、分阶段、循序渐进地恢复关节活动度,增强肌力,重建本体感觉,恢复运动能力。

四、侧副韧带损伤

(一)概述

膝关节的关节囊松弛薄弱,关节的稳定性主要依靠韧带和肌肉。其中以内侧副韧带最为重要,它位于股骨内上髁与胫骨内髁之间,有深浅两层纤维。浅层呈三角形,甚为坚韧;深层纤维与关节囊融合,部分与内侧半月板相连。外侧副韧带起于股骨外上髁,其远端呈腱性结构,与股二头肌腱汇合成联合肌腱结构,一起附着于腓骨小头上。膝关节伸直时两侧副韧带拉紧,无内收、外展与旋转动作;膝关节屈曲时,韧带逐渐松弛,膝关节的内收、外展与旋转动作亦增加。

(二)病因与分类

内侧副韧带损伤多见于运动创伤,如足球、滑雪、摔跤等竞技项目。多为膝外翻暴力所致。当膝关节外侧受到直接暴力,使膝关节猛烈外翻,便会撕断内侧副韧带。当膝关节半屈曲时,小腿突然外展外旋也会使内侧副韧带断裂。外侧副韧带损伤多为膝内翻暴力所致。由于外侧髂胫束比较强大,单独外侧副韧带损伤少见。暴力强大,髂胫束和腓总神经往往会同时累及。

韧带的损伤可以分为扭伤(即部分纤维断裂),部分韧带断裂,完全断裂和联合性损伤。韧带断裂的部分又可以分成韧带体部断裂、韧带与骨骼连接处断裂以及韧带附着处的撕脱性骨折。第 1 种损伤愈合慢且强度差;第 3 种愈合后最为牢固。

(三)临床表现及检查

侧副韧带损伤时一般都有外伤病史。青少年多见,男性多于女性;以运动员最为多见。受伤时有时可听到韧带断裂的响声,很快便因剧烈疼痛而不能再继续运动。膝部伤侧局部剧痛、肿胀、有时有瘀斑。膝关节处出现肿胀、压痛与积液(血),膝部肌肉痉挛,患者不敢活动膝部,膝关节处于强迫体位,或伸直,或弯曲。韧带损伤处压痛明显,内侧副韧带损伤时,压痛点常在股骨内上髁或胫骨内髁的下缘处;外侧韧带损伤时,压痛点在股骨外上髁或腓骨小头处。

侧方应力实验:急性期进行侧方应力实验会导致患者剧烈疼痛,可以等待数天或于痛点局部麻醉后方进行操作。在膝关节完全伸直与屈曲 20°～30°位置下做被动膝关节内翻与外翻动作,并与对侧做比较。如果有疼痛,或发现内翻外翻角度超出正常范围并有弹跳感时,提示有侧副韧带扭伤或断裂。

(四)影像学表现

普通 X 线片检查只能显示撕脱的骨折块。为显示有无内、外侧副韧带损伤,可摄应力位平片。即在膝关节内翻位和外翻位下摄片。这个位置是很痛的,一般需要局麻下进行。在 X 线片上比较内外侧间隙的张开情况。一般认为两侧间隙相差 4 mm 以下为轻度扭伤,4～12 mm为部分断裂,12 mm 以上为完全性断裂,可能还合并有前交叉韧带损伤。膝关节磁共振检查可以清晰地显示出侧副韧带的损伤情况，包括体部断裂或止点撕脱，还可以发现意料不到的韧带结构损伤与隐匿的骨折线。

(五)治疗

1.新鲜侧副韧带损伤

(1)部分断裂：将膝置于150°～160°屈曲位，用长腿管型石膏固定(不包括足踝部)，一周后可带石膏下地行走，4～6周后去除固定，练习膝关节屈伸活动，注意锻炼股四头肌。

(2)完全断裂：应急症手术修复断裂的韧带，术后用长腿管型石膏固定6周。如合并交叉韧带损伤，应先修复交叉韧带，然后修复侧副韧带；如合并半月板损伤，应先切除损伤的半月板，然后修复损伤的韧带。

2.陈旧性侧副韧带断裂

应加强股四头肌锻炼，以增强膝关节的稳定性，如膝关节很不稳定，可用邻近部位肌腱作韧带重建术。

五、后交叉韧带损伤

(一)概述

后交叉韧带(PCL)的近端位于股骨内髁的后方，远端止于胫骨平台后方。主要由前、后两束组成，膝关节屈曲时前束紧张后束松弛，而伸直时前束松弛后束紧张。PCL主要功能是防止胫骨后移，同时还参与维持膝关节内外翻和旋转稳定。PCL是膝关节韧带中最为强健的韧带，其抗张力约为前交叉初带的2倍。PCL损伤大多由于暴力造成，最常见的损伤机制是胫骨前方收到直接打击或过屈过伸，前者常见于车祸外伤，后者多见于间接损伤，过伸导致PCL损伤时往往会伴有前交叉初带等其他韧带的损伤。PCL损伤在膝关节所有损伤中所占比例8%～20%，其中单独损伤占30%，联合损伤占70%。

(二)诊断要点

1.临床表现

PCL损伤后膝关节的症状差异较大，从几乎不影响生活到显著骨关节炎严重限制日常生活均可发生。急性损伤时，膝关节剧烈疼痛、肿胀，有的患者主诉可闻及撕裂音或有撕裂感。后关节囊破裂时，关节内出血渗出至后方腓肠肌、比目鱼肌间隙，导致腘窝和小腿后方出现皮下瘀血。

急性期行关节穿刺，可抽出血性液体。单独PCL损伤较少见，临床上更多见合并内或外侧副韧带损伤，尤其外侧副韧带损伤更为常见，膝关节可以出现内外翻和内外旋转等多个方向不稳的症状。慢性损伤的患者主诉多为退变引起的内侧间室或髌股间室疼痛。

体格检查最常用的是后抽屉试验，但是由于胫骨在检查初始时常处于后方半脱位状态，此时检查不容易出现后方移位的阳性体征，反倒容易误认为前交叉韧带损伤。因此，在检查前应当将胫骨先复位。根据后抽屉试验中胫骨移位的程度，可以将PCL损伤分级：Ⅰ度，移位<5 mm；Ⅱ度，移位5～10 mm；Ⅲ度，移位>10 mm。Ⅲ度PCL损伤大多合并有其他韧带等部位的损伤。

台阶征能够提示胫骨向后方移位。屈膝90°拇指从股骨内髁向下滑动，如触及的胫骨内侧平台台阶较对侧变小或消失为阳性，提示PCL损伤。

合并膝关节内外侧副韧带损伤时，可出现内外翻异常运动和内外旋转不稳现象，韧带局部可出现疼痛和肿胀,Jerk 试验(+)。Jerk 试验(+)表示膝前外侧旋转不稳,常需在急性期过后才能检查。令患者仰卧,屈髋 45°屈膝 90°,同时内旋胫骨,并于小腿上端施以外翻应力然后逐渐伸直膝关节至 20°~30°位时,外侧股骨与胫骨关节面可发生半脱位。如果当膝关节再进一步伸直时发生自然复位出现弹动感和响声则为阳性。或者伸膝位将小腿外旋或中立,对膝关节施加外翻应力逐渐屈曲至 20°~30°位时有弹响声和脱位感为阳性。

2.辅助检查

患者一般都需要接受膝关节正、侧位 X 线片检查,以了解有无撕脱骨折或伴发膝关节周围骨折等情况。常规拍片可见膝关节间隙增宽,或者 PCL 附着点的撕脱性骨折。还可以拍摄膝关节应力位 X 线片,并与健侧对比,通过观察胫骨移位的情况来评估 PCL 的完整性。

CT 平扫及三维重建可以用来评估 PCL 止点有无撕脱骨折以及骨折块大小。MRI 检查是评估 PCL 完整性的可靠方法,并且还能够同时了解有无合并其他损伤。PCL 比前交叉韧带更加致密,因此在 MRI 上的显影也更明显,通常以在冠状位和矢状位上看到整个 PCL。

(三)治疗原则

由于 PCL 损伤患者的症状和功能状态差异较大,因此治疗方案争议较多。目前一般认为治疗方式与受伤类型有关。大多数作者建议对单纯 PCL 撕裂采用非手术治疗。近期研究显示膝关节的功能随着时间增加而趋于变坏,大部分患者最终出现不同程度的骨关节炎症状和功能障碍。

1.保守治疗

适应证是胫骨旋转中立位后抽屉试验移位<10 mm(Ⅱ级),异常旋转松弛度<5°;没有明显的内外翻异常松弛。单纯 PCL 断裂或不全断裂,可先用长腿石膏固定患膝于屈曲 30°位,在石膏硬固前,应注意将患侧胫骨上端向前推至与正常膝部形态一致,固定 6 周,期间锻炼股四头肌,以免肌萎缩。

2.手术治疗

(1)急性 PCL 损伤

1)适应证:胫骨止点撕脱骨折移位者;合并有半月板损伤有关节交锁,不能自解者,应早期手术修复;严重膝关节脱位,前后交叉韧带断裂伴后外角损伤,应急诊手术,特别是后外角损伤应早期修复。

2)手术要点:PCL 损伤有胫骨撕脱骨折者可选择后"S"形切口将腓肠肌内侧头牵向外侧以保护腘窝血管神经。骨片较大者以螺丝钉固定;较小者,用钢丝套住,从骨洞中牵至胫骨前内侧固定。这种损伤提倡早期修复。韧带实质断裂就采用自体或异体肌腱重建;合并膝关节内外侧副韧带损伤时,应先缝合外侧副韧带,最后拉紧 PCL 固定。

3)术后处理:单纯 PCL 损伤伸直位固定 6 周,如后关节囊同时损伤时则应屈膝 20°位固定。

(2)慢性 PCL 损伤

1)手术适应证:患者年轻,一般 45 岁以下膝关节反复疼痛、肿胀有不稳感,后抽屉征Ⅲ级(后方松弛>10 mm),一般考虑手术重建,如同时伴有后外或后内侧旋转不稳定是绝对手术适应证。对于运动员手术指征可稍放宽。

2)手术方法:关节镜下重建 PCL 将是发展方向。随着关节镜技术的快速发展,关节镜下移植韧带重建 PCL 大多倾向于采用双束重建。手术可采用腘肌腱、半腱肌、骨-髌腱-骨或人工韧带等多种方式重建PCL。其中骨-髌腱-骨移植重建是推荐的重建方案，但取材部位损伤较大。人工韧带无供区并发症，且力学强度较高，但价格昂贵，长期效果有待观察。患膝若合并后外侧旋转不稳，在PCL重建时一并将外侧副韧带股骨外髁止点前移，同时将腘肌腱止点或腓肠肌外侧头移位以加强膝外侧结构。

3）术后处理：以长腿石膏固定患膝于屈膝20°位6周，在石膏中练习股四头肌活动，石膏拆除后练习膝关节活动，待膝关节活动恢复至伸屈达90°左右时负重练习。

（四）随访及预后

治疗结果以胫骨止点撕脱骨折复位缝合者为最好，均恢复优良。受到韧带取材部位、伴随损伤、腱骨愈合等多种因素影响，PCL损伤术后的疗效差异较大。总体来说急性PCL损伤患者术后运动水平的恢复较好，而已经出现膝关节功能明显受限的慢性PCL患者的功能恢复较差。

因此慢性PCL损伤患者术后应当避免参加剧烈的体育活动，而对于年轻活跃的患者，应当早期考虑行PCL重建术，以避免症状进一步加重。

六、膝关节后外侧角损伤的诊治

（一）概述

膝关节后外侧角（PLC），又被称为后外侧结构（PLS）或后外侧复合体（PLC），包括3层结构：浅层包括髂胫束和股二头肌腱；中间层包括髌骨外侧支持带、髌股韧带、腓肠肌外侧头；深层由沿外侧半月板边缘附着的后外侧关节囊、外侧副韧带（LCL）、腘肌腱复合体、腘腓韧带、豆腓韧带、弓状韧带等组成。

以前由于对后外侧角的组成和功能认识不足，对其损伤缺乏明确的检查方法，常造成漏诊而疏于治疗。后来人们逐渐认识到膝关节后外侧角具有防止膝关节过度外旋、内翻以及稳定胫骨近端的作用，同时后外侧结构损伤的治疗，对于前后交叉韧带损伤的重建手术能否成功，也具有重要的意义，而后外侧角损伤造成的膝关节持续失稳和继发的关节软骨退变也将导致慢性伤残。因此，PLC损伤后的治疗对膝关节的稳定性至关重要。

（二）PLC的诊断

1. PLC损伤程度分型

可根据Hughston分度，在屈膝30°内翻应力下与对侧膝关节比较，膝关节外侧张开0～5 mm为Ⅰ度，6～10 mm为Ⅱ度，超过10 mm为Ⅲ度。Fanelli等进一步将PLC损伤分为3型：A型：屈膝30°时，外旋增加，无内翻不稳，表明腘韧带、腘肌腱损伤；B型：屈膝30°时，外旋增加，Ⅰ～Ⅱ度内翻不稳，表明腘腓韧带、腘肌腱撕裂，外侧副韧带部分损伤；C型：屈膝30°时，外旋增加，Ⅲ度内翻不稳，表明腘腓韧带、腘肌腱、外侧副韧带完全撕裂，可能合并交叉韧带损伤。

2. 主要临床表现

①膝关节后外侧角疼痛。急性PLC损伤，膝关节后外区有弥散性压痛，伴有腓骨头或胫骨外侧平台关节囊附着处撕脱骨折（Arcuate和Segond骨折）者腓骨头和关节间隙压痛明显。陈旧性损伤除后内角的疼痛外，尚可由于关节不稳及退变造成膝内侧与外侧关节间隙疼痛。②腓总神经损伤的症状。部分PLC撕裂可造成有腓总神经的损伤。腓总神经损伤的症状有小腿前、外侧面及足背区出现明显的感觉障碍，小腿前、外侧群肌功能丧失，表现为足不能背

屈、趾不能伸、足下垂且内翻，呈“马蹄内翻足”畸形，行走时呈“跨阈步态”。③血管损伤的征象。膝关节脱位造成 PLC 撕裂可同时伴有腘血管的损伤。④后外侧旋转不稳定的症状。表现为上下楼梯或走坡路时打软腿等。系由后外侧角松弛，胫骨平台向后方后外方半脱位造成。⑤下肢力线及步态异常。对怀疑有 PLC 损伤的患者要注意观察患者的步态和下肢的力线。PLC 损伤患者站立或行走时膝关节内翻，呈典型的内甩步态，或在行走的支撑期出现过伸内翻外冲步态。有时为了缓解疼痛和关节的不稳定，部分患者走路时膝关节呈保护性屈膝，以减少关节及后方关节囊所承受的额外应力。

3. 影像学诊断

(1)X 线片：PLC 损伤可以表现为外侧关节间隙异常增宽，可合并腓骨头骨折、Gerdy 结节撕脱骨折和胫骨平台外侧关节囊的撕脱骨折(Segond 骨折)，或称外侧关节囊征。由于中外侧关节囊非常强壮，只有很大的暴力才可造成关节边缘的撕脱骨折，虽然出现外侧关节囊征通常提示 ACL 撕裂，但也可发生于 PLC 的损伤患者。陈旧性 PLC 损伤的影像学表现为膝外侧间室的髌股关节炎改变。

(2)MRI 检查：膝外侧“弓状信号”具有特征性意义。腓骨头髓内水肿，腓骨头骨片撕脱骨折均可呈现弓状信号。

(3)关节镜检查：关节镜检查是诊断和处理关节内合并伤不可缺少的手段。可发现关节后外侧间隙异常变大，可明确是否合并有关节软骨、半月板和交叉韧带等结构的损伤。

4. 特殊体检

(1)后抽屉试验(PDT)：要分别屈膝 30°和 90°位检查。当屈膝 30°位胫骨后移轻度增加而 90°位正常时表明 PLC 损伤；屈膝 90°时后抽屉试验阳性，表明 PCL 损伤，但并非所有的 PCL 损伤患者均出现 PDT 阳性。

(2)胫骨外旋(拨号)(Dial)试验：患者仰卧或俯卧，分别屈膝 30°和 90°进行检查，如 30°时外旋增加而 90°正常，表明孤立的 PLC 损伤。如 30°和 90°时外旋均增加则提示 PLC 和 PCL 均损伤。

(3)内翻应力试验：屈膝 0°～30°时给予内翻应力，膝关节外侧张开 0～5 mm 为Ⅰ度，6～10 mm为Ⅱ度，超过 10 mm 为Ⅲ度。0°位阳性提示严重的 PLC 损伤，包括 LCL、外侧 1/3 部分的胫侧关节囊韧带、腘肌腱和髂胫束浅层等。屈膝 30°时检查为Ⅲ度内翻不稳定，提示 LCL、腘腓韧带及腘肌腱完全断裂。

(4)反向轴移试验：患者仰卧位，术者一手扶患者足部，另一手扶小腿，先极度屈曲膝关节，同时外旋小腿，在 PLC 损伤的情况下，这时胫骨外侧平台向后外侧脱位，此时施以外翻应力，并逐渐伸膝关节，在此过程中出现胫骨外侧平台复位产生的弹响感，即为反向轴移试验阳性。

(5)外旋反曲试验：双下肢伸直，术者握双足拇指并同时抬起，分别给予过伸、内翻膝关节和外旋胫骨的应力，观察双膝过伸、内翻和胫骨外旋的差异和程度。用以检查膝关节后外侧旋转不稳定。

(6)后外侧抽屉试验：即屈膝 90°和小腿外旋 15°位的后抽屉试验，用以判断胫骨平台向后的移位和外旋，并确定 PLC 的损伤。

(7)疑有 ACL 损伤应行 Lachman 试验：PLC 损伤最为有效的试验是仰卧或俯卧位屈膝 30°和 90°的胫骨外旋试验和屈膝 0°和 30°的内翻应力试验，而其他试验如反向轴移试验、外旋反曲试验可作为上述两个试验的辅助和补充。

(三)治疗及预后

1.非手术治疗

膝关节伸直位制动3～4周,在此期间可进行直腿抬高训练,之后可以逐渐开始被动关节活动,疼痛能忍受时患肢部分负重,6～8周时可以开始"闭链式运动"功能锻炼,10周内不做紧张腘绳肌的功能锻炼。12～14周可以进行主动活动及力量练习。适宜于Ⅰ、Ⅱ度损伤或A型、部分B型PLC损伤,通常预后良好。但并非所有Ⅰ、Ⅱ度或A型、部分B型损伤非手术治疗均治愈。由于PLC损伤常合并半月板撕裂,未经治疗可导致慢性后外角疼痛,尤其在膝关节呈"4"字位时明显;另外,腘半月板筋膜撕裂也会导致膝关节产生交锁等症状,而手术治疗往往能避免这些后遗症的发生。

2.手术治疗

对于Ⅱ度以上或Fanelli分型B型以上的PLC损伤,往往采用手术治疗会获得较好的疗效。在PLC损伤后应及早行一期手术,手术时间不应超过损伤后3周,以防局部瘢痕形成,不利于手术操作。对于3周内的PLC损伤,我们称之为急性损伤,超过3周的PLC损伤归属于陈旧损伤的范畴。

(1)急性PLC损伤的手术方式:对于急性损伤,如果残余组织足够,应行一期修复。修复前行关节镜检,除有助于诊断PLC损伤以外,还可同时诊断和修复合并的半月板和交叉韧带损伤。合并交叉韧带损伤应先行交叉韧带重建再行PLC修复或重建。PLC损伤进行修复手术的方法包括:①原位缝合修复,适用于急性后外侧结构损伤,没有明显组织缺损;②对于直接修复不满意而后外侧不稳又急需矫正时,可选择肌腱增强修复术或自体肌腱转移增强术。

(2)陈旧性PLC损伤的手术方式:对于陈旧性的PLC损伤,因其局部瘢痕形成,解剖结构不清晰,无法完整地进行PLC修复,因此应选择PLC重建术。对于PLC重建术,手术目的是要恢复膝关节内翻和外旋的稳定性,根据PLC各组成结构的重要性,进行解剖重建。首先应行腘肌腱复合体的重建,然后是外侧副韧带及其他结构的重建。在重建过程中应注意下肢力线的异常,以免重建后因术前膝关节的内翻畸形,导致外侧关节囊结构应力与负荷过度而重建失败。

3.术后康复

术后2周内,膝关节伸直位制动,可以进行直腿抬高练习。可在10°～90°范围内做被动活动度练习,患肢不负重;术后3～4周,患肢可以部分负重,扶拐行走,膝关节仍伸直位固定;术后5～6周,膝关节支具可以不用限制在伸直位,在患者能耐受的情况下,患肢可以负重,膝关节活动度恢复至0°～110°;术后7～8周,仍佩戴膝关节支具,不限制活动度,应恢复正常步态,膝关节活动度不受限。

总之,膝关节的后外侧结构复杂,经常同时合并其他韧带损伤。因为其对膝关节稳定性的重要作用,且关系到前、后交叉韧带重建是否成功,所以后外侧结构损伤后的治疗必须被重视。

七、膝关节多发韧带损伤

(一)病因

膝关节多发韧带损伤继发于外伤所致膝关节脱位,由于剧烈外伤造成。这种损伤常造成膝关节4组韧带结构中至少3组以上的损伤,造成明显的不稳定。尽管多发韧带损伤与膝关节脱位在概念上基本上等同,但是在病理上,两者为序列发生,严格讲有不同的含义。在临床上诊断膝关节脱位一般为急诊外伤患者，有时合并血管和神经损伤，以及骨折；而诊断多发韧带损伤为膝关节外伤脱位复位后，由于多组稳定关节韧带损伤，出现多向不稳的患者。

根据膝关节外伤脱位的不同机制，可以存在不同类型的多发韧带损伤。膝关节脱位传统的分类方法是根据应力造成的胫骨相对股骨的移位位置关系分类。一般分为前向、后向、内侧、外侧、旋转脱位等5类，对应会造成膝关节ACL/PCL/PMC/PLC不同组合的损伤，甚至导致内侧髌骨韧带（MPFL）损伤。对于膝关节多发韧带损伤，按照韧带组合分类更有意义。目前常用的是Schenk分类方法：KD-Ⅰ型仅累及单根交叉韧带损伤（ACL或者PCL），KD-Ⅱ型同时累及但只限于ACL和PCL；KD-Ⅲ型同时累及ACL和PCL，以及PMC或PLC中的一组（KD-ⅢM、KD-ⅢL）；KD-Ⅳ型同时累及ACL、PCL、PMC、PLC；KD-Ⅴ型脱位合并骨折，累及MPFL损伤出现的髌骨脱位可以归于此类。Schenk分类更有利于治疗方案的选择，尤其移植物以及术中骨隧道的准备。

（二）临床表现及检查

多发韧带损伤主要表现为关节的不稳定。一般均有下肢无力、打软腿表现，股四头肌与对侧相比有明显萎缩。如果伴有PLC损伤，患者往往表现为特征性内甩步态。根据损伤韧带的组合不同表现为不同方向、程度的关节不稳。

膝关节的稳定性涉及一系列解剖因素，但是膝关节的稳定性主要由ACL、PCL、PMC和PLC中的静力性稳定部分来维持。一般来说，跨经膝关节的肌肉组织对膝关节的稳定性也发挥作用，成为动力性稳定结构。在检查膝关节多发韧带损伤时，要评估所有相关结构的完整性和功能。

在对复位的膝关节进行检查时，需要评估所有残存韧带结构的完整性。比如ACL主要阻止胫骨向前移位，对胫骨前向移位提供86%的阻滞力。在膝关节伸直时，有一定的阻止胫骨内外旋的功能。在LCL和MCL损伤时，对内外翻的应力也有抵抗。

PCL是膝关节主要的静力性稳定结构，位于膝关节中央，具有较高强度。PCL对胫骨后向移位提供95%的阻滞力。PCL与后外侧角共同发挥作用，损伤这两组结构会造成胫骨后坠幅度明显增加。

LCL和MCL在屈膝30°抵抗内、外翻应力。同时，这两个韧带对胫骨前后向移位、内外旋活动也提供一定的阻滞力。这两个韧带更大的作用可能在于参与膝关节PLC和PMC的组成，在完全伸膝位抵抗内外翻不稳。膝关节PLC的组成主要为：外侧副韧带、腘腓韧带、腘肌腱；膝关节PMC的组成主要为：内侧副韧带、后斜韧带、后内侧关节囊。多发韧带损伤常同时发生3组以上韧带结构损伤，因此在检查ACL和PCL完整性的同时，必须检查另外两组韧带结构的完整性。忽略这两组结构的诊治将影响总体治疗结果。

ACL、PCL和PLC损伤后，体检时会发现在屈膝30°和90°，前后向松弛度明显增加，常超过15 mm。屈膝90°会有明显的胫骨后坠，后抽屉试验Ⅱ度以上阳性，提示胫骨向后的病理性移位超过10 mm。Lachman试验和轴移试验阳性，提示ACL断裂，可能会有膝关节反屈。出现的后外侧不稳包括屈膝30°和90°胫骨外旋相对于健侧10°以上的增加（股—足外旋角试验阳性）。Fanelli把膝关节后外侧不稳分为A、B、C 3种类型：A型胫骨外旋增加，对应于腘肌腱和腘腓韧带的损伤，外侧副韧带没有损伤；B型除了胫骨外旋增加外，屈膝30°有轻度内翻不稳，与健侧相比外侧关节间隙多张开约5 mm，对应于腘肌腱、腘腓韧带断裂，外侧副韧带的松弛；C型除了胫骨外旋增加外，屈膝30°有明显的膝关节内翻不稳，与健侧相比外侧关节间隙增宽超过 10 mm。对应于腘肌腱、腘腓韧带、外侧副韧带、外侧关节囊的撕裂，常合并有交叉韧带损伤。

PMC 的检查通过 0°位和屈膝 30°位外翻进行，以评估内侧副韧带、后斜韧带和后内侧关节囊的完整性。Slocum 试验对 PMC 损伤的诊断也有帮助，该试验是足外展 45°的前抽屉试验。此外，伸膝装置的稳定性通过内外推移髌骨检查，以了解内外侧支持带的完整性。

除了检查关节稳定性之外，重要的一项检查就是明确是否有血管损伤以及有无血栓形成。

（三）影像学表现

对于多发韧带损伤患者，就诊时一般均有膝关节外伤脱位就诊时的 X 线片，仔细阅片有助于了解膝关节脱位的方向、是否合并骨折，初步判断韧带损伤组合情况。对于年龄大的患者，同时需要拍双下肢负重全长片子，以此判断是否存在关节的内外翻。CT 对多发韧带损伤检查意义不大，除非伴有一些难以辨明的骨折。此外，对膝关节脱位的急性期处理完成后，应当在亚急性期做 MRI 检查，以便详细了解韧带的损伤情况，此举为受损韧带的重建做准备。

需要再次强调的是，对损伤膝关节进行血管超声检查，膝关节外伤复位后均行石膏或者支具固定，尽管就诊时没有出现血管的任何情况，但是由于长期固定，可能出现血管的潜在损伤，尤其易于出现小静脉血栓。此时一定要做血管超声检查，发现血栓及时下滤网，避免术中或术后灾难性后果发生。

（四）诊断及治疗

对于多发韧带损伤，根据膝关节外伤脱位的病史，体格检查以及影像学检查，均会得出明确的诊断。传统的治疗以制动为主，但是随着手术器械的研发和手术技术的进步，一期进行 ACL/PCL 及合并的侧副韧带损伤的治疗已经成为可能。对于 ACL、PCL 损伤，主张在关节镜下采用经胫骨隧道的方式分别进行重建。后内侧和 PLC 损伤另行入路重建。要注意的是，并非所有的病例都适合进行关节镜下重建。

1. 手术时机

手术时机根据血管情况、复位后的稳定性、皮肤条件及侧副韧带或者关节囊韧带受损情况而定。ACL、PCL 和 PMC 损伤可以先用支具固定 4～6 周，在 PMC 损伤愈合之后，再在关节镜下进行 ACL 和 PCL 的重建。需要修补或者加强 PMC 可以早期手术，因此需要根据患者不同的情况选择手术方法和时机。ACL、PCL 和 PLC 损伤需要尽早进行治疗。对于这种损伤，适合在伤后 2 周手术，这时候关节囊韧带初步愈合，允许进行关节镜手术，而后外侧受损结构仍然有直接修补的可能。

2. 移植物选择

理想的移植物需要有高强度、能够被可靠固定、容易通过骨隧道、取材容易、供区并发症小。这包括自体和异体材料两种。对于膝关节多发韧带损伤，建议使用异体材料，以避免采用自体材料时对已经受损的膝关节的功能造成进一步的不利影响。如果患者因为各种原因未能使用异体材料，则需要准备切取对侧腘绳肌肌腱（HT）或者 APLT，以满足手术的需要。

3. 手术方法

ACL/PCL 的重建在关节镜下进行，采用常规关节镜入路。PLC 的重建时根据重建方式的不同选择，采用自体股二头肌肌腱重建者需要做外侧纵形切口，采用游离肌腱移植者需要在股骨外上髁处做一个长 2 cm 纵形切口，在腓骨头后缘做一个长 3～4 cm 的纵形切口。后内侧结构的加强需要借用 PCL 重建时股骨内上髁部位和胫骨内侧面的切口进行。多发韧带损伤重建是各个韧带单项重建的综合。但是涉及众多隧道的建立，在隧道之间会有一定的干扰。因此 PLC 和 PMC 重建或者加强时股骨隧道的建立应当在 ACL 和 PCL 移植物植入之前进行。在移植物的固定次序方面，应该先固定侧向结构，再固定交叉韧带。

4.术后康复

术后 2 d 拔除引流，弹力绷带固定 3 d；完全伸膝位支具固定 2 周，期间内推活动髌骨、直腿抬高，进行肌力训练，以便消除关节肿胀，下地负重。术后第 3 周开始膝关节活动度操练以及本体感受训练，要求术后 6 周时关节活动度达到 90°，对于发生关节活动明显受限患者，随访时要及时手法推拿，帮助其完成康复计划。

八、半月板损伤

（一）概述

膝关节半月板的解剖特点为呈新月形，截面为楔形，主要由纤维软骨组织构成，位于内外侧股骨髁与胫骨平台之间，覆盖约 2/3 面积的胫骨平台。半月板边缘部分由邻近关节囊及滑膜的血管滋养，损伤修复后可自行愈合，通常称为“红区”或“红白交界区”；其他部位血供则较差，称为“白区”。内侧半月板大而薄，呈“C”形，前角附着于前交叉韧带旁，后角附着于髁间隆起后方的凹陷部，其边缘与内侧副韧带相连接，活动范围相对较小。外侧半月板小而厚，近似于“O”形，前角附着在前交叉韧带后方外侧，后角附着于髁间隆起后方凹陷部，后侧紧靠后交叉韧带，其边缘不与外侧副韧带相连接，因而活动范围相对较大，其后外侧与腘肌腱相邻。半月板的生物学功能可归纳为以下 4 个方面。①传导载荷：主要分散胫骨关节面的垂直应力；②稳定作用：半月板的填充使膝关节在任何屈伸角度活动时，都能获得稳定；③缓冲作用：富有弹性，可有效吸收纵向冲击及振荡；④协同润滑作用：使关节滑液分布均匀，减少股骨与胫骨之间的磨损。随着基础与临床研究的深入，学术界对膝关节半月板功能和生物力学的认识和重视程度均不断提高，因而有关其诊断和治疗方法也出现了新变化。

（二）病因与分类

半月板损伤的首要病因是外伤，其机制在于膝关节活动中出现半月板的矛盾运动及膝关节运动的突然性。例如半月板在膝关节屈伸时移动，如同时出现旋转，甚至内外翻情况下出现矛盾运动，半月板承受垂直压力的同时，又遭受牵拉和剪切力，加之运动突然性，使之容易造成损伤。因此总结半月板的损伤机制，共有 4 个因素：膝关节半屈曲，内收或外展，重力挤压，牵拉或剪切力。此外，遗传发育因素的作用也同样重要，例如，西方人内侧半月板损伤较多，而东方人外侧半月板损伤多见，原因可能是亚洲人外侧盘状半月板发生率更高。

半月板损伤的类型主要按照 O'Connor 分类法：①纵行撕裂；②水平撕裂；③斜行撕裂；④横行撕裂，亦称为放射状撕裂；⑤变异型撕裂，包括瓣状撕裂、复合撕裂和退变半月板的撕裂。

纵行撕裂的走向平行于半月板边缘，穿过半月板全层的纵行撕裂会产生可移动的内侧撕裂瓣片，如果内侧撕裂瓣片移位进入髁间窝，常称为“桶柄样撕裂”。

（三）临床表现与检查

患者多为青年，男性发病率略高于女性，外侧半月板损伤率约为内侧半月板的 2 倍。

1.病史

（1）外伤史：患者常存在膝关节扭伤史，且多为旋转致伤力，常能立即感到关节一侧疼痛和活动障碍，然后出现肿胀，可感觉关节内撕裂声及随后正常步行时的关节内弹响。部分患者可无明确外伤史，但一般存在退变和职业因素等作为发病的基础。

(2)疼痛：行走痛，多位于关节一侧，往往伸屈到一定角度时出现，可同时伴有弹响。

(3)交锁：即关节在屈伸过程中突然在半屈曲位固定，伸直障碍，但可屈曲。此时半月板嵌顿在关节面之间，不能解脱，摇摆旋转膝关节可使其“解锁”。

(4)失控感：俗称打软腿，即突然感到关节不适，肌肉控制失灵；不能或不敢负重，有跪倒趋势。

2. 体征和检查方法

患者可伴有关节周围，尤其是股四头肌的萎缩，关节内侧或外侧间隙局限性压痛及腘窝紧张牵拉感。

(1)半月板旋转挤压试验：由 McMurray 首先提出，现已有多种改良。患者取仰卧位，膝关节完全屈曲，检查者一手按在膝关节的同时手指置于关节间隙，另一手握住足部使膝关节在内收或外展及内旋或外旋应力下被动缓慢伸直，出现疼痛和弹响为阳性。按照检查者对膝关节施加的应力，该试验应在 4 种方式下进行，即内翻内旋、内翻外旋、外翻外旋和外翻内旋。根据发生疼痛和弹响的关节角度和施加的应力分析判断半月板损伤的部位。半月板损伤时该试验仅 30%阳性。

(2)Appley 试验：患者俯卧位，膝关节屈曲 90°，助手将大腿固定，检查者双手握患足沿小腿纵轴向下加压并旋转小腿，使股骨与胫骨关节面之间发生摩擦，半月板撕裂者可引起疼痛。此为 Appley 研磨试验阳性。如在提拉小腿时旋转诱发疼痛，则提示同时存在韧带损伤，称为 Appley 牵拉试验。

(3)负重下旋转挤压试验：双膝屈曲约 50°时，负重下向同侧旋转，诱发疼痛和弹响者为阳性。

(四)影像学表现

1. X 线或 CT 影像

主要用于鉴别诊断，除外如骨、软骨损伤、骨性关节炎、骨结核、骨肿瘤、骨折等病理改变，同时了解并发症或发现部分特殊病变情况，如半月板钙化等。

2. MRI

MRI 是诊断膝关节半月板损伤最可靠的影像技术，具有敏感性高、假阳性和假阴性率低等特点，无须侵入关节等优点。半月板的 MRI 形态学特征，在矢状位上，内侧半月板后角面积大于前角，外侧半月板的前后角接近一致。在冠状面上，半月板的体部显示最清晰，直径<15 mm。在矢状面上，内侧半月板后角的关节囊距离胫骨后方关节软骨边缘应<5 mm。半月板撕裂的 MRI 表现通常是半月板内部出现异常高信号区域，异常高信号分为局限性(线性)异常高信号和普遍性异常高信号。普遍性异常高信号提示半月板变性或退变。半月板损伤的 MRI 分级如下：Ⅰ级，半月板内球形或不规则信号，没有累及膝关节半月板关节面。组织学显示膝关节半月板黏液样变性；Ⅱ级，半月板内线性信号，没有累及半月板关节面，但可延伸到半月板关节囊结合部，显微镜下显示有纤维软骨的破碎和分离；Ⅲ级，半月板内信号累及关节面，提示半月板撕裂。半月板桶柄样撕裂在矢状位上不易显示，但通常在正中矢状位可及“双后交叉韧带征”，在冠状面上表现为半月板的游离缘变钝，撕裂部分进入髁间窝。半月板变形(分离、折断和边缘膨隆)，形态不规整或信号大部分消失，也是半月板损伤的 MRI 表现。以下改

变提示可能存在盘状半月板损伤:①与健侧比较,冠状面上半月板体部增厚(正常半月板体部边缘与中央相差 2 mm);②矢状面上半月板体部在 5 mm 扫描层厚时,存在 3 个以上扫描断层连续出现体部高度增加;③横断面上半月板不对称,一侧体部增厚。

(五)诊断及治疗

如前所述,半月板损伤的临床诊断主要依据患者的临床表现、体征及影像学检查结果。例如,对于一例存在关节屈伸交锁和步行疼痛等临床表现,既往有明确涉及膝关节的外伤病史,MRI 检查矢状位 T_2 加权像出现“双后交叉韧带征”,则该患者膝关节半月板桶柄样撕裂的诊断基本明确。但对于症状和影像学检查结果不典型,或因特殊原因而存在 MRI 检查禁忌的情况下,可在与患者充分沟通的前提下,利用关节镜微创的特点,对患者进行明确诊断,同时对镜下所见异常进行治疗。

对于膝关节半月板损伤的治疗,目前一般认为急性损伤时可采用长腿管型石膏或支具固定制动 4 周。如局部积液肿胀明显,可酌情于局麻下抽尽关节腔内积血后再行加压包扎。待急性期过后,患者疼痛减轻,即可嘱其开始进行股四头肌锻炼、以免因长期固定制动而导致肌肉萎缩。对于经固定制动治疗后症状仍无法明显改善的患者,可考虑采用手术治疗。对于由骨性关节炎等退变性疾病而导致的半月板退变或撕裂损伤,是否需要进行手术治疗目前仍有争议,应当注意,此时手术的目的更多在于通过关节腔清理,减轻患者症状,延缓疾病进程。

此外,有关关节镜下术式的选择,以往对于半月板撕裂诊断明确者,通常行半月板切除术。尽管手术后患者往往症状改善明显,且研究发现在术后 3 个月左右在原半月板附着处可再生一个较为狭窄的三角形薄层纤维板。但研究同样证实,切除半月板后,膝关节骨性关节炎的发病率将显著增加。因此,目前不主张将撕裂的半月板完全切除,对于处于“红区”或“红白交界区”的半月板撕裂,可以尝试进行缝合修补,具体按照修复技术的不同可分为由内向外、由外向内和全内缝合法 3 种;对于容易发生交锁,且无法进行缝合的半月板瓣片可以部分切除并成形;确实表现为破碎不堪的半月板可以考虑镜下次全切除,酌情于二期行半月板移植术治疗。由于关节镜下手术创伤小,对膝关节固有结构干扰较少,术后患者可早期离床活动进行功能康复锻炼,恢复迅速,因而目前已成为半月板损伤手术治疗的常规方法。

第三节　骨关节炎

一、概述

骨关节炎(osteoarthritis,OA)是一类由多种因素引起关节软骨纤维化、断裂、溃疡、脱失而导致的关节疾病,多累及负重大、活动多的关节,如髋、膝、手及脊柱等。临床上以受累关节疼痛、畸形和活动受限为特点。

1994 年美国骨关节炎研讨会上对骨关节炎作了较为明确的定义:骨关节炎是一组不同病因但有相似的生物学、形态学和临床表现的疾病,该病不仅发生关节软骨损害,还累及整个关节,包括软骨下骨、韧带、关节囊、滑膜和关节周围肌肉,最终发生关节软骨退变、纤维化、断裂、溃疡及整个关节面的损害。

二、流行病学

OA是中老年人群中最为常见的疾病。据WHO统计，目前，全球人口中10%的医疗问题源自OA。骨关节炎的发病率随着年龄的增加而增加。X线普查结果发现，16岁以上人群中的骨关节炎的患病率为9%～10%；60岁以上的人群中，50%有膝关节骨关节炎的表现，其中35%～50%有临床表现；75岁以上的人群中，80%以上的人有骨关节炎的表现。

虽然东西方人群的OA总体发病率相似，但是其流行病学的特点存在较大的差异。国内北京地区国人髋部及手部OA发病率要明显低于美国白人，而膝关节OA的患病率则较美国白人高。日本与我国相似，上述特点与东方人习惯盘腿、跪拜及使用筷子吃饭有密切联系。此外，国外还有学者研究发现不同种族之间的流行病学特点亦存在较大的差别，譬如黑人的发病率就要高于白人，且更容易出现严重病变。

三、病理生理机制

(一)病因学

骨关节炎可以分为原发性骨关节炎及继发性骨关节炎两大类。继发性骨关节炎是在关节局部原有病变如创伤、关节炎症性疾病、慢性劳损及先天性疾病基础上发生的骨关节炎。目前认为原发性骨关节炎与年龄、异常的生物力学、身高体重指数(BMI)、性别及遗传等因素有关。

1.年龄

临床流行病学的调查表明原发性骨关节炎的发病率与年龄的增长有较强的相关性。国内一项针对OA流行病学研究显示：40岁以下的人群极少患OA，在50～59岁的人群中男女的患病率分别达到了12.57%及23.90%，而在70岁及以上的人群中上述数据分别达到25.81%及41.18%，表明OA的人群发病率在50岁后出现了明显的上升。目前认为上述现象的出现是由于关节软骨在衰老过程中，关节软骨的组成、结构和性质发生改变，进而影响负重关节软骨功能和正常力学状态下的寿命。

2.异常生物力学

正常关节软骨光滑，富有弹性和耐磨损特性和一定的机械性能，使关节软骨具有应力传导、吸收震荡及润滑关节等功能。关节表面适当的负荷有助于关节软骨蛋白多糖的合成，促进液压交换。但关节软骨所能承受负荷的强度及频率具有一定限度，超过或者低于此限度均将导致关节软骨的退变。

异常低应力及高应力均可以导致骨关节炎的发生。低应力使关节内的液压交换功能受损，导致软骨细胞不能排除代谢废物和获得营养物质，从而扰乱软骨的正常代谢导致OA的发生。异常高应力则通过破坏软骨切线层的细胞胶原网以及软骨内拱形胶原纤维网状骨架，导致局部应力不能分散传导，使局部应力过高，软骨细胞功能受抑制或死亡，进而发生OA。

此外，关节软骨过度负荷可以导致软骨下骨发生不同程度的微骨折，累积的微骨折不能得到有效的修复，骨小梁正常走行、分布不能得到有效的塑性，在承受应力的情况下容易发生变形，进而影响关节面相互接触，接触面积发生变化(减小)，应力分布异常，某些部位应力过度集中，使关节软骨容易受损。另外，在异常应力作用下，负重关节的支持结构如韧带、肌腱或半月板可发生损伤，或年龄增大后可能出现肌萎缩等，导致关节保护减弱，容易发生关节软骨损伤。

3.软骨代谢异常

体液、滑液和软骨源性的化学介质和机械刺激一样，可以调节软骨细胞的合成过程。软骨细胞代谢过程中相关底物的定性和定量改变、电解质浓度以及负荷的改变都可以影响正常软骨细胞合成与降解基质的比率。研究表明，炎症因子如前列腺素、热休克蛋白、转化生长因子B(TGFB)和滑膜与软骨源性的白介素1(IL-1)对软骨细胞代谢具有负面影响，抑制软骨细胞合成蛋白多糖或者加速基质蛋白多糖的降解。炎症因子是骨关节炎的病因学因素，还是软骨细胞损伤以后的继发性改变，仍待进一步研究证实。同时研究表明，炎症因子受体拮抗剂等对关节软骨具有一定的保护作用。

4.高体重指数(BMI)

该因素也是一种与关节超负荷有关的非常明确的发病因素。由于人类对直立体位的进化性适应，主要负荷力学重新分布到新的部位，致使髋、膝和腰椎等部位发生关节炎的倾向增加。众多流行病学证据也已证实高BMI与OA之间的相关关系。还有研究表明通过降低体重可以有效降低女性患OA的风险。

5.性别

骨关节炎的发病存在明显的性别差异，一般的女性多于男性。45岁以下男性的患病率要高于女性，45岁以后女性患病率要明显高于男性，同时显示女性患者的疾病表现往往更重。虽然目前对于骨关节炎的性别差异的机制尚不清楚，但是不少实验表明这种差异可能与雌激素有关。

6.遗传因素

研究发现某些特定的家族易现OA患者。目前已认识到遗传因素异常可以导致OA的发生，软骨细胞外基质编码基因与信号分布多态性及基因突变可以决定OA的易感性。OA并不是单一基因异常所导致的疾病，每一个等位基因均是OA的易感基因，它们之间相互独立，但可以发生协同作用，共同导致OA的发生与发展。

(二)病理生理学

关节软骨由软骨细胞和细胞外基质构成。细胞外基质包括Ⅱ型胶原、蛋白多糖及水。正常情况下，软骨细胞不断合成新的基质、降解衰老基质，其正常代谢受多种化学、力学及免疫学因素的影响。在各种致病因素作用下，关节软骨发生磨损、代谢异常，损伤的关节软骨释放出溶酶体酶、胶原蛋白酶等，使软骨基质、蛋白多糖降解，胶原蛋白断裂。在软骨降解的同时，出现损伤关节软骨的修复反应。但新合成的基质和正常软骨基质不同，如蛋白多糖中葡糖氨基聚糖的成分和分布、单体的大小及其与透明质酸聚合能力均发生异常改变，进而影响软骨的生物学稳定性和生物力学性能；而且新合成的基质易被降解。部分降解产物被软骨细胞清除，其余则进入滑液中。

软骨降解产物进入关节腔、滑膜衬里，导致细胞发生吞噬反应，滑膜发生充血、水肿等，产生炎症因子和渗出，包括IL-1、肿瘤坏死因子(TNF-α)、白细胞介素6(IL-6)等，其中IL-1、TNF-α炎症因子又加速了关节软骨的损害。如此反复，最终导致发生关节软骨部分或全部被破坏，出现晚期骨关节炎变。研究显示，膝关节骨关节炎患者关节滑液中炎症因子的水平与关节软骨破坏程度及X线表现密切相关。

此外，关节软骨无神经支配，骨关节炎疼痛来源于软骨下骨发生微骨折后产生的骨小囊和骨小梁重建导致局部静脉压力增加、一过性滑膜炎、软骨下微骨折引起的骨膜上抬、肌肉痉挛、滑膜绒毛受压、关节囊肿胀及滑囊炎、韧带牵拉等。

(三)病理学

骨关节炎的病理改变主要在滑膜、软骨、软骨下骨以及周围软组织。

1. 滑膜

OA 患者存在不同程度的滑膜炎症及滑膜增生，炎性滑膜通过合成蛋白酶以及细胞加速 OA 的病程。滑膜炎症是由软骨基质降解产物以及特异性可溶性软骨抗原释放入关节液中，被滑膜中的巨噬细胞所吞噬，通过合成炎性介质引起滑膜炎症的发生，最终形成恶性循环导致 OA 的发生。滑膜中炎性介质是由滑膜内皮细胞以及浸润的炎性细胞分泌，参与滑膜炎的炎症细胞主要有激活的 T 淋巴细胞。

滑膜病变可以分为两种类型：增生型滑膜和纤维型滑膜炎。前者多发生于骨关节炎的早期，其特点是关节液增多，大量的滑膜增生、水肿，肉眼呈葡萄串珠样改变。而后者则表现为关节液减少，串珠样改变消失并被纤维组织条索状束带所代替。滑膜炎症反应往往伴随有滑膜组织中新生血管形成。新生血管使炎性滑膜通透性增加、促进炎性细胞浸润并将炎性细胞、营养物质以及氧运送至滑膜，使滑膜炎症能够持续、迁延至慢性滑膜炎症。

2. 关节软骨

正常关节软骨为白色、透明，表面光滑细腻，边缘规则整齐。在骨关节炎早期，软骨成浅黄色，失去光泽。晚期软骨面粗糙不平，局限性软化、碎裂、剥脱，致软骨下骨外露；软骨细胞肿胀、增生、肥大、凋亡。软骨细胞的正常排列发生改变，细胞集合成为一种与表面相互垂直的柱条，进而软骨变薄碎裂。

3. 软骨下骨

软骨下骨密度增加、硬化，骨小梁增粗呈现象牙质变。同时软骨下骨出现骨囊肿。对于骨囊肿形成的原因，有学者认为是软骨下骨骨髓水肿后变成黏液脂肪、骨小梁被破坏吸收所致，也有认为软骨下骨骨囊肿的形成是由于滑液通过损伤的软骨进入软骨下骨所致。

4. 肌肉

病变关节周围的肌肉因疼痛、关节功能障碍而长期处于保护性痉挛状态，使肌肉逐渐挛缩，关节活动减少及受限，导致纤维性僵直畸形。

四、临床表现

(一)症状

疼痛为本病的主要症状。初期为轻、中度间断性隐痛，休息后好转，活动后加重，常与天气变化有关。后期出现持续性疼痛或夜间痛。关节局部有压痛，在伴有关节肿胀时尤为明显。其次是缓慢进展的关节活动受限，早期主要表现为晨僵，活动后可缓解。僵硬持续时间一般较短，很少超过 30 min。病情进展逐渐出现关节僵硬、活动受限。

(二)体征

骨关节炎常见的体征包括关节肿大，手部关节肿大变形明显，可出现 Heberden 结节和 Bouchard 结节。部分膝关节因骨赘形成或关节积液也会造成关节肿大。关节周围触痛。由于关节软骨破坏、关节面不平，关节活动时出现骨摩擦音(感)，多见于膝关节。关节无力、活动度下降、肌肉萎缩、软组织挛缩，行走时软腿或关节交锁，可出现不同程生度屈曲、内翻畸形等。

五、相关检查

(一)影像学检查

1. X线片

典型OA在X线片上表现为关节间隙变窄、关节边缘骨赘、软骨下骨硬化、软骨下骨囊肿。但各个关节根据病情的不同阶段,X线表现可不尽相同。关节边缘骨赘形成是骨关节炎的特征性表现,被认为与OA的疼痛密切相关,常作为OA存在的影像学标志。骨赘或软骨脱落入关节内的游离体称为“关节鼠”或“关节内游离体”。关节面塌陷多见于负重关节或关节负重面较大的部分,如胫骨平台的内侧或外侧。

骨关节炎X线表现与其他炎症性关节疾病的区别:炎症性关节疾病如类风湿关节炎表现为全关节间隙变窄、关节周围骨骨质疏松表现、无或极少量边缘骨赘。

2. MRI

MRI检查能够提供断层图像,可以从多平面、多层次观察软骨及周围组织的变化;可以显示包括关节软骨在内的关节各组成部分的清晰图像。通过MRI能观察到关节软骨、滑液、滑囊、韧带、半月板等病变,可以为临床提供更多的信息。

(二)血液学检查

血常规、蛋白电泳、免疫复合物及血清补体等指标一般在正常范围。伴有滑膜炎的患者可出现C反应蛋白(CRP)和血细胞沉降率(ESR)轻度升高。

(三)关节液检查

受累关节伴发滑膜炎时关节液增多。骨关节炎关节液正常呈透明、淡黄色,偶有血性渗出或稍混浊,黏度正常或稍降低,但黏蛋白凝固性好,透明质酸盐浓度正常,蛋白含量轻度到中度增高,乳酸脱氢酶升高。白细胞正常或轻度升高,但多在8×10^9/L以下,以淋巴细胞为主。近年来研究显示,骨关节炎关节液中胶原蛋白酶、前列腺素和白细胞介素-1等水平亦可升高。

六、骨关节炎诊断

根据患者年龄、疼痛特点以及临床检查,并结合影像学结果,特别是X线片关节边缘骨赘、关节间隙非对称性变窄、软骨下骨硬化以及囊性变等特性改变,骨关节炎诊断不难做出。

七、鉴别诊断

(一)类风湿关节炎

类风湿关节炎发病年龄多在30～50岁,四肢多关节对称性受累,起病缓慢,可伴有全身症状,与HLA-DR4阳性表达密切相关,X线表现为关节间隙均匀性变窄,骨质疏松,无骨赘。而骨关节炎多随年龄增长而发病增加,与创伤、肥胖、先天性异常等相关,病情进展缓慢,好发于膝、髋及远端指间关节、腰椎,红细胞沉降率(血沉)多在30 mm/h以下。

(二)强直性脊柱炎

强直性脊柱炎多见于青年男性,早期主要表现为下腰痛,多伴有肌腱末端炎;早期X线片可见骶髂关节炎,脊柱椎间小关节模糊,晚期为竹节样变;90%以上患者HLA-B27阳性。

(三)其他疾病

骨关节炎还应与大骨节病、银屑病性关节炎、Charot关节等鉴别。

八、骨关节炎的预防

骨关节炎的整个预防策略可从三级预防水平来制订。早期预防着眼于让健康人保持健康状态的生活、行为方式，防止疾病的发生；中期预防重点在于早期发现患者，阻止疾病的进展；晚期预防目标是阻止关节功能障碍的发生、减轻患者痛苦和给予相应的临床治疗。

(一)早期预防

OA 是一种有多重病因的疾病，通过流行病学研究可以确定哪些因素易于引发疾病，同样也可通过回顾性研究发现相关发病因素并针对性地采取有效的预防措施。当危险因素被纠正或终止以后可大大降低患病的风险。对于膝或髋关节的 OA 危险因素：年龄大于 50 岁，女性手部 OA，直系亲属中有 OA 患者，膝、腕关节的外伤史，手术史，肥胖，需要弯腰搬运的工作习惯这些都是早期预防的重点内容。对曾经受伤的人应用保护性支具或许有用。改变工作习惯、生活行为方式将有助于减少 OA 的发生。此外，加强肌力锻炼、雌激素替代、加强营养等可能对预防骨关节炎有一定的效果。

(二)中期预防

目前还没有关于如何进行中期预防方面的具体的措施，早期预防措施可能对预防中期骨关节炎的进展有一定的效果。

(三)晚期预防

晚期预防应着眼于减少患者关节病废的发生。加强肌肉力量或有氧锻炼可以减轻功能障碍，控饮食和维生素 D 加钙疗法有一定的效果。

九、骨关节炎的治疗

OA 的治疗目的是减轻或消除疼痛，矫正畸形，改善或恢复关节功能，改善生活质量。OA 的总体治疗原则是非药物与药物治疗相结合，必要时手术治疗，治疗应个体化。结合患者自身情况，如年龄、性别、体重、自身危险因素、病变部位及程度等选择合适的治疗方案。

(一)非药物治疗

非药物治疗是药物治疗及手术治疗等的基础。对于初次就诊且症状不重的 OA 患者，非药物治疗是首选的治疗方式，目的是减轻疼痛、改善功能，使患者能够很好地认识疾病的性质和预后。

1. 患者教育

自我行为疗法（减少不合理的运动，适量活动，避免不良姿势，避免长时间跑、跳或避免爬楼梯），减肥，有氧锻炼（如游泳、自行车等），关节功能训练（如膝关节在非负重位下屈伸活动，以保持关节最大活动度），肌力训练（如肩关节 OA 应注意外展肌群的训练）等。

2. 物理治疗

主要增加局部血液循环、减轻炎症反应，包括热疗、水疗、超声波、针灸、按摩、牵引、经皮神经电刺激（TENS）等。

3. 辅助支持

主要减少受累关节负重，可采用手杖、拐杖、助行器等。

4. 纠正肢体不良力线

根据 OA 所伴发的内翻或外翻畸形情况，采用相应的矫形支具或矫形鞋，以平衡各关节面的负荷。

(二)药物治疗

如非药物治疗无效,可根据关节疼痛情况选择药物治疗。

1.局部药物治疗

局部药物治疗可使用非甾体抗炎药(NSAIDs)的乳胶剂、膏剂、贴剂和非NSAIDs擦剂(辣椒碱等)。局部外用药可以有效缓解关节轻、中度疼痛,且不良反应轻微。对于中重度疼痛可联合使用局部药物与口服NSAIDs。

2.全身镇痛药物

依据给药途径,分为口服药物、针剂以及栓剂。

(1)用药原则:用药前进行风险评估,关注潜在内科疾病风险。根据患者个体情况,剂量个体化,尽量使用最低有效剂量,避免过量用药及同类药物重复或叠加使用;用药3个月,根据病情选择检查血、大便常规,大便潜血及肝肾功能。

(2)用药方法:OA患者一般选用对乙酰氨基酚,每日最大剂量不超过4000 mg。对乙酰氨基酚治疗效果不佳的OA患者,在权衡患者胃肠道、肝、肾、心血管疾病风险后,可根据具体情况使用NSAIDs。口服NSAIDs的疗效与不良反应在个体患者中不完全相同,应参阅药物说明书并评估NSAIDs的危险因素后选择性用药。如果患者胃肠道不良反应的危险性较高,可选用非选择性NSAIDs加用H_2受体拮抗剂、质子泵抑制剂或米索前列醇等胃黏膜保护剂或选择性COX-2抑制剂。

其他镇痛药物:NSAIDs治疗无效或不耐受的OA患者,可使用曲马多、阿片类镇痛剂,或对乙酰氨基酚与阿片类的复方制剂。

3.关节腔注射

①透明质酸钠:如口服药物治疗效果不显著,可联合关节腔注射透明质酸钠类黏弹性补充剂,注射前应抽吸关节液;②糖皮质激素:对NSAIDs药物治疗4～6周无效的严重OA或不能耐受NSAIDs药物治疗、持续疼痛、炎症明显者,可行关节腔内注射糖皮质激素。但若长期使用,可加剧关节软骨损害,加重症状。因此,不主张随意选用关节腔内注射糖皮质激素,更反对多次反复使用,一般每年最多不超过3～4次。

4.改善病情类药物及软骨保护剂

改善病情类药物及软骨保护剂包括双醋瑞因、氨基葡萄糖、鳄梨大豆未皂化物(avocado soybean unsaponifiables,ASU)、多西环素等。此类药物在一定程度上可延缓病程、改善患者症状。双醋瑞因具有结构调节作用。

(三)外科治疗

1.外科治疗指征

对于病变严重、疼痛持续、畸形、明显功能障碍、经过严格保守治疗效果不佳或无效的患者,可采用外科治疗。

2.外科治疗的目的

在于减轻或消除疼痛;防止或矫正畸形;防止关节破坏进一步加重;改善关节功能;是骨关节炎综合治疗的一部分。

3.外科治疗方式

OA外科治疗的方法主要有游离体摘除术、关节清理术、截骨术、关节融合术、关节成形术

（关节置换术）等。

手术方式的选择主要根据患者的年龄、受累关节、预期目标、患者期望及关节软骨破坏程度等因素决定。

4. 外科治疗途径

外科治疗的途径主要通过关节镜（窥镜）和开放手术。

5. 新的外科手术方式

新的外科手术方式包括骨膜、软骨膜移植，带软骨下骨的自体或同种异体软骨移植，自体软骨细胞移植。但这些手术由于各自的局限性，临床效果尚不明确，尚需进一步研究以及临床大样本、长时间随访观察。

第四节　强直性脊柱炎

一、概述

强直性脊柱炎（ankylosing spondylitis，AS）是一种原因未明的血清阴性反应的结缔组织疾病，主要累及脊柱、骨骼关节，引起脊柱强直和纤维化，并可伴有不同程度的心脏、眼部、肺部等多个脏器损害。疾病进展缓慢，从骶髂关节开始逐渐向上蔓延至脊柱的关节、关节突及附近的韧带，也可侵犯邻近的大关节，最终造成纤维性或骨性强直和畸形。本病过去被认为是一种主要影响男性的致残性疾病，近年来的报道显示女性患者并不少见，只不过女性发病常较缓慢，病情较轻。本病发病年龄主要为15～30岁，40岁以后发病少，有明显的家族聚集现象，并与人类白细胞抗原-B27（human leucocyte antigen，HLA-B27）密切相关，但人群中HLA-B27流行性有显著的种族、地区性差异，世界范围内发病率与该抗原的流行成正比。AS在我国的患病率约为0.3%，在欧洲为0.05%～0.23%，日本为0.05%～0.2%。

二、病因

AS的病因迄今未明，一般认为可能与遗传、环境因素和免疫学异常等有关系。

（一）基因

AS是一种具有高度遗传性的疾病，最近有学者研究显示了遗传的多基因模式，并且证实HLA-B27直接参与了AS的发病。在AS患者的一级亲属中，患AS的危险性比对照组高15～20倍。AS患者中HLA-B27的阳性率达90%，但只有5%HLA-B27阳性的患者发展成为AS。少部分AS的易感性可能是由遗传因素决定，其中大约36%的基因是HLA连锁基因，还有一些非HLA的基因参与AS的发病，包括1型肿瘤坏死因子（TNF）受体脱落氨肽酶调控因子（ARTS-1）和IL-23受体基因（IL-23R）。其他HLA-Ⅰ类分子如B60与Ⅱ类分子可能也参与发病。最近的研究显示，AS与HLA-B27中B2704，B2705和B2702呈正相关，而与B2709和B2706呈负相关，其原因可能是由于B27分子某些部位存在氨基酸不同。

对基质金属蛋白酶3（MMP3）、IL-1、白细胞介素-1受体持抗基因（IL-1RN）、细胞色素-P-

4502D6 基因(CYP2DG)和热休克蛋白-70(HSP-70)等多态性的检测分析,证明这些基因的多态性与 AS 发病也具有相关性,但对这方面的报道存在争论。

(二)感染

由外源性因素引发 AS 慢性炎症尚未被证实,尽管这种现象可能是普遍存在的,肺炎克雷伯杆菌可能是其中的候选因素之一。微生物可能通过肠道起作用,研究显示,60%以上的 AS 患者出现肠道的亚临床炎症改变。AS 患者血清中肺炎克雷伯杆菌的 IgA 抗体和脂多糖的 IgA 抗体水平也有升高,而抗克雷伯抗体与 AS 患者的肠道损害是密切相关的。有关微生物与关节炎之间的相关性在有衣原体、沙门菌、志贺菌、耶尔森菌和弯曲菌等诱发的 HLA-B27 相关的反应性关节炎中已经得到证实。尽管已有大量的研究,但对该类疾病的分子和细胞学机制仍未完全研究清楚。

(三)免疫

AS 患者血清 IgA 抗体水平明显升高,并且 IgA 血清浓度与 C 反应蛋白水平显著相关。AS 骶髂关节部位存在明显的 T 细胞浸润和 TNF-α 及 TGF-BmRNA,新骨形成部位附近可见 TGF-β,它可刺激软骨和骨的形成,是产生纤维化与强直的最主要的细胞因子之一。脊柱关节病患者的滑膜关节炎可能与受损的肌腱端不断释放出来的促炎介质有关;进行性的新骨形成可能与局部骨形成蛋白(包括 TGF-B)的过度产生有关。

三、病理

本病的主要病理变化为脊柱和骶髂关节的慢性复发性、非特异性炎症,主要见于滑膜、关节囊,肌健,韧带的骨附着端,虹膜和主动脉根部也可受累。病变可停止于任何脊柱节段,但在适合的条件下,也可继续发展,导致屈曲畸形或者强直,直至颈椎发生融合。也可同时向下蔓延,累及双髋关节。关节的病理主要包括肌腱端炎和滑膜炎。近来的研究显示,炎症与关节结构的破坏可能不存在相关性。

肌腱端炎:是关节囊、韧带或肌腱附着于骨的部位发生的炎症,多见于骶髂关节、椎间盘、椎体周围韧带、跟腱、距筋膜、胸肋连接等部位。骶髂关节炎是 AS 的最早的病理标志之一,对肌腱端部位的 MRI 研究显示,早期肌腱端部分常有广泛的软组织和骨髓水肿。组织活检可见有淋巴细胞、浆细胞浸润,继而有肉芽组织形成。

脊柱最初的损害是椎间盘纤维和椎骨边缘连接处小血管增生和纤维化,受累部位钙化、新骨形成、骨化、韧带骨赘形成,脊柱呈“竹节样”,椎体方形变。附着点端的炎症、修复,多次反复发生,使整个韧带完全骨化,形成骨桥和骨板,最终形成骨性滑膜炎;关节病变主要表现为滑膜增生、淋巴细胞浸润和血管翳形成,但缺少类风湿关节炎常见的滑膜绒毛增殖、纤维蛋白原沉积和溃疡形成。

四、临床表现

(一)症状

起病大多缓慢而隐匿,男性多见,男女患病比率为(3～5)∶1,发病高峰为 20～30 岁。

(1)关节表现:早期症状是腰痛,下腰背或臀部酸痛,难以定位。初为单侧或间断性,数月内逐渐变成持续性,双侧受累,可向臀部和大腿放射,伴晨僵,休息时加重,轻微活动或用热水淋浴后可减轻。维持一个姿势过久可加重腰痛和僵硬感。夜间疼痛明显,严重时可从沉睡中痛醒。晨僵为病情活动的指标之一。最早最典型的病变在骶髂关节,因此早期放射学检查有助于早期诊断。约1/2的患者以外周关节炎为首发症状,包括髋、膝、踝等关节,常为非对称性、反复发作与缓解。关节外或近关节处骨压痛,其部位有胸肋关节、脊柱棘突、肩胛、髂骨翼、股骨大转子、坐骨结节、胫骨粗隆或足跟,这些症状由肌腱端炎引起。典型表现为腰背痛、晨僵、腰椎各方向活动受限和胸廓活动度减少。随着病变的进展,整个脊柱发生自下而上的僵硬,逐渐出现腰椎前凸消失,腰椎变平,胸廓变硬,驼背畸形。可伴随足跟痛、足掌、肋间肌痛等。晚期常出现髋关节的屈曲挛缩,并引起特征性的固定步态,直立位时双膝关节被迫维持某种程度的屈曲。肋脊和横突关节受累引起扩胸和呼吸受限,但很少出现肺通气功能明显受限。随着病变的发展,整个脊柱日渐僵硬,逐渐出现腰椎变平和胸椎过度后凸。

(2)关节外表现:AS的关节外病变大多出现在脊柱炎后,可侵犯全身多个系统。常见于前葡萄膜炎,25%~30%的AS患者在病程中可出现虹膜炎,HLA-B27阳性者更常见。其他疾病包括升主动脉根部和主动脉病变及心脏传导系统受累;肺上段纤维化;因脊柱骨折、脱位或马尾综合征而出现神经系统病变;晚期并发颈椎自发性寰枢关节向前方半脱位。严重骨质疏松,脊柱骨折、脱位引起四肢瘫痪,疾病死率很高,是最可怕的并发症,发生率约为2%。

(二)体征

骶髂关节深压痛,同时由于胸肋关节受累,测量胸围的呼吸度减少。测量脊柱或髋关节活动度可发现不同程度的减少,甚至完全骨性强直。典型体态为胸椎后凸,头部前伸,侧视时须转动全身。若累及髋关节,可呈摇摆步态。常见体征为骶髂关节压痛、脊柱前屈、后伸、侧凸、转动受限,胸廓活动降低,枕墙距离大于零。查体骶髂关节呈"4"字试验阳性。腰椎活动度检查Schober试验阳性,方法:患者直立,在背部正中髂后上棘水平做一标记为零,向上做10 cm标记(也可再向下做5 cm标记),让患者弯腰(保持双腿直立),测量上下两个标记间距离,若增加少于4 cm则为阳性。也可用指地距测量方法,即测量伸膝时弯腰以手指触地的距离来评估腰椎的活动度。

(三)实验室检查

AS无诊断性或特异性的指标。疾病活动期可有红细胞沉降率(血沉)增快,C反应蛋白增高,免疫球蛋白(尤其是IgA)增高,轻度低色素性贫血。类风湿因子阴性,但90%以上的患者HLA-B27阳性。HLA-B27阳性对儿童AS的诊断价值远大于成人AS。

(四)影像学检查

AS的特征性放射学改变要经历很多年后才出现。主要见于中轴关节,尤其是骶髂关节、椎间盘椎体连接、骨突关节、肋椎关节和肋横突关节。儿童强直性脊柱炎X线检查骶髂关节异常常在发病数年后才出现,故X线检查意义有限。

1. X线表现

AS的X线表现主要指骶髂关节、脊柱和外周关节表现。

(1)骶髂关节:98%~100%的病例早期即有骶髂关节的X线表现。根据纽约标准将病变分为5级。0级:为正常骶髂关节;Ⅰ级:表现为骨质疏松,关节间隙增宽,可疑的骨质侵蚀和关节面模糊;Ⅱ级:表现为微小的关节面破坏,关节边缘模糊,略有硬化,可见囊性变;Ⅲ级:为关节破坏与重建的表现,关节间隙明显变窄,边缘模糊,明确的囊性变,关节两侧硬化,密度增高;Ⅳ级:以硬化为主,关节间隙消失,关节融合或强直。

(2)脊柱:早期表现为普遍的骨质疏松,腰椎因正常前凸弧度小时而变直,严重时可出现椎体压缩性骨折。后期椎体出现方形变,骨桥形成,脊柱呈特征性的"竹节样"改变。

(3)周围关节:髋和肩关节间隙显著变窄,可有韧带附着部新骨形成,包括距骨骨赘和跟腱附着处骨膜炎。

2. CT 检查

CT 分辨率高,层面无干扰,能清晰地显示关节间隙,便于测量。如病变尚处于早期,标准的 X 线检查显示骶髂关节正常或可疑者,CT 可增加其敏感度。

3. MRI 检查

能显示骶髂关节炎软骨病变,敏感性比 X 线、CT 高。分辨率高,层面无干扰,能清晰地显示关节间隙,可作为骶髂关节炎的早期诊断方法。但是价格昂贵,不易广泛推广。

五、诊断

AS 主要依靠临床表现以及 X 线的改变,典型的病例不难做出诊断。近年来较多用 1984 年修订的 AS 纽约标准。对一些暂时不符合上述标准者,可参考有关脊柱关节病(SpA)的诊断标准,主要包括 Amor、欧洲脊柱关节病研究组(ESSG)和 2009 年 ASAS 推荐的中轴型 SpA 的分类标准,后两者分述如下。

(一)1984 年修订的 AS 纽约标准

①下腰背痛持续至少 3 个月,疼痛随活动改善,但休息不减轻;②腰椎在前后和侧屈方向活动受限;③胸廓扩展范围小于同年龄和性别的正常值;④双侧骶髂关节炎Ⅱ～Ⅳ级,或单侧骶髂关节炎Ⅲ～Ⅳ级。如患者具备④并分别附加①～③条中的任何 1 条可确诊为 AS。

(二)ESSG 诊断标准

炎性脊柱痛或非对称性以下肢关节为主的滑膜炎,并附加以下任何 1 项,即:①阳性家族史;②银屑病;③炎性肠病;④关节炎前 1 个月内的尿道炎、宫颈炎或急性腹泻;⑤双侧臀部交替疼痛;⑥肌腱端病;⑦骶髂关节炎。符合者可列入此类进行诊断和治疗,并随访观察。

(三)2009 年 ASAS 推荐的中轴型 SpA 的分类标准

起病年龄＜45 岁和腰背痛≥3 个月的患者,加上符合下述中 1 种标准:①影像学提示骶髂关节炎加上≥1 个下述的 SpA 特征;②HLA-B27 阳性加上≥2 个下述的其他 SpA 特征。其中影像学提示骶髂关节炎指的是:①MRI 提示骶髂关节活动性(急性)炎症,高度提示与 SpA 相关的骶髂关节炎;②明确的骶髂关节炎影像学改变(根据 1984 年修订的纽约标准)。SpA 特征包括:①炎性背痛;②关节炎;③起止点炎(跟腱);④眼葡萄膜炎;⑤指(趾)炎;⑥银屑病;⑦克罗恩病,溃疡性结肠炎;⑧对非甾体抗炎药(NSAIDs)反应良好;⑨SpA 家族史;⑩HLA-B27阳性,CRP 升高。

六、鉴别诊断

(一)椎间盘突出

椎间盘突出是引起腰背痛的常见原因之一。该病限于脊柱,无疲劳感、消瘦、发热等全身表现,多为急性发病,多只限于腰部疼痛。活动后加重,休息缓解;站立时常有侧曲。触诊在脊柱骨突有 1～2 个触痛扳机点。所有实验室检查均正常。它和 AS 的主要区别可通过 CT、MRI 或椎管造影检查得到确诊。腰部 X 线椎间隙狭窄或前窄后宽或前后等宽;椎体缘后上或下角屑样增生或有游离小骨块;CT 可证实。

(二)弥散性特发性骨肥厚(DISH)综合征

弥散性特发性骨肥厚(DISH)综合征发病多在50岁以上男性,也有脊椎痛、僵硬感以及逐渐加重的脊柱运动受限。其临床表现和X线所见常与AS相似。但是,该病X线可见韧带钙化。常累及颈椎和低位胸椎,经常可见连接至少4节椎体前外侧的流注形钙化与骨化,而骶髂关节和脊椎骨突关节无侵蚀,晨起僵硬感不加重,ESR正常及HLA-B27阴性。

(三)髂骨致密性骨炎

髂骨致密性骨炎多见于中、青年女性,尤其是有多次怀孕、分娩史或从事长期站立职业的女性。主要表现为慢性腰骶部疼痛,劳累后加重,有自限性。临床检查除腰部肌肉紧张外无其他异常。诊断主要依靠前后位X线片,典型表现为在髂骨沿骶髂关节之中下2/3部位有明显的骨硬化区,呈三角形者尖端向上,密度均匀,不侵犯骶髂关节面,无关节狭窄或糜烂,界限清楚,骶骨侧骨质及关节间隙正常。

(四)其他

AS是SpA的原型,在诊断时必须与骶髂关节炎相关的其他SpA如银屑病关节炎、肠病性关节炎或赖特综合征等相鉴别。此外,脊柱骨关节炎、RA和结核累及骶髂关节或脊柱时,需进一步根据相关的其他临床特征加以鉴别。

七、治疗

本病病因未明,因此,迄今尚无根治疗法。目前主要的治疗目标是控制炎症,减轻疼痛,延缓病情的进展,减少畸形和功能障碍,提高生活质量。

(一)一般治疗

对患者教育,消除恐惧心理,坚持正规治疗。注意立、坐、卧正确姿势,睡硬板床。做深呼吸运动以维持正常的胸廓扩展度。游泳是AS患者最好的运动方式。但应避免多负重和剧烈运动。

(二)药物治疗

1. 非甾体抗炎药(NSAIDs)

非甾体抗炎药主要用于减轻疼痛和晨僵。NSAIDs种类繁多,医师应结合病情选用,用药2～4周效果不明显时,可换用其他品种。过去常用引哚美辛效果较好,但不良反应较多,近年来多用其他制剂。常用药物有引哚美辛;双氯芬酸钠;选择性COX2抑制药如美洛昔康;特异性COX2抑制药如塞利西布。该类药物常见的不良反应包括胃肠道不适、溃疡和出血,肝肾损害及水钠潴留等。应避免同时服用两种以上非甾体抗炎药。

2. 糖皮质激素

糖皮质激素不作为常规用药,对非甾体抗炎药不能耐受者可选用小剂量糖皮质激素缓解病情。一般主要用于眼葡萄膜炎或骶髂关节炎常规治疗无效者。附着点局部注射激素,对缓解NSAIDs不能控制的疼痛有效。

3. 柳氮磺胺吡啶(SSZ)

国外学者研究认为,SSZ可改善AS患者的关节疼痛和发僵,并可降低血清IgA水平,特别适用于改善AS患者的外周关节的滑膜炎。用法2.0 g/d,分2次服用。

4. 甲氨蝶呤(MTX)

甲氨蝶呤对顽固性AS有一定疗效。部分研究认为可改善症状,并减少了NSAID剂量,可明显改善外周关节炎症状，但脊柱炎没有明显变化，目前对甲氨蝶呤的AS的疗效尚有争议。一般用法10 mg，每周1次。

5.沙利度胺

沙利度胺(反应停)可选择性抑制TNF及IL-12的产生，主要用于难治性AS，可改善患者的症状和炎性指标。初始剂量每日50 mg，每10 d递增50 mg，至每日200 mg维持。用量不足疗效不佳，停药后容易复发。

本药的不良反应较大，且有致畸作用，因此，用药期间定期复查肝肾功能，计划生育的女性应避免使用。

6.帕米膦酸盐

帕米膦酸盐是一种二膦酸盐类药物，有抑制骨吸收作用。最近研究发现它还可以抑制IL-1、TNF-a和IL-6等炎性细胞因子产生并且可以抑制关节炎的炎症反应，改善AS的脊柱炎性症状。用法一般为每月60 mg静脉注射。

7.生物制剂

目前已用于治疗AS患者TNF抑制剂包括英夫利昔和伊那西普、阿达木单抗。伊那西普可特异性地与TNF结合，阻断其与细胞表面TNF受体的结合，抑制TNF的生物活性。对那些TNF诱发和调节的生物学反应也有调节作用，包括淋巴细胞迁移所需的黏附分子的表达、血清中的细胞因子(如IL-6)和MMP-3的血清水平。一般25 mg皮下注射，每周2次，疗程3～4个月。英夫利昔可与人的TNF-α特异性结合，不抑制TNF-β的活性。一般0、2、6周静脉输注，剂量为4～5 mg/kg。

研究显示，TNF抑制剂对活动性AS有较好的疗效，一般能使患者至少改善50%的症状和体征。TNF抑制剂可以与其他药物合用，也可以替换之前使用的抗风湿类药物。目前，将TNF抑制剂作为首选的药物需要谨慎，因为人们必须考虑长期使用这类药物的安全性和有效性，同时还要考虑患者的经济及其他相关因素。但对使用其他抗风湿类药物相对无效的患者，可考虑首选TNF抑制剂治疗。

8.中药

从中医角度认为本病属于肝肾亏损，因此多以养肝肾、舒筋活血为主治疗。还可试用抗风湿药物如雷公藤等。

(三)手术治疗

晚期严重驼背畸形不能平视的年轻患者，若一般情况好，可行脊柱截骨矫形术。对于出现髋关节强直者，虽然患者多为青壮年，因活动受限明显，可放宽手术指征行人工全髋关节置换术。

(四)其他

如按摩理疗等也有一定的效果。有研究显示，短期的红外线照射可明显缓解患者的疼痛、晨僵和疲劳感，患者可很好地耐受，且无不良反应。

第五节　类风湿关节炎

一、概述

类风湿关节炎(rheumatoid arthritis,RA)是一种病因尚未明了的慢性全身性炎症性疾病,以慢性、对称性、多滑膜关节炎和关节外病变为主要临床表现,属于自身免疫性疾病。约80%患者的发病年龄在20～45岁,以青壮年为多,女性比男性患病率高(2～4)∶1。类风湿关节炎这一病名是1858年由英国Garrod首先使用,目前已经为国内外普遍采用。

二、病因

虽经大量研究工作,但本病的病因仍不十分清楚。类风湿关节炎是一个与环境、细胞、病毒、遗传、性激素及神经精神状态等因素密切相关的疾病。

(一)细菌因素

研究表明A组链球菌及菌壁有肽聚糖(peptidoglycan),可能为RA发病的一个持续的刺激原,A组链球菌长期存在于体内成为持续的抗原,刺激机体产生抗体,发生免疫病理损伤而致病。支原体所制造的关节炎动物模型与人的RA相似,但不产生人的RA所特有的类风湿因子(rheumatoid factor,RF)。在RA患者的关节液和滑膜组织中从未发现过细菌或菌体抗原物质,提示细菌可能与RA的起病有关,但缺乏直接证据。

(二)病毒因素

RA与病毒,特别是EB病毒的关系是国内外学者注意的问题之一。研究表明,EB病毒感染所致的关节炎与RA不同,RA患者对EB病毒比正常人有强烈的反应性。在RA患者血清和滑膜液中出现持续高度的抗EB病毒——胞膜抗原抗体,但到目前为止在RA患者血清中一直未发现EB病毒核抗原或壳体抗原抗体。

(三)遗传因素

本病在某些家族中发病率较高,在人群调查中,发现人类白细胞抗原(HLA)-DR4与RF阳性患者有关。HLA研究发现DW4与RA的发病有关,患者中70%HLA-DW4阳性,患者具有该点的易感基因,因此遗传可能在发病中起重要作用。

(四)性激素

研究表明RA发病率男女之比为1∶(2～4),妊娠期病情减轻,服避孕药的女性发病减少。动物模型显示雌鼠对关节炎的敏感性高,雄性发病率低,雄鼠经阉割或用B-雌二醇处理后,其发生关节炎的情况与雌鼠一样,说明性激素在RA发病中起一定作用。

寒冷、潮湿、疲劳、营养不良、创伤、精神因素等,常为本病的诱发因素,但多数患者常无明显诱因可查。

三、发病机制

尚未完全明确,认为RA是一种自身免疫性疾病已被普遍承认。具有HLA-DR4和DW4型抗原者,对外界环境条件、病毒、细菌、神经精神及内分泌因素的刺激具有较高的敏感性,当侵袭机体时,改变了HLA的抗原决定簇,使具有HLA的有核细胞成为免疫抑制的靶子。由于 HLA 基因产生可携带 T 细胞抗原受体和免疫相关抗原的特性，当外界刺激因子被巨噬细胞识别时，便产生 T 细胞激活及一系列免疫介质的释放，因而产生免疫反应。

细胞间的相互作用使 B 细胞和浆细胞过度激活产生大量免疫球蛋白和类风湿因子(RF)的结果，导致免疫复合物形成，并沉积在滑膜组织上，同时激活补体，产生多种过敏毒素(C3a 和 C5a 趋化因子)。局部由单核细胞、巨噬细胞产生的因子如白介素-1(IL-1)、肿瘤坏死因子-α(TNF-α)和白三烯 B4，能刺激白细胞移行进入滑膜。局部产生前列腺素 E2 的扩血管作用也能促进炎症细胞进入炎症部位，能吞噬免疫复合物及释放溶酶体，包括中性蛋白酶和胶原蛋白酶，破坏胶原弹力纤维，使滑膜表面及关节软骨受损。RF 还可见于浸润滑膜的浆细胞，增生的淋巴滤泡及滑膜细胞内，同时也能见到 IgG RF 复合物，故即使感染因素不存在，仍能不断产生 RF，使病变反应发作成为慢性炎症。

RF 滑膜的特征是存在若干由活性淋巴细胞、巨噬细胞和其他细胞所分泌的产物，这些细胞活性物质包括多种因子：T 淋巴细胞分泌出如白介素-2(IL-2)、IL-6、粒细胞-巨噬细胞刺激因子(GM-CSF)、肿瘤坏死因子 α、变异生长因子 β；来源于激活巨噬细胞的因子包括 IL-1、肿瘤坏死因子-α、IL-6、GM-CSF、巨噬细胞 CSF，血小板衍生的生长因子；由滑膜中其他细胞(成纤维细胞和内皮细胞)所分泌的活性物质包括 IL-1、IL-6、GM-CSF 和巨噬细胞 CSF。这些细胞活性物质能说明类风湿性滑膜炎的许多特性，包括滑膜组织的炎症、滑膜的增生、软骨和骨的损害，以及 RA 的全身。

细胞活性物质 IL-1 和肿瘤坏死因子，能激活原位软骨细胞，产生胶原蛋白酶和蛋白分解酶破坏局部软骨。RF 包括 IgG、IgA、IgM，在全身病变的发生上起重要作用，其中 IgG-RF 本身兼有抗原和抗体两种结合部位，可以自身形成双体或多体。含 IgG 的免疫复合物沉积于滑膜组织中，刺激滑膜产生 IgM、IgA 型 RA。IgG-RF 又可和含有 IgG 的免疫复合物结合、其激活补体能力较单纯含 IgG 的免疫复合物更大。

四、病理

类风湿关节病变的组织变化可因部位不同而略有差异，但基本变化相同。其特点有：弥散或局限性组织中的淋巴或浆细胞浸润，甚至淋巴滤泡形成；血管炎，伴随内膜增生管腔狭小、阻塞，或管壁的纤维蛋白样坏死；类风湿性肉芽肿形成。

(一)滑膜炎改变

滑膜充血、水肿及大量单核细胞、浆细胞、淋巴细胞浸润，有时有淋巴滤泡形成，常有小区浅表性滑膜细胞坏死而形成的糜烂，并覆有纤维素样沉积物。后者由含有少量 γ 球蛋白的补体复合物组成，关节腔内有包含中性粒细胞的渗出物积聚。

滑膜炎的进一步变化是血管翳形成，其中除增生的成纤维细胞和毛细血管使滑膜绒毛变粗大外，并有淋巴滤泡形成，浆细胞和粒细胞浸润及不同程度的血管炎，滑膜细胞也随之增生。在这种增生滑膜细胞，或淋巴、浆细胞中含有可用荧光素结合的抗原来检测出类风湿因子、y 球蛋白或抗原抗体复合物。

血管翳可以自关节软骨边缘处的滑膜逐渐向软骨面伸延，被覆于关节软骨面上，一方面阻断软骨和滑液的接触，影响其营养。另外也由于血管臀中释放某些水解酶对关节软骨，软骨下骨、韧带和肌腱中的胶原基质的侵蚀作用，使关节腔破坏，上下面融合，发生纤维化性强硬、错位，甚至骨化，功能完全丧失，相近的骨组织也产生废用性的稀疏。

(二)骨与软骨的破坏

类风湿关节炎与其他炎症性关节病不同之处在于其滑膜有过度增生的倾向,并可对与滑膜接触的局部软骨与骨,产生侵蚀作用。多种机制参与了这一过程。软骨与骨并不是组织遭到破坏的唯一目标,软骨细胞和破骨细胞也参与了组织细胞外间质的丢失过程,而且类风湿关节炎关节破坏的目标还包括韧带和肌腱。

1. 软骨破坏的机制

关节软骨是由大量的间质和少量的软骨细胞组成的。其中胶原纤维、蛋白多糖、水等组成软骨间质。软骨细胞可合成并分泌胶原蛋白、蛋白多糖以及其他作用于间质的蛋白。类风湿关节炎软骨的破坏主要是指细胞间质的降解,这一过程实际上是间质被水解蛋白酶消化的过程。

2. 局部骨侵蚀的机制

类风湿关节炎的放射学的改变包括近关节处出现骨质减少、软骨下骨的局灶性骨侵蚀和血管翳侵袭关节边缘。已有多项研究表明,有关局部的骨侵蚀随着疾病的进展而加重,一般来说与疾病的严重程度相关。

3. 各种类型的细胞在类风湿关节炎关节破坏中的作用

在类风湿关节炎早期,由于滑膜衬里层细胞数量的增多和细胞形态的肥大造成滑膜增厚,促炎症性细胞因子 IL-1 和肿瘤坏死因子-a 刺激黏附分子在内皮细胞的表达,并增加招募嗜中性粒细胞进入关节腔。嗜中性粒细胞可释放蛋白酶,主要降解软骨表层的蛋白多糖。当蛋白多糖全部消化后,免疫复合物便进入胶原的表层,并暴露出软骨细胞。在 IL-1 和肿瘤坏死因子-a 的刺激下,或在存在活化的 $CD4^+$ T 细胞情况下,软骨细胞和滑膜成纤维细胞可释放基质金属蛋白酶(MMPs)。随着病情的进展,滑膜组织逐渐转变为炎性组织,其中一部分有新的血管生成,即形成血管翳。这种组织具有侵蚀和破坏邻近的软骨和骨的功能。

(三)关节外病变

1. 类风湿性皮下结节

类风湿性皮下结节是诊断类风湿的可靠依据,见于10%～20%病例。结节是肉芽肿改变,中央是一团由坏死组织、纤维素和含有 IgG 的免疫复合物沉积形成的无结构物质,边缘为栅状排列的成纤维细胞,再外则为浸润着单核细胞的纤维肉芽组织。

2. 肌腱及腱鞘、滑囊炎症

肌腱及腱鞘、滑囊炎在手足中常见,肌腱及腱鞘有淋巴细胞、单核细胞、浆细胞浸润。严重者可触及腱鞘上的结节,肌腱可断裂及粘连,是导致周围关节畸形的原因。滑囊炎以及肌腱滑囊炎多见,在肌腱附着处常形成局限性滑膜炎,甚至可引起局部骨赘或骨缺损。

(四)其他系统改变

类风湿关节炎时脉管常受侵犯,动脉各层有较广泛炎性细胞浸润。急性期用免疫荧光法可见免疫球蛋白及补体沉积于病变的血管壁。其表现形式有三种。

(1)严重而广泛的大血管坏死性动脉炎,类似于结节性多动脉炎。

(2)亚急性小动脉炎,常见于心肌、骨骼肌和神经鞘内小动脉,并引起相应症状。

(3)末端动脉内膜增生和纤维化,常引起指(趾)动脉充盈不足,可致缺血性和血栓性病变;前者表现为雷诺现象、肺动脉高压和内脏缺血,后者可致指(趾)坏疽,如发生于内脏器官则可致死。淋巴结大可见于30%的病例,有淋巴滤泡增生,脾大尤其是在 Felty 综合征明显。

五、临床表现

临床表现多由1～2个关节开始发病，女性多开始于掌指或指间小关节；而男性多先由膝、髋等单关节起病。通常在几周或几个月内隐匿起病，先有几周到几个月的疲倦乏力、体重减轻、胃纳不佳、低热和手足麻木刺痛等前驱症状。

（一）关节内表现

1.关节疼痛和肿胀

最先出现关节疼痛，开始可为酸痛，随着关节肿胀逐步明显，疼痛也趋于严重。关节局部积液，皮温增高。反复发作后，由于关节的肿痛和运动的限制，关节附近肌肉的僵硬和萎缩也日益显著。

2.晨僵

在早晨睡醒后，出现关节僵硬或全身发紧感，活动一段时间后症状即缓解或消失，持续或更长时间。僵硬程度和持续时间，常和疾病的活动程度一致，可作为对病变活动性的评估。

3.多关节受累

常由掌指关节或指间关节发病，其次为膝关节。发病时受累关节常为1～2个，而以后受累关节逐渐增多，受累关节常为对称性，少部分患者为非对称性。

4.关节活动受限或畸形

随着病变的发展，病变关节活动范围逐渐减小，最后变成僵硬而畸形，膝、肘、手指、腕部都固定在屈位。手指常在掌指关节处向外侧成半脱位，形成特征性的尺侧偏向畸形。

（二）关节外表现

类风湿关节炎是一种系统性疾病，有类风湿结节、浆膜炎、血管炎等病理改变。10%～30%患者在关节的隆突部位，如上肢的鹰嘴突、腕部及下肢的踝部等出现类风湿结节，坚硬如橡皮。类风湿结节的出现常提示疾病处于严重活动阶段。少数患者（约10%）在疾病活动期有淋巴结及脾大。眼部可有巩膜炎、角膜结膜炎。心脏受累有临床表现者较少，据尸检发现约35%，主要影响二尖瓣，引起瓣膜病变。肺疾患者的表现形式有多种，胸膜炎、弥散性肺间质纤维化、类风湿尘肺病。周围神经病变和慢性小腿溃疡，淀粉样变等也偶可发现。

六、辅助检查

（一）实验室检查

1.血常规检查

一般都有轻度至中度贫血，如伴有缺铁，则可为低色素性小细胞性贫血。白细胞数大多正常，在活动期可略有增高，偶见嗜酸性粒细胞和血小板增多。贫血和血小板增多症与疾病的活动相关。

2.红细胞沉降率（血沉）

红细胞沉降率（血沉）增快表明炎症活动，可作为疾病活动的指标。如关节炎症状消失而红细胞沉降率（血沉）仍高，表明类风湿关节炎可能复发。

3.类风湿因子检查

在发病6个月内有60%的患者类风湿因子阳性，整个病程中80%患者类风湿因子阳性，高滴度阳性患者，病变活动重，病情进展快，不易缓解，预后较差，且有比较严重的关节外表现。

类风湿因子阴性不能排除本病的可能，须结合临床。RF阳性，不一定就是类风湿关节炎，也可见于多种自身免疫性疾病及一些与免疫有关的慢性感染，因此需结合临床。

4.瓜氨酸相关自身抗体群

(1)抗瓜氨酸肽抗体(抗CCP抗体)。以CCP为抗原用酶联免疫吸附试验(ELISA)法在RA患中检测到抗CCP抗体，有很好的敏感性和特异性，分别为60%～75%和85%以上，明显高于RF，抗CCP抗体在RA早期就可出现，并与关节影像学改变密切相关，它的临床应用将更有助于对早期RA的诊断和治疗。研究认为，抗CCP抗体阳性的RA患者骨关节破坏程度较阴性者严重，表明抗CCP抗体的检测对预测RA患者疾病的严重性具有重要的应用价值。抗CCP抗体检测是近年来RA诊断的重大进展，特异性明显优于RF，并可以与RF互补，提高RA的诊断率。

(2)抗角蛋白抗体(AKA)。AKA，即抗鼠食管上皮角质层的抗体，对RA诊断具有特异性。AKA与RA病情严重程度和活动性有一定关系，在RA的早期甚至临床症状出现之前即可出现，因此它是RA早期诊断和判断预后的指标之一。研究发现，AKA阳性的“健康人”几乎均可发展成典型的RA。

AKA的靶抗原识别相对分子量为40 kD的聚角蛋白微丝(filaggrin)，其成分含有瓜氨酸，可推测抗CCP抗体与AKA应该有很好的重叠性。

5.其他血清学检查

血清白蛋白降低，球蛋白增高。免疫蛋白电泳显示IgG、IgA及IgM增多。抗核抗体(ANA)在类风湿关节炎的阳性率为10%～20%。血清补体水平多数正常或轻度升高，重症者及伴关节外病变者可下降。C反应蛋白在病变活动期增高明显。

6.关节液检查

关节腔穿刺可穿刺出不透明草黄色渗出液，其中中性粒细胞可达(10～50)$\times 10^9$/L(10 000～50 000/mm^3)或更高，细菌培养阴性。疾病活动可见白细胞胞浆中含有类风湿因子和IgG补体复合物形成包涵体吞噬细胞，称类风湿细胞(regocyte)。渗出液中抗体的相对浓度(与蛋白质含量相比，较降低，RF阳性。

(二)影像学检查

早期患者的关节X线检查除软组织肿胀和关节腔渗液外一般都是阴性。关节部位骨质疏松可以在起病几周内即很明显。关节间隙减少和骨质的侵蚀，提示关节软骨的消失，只出现在病程持续数月以上者。半脱位、脱位和骨性强直是出现在更后期的现象。当软骨已损毁，可见两骨间的关节面融合，丧失原来关节的迹象。弥散性骨质疏松在慢性病变中常见，并因激素治疗而加重。无菌性坏死的发生率特别在股骨头，也可因用皮质类固醇治疗而增多。

MRI发现骨侵蚀比普通X线片更敏感。

七、诊断

目前通常采用美国风湿病协会1987年的诊断标准。

(1)晨僵持续至少1 h(每天)，持续6周以上。

(2)有3个或3个以上的关节肿胀，持续6周以上。

(3)腕、掌指、近侧指关节肿胀，持续6周以上。

(4)对称性关节肿胀。

(5)皮下结节。

(6)RA 典型的放射学改变,包括侵蚀或明确的近关节端骨质疏松。

(7)类风湿因子阳性(滴度>1∶20)。凡符合上述7项者为典型的类风湿关节炎;符合上述4项者为肯定的类风湿关节炎;符合上述3项者为可能的类风湿关节炎;符合上述标准不足项而具备下列标准2项以上者(a. 晨僵;b. 持续的或反复的关节压痛或活动时疼痛至少6周;c. 现在或过去曾发生关节肿大;d. 皮下结节;e. 红细胞沉降率(血沉)增快或C反应蛋白阳性;f. 虹膜炎)为可疑的类风湿关节炎。

八、本病尚须与下列疾病相鉴别

(一)骨关节炎

骨关节炎发病年龄多在40岁以上,无全身疾病。关节局部无红肿现象,受损关节以负重的膝、脊柱等较常见,无游走现象,肌肉萎缩和关节畸形边缘呈唇样增生或骨赘形成,红细胞沉降率(血沉)正常,类风湿因子阴性。

(二)风湿性关节炎

本病尤易与类风湿关节炎起病时相混淆,下列各点可资鉴别。

(1)起病一般急骤,有咽痛、发热和白细胞增多。

(2)以四肢大关节受累多见,为游走性关节肿痛,关节症状消失后无永久性损害。

(3)常同时发生心脏炎。

(4)血清抗链球菌溶血素“O”、抗链激酶及抗透明质酸酶均为阳性,而类风湿因子阴性。

(5)水杨酸制剂疗效常迅速而显著。

(三)关节结核

类风湿关节炎限于单关节或少数关节时应与本病鉴别。本病可伴有其他部位结核病变,如脊椎结核常有椎旁脓肿,2个以上关节同时发病者较少见。X线检查早期不易区别,若有骨质局限性破坏或有椎旁脓肿阴影,有助诊断。关节腔渗液做结核菌培养常阳性。抗结核治疗有效。

(四)强直性脊柱炎

本病以前认为属类风湿关节炎的一种类型,但是,本病始于骶髂关节,非四肢小关节;关节滑膜炎不明显而钙化骨化明显;类风湿因子检查阴性,并不出现皮下类风湿结节;阿司匹林等对类风湿关节炎无效的药物治疗本病能奏效。

(五)其他结缔组织疾病(兼有多发性关节炎者)

(1)系统性红斑狼疮与早期类风湿关节炎不易区别,前者多发生于青年女性,也可发生近端指间关节和掌指关节滑膜炎,但关节症状不重,一般无软骨和骨质破坏,全身症状明显,有多脏器损害。典型者面部出现蝶形或盘状红斑。狼疮细胞、抗 ds-DNA 抗体、Sm 抗体、狼疮带试验阳性均有助于诊断。

(2)硬皮病,好发于20～50岁女性,早期水肿阶段表现的对称性手僵硬,指、膝关节疼痛以及关节滑膜炎引起的周围软组织肿胀,易与 RA 混淆。本病早期为自限性,往往数周后突然肿胀消失,出现雷诺现象,有利于本病诊断。硬化萎缩期表现皮肤硬化,呈“苦笑状”面容则易鉴别。

(3)混合结缔组织病临床症状与 RA 相似,但有高滴定度颗粒型荧光抗核抗体、高滴度抗可溶性核糖核蛋白(RNP)抗体阳性,而 Sm 抗体阴性。

(4)皮肌炎的肌肉疼痛和水肿并不限于关节附近,心、肾病变也多见,而关节病损则少见。ANA(+),抗 PM-1 抗体、抗组氨酰抗体(Jo-1 抗体)阳性。

九、治疗

类风湿关节炎至今尚无特效疗法,仍停留于对炎症及后遗症的治疗,采取综合治疗,多数患者均能得到一定的疗效。现行治疗的目的在于防止或减少关节损害;维持关节功能;减轻疼痛。

(一)一般治疗

发热、关节肿痛、伴有全身症状者应卧床休息,至症状基本消失为止。待病情改善 2 周后应逐渐增加活动,以免过久的卧床导致关节废用,甚至促进关节强直。饮食中蛋白质和各种维生素要充足,贫血显著者可予小量输血。

(二)药物治疗

1. 非甾体类抗炎药(NSAIDs)

非甾体类抗炎药用于初发或轻症病例,其作用机制主要抑制环氧化酶使前列腺素生成受抑制而起作用,以达到抗感染止痛的效果。但不能阻止类风湿关节炎病变的自然过程。本类药物因体内代谢途径不同,彼此间可发生相互作用,不主张联合应用,并应注意个体化。

水杨酸制剂:能抗炎、解热、止痛。剂量 2～4 g/d,如疗效不理想,可酌量增加剂量,有时需 4～6 g/d 才能有效。一般在饭后服用或与制酸剂同用,也可用肠溶片以减轻胃肠道刺激。

丙酸衍生物:是一类可以代替阿司匹林的药物,包括布洛芬(Ibuprofen)、萘普生(Naoproxen)和芬布芬(Fenbufne)作用,与阿司匹林相类似,疗效相仿,消化道不良反应小。常用剂量:布洛芬 1.2～2.4 g/d,分 3～4 次服;萘普生每次 250 mg,每天 2 次。不良反应有恶心、呕吐、腹泻、消化性溃疡、胃肠道出血、头痛及中枢神经系统紊乱如易激惹等。

灭酸类药物:为邻氨基苯酸衍生物,其作用与阿司匹林相仿。抗类酸每次 250 mg,3～4/d。氯灭酸每次 200～400 mg,每天 3 次。不良反应有胃肠道反应,如恶心、呕吐、腹泻及食欲缺乏等。偶有皮疹,肾功能损害,头痛等。

选择性环氧化酶抑制剂(cyclooxygenase,COX)。特异性抑制 COX-2 可阻断炎症部位的前列腺素的产生,同时保留了 COX-1 的作用,因此减少了胃肠道的毒副反应,镇痛效果良好。常用的 COX-2 抑制剂包括塞来昔布、罗非昔布。COX-2 抑制剂有一定的心血管风险,对合并有心血管疾患的患者应该慎用。

2. 慢作用抗风湿药

慢作用抗风湿药(slowacting anti-rheumatic drugs,SAARDs)或称改变病情药物(disease-modifying antirheumatic drugs,DMARDs)包括抗疟药、金制剂、青霉胺、柳氮磺胺吡啶和细胞毒类药物如甲氨蝶呤、环磷酰胺、环孢素 A、硫唑嘌呤和来氟米特等。这些药物起效慢,能部分阻止病情的进展,是目前控制 RA 的主要药物。

(1)甲氨蝶冷(methotrexate,MTX):是目前治疗 RA 的首选药物。它可抑制二氢叶酸还原酶,阻止尿嘧啶(uridine,U)转变成胸腺嘧啶(thymine,T),影响免疫活性细胞 DNA 合成,起到免疫抑制作用。该药 2～3 周起效,2～3 个月达到高峰,半年左右达到平台期,单用药时效果一般。不良反应有恶心、呕吐、口腔溃疡和肝功损害等。

(2)抗疟药(antimalarials):该类药物用于治疗 RA 已有 40 余年的历史。作用机制目前尚不清楚,可能与抑制淋巴细胞的转化和浆细胞的活性有关。约有半数患者对这种药物有较好的治疗反应,但作用不强。临床上常用的有两种,即氯喹(Chloro-quine)和羟氯喹(Hydroxychloroquine)。这类药物在体内的代谢和排泄均较缓慢,可能有蓄积毒性。常见的不良反应有眼黄斑病和视网膜炎,用药期间至少半年查一次眼底,其他的不良反应有胃肠道反应如恶心、呕吐,还有头痛、神经肌肉病变和心脏毒性等。

(3)柳氮磺吡啶(Sulfasala-zine,SSZ):用于治疗 RA 的确切机制尚不清楚,有学者认为它可影响叶酸的吸收和代谢,有类似 MTX 的作用。该药起效慢,抗炎作用不大。常见的不良反应有胃肠道不良反应如恶心、呕吐和腹泻,往往因此中断治疗。其他不良反应还有抑郁、头痛、皮疹、粒细胞减少、血小板减少和溶血等。

(4)金制剂。是治疗 RA 经典的药物,药理作用机制尚不清楚。该药起效慢,口服 3～4 个月才能起效,长期临床观察发现该药并不能阻止骨侵蚀的进展。由于口服金制剂主要从胃肠道排出容易导致腹泻,轻的应减量,严重的应停药。其他的不良反应有皮疹、口炎、血细胞减少和肾功能损害等

(5)青霉胺(D-penicillamine):是治疗铜代谢障碍的有效驱铜剂。在治疗 RA 中也取得了一定疗效,然而具体的作用机制尚不清楚,可能和该药对巯基的还原作用和络合重金属有关,还能使血浆中巨球蛋白降解,RF 滴度下降。青霉胺起效较慢,一般用药 2 个月起效,对 RA 的治疗作用不如金制剂。不良反应较多,剂量大时更明显,主要有恶心呕吐、口腔溃疡和味觉丧失,一般停药后可自行恢复。用药期间还可出现蛋白尿、血尿、全血细胞减少、天疱疮、多发性肌炎和药物性狼疮,这些不良反应一旦发生应立即停药。

(6)来氟米特(Leflunomide):是治疗 RA 比较新的药物,其主要作用机制是抑制细胞黏附和酪酸激酶的活性,影响细胞激活过程中信息的传导和可逆性抑制乳酸脱氢酶活性,抑制密啶核苷酸从头合成途径。通过以上两条途径显著抑制 T 细胞的激活和增生,从而有效地抑制细胞免疫反应,控制病情的发展。近期疗效类似甲氨蝶呤,远期疗效尚待进一步研究证实。用法 20 mg/d,口服。主要不良反应有腹泻、瘙痒、脱发、皮疹和可逆性肝酶升高等。

3.糖皮质激素

糖皮质激素对关节肿痛控制炎症、消炎止痛作用迅速,但效果不持久,对病因和发病机制毫无影响。一旦停药短期内即复发。对 RF、红细胞沉降率(血沉)和贫血也无改善。长期应用可导致严重不良反应,因此不作为常规治疗。

应用激素的适应证:①为改善生活质量,小剂量使用;②严重血管炎,如肢端坏疽;③高热、大量关节腔积液和大量心包积液时。用法:小剂量使用激素时,泼尼松每日剂量 10～15 mg;严重血管炎时可采用大剂量泼尼松治疗,1～2 mg/(kg·d);病情控制后应适时减量,不宜长期大量使用。

联合用药。传统的治疗方案为金字塔形上台阶治疗方法,即先用 NSAIDs,如无效再用慢作用药物等,往往延误了最佳治疗时机。进入 20 世纪 90 年代逐步认识到 RA 患者多在起病 2 年内出现关节骨质破坏,如不及时治疗,往往造成关节破坏和畸形,所以提出早期诊断、早期应用慢作用药物的治疗策略。多年的临床实践还证明,单一应用慢作用药物很难完全阻止病情进展,所以两种或两种以上慢作用药物联合应用已成为国内外学者的共识。但怎样联合才是最好的选择,以及联合用药后远期疗效如何,现尚无肯定的答案。国内外常用的联合治疗方

案为 MTX＋SSZ、MTX＋羟氯喹、MTX＋金诺芬等两种药物的联合，以及 MTX＋SSZ＋羟氯喹三种药物的联合，后者被认为是目前最好的联合治疗方案，但其远期疗效尚不清楚。临床上可根据患者病情来选择用药，所选用的方案和药物剂量要个体化，目的是控制病情发展，减少不良反应的发生。RA 的最佳治疗方法仍需长期广泛的研究和探索。

（三）理疗

目的在于用热疗以增加局部血液循环，使肌肉松弛，达到消炎、去肿和镇痛作用，同时采用锻炼以保持和增进关节功能。理疗方法有下列数种：热水袋、热浴、蜡浴、红外线等。

锻炼的目的是保存关节的活动功能，加强肌肉的力量和耐力。在急性期症状缓解消退后，只要患者可以耐受，便要早期有规律地做主动或被动的关节锻炼活动。

（四）外科治疗

以往一直认为外科手术只适用于晚期畸形病例。目前对仅有 1～2 个关节受损较重、经水杨酸盐类治疗无效者可试用早期滑膜切除术。后期病变静止，关节有明显畸形病例可行截骨矫正术，关节强直或破坏可做关节成形术、人工关节置换术。负重关节可做关节融合术等。

1. 滑膜切除术

近 10 年来，逐步认为当急性期经药物治疗基本控制后，手术切除滑膜，消除类风湿关节炎的病灶，免除关节软骨的破坏，终止滑膜局部免疫反应，避免全身自身免疫反应的产生与发展。适应证：经药物治疗急性炎症已经控制，患者全身情况比较稳定；亚急性反复发作滑膜炎，病情持续 1 年以上，经多种非手术治疗，效果不显著者；关节内有大量渗出液，保守治疗无效达 3 个月以上，且开始骨质破坏，关节活动受限者。

早期行滑膜切除术可减轻患者疼痛，延缓关节面破坏。如待关节已出现畸形，关节周围肌肉、韧带、肌腱已出现纤维化，则滑膜切除的效果较差，并可能影响关节活动度。故应在无骨质明显破坏时进行滑膜切除。

2. 关节清理术

关节清理术多用于慢性期病变，除慢性滑膜炎外，同时有软骨及骨组织改变。除将滑膜切除外，还将损坏的软骨全层切除，清除增生的骨质，术后应行被动活动辅助关节锻炼。

3. 截骨术

截骨术适用于有成角畸形，病变已经稳定的病例，矫正畸形、改变关节负重力线为主要目的。根据畸形的部位、关节活动情况决定手术。

4. 关节融合术

关节融合术适用于关节严重破坏，从事体力劳动的青壮年患者，为保持肢体的稳定，可行关节融合术。

5. 关节成形术

最佳适应证为肘关节强直的病例，不但能切除病变骨组织，还能恢复肘关节活动。用于股骨颈切除、粗隆下截骨治疗髋关节强直也取得较好疗效。但术后跛行较重，现多被人工全髋关节置换所取代。

6. 人工关节置换术

类风湿关节炎患者经保守治疗效果不显著，疼痛症状明显，或关节畸形明显，严重影响患者日常生活者，可考虑行人工关节置换术。人工全髋或全膝关节置换的效果较好，如双侧髋关节均受累，至少一侧必须行关节置换术，双侧髋关节融合是禁忌的。

十、预后

发病呈急骤性者的病程进展较短促，一次发作后可数月或数年暂无症状，静止一段时间后再反复发作。发作呈隐袭性者的病程进展缓慢，全程可达数年之久，其间交替的缓解和复发是其特征。10%～20%的患者每次发作后缓解是完全性的。每经过一次发作病变关节变得更为僵硬而不灵活，最终使关节固定在异常位置，形成畸形。据国外统计，在发病的几年内劳动力完全丧失者约占10%。本病与预后不良有关的一些表现为：典型的病变(对称性多关节炎，伴有皮下结节和类风湿因子的高滴度)；病情持续活动1年以上者；30岁以下的发病者；具有关节外类风湿病变表现者。

第六节　化脓性关节炎

脊椎动物宿主和病原细菌共存久远、关系密切。从认为伤口流脓有利于清除脓液和坏死组织，20世纪早期，外科方法已作为一种治疗感染的手段。在所有年龄段的患者和所有类型的骨与关节感染中，葡萄球菌(又以金黄色葡萄球菌为主)是最主要的病原体。β溶血性链球菌、革兰低毒阴性杆菌以及厌氧菌可能会导致急性感染。新生儿易患大肠埃希菌或B组链球菌感染；年长者更易患需氧的革兰阴性杆菌感染，尤以脊柱部位多见。镰刀形细胞贫血患者对沙门菌具有易感性。对于性生活活跃者来讲，淋球菌性的化脓性关节炎较为常见，而热带地区人群常见的病原体则为布鲁氏菌和结核分枝杆菌。真菌性骨髓炎较为少见，偶见曲霉菌感染；而在某些地方病区域，芽生菌病和组织胞浆菌病较为常见。真菌可导致慢性化脓性关节炎(以孢子丝菌病为著)和关节假体感染(如丝酵母)。大多数的微生物都是比较少见的病原体，如世界的某些地方可发现由棘球绦虫引起的包虫病。

化脓性细菌引起的关节内感染，称为化脓性关节炎(pyogenic arthritis)，儿童较多见，文献报道3岁以下者占56%，2岁以下者占30%，常为败血症的并发症，也可因手术感染、关节外伤性感染、关节火器伤等所致。关节内注射类固醇等药物，无菌要求不严易发生感染。最常受累的部位为膝、髋关节，其次为肘、肩和踝关节。骨与关节感染的发病机制主要为开放性骨折容易继发感染。引起感染的微生物潜伏于死骨或生物膜内，某些微生物能够产生蛋白外壳以利于在细胞内生存，而机体细胞通过吞噬作用保护自身。

一、病因

致病菌多为金黄色葡萄球菌，其次为溶血性链球菌、肺炎双球菌和大肠埃希菌等。血源性感染多见，也可为开放性损伤、关节手术或关节穿刺继发感染或从周围软组织感染蔓延而来。

二、病理改变

微生物的黏附和侵入。在机体特异的生物微环境中，细菌导致感染的前提是其必须与机体组织发生相互作用。许多微生物可以产生表面蛋白以黏附于机体细胞和组织。对细胞的侵入、对组织的黏附以及微小脓肿的直接蔓延扩散使得细菌能够导致骨与关节的感染。开放骨折或者外科手术中骨表面得以暴露使得细菌迅速繁殖扩增，最终引起感染发生。骨科相关感染中金黄色葡萄球菌能够产生大量毒素，可杀灭白细胞和其他种类细胞导致脓液的迅速产生，脓液中充满了已凋亡和正在凋亡的白细胞以及细菌、组织的碎屑等并出现重要组织坏死和骨坏死。细菌黏附于死骨上（或骨科内置物上），在胞外多糖基质中彼此紧密联系，形成所谓的"生物膜"结构。生物膜内的具体生长特性并不是固定不变，但许多微生物处于生长状态，在一定程度上抵御了抗生素的作用。感染区域残留许多坏死组织，并且血运受损，使得氧供不够，pH 减低。这种环境阻止了免疫系统的活性细胞、免疫球蛋白以及抗生素等作用的发挥。感染会使机体先后产生急性和慢性炎性反应。关节内感染触发的 T 细胞依赖慢性炎性反应最终亦会导致关节软骨的破坏。坏死的骨组织在肉芽组织中被慢慢吸收。骨吸收与感染的扩张以及进一步的骨坏死形成恶性循环，结果导致多节段的脓腔形成和死骨形成。脓液不断聚集，局部压力增大，最终导致窦道形成，脓液和坏死骨的小碎片流出体外，此时的感染即发展到了一种自我稳定的状态。

化脓性关节炎病变的发展大致可分为 3 个阶段。

(一)浆液性渗出期

细菌进入关节腔后，感染的关节滑膜充血水肿，有白细胞浸润；关节腔内有浆液性渗出液，多呈淡黄色，渗出物中有大量白细胞。在此阶段无关节软骨破坏，如治疗得当，渗出液可完全吸收，关节功能恢复正常不会遗留任何关节功能障碍。因此，本期病理改变为可逆性。

(二)浆液纤维蛋白性渗出期

病变继续发展渗出液增多，细胞成分同时增加，关节液混浊黏稠，有脓细胞、病原微生物和纤维蛋白性渗出物。

关节感染时，滑膜炎症因滑液中出现了酶类物质而加重，滑膜和血管对大分子蛋白的通透性显著增高。通过进入关节腔的血浆蛋白增加，关节内有纤维蛋白沉积，常附着关节软骨表面，妨碍软骨内代谢产物的释出和滑液内营养物质的摄入，如不及时处理，关节软骨将失去润滑的表面，进而发生软骨面破坏。纤维蛋白还将形成关节内纤维性粘连，引起功能障碍，白细胞释放出大量溶酶体，可以协同破坏软骨基质，使之崩溃、断裂与塌陷。此期部分病理已成为不可逆性。

(三)脓液渗出期

渗出液转为脓性，脓液内含有大量细菌和脓细胞，关节液呈黄白色，死亡的多核粒细胞释放出蛋白分解酶，炎症已侵犯至软骨下骨质，滑膜和关节软骨都已被破坏，关节周围亦有蜂窝织炎，使关节软骨溶解，滑膜破坏，关节囊和周围软组织有蜂窝织炎改变，病变严重者，虽经治疗炎症得以控制，但遗有严重关节活动障碍，甚至完全强直于非功能位。

三、临床表现

原发化脓性病灶表现可轻可重甚至全无，一般都有诱因。

(一)全身症状

急骤发病，有寒战、高热、全身不适等菌血症表现，体温可达 39 ℃以上，甚至出现谵妄与昏迷。白细胞计数增高，血培养可为阳性。

(二)局部表现

受累关节剧痛，并可有红肿、热和压痛。深部的关节，因有厚实的肌肉局部红、肿、热都不明显，由于肌肉痉挛，关节往往处于屈曲外旋、外展位，久之可发生关节挛缩，甚至有半脱位或脱位。患者因剧痛，经常会拒绝做任何检查。关节腔内积液在膝部最为明显，可见髌上明显隆起，浮髌试验可为阳性，张力高时髌上囊甚为坚实，因疼痛与张力过高，有时难以作浮髌试验。因为关节囊坚厚结实，脓液难以穿透至软组织内，一旦穿透至软组织内，则蜂窝织炎表现严重，深部脓肿穿破皮肤后会成为瘘管，此时全身与局部的炎症表现都会迅速缓解，病变转入慢性。

四、辅助检查

(一)实验室检查

周围血液中白细胞计数增高可至 $10\times10^9/L$ 以上，多为中性多核白细胞。红细胞沉降率(血沉)增快。关节液外观可为浆液性、纤维蛋白性或脓性，镜检可见多量脓细胞或涂片作革兰染色，可见成堆阳性球菌。寒战期抽血培养可检出病原菌。

(二)X 线检查

早期见关节肿胀、积液，关节间隙增宽。以后关节间隙变窄，软骨下骨质疏松破坏，晚期有增生和恶化。关节间隙消失，发生纤维性或骨性强直，有时尚可见骨骺滑脱或病理性关节脱位。

(三)超声、CT 及 MRI 检查

对于及早发现关节腔渗液较之 X 线片更为敏感。超声检查有助于明确骨组织周围及软组织内脓肿的情况。尤其对于骨膜下脓肿和关节积液是一种理想的检查手段。此外，可以在超声引导下对不明确的积液进行穿刺，以利于早期诊断。

同位素扫描：目前临床上有多种同位素扫描，但特异性均不高。局部骨活性增高、存在炎性反应或感染在同位素扫描上均会有所显示。此项检查不易将感染与骨折、肿瘤或无菌性假体松动鉴别。标记的白细胞扫描敏感性不高但特异性较高。

MRI 检查：MRI 也是可供选择的检查方式之一。感染可导致髓腔内产生脓肿。此外，利用 MRI 还可发现软组织内积液和窦道，并且可对不易被注意的涉及骨髂病变的区域进行检测(卫星灶)。但 MRI 对于手术或外伤后病例的检测具有一定的局限性，因其影像上相应的改变可持续数月。MRI 也不能用来对有金属铁内置物的病例进行检查，此类金属会产生信号缺失。

(四)微生物学检查

对于骨与关节感染，微生物学方面的检查至关重要。根据结果可直接进行特异性的抗生素治疗。通过关节穿刺和关节液检查是确定诊断和选择治疗方法的重要依据。依病变不同的阶段，关节液可为浆液性、黏稠混浊或脓性，白细胞计数若超过 $5\times10^9/L(5000/mm^3)$，中性多形核白细胞占 90%，即使关节液涂片未找到细菌，或穿刺液培养为阴性，也应高度怀疑化脓性关节炎；若涂片检查可发现大量白细胞、脓细胞和细菌，即可确诊，细菌培养可鉴别菌种以便选择敏感的抗生素。

五、诊断

早期根据全身、局部症状和体征，结合上述检查，一般可以做出化脓性关节炎的诊断。

六、鉴别诊断

某些病例须与风湿性关节炎、类风湿关节炎、创伤性关节炎和关节结核鉴别。

(一)风湿性关节炎

风湿性关节炎常为多关节游走性肿痛,关节积液内无脓细胞,无细菌,血清抗链球菌溶血素“O”试验常为阳性。

(二)类风湿关节炎

类风湿关节炎常为多关节发病,手足小关节受累。关节肿胀、不红。患病时间较长者,可有关节畸形和功能障碍。类风湿因子试验常为阳性。

(三)创伤性关节炎

年龄多较大,可有创伤史,发展缓慢,负重或活动多时疼痛加重,可有积液,关节活动有响声,休息后缓解,一般无剧烈疼痛。骨端骨质增生。多发于负重关节如膝关节和髋关节。

(四)关节结核

起病缓慢,常有低热、盗汗和面颊潮红等全身症状。关节局部肿胀、疼痛、活动受限,无急性炎症症状。早期X线片可无明显改变,以后有骨质疏松、关节间隙变窄,并有骨质破坏,但少有新骨形成。必要时与健侧对比。

(五)痛风

发病急,夜间痛,可有中低热,常为多发,多见于拇趾跖趾关节,红肿显著,实验室检查血尿酸增高,X线早期无变化,关节液由清变混,内有尿酸盐结晶。

七、治疗

原则是早期诊断,及时正确处理,保全生命,尽量保留关节功能。

全身治疗包括全身支持疗法及选用对致病菌敏感的抗生素,5岁以下儿童多选用对抗金黄色葡萄球菌、链球菌及流感嗜血杆菌的抗生素,如头孢氨苄或头孢唑肟具有良好的灭菌效果。对于植入人工关节导致化脓性关节炎的成年患者多采用万古霉素和庆大霉素,联合用药。一般先静脉用药,待感染控制后,再改为口服。用药期限通常为2～3周。Cunha指出(1997)在用药期间应监测血清的药物浓度,使其保持在高于抗微生物浓度8倍以上,以保证满意的灭菌效果。

(一)急性期局部治疗

1.早期制动于功能位置及适当活动保持关节活动度

应用石膏、夹板或牵引等限制患肢活动,可防止感染扩散,减轻肌肉痉挛及疼痛,防止畸形及病理性脱位,减轻对关节软骨面的压力及软骨破坏。一旦急性炎症消退或伤口愈合,即开始关节的自动及轻度的被动活动,以恢复关节的活动度。后期X线片显示关节软骨面已有破坏及骨质增生,关节强直已不可避免时,应保持患肢于功能位,使其强直于功能位。

2.关节穿刺及持续性灌注

关节穿刺除用于诊断外,也是重要的治疗措施。其目的为吸出关节渗出液,及时冲洗出纤维蛋白和白细胞释出的溶酶体等有害物质,避免对关节软骨造成不可逆的损害,局部注入抗生素。如膝关节可同时用2个粗针头,从髌骨内上和外上向关节腔穿刺。从一侧注入注射用生理盐水,使由另一侧针头流出,反复冲洗直至流出液变为清亮,然后注入选用的抗生素。每1～2 d 1次,直至关节液变清、细菌培养阴性、症状及体征消失。此法对有浆液性或浆液纤维蛋白性关节液者有效,如治疗及时得当,关节活动度可完全恢复正常。选用抗生素应根据第一次关节穿刺液培养出的致病菌和敏感试验的结果。在未得到明确结果之前,使用青霉素、链霉素、庆大霉素和卡那赛素等。亦可用套管针做关节穿刺。套管针进入关节腔后拔出针芯，经套管插入一根直径约 3 mm 的塑料或硅胶管，然后抽出套管，用丝线将塑料或硅胶管缝扎固定于穿刺孔皮缘。一管作滴入管，每日经滴入管滴入抗生素溶液 2 000～3 000 mL 待引流液转清，经培养无细菌生长后可停止灌洗，但引流管仍需继续吸引数天，如引流量逐渐减少至无引流液可吸出，且局部症状和体征都已消退，可以将管子拨出。

3.经关节镜治疗

对膝关节化脓性炎症或股骨下端慢性骨髓炎，采用关节镜下治疗，可引流脓性关节液彻底切除病变滑膜，直视下摘除死骨，清除窦道并置管持续灌洗完成后在关节腔内放置敏感的抗生素。比传统开放手术具有创伤小，术后关节粘连少，可多次手术的优势。

4.关节切开引流术

经上述治疗后，全身和局部情况如仍不见好转，或关节液已成为稠厚的脓液，应及时切开引流。在膝关节，可于髌骨及髌韧带两侧 1 cm 处各做长约 4 cm 的弧形切口，切开皮肤、筋膜、关节囊及滑膜进入关节腔。用大量生理盐水冲洗，去除脓液、纤维块和坏死脱落组织，注入抗生素，用肠线将滑膜和皮肤边缘两侧各缝合 3～4 针。关节内不放引流，伤口用抗菌药物滴注引流或做局部湿敷。大多可保持关节良好活动度。

髋关节化脓性关节炎时，由于股骨头和股骨颈的大部分位于关节囊内，易发生骨髓炎，破坏骨骺，影响肢体发育。髋臼病变也容易直接向髂骨蔓延，引起髂骨骨髓炎。因此只要诊断确定并经穿刺证实关节内有渗出液，应立即进行切开引流，用 2 000～3 000 mL 生理盐水冲洗，留置 2 根塑料管或导尿管于关节腔内，缝扎固定于皮肤上，分别连接于滴注瓶和吸引装置。

早期积极和正确的治疗，是避免肢体功能障碍的关键。为防止关节内粘连，尽可能保留关节功能，可做持续性关节被动活动。在对病变关节进行局部治疗后即可将肢体置于下（上）肢功能锻炼器上做 24 h 持续性被动运动，开始时有疼痛感很快便会适应。至急性炎症消退时，一般 3 周后即可鼓励患者做主动锻炼。没有下（上）肢功能锻炼器时应适当固定局部，石膏托固定及皮肤牵引以防止或纠正关节挛缩。关节腔内抗生素要达到有效浓度，应清除关节内脓性分泌物。有人认为在全身大量应用抗生素期间，病变关节内抗生素浓度可达到或高于关节内注射抗生素的浓度，故主张不做关节内注射，避免药物引起顽固性滑膜炎或造成关节软骨破坏。总之，对化脓性关节炎的治疗，首先应尽快明确诊断，及时正确处理，特别是尽快大剂量使用有效抗生素。对于就诊时已处于不同炎症阶段的患者，须根据具体情况，进行必要的关节穿刺、冲洗或切开引流。如处理得当，均可获得满意疗效。

（二）恢复期治疗

1.有控制地活动关节及锻炼功能

局部炎症消退后，及早开始肌肉收缩锻炼，如无不良反应，即可开始自动运动，以防止关节粘连，有助于关节功能恢复，但须注意局部炎症情况；活动不能过早过于频繁，以免炎症扩散或复发。

2.牵引

关节已有畸形时应用牵引逐步矫正。不宜采用粗暴手法，以免引起炎症复发或其他并发症，如病理骨折等

3.后遗症治疗

严重的化脓性关节炎，如在治疗过程中未采取有效的预防畸形的措施，治愈后常后遗畸

形。严重畸形有明显功能障碍者，须行手术治疗：一是对关节强直于功能位无明显疼痛者，一般无须特殊治疗；双侧髋关节强直时，可做一侧或两侧髋关节成形术，即全髋关节置换；肘关节强直于功能位者，根据职业需要可行肘关节成形术，但须在炎症完全治愈后 1 年进行，以防止炎症复发。二是对关节强直于非功能位，用全关节置换术、截骨矫形术或融合关节于功能位；做关节置换术者需特别注意感染的可能性。三是陈旧病理性脱位多数发生于髋关节，系因急性病期间关节处于屈曲内收位所致；对关节活动尚好、疼痛轻微者可不做手术；疼痛严重影响工作或须长时间站立工作者可行关节融合术。

第三章 脊髓及脊柱疾病

第一节 颈椎损伤

颈椎损伤系指因直接或间接暴力所致的颈椎骨、关节及相关韧带的损伤，并常伴有脊髓和脊神经根损伤。随着工业、交通和体育事业的发展，意外事故的发生率不断上升，颈椎损伤患者的数量有增加趋势。颈椎损伤往往可造成严重后果，给患者及其家庭和社会带来沉重负担。脊柱脊髓损伤后，其功能的恢复有赖于及时正确的现场救助、急症处理及有效、连续的专科治疗。颈椎损伤的分类对颈脊柱和脊髓损伤的急救治疗及预后的判断有重要意义。

一、颈椎损伤的分类

（一）根据损伤病程分类

由于损伤后病程长短不同处理方式有异，故临床上将其分为以下几种。

(1)急性颈椎损伤。颈椎损伤3周内均属于急性损伤，但与损伤早期有区别。

(2)陈旧性颈椎损伤。颈椎损伤3周以上，软组织已获初步愈合，属于陈旧性损伤。

（二）根据损伤部位及类型分类

1.上颈椎损伤

指枕—寰—枢椎复合体任何结构损伤。常见以下类型。

①寰枕关节脱位；②寰枢关节半脱位；③寰椎爆裂性骨折((Jcffcrson骨折)；④寰椎前弓撕脱骨折；⑤寰椎后弓骨折；⑥枢椎椎弓骨折(Hangman骨折)；⑦枢椎椎体骨折；⑧齿状突骨折；⑨寰枢间韧带损伤、寰枢关节脱位。由于损伤机制不同，可以多种损伤类型并存。

2.下颈椎损伤

下颈椎损伤指C3-C7的损伤，亦包括颈胸连接(C7/T1)处损伤。常见类型：①颈椎半脱位(前脱位或后脱位)；②椎体单纯压缩性骨折；③单纯关节突关节脱位或交锁；④双侧关节脱位或交锁；⑤椎体爆裂骨折；⑥椎体前下缘撕脱骨折；⑦椎体矢状骨折；⑧椎体水平骨折；⑨椎弓骨折；⑩椎板骨折；关节突骨折(单侧或双侧)；棘突骨折；钩椎关节(钩状突)骨折。

（三）根据损伤机制分类

以Allen等提出的分类方法为基础。

1.屈曲压缩型(compressive flexion,CF)

Ⅰ度：这类损伤包括椎体前上缘变钝，轮廓显现为圆形，没有明显的后方韧带复合结构损伤。

Ⅱ度：在Ⅰ度损伤变化的基础上，椎体前方的结构倾斜，高度丢失，呈现为椎体前下方“鸟嘴样”改变，下终板凹面加深，椎体可出现垂直骨折线。

Ⅲ度：在Ⅱ度的基础上，骨折线从椎体表面斜行通过椎体一直到下方的软骨下板，并伴随“鸟嘴样”骨折。

Ⅳ度：有椎体变形和“鸟嘴样”骨折，表现为椎体边缘后下方在相关的运动节段向椎管内的移位（<3 mm）。

Ⅴ度：可以包括Ⅲ度骨损伤，以及椎体后方向椎管内的移位，椎弓保持完整，小关节面分离，损伤节段椎体边缘后下方向椎管内移位（>3 mm）。这种移位表明前方韧带复合结构的后侧和整个后方韧带复合结构损伤。“鸟嘴样”骨折位于前方，上位椎体的下后方边缘后移接近下位椎体的椎板。

Ⅰ度的患者没有神经损伤，其他分度的患者可有不同程度的神经损伤，诸如中央型脊髓损伤、完全性脊髓损伤、部分脊髓损伤。由于患者在受伤时颈部往往处于屈曲状态，故冲击伤多集中于颅顶部。Ⅰ度和Ⅱ度的椎体移位表明在矢状面上受到直接斜向后下方的压缩暴力，压力集中于椎体边缘前上方，因此，这个外力在病理学上产生了最初的和显著的损伤，是损伤的最主要因素。Ⅳ度中，韧带损伤的程度并不明显，可能在前方韧带复合结构的后侧部位发生微小损伤或发生后方韧带复合结构部分损伤。所有的Ⅳ度损伤伴有≤3 mm 的后方移位。CF Ⅴ度移位>3 mm。Ⅴ度的移位证明，由于运动节段结构的完全性损伤，前方结构的后侧伸展损伤是后纵韧带的撕裂，同时，椎体后下方有可能发生微小骨折。棘突的轴向劈裂骨折或偶发的双侧椎板骨折代表后侧结构受到较小的伸展或剪切外力损伤。

2. 屈曲牵张型（distractive flexion，DF）

Ⅰ度损伤包括后方韧带复合结构损伤且在损伤水平棘突明显分离，小关节有在屈曲状态的半脱位，因此也有人称之为“屈曲扭伤”，类似于在屈曲压缩型Ⅰ度中的表现。此外，偶尔在下位椎体运动节段有更严重的压缩损伤，与屈曲压缩损伤（CF）早期的某一个模式相符合。

Ⅱ度损伤是单侧的关节突脱位（关节突交锁、关节突脱臼）。后方韧带损伤的程度在早期的 X 线影像学检查中可能不明显，这是因为部分后纵韧带损伤导致关节脱位，很少同时发生前后方韧带复合结构损伤。此类损伤中，棘突的后方可能有小碎骨片的移位。

Ⅲ度损伤包括双侧关节的脱位，有 50%的椎体向前移位，上位椎体的关节突可能移位到下位椎体关节突前方，也可能呈现“栖息”状；下位椎体的前上缘可有或无变钝表现。

Ⅳ度损伤的椎体可以完全向前脱位或者运动节段极度不稳，呈现为“浮动椎”。

在该损伤中，后方韧带复合结构呈牵张或剪切损伤，韧带损伤程度从Ⅰ度到Ⅲ度递增，造成下位椎体损伤的损伤矢量是压缩力，但并非所有的 DF 损伤对下位椎体都有压缩损伤。所以，在许多病例中，并无明显的损伤矢量。在这样的病例中，脊柱中轴一定前移，或者没有中轴，因为屈曲的脊柱受到单纯牵拉或剪力时，后方和前方结构相继发生损伤。随着 DF 级数的增加，最下位椎体的压缩损伤随之减少，如Ⅰ度中，最下位椎体压缩损伤的发生率为 50%，Ⅱ度中为 32%，Ⅲ度中为 23.5%，Ⅳ度中为 14.3%。这些资料表明，移位轴和中立轴在严重的 DF 损伤中更靠近于前方。在Ⅱ度中，棘突后下边缘的小碎骨片占总数的 20%，并常有微小骨折发生。虽然韧带向前撕裂是后方结构牵拉或剪切损伤的一般形式，但在 DF 中，各种轴向、劈裂的关节突骨折以及双侧椎板骨折经常发生。损伤节段最上方的椎体、椎弓也可单独发生骨折。当椎体向前移位时，骨折的椎弓不发生移位。在Ⅱ度中，如果有神经损伤，X 线常常显示韧带的损伤程度更加严重。

3. 伸展压缩型（compressive extension，CE）

Ⅰ度损伤包括单侧椎弓骨折，伴或不伴有椎体向前的移位。椎弓损伤可能包括骨折线通过关节突的线性骨折、关节突的压缩、同侧椎弓根和椎板骨折或者同侧关节突骨折，可伴有旋转移位。

Ⅱ度损伤邻近椎节多处椎板骨折，双侧椎板骨折。

Ⅲ度损伤包括双侧椎弓角区骨折，即关节突、椎弓根、椎板的骨折，不伴有椎体移位。

Ⅳ度损伤包括双侧椎弓骨折，伴有椎体部分向前移位。

Ⅴ度损伤包括双侧椎弓骨折且伴有整个椎体向前移位，骨折的椎弓后部结构不发生移位，椎弓前方随椎体向前移位，在两个不同的椎体节段发生韧带损伤和前后韧带复合损伤，相邻的下椎体前上部受向前移位的椎体作用，呈切割样骨折(此为特征性X线表现)。

4. 侧方屈曲型(lateral flexion，LF)

Ⅰ度损伤包括不对称性压缩骨折伴随同侧椎弓骨折，椎体在前后方没有移位，断层摄影显示关节突和椎弓角部骨折，椎体可以发生垂直骨折。

Ⅱ度损伤可伴有椎体侧方不对称性压缩和同侧椎弓骨折，以及前后方移位、后侧韧带损伤和关节突分离。在一些病例中，同侧压缩和后侧椎弓撕脱骨折可同时存在。在运动节段中，椎体中心可有轻微压缩损伤并伴有关节突部位松质骨压缩损伤。

5. 伸展牵张型(distractive extenxion，DE)

Ⅰ度损伤包括前方韧带复合结构损伤、椎体横行非变形骨折，X线检查显示为损伤节段的椎间隙明显增宽。

Ⅱ度损伤包括前后韧带复合结构损伤、损伤节段上位椎体向后移位进入椎管。这类损伤通常可自动复位，X线检查显示移位$<$3 mm。

6. 垂直压缩型(vertical compression，VC)

Ⅰ度损伤包括椎体上下缘软骨板骨折，呈“吸杯状”畸形。

Ⅱ度损伤为椎体上下软骨板骨折伴“吸杯状”畸形，骨折线通过椎体，但移位很轻微。

Ⅲ度损伤包括椎体骨折移位，椎体后缘骨折片可进入椎管，有时椎弓、韧带无损伤，有的粉碎性骨折可合并韧带损伤；若仅有一些大骨折片，则椎体骨折情况同CF中所见相似，但椎体后方骨折块可能进入椎管。在一些病例中，亦有椎弓完整、韧带无损伤的现象。但在另外一些病例中，可出现椎弓粉碎骨折伴随后方韧带复合结构损伤。在椎弓骨折的病例中，韧带撕裂的平面位于骨折椎体和其下方椎体之间。Ⅲ度椎弓完整的病例中，损伤节段可发生急性向前成角移位。Ⅰ度和Ⅱ度中发生移位的类型与整个椎体受到的垂直压缩力相关，与斜向下方或后方的外力无关。Ⅲ度中，整个椎体受到压缩外力的作用，移位轴线位于后方，骨折块可能进入椎管。在屈曲压缩骨折中，这种现象是看不到的。在Ⅲ度中，不伴有椎弓骨折的病例不发生移位，表明伸直或剪切损伤贯穿后方结构，伴有椎弓骨折的病例在骨折节段和其下方发生较大移位。

(四)上颈椎损伤的分类

由于上颈椎其解剖结构上具有一定的特殊性，故与颈椎其他部位的损伤，在损伤机理，临床表现及治疗等方面存在着许多差异。

1. 枕骨髁骨折

枕骨髁骨折是一种特殊类型的颅底骨折，最早是Bell在1817年描述的，比较罕见。Levine和Edwards将其分为两种类型，Ⅰ型：由附着于枕骨髁部的翼状韧带牵拉所致的撕脱骨折；Ⅱ型：承受纵轴暴力所致的压缩骨折。Anderson则将其分为三型，Ⅰ型：枕骨髁的粉碎骨折；Ⅱ型：骨折线累及枕骨髁的颅底骨折；Ⅲ型：由翼状韧带牵拉造成的撕脱骨折，通常认为撕脱骨折是潜在不稳定的骨折。该症常无特异的体征，X线片亦不能明确显示，诊断主要靠颅底部CT检查。直接的冠状面CT扫描会加重颈椎的损伤，通常运用横断面CT扫描并二维成像显示冠状面的结构，可显示翼状韧带和十字韧带的形态、骨折的类型和移位程度。枕颈部不稳或移位的骨折片或造成颅神经瘫痪，治疗主要针对这两方面。大部分患者通过颈领石膏固定8～12周可获良好愈合，对移位较大而造成血管、神经急性压迫的Ⅲ型骨折，通过早期手术解除压迫亦可获良好疗效。

2. 寰椎的骨折

寰椎的骨折是由Jefferson于1920年最先描述的，其发生率占上颈椎损伤的25%，占颈椎损伤的10%，占脊柱损伤的2%。一般分为三种类型，第一型：寰椎后弓骨折；第二型：寰椎侧块骨折；第三型：寰椎前后弓双骨折，即通常所称的Jefferson骨折或爆裂性骨折；此外尚有一种额外类型的骨折，寰椎前弓的水平骨折。这种分型对于明确损伤机理和选择正确的治疗方法是很重要的。最初的X线检查是非常重要的，其侧位片可清晰地显示寰椎后弓的骨折，前弓的骨折虽不易辨认，但明显增宽的咽后部软组织阴影（正常小于5 mm）可提示前弓的骨折或其他前部结构的损伤，如齿状突骨折；开口位片能清晰地显示侧块的移位，典型的Jefferson骨折两侧块的外移呈对称性，而侧块骨折则表现为极不对称的侧方移位。正位和侧位的断层片可以清楚地显示寰椎前后弓的骨折线，甚至连侧块内侧的被横韧带撕脱下来的游离小骨折片也能显示出来。CT的运用使人们对寰椎骨折有了更多的了解，它能精确地显示骨折的部位和形态、移位的方向和程度，即使微小移位的骨折亦能清晰地显示出来。诊断的关键在于必须对损伤后的稳定程度做出判断，许多作者认为寰椎骨折的稳定程度主要取决于横韧带和翼状韧带是否完整，寰齿间距和寰椎侧块向外移位的距离常为重要的诊断依据。正常人的寰齿间距为3 mm，如损伤后测得的数值大于它，则提示合并齿状突骨折或横韧带断裂，在开口位片上测得的两侧块移位距离之和达到7 mm，则提示横韧带完全断裂，为不稳定骨折。有作者认为某些寰椎骨折横韧带虽未断裂，但由于骨性结构的破坏，寰椎仍存在潜在的脱位的可能性，也应属于不稳定骨折。寰椎骨折的治疗目的在于恢复枕寰部的稳定性及其生理功能，解除神经压迫和防止迟发性损伤。多数作者主张非手术治疗，认为不管骨折是否稳定，均能获得满意的疗效。单纯的寰椎后弓骨折仅需颈领石膏固定便可愈合，值得注意的是这种骨折常伴有其他颈椎的损伤，最常见的是向后移位的Ⅱ型齿状突骨折和Ⅰ型创伤性枢椎前滑脱，在这种情况下，治疗主要针对这些损伤。对侧块骨折和Jefferson骨折，运用轴向牵引使骨折复位并维持4～6周，然后头颈胸石膏固定直至骨折愈合。尽管如此，为获得伤后枕寰部的永久性稳定，仍有作者主张采取手术治疗，通常采用寰枢椎固定术和枕颈融合术，前者更符合生理要求，包括前路或后路的寰枢椎融合术、经关节螺钉固定术等；后者可于损伤早期施行，且可确保枕寰枢椎的稳定，但颈椎的运动功能丧失较多。

3. 寰椎横韧带损伤

寰椎横韧带附着于两侧块前方，与前弓构成骨纤维结构，包绕并限制齿状突过度活动，保持寰枢椎稳定。它的断裂是一种严重的创伤，有作者将其分型如下：Ⅰ型为韧带本身的断裂，分两个亚型：ⅠA为韧带中部的断裂，ⅠB为韧带附着部的断裂；Ⅱ型为韧带附着部骨性的断裂，亦有两个亚型：ⅡA位有寰椎侧块的粉碎骨折，ⅡB则不伴有侧块的骨折，此种分型有助于临床治疗的选择。此种损伤的诊断比较困难，因韧带组织在普通X线片上不能显影，且创伤后不能任意活动颈部，故只能根据间接影像加以辨别。通常可从X线侧位片上测量寰齿间距，如大于 5 mm 则说明横韧带断裂；开口位片可测量两侧块移位的距离之和，如达到 7 mm 则说明横韧带断裂，有时还可看到从横韧带附着处撕脱下来的骨片；正侧位的断层片可得到更清晰的影像；CT 片上也可以得到类似的结果，但仅凭这些是不足以得出诊断的。许多作者认为颈椎屈伸动力侧位片能准确地反映寰枢椎的稳定程度，可以此来判断损伤情况，但有时患者的情况不允许做此检查。现在 MRI 的应用，可直观地看到横韧带损伤的情况，为诊断和治疗提供了方便。对横韧带断裂的治疗，多数作者认为应采取手术治疗，早期的手术治疗可以稳定寰枢椎，以避免迟发性神经损伤。手术多采用后路寰枢椎固定术，主要是 Gallie 法和 Brooks 法，术后给予 Halo 石膏固定，多可获得良好治疗效果。枕颈融合术较少用于此类损伤中，只有当寰椎后弓缺损或骨折不愈合时才被采用。有作者认为Ⅱ型断裂，通过非手术治疗，大部分可获愈合，但ⅡB 型不愈合的可能性很大，仍需手术治疗。

4. 寰枢椎旋转半脱位

寰枢椎的旋转半脱位在成人很少发生，且和发生在儿童身上的明显不同，通常发生在车祸创伤中，临床表现为头颈僵直、旋转受限，影像学上表现为齿状突与寰椎侧块相对应关系的变化。在开口位片上可见到两侧的寰枢椎关节不对称，即所谓的“wink sign”，这在断层片上显示得更为清晰，另外 CT 检查也能看到旋转移位，诊断的关键在于确定旋转移位的方向。Fielding 将本症分为四型：Ⅰ型为不伴有枢椎前脱位的旋转半脱位（移位距离不超过 3 mm），表示寰椎横韧带无损伤，寰枢椎旋转运动范围正常；Ⅱ型为旋转半脱位移位在 3～5 mm，可能合并横韧带损伤，一侧的侧块有移位，而对侧的侧块无变化，寰枢椎运动范围超出正常；Ⅲ型为严重移位，寰椎向前移位超过 5 mm；Ⅳ型为寰椎后移位，可能只一侧侧块有移位，临床少见。对寰枢椎旋转半脱位的治疗，在急性期如患者清醒可采取手法整复以达到复位，一般用 Halo 环控制旋转并牵引，对咽部后方进行局部麻醉，整复过程中可听到复位的弹响，复位的情况可通过经口对寰椎前弓进行触诊来判断，复位后可用 Halo 石膏进行固定。对整复失败和陈旧性脱位的患者，则需采取手术治疗，一般以后路寰枢椎融合术较为适宜。

5. 枢椎的骨折

枢椎的形态复杂，其骨折可分为齿状突骨折、椎弓骨折和椎体骨折。齿状突骨折根据 Anderson—D'Alonzo 分类共分为三型：Ⅰ型为齿状突尖部斜形骨折；Ⅱ型为齿状突和枢椎椎体结合部骨折；Ⅲ型为经枢椎椎体的骨折。Hadley 等发现有 5% 的Ⅱ型骨折在齿状突基底前后伴有小骨折片，并常伴有与齿状突相关的韧带损伤，比典型的Ⅱ型骨折更不稳定，故将此类骨折命名为ⅡB 型骨折。枢椎椎弓骨折即通常所说的 Hangman Fracture，也被称为创伤性枢椎滑脱，Levine 和 Edwards 将此类骨折分为三型：Ⅰ型包括所有的无移位骨折和无成角且移位小于 3 mm 的骨折；Ⅱ型为双侧关节突骨折合并大于 3 mm 的向前移位且成角，Ⅱa 型是它的亚型，为轻度移位但有严重的成角；Ⅲ型骨折有严重的成角和移位，椎弓断裂伴随单或双侧小关节脱位。枢椎椎体骨折分为三型：Ⅰ型指冠状面的骨折；Ⅱ型为矢状面的骨折；Ⅲ型是水平面的骨折，此型与齿状突骨折的Ⅲ型相同。清晰颈椎的侧位片和开口位片足以判明齿状突骨折和椎弓骨折的位置及移位情况，如能得到这两个位置的断层片则更为理想，这些影像学资料还有助于判明寰椎后弓的完整性，以备行寰枢椎固定术。CT 检查和 MRI 检查对椎体骨折的诊断是必须的，它们能清晰地显示骨折移位的方向和程度、椎管的变化及脊髓的损伤情况，对治疗有指导意义。一般认为对齿状突的Ⅰ型和没有移位的Ⅲ型骨折可采用非手术治疗，包括 Halo 支架、Minerva 石膏等，而Ⅱ型及不稳定的Ⅲ型骨折保守治疗则有较高的不愈合率，故许多作者认为应采取手术治疗。过去常采用后路寰枢椎固定术，最具代表性的有 Gallie 法和 Brooks 法等，在寰椎后弓和枢椎棘突之间进行植骨、钢丝固定，术后辅以石膏外固定，均可获得良好的治疗效果。其后出现的 Magerl 经关节螺丝钉寰枢椎固定术，利用两枚经关节突关节向前的螺丝钉和寰椎后弓达到确实的三点固定，可视为一种良好的融合技术。自 80 年代初 Nakanishi 等开始经前路用加压螺丝钉内固定治疗齿状突骨折，创伤小，固定效果确实，术后仅需短期颈领保护，不需要植骨且术后不影响枕颈部活动，被认为是对后路融合术的一种转变。但该术式技术操作复杂，对齿状突的斜形骨折和伴有横韧带断裂的骨折，并不能使寰枢椎间获得理想的稳定性，因此在临床上还不能完全替代后路寰枢椎融合术。枢椎椎弓骨折的治疗通常采用非手术治疗。Ⅰ型骨折中韧带和间盘组织无严重损伤，为稳定性骨折，一般用石膏围领固定 12 周可获愈合。Ⅱ型骨折程度较轻的（移位 3～6 mm），用 Halo 牵引矫正成角，然后用 Halo 石膏固定可获愈合；程度较重的（移位大于 6 mm），需持续牵引 4～6 周以矫正成角和移位并达到初步骨性愈合，再用 Halo 石膏固定 6 周方可愈合。值得注意的是Ⅱa 型骨折，虽然发生率很低，但由于创伤机制的不同，牵引会加大成角，故此型骨折应用 Halo 石膏固定，在透视下给予温和的轴向压力以减小成角，复位后固定 12 周可以愈合。Ⅲ型骨折常伴有神经损伤，通常需要手术固定治疗，可行后路 C_1～C_3 固定术和双侧 C_1～C_2 的斜形钢丝固定术，亦可行前路 C_2～C_3 融合钢板固定术。单纯的枢椎椎体骨折通常采用保守治疗，牵引复位后固定至骨折愈合，如伴有其他部位的骨折，则参照前述的方法处理。

（五）根据稳定性分类

继 2005 年提出胸腰段损伤 TLICS，Vaccaro 等领导的脊柱创伤研究小组（Spine Trauma Study Group，2004）于 2007 年提出了下颈椎损伤分类系统和严重程度量表，该评分系统包括损伤形态、椎间盘韧带复合体、神经功能状态三部分。

具体评分如下：若总评分≤3，建议保守治疗；若总评分≥5，建议手术治疗；若总评分＝4，可结合患者具体情况采取保守或手术治疗。

SLIC 通过损伤形态、DLC 与神经功能对下颈椎损伤提供一个直接而客观的评估，而不是根据那些推测的受力机制而进行评估；其有效地结合影像学资料和患者的临床表现，对损伤评估较为全面，对临床诊疗决策和预后的判断具有较好的指导作用；该分类系统并不复杂，容易记忆，临床应用方便；目前引起了各国脊柱外科医师的广泛关注，并获得了初步的肯定。但该分类系统毕竟诞生时间尚短，需要进行大规模的临床应用验证后方能做出最好的判断。但由于 SLIC 评分系统由于观察者之间中骨折形态学的一致性较差。该分型是有一组选定的医师通过有限的病例数量而制订，其观点和推荐治疗方案可能与当地治疗不一致而受到广泛批评。

（六）新的 Aospine 下颈椎损伤分型系统

Aospine 于 2015 年发布了新的下颈椎损伤分型系统。新的系统将脊柱骨折分为三种主要形态学类型。

A 型：压缩损伤。

B 型：前/后张力带损伤。

C 型：移位损伤。

该分型对累及小关节的损伤进行单独分型，并评估患者的神经功能状态，如果需要，可采用病例特异性的修正参数；可靠研究证实该形态学亚型之间具有较好的一致性。

二、颈椎损伤的诊断及评估

颈椎是脊柱最灵活、活动范围最大的节段。在颈椎骨折脱位时，伴有脊髓损伤的发生率最高，可达50%以上。因此，对颈椎损伤必须予以高度重视。颈椎损伤早期快速准确的诊断对治疗、预后都具有非常重要的临床意义。但许多颈椎损伤患者来院时并无明显神经损伤情况，因此必需仔细检查，及早明确诊断，及时治疗。但伤员入院前查体、X线检查时的搬动、体位改变等也是造成脊髓再次损伤不能忽视的环节，应在专业人员护理、合理的外固定保护下进行。对颈部外伤后出现四肢运动感觉或括约肌功能障碍或既往有颈椎病史外伤后加重或颈部活动障碍者，分析其受伤机制，有重点的全身检查和仔细进行神经系统检查，判断出损伤是否存在、损伤程度及稳定程度。颈椎损伤在诊断时重点要考虑以下几个方面。

(一)病史

必须详细询问病史，了解受伤时的情况，了解伤后病情的变化及急救过程。详尽的损伤机制有助于医生诊断和针对特殊骨折制订治疗计划。任何有头部和颈部损伤的病例，都应考虑颈椎损伤的可能性。特别注意在患者意识丧失、醉酒或昏迷时，更应除外颈椎损伤的可能性。

1.直接暴力

最常见的是火器伤，子弹或弹片直接射入颈椎或者椎管，其次是锐器刺伤，刀锥或带尖硬物直接刺中颈椎。

2.车祸外伤

通常在高速行驶时发生翻车或撞车，最易造成颈椎损伤。

3.重物打击

重物打击多见于房屋倒塌或塌方时，重物砸落在头顶等部位，由于脊柱的姿势不同，可造成不同类型的损伤。

4.高处坠落

头部向下时，头颅着地的部位不同，引起颈椎不同方向的过度运动，加上传导的暴力，可造成不同类型的损伤。

(二)临床表现

1.上位颈椎损伤

(1)寰枕脱位：临床上极罕见，绝大多数伤者立即死亡，幸存者都有极严重的高位颈髓损伤征象，主要表现为四肢瘫痪和呼吸困难，短期内死于呼吸衰竭。

(2)寰椎骨折：约占颈椎损伤的2%～4%。临床表现为枕下区域疼痛和颈部僵硬，有时可出现咽后血肿，头呈强迫前倾位。X线特征为寰椎侧块移位。可合并脊髓损伤，呼吸困难是其常见死因。

(3)寰枢椎半脱位：儿童多见，临床表现为头颈部倾斜，颈部疼痛、僵直、枕大神经痛。少有脊髓压迫症状。诊断依赖于X线检查，特征为齿状突与寰椎两侧块间距不对称，侧位片齿状突与寰椎前弓距离大于3 mm(儿童4 mm)。

(4)枢椎椎弓骨折：表现为枕颈部疼痛，头部活动受限，枕大神经分布区疼痛。另一个显著临床特征为合并有颌面部及颈部损伤征象。如伴有脊髓损伤则极少存活。X线典型征象为枢椎椎弓根部断裂。

(5)齿状突骨折：约占颈椎损伤的10%。表现为颈项部疼痛，头颈部旋转受限，早期神经症状多较轻微，如未获治疗或治疗不当，可出现进行性脊髓压迫症状。

2. 下位颈椎(C_3～C_7)损伤

(1)过伸性损伤：又称挥鞭性损伤或脊髓中央管症候群，临床特征为额面及鼻部擦伤，局部疼痛、压痛及活动受限，脊髓中央管综合征。瘫痪症状上肢重于下肢，手部重于臂部，触觉重于深感觉。X 线特征为椎体前软组织阴影增宽(椎体前筋膜下血肿所致)。

(2)椎体压缩性损伤：临床表现为局部疼痛和运动受限，有时头颈部呈前倾僵直状态。合并神经压迫者会出现相应的临床症状。X 线片显示损伤椎体前部压缩，整个椎体呈楔形，有时可见小关节骨折。

(3)垂直压缩(爆裂性)骨折：表现为颈部疼痛和运动功能丧失。神经根受压出现肩臂和手部麻木、疼痛或感觉过敏。脊髓损伤多较严重，甚者脊髓完全损伤，损伤平面以下感觉、运动、括约肌功能障碍；在颈损伤则表现为严重呼吸困难。X 线片显示椎体粉碎性骨折，骨折片可进入椎管，正位片椎体压缩。CT 可显示椎体爆裂形态及分离移位情况。

(4)颈椎单侧及双侧小关节脱位：临床表现为颈部剧痛、颈肌痉挛、头颈部强迫体位。合并脊髓、神经损伤者出现相应临床症状。X 线及 CT 检查均显示出小关节脱位征象。

(5)颈椎前方半脱位：多见于成年，症状多隐匿，易漏诊或误诊。临床症状较轻，主要为局部疼痛，头颈伸屈和旋转受限，颈肌痉挛，局部压痛。X 线可能无异常征象，但伸屈动力性摄片可显示损伤节段不稳，相邻椎体所形成的角大于 11°或椎体移动距离大于 3.5 mm。

(三)临床检查

1. 体格检查

进行详尽而又有所侧重的体格检查，及时进行必要的抢救治疗，以避免漏诊和忽略出血性休克、重要脏器损伤和功能衰竭等并发症带来的严重后果。因颈椎的韧带薄弱，关节突关节面浅而近于水平，其活动的范围和程度又均较胸腰椎为大，因此一旦遭受外伤，既易发生骨折脱位，也易于自动复位。故当患者伤后，诉颈部不适且有明显压痛，应高度怀疑骨折脱位的可能，首先评估精神状态；检查头部是否有挫裂伤，面部是否有骨折，外耳道是否有脑脊液漏或出血，这些都提示颅骨骨折；触摸颈椎棘突，如果有棘突压痛提示可能有脊柱损伤；棘突间空虚感提示韧带损伤。任何颈椎的疼痛和压痛都提示可能有脊柱损伤，需要颈围制动，如果患者已经颈围制动，在排除颈椎损伤之前，不应检查颈部的活动。只有患者主诉没有颈痛后，才能检查颈部活动：颈部触诊时，必须有助手保证患者颈椎稳定的处于中立位。

2. 影像学检查

除一般的骨科物理学检查和常规检验外，X 线片是必需的，因其不仅能显示骨折部位，并可反映骨折类型和移位情况，常规应包括正位和侧位片，必要时还应摄两侧斜位片和其他特殊位置的 X 线片。在急性颈椎损伤中，CT 能安全快捷地对骨折脱位、外伤性椎管狭窄等做出全面准确的诊断，对损伤的稳定性做出全面的判断。CT 片能更好地显示椎管内的情况以及移位骨折片椎间盘韧带与脊髓、神经根的关系，从而可藉以估计脊髓受压程度。MRI 则可早期观察到脊髓水肿、挫伤、出血，指导临床对脊髓损伤早期诊断、预后及正确制订治疗及康复计划有重要价值，有条件时应予选用。

3. 神经检查

正确地估计颈椎、颈脊髓损伤非常重要，对完全性脊髓损伤病例，要进一步确定脊髓损伤平面。C_5～C_7 平面损伤而四肢瘫痪者，90%能存活。颈椎的脊髓节段高于相应椎骨二个平面,根据体表感觉的节段分布,即"皮节"——脊髓各节段分配的皮肤感觉区分布,也可以根据截瘫的感觉丧失平面推断出脊髓损伤平面,反之亦然。各肌肉运动支配也有一定规律,也可作为损伤平面参考。外伤性截瘫在临床上可表现为上运动神经元瘫痪或下运动神经元瘫痪两种。上运动神经元的神经细胞体位于大脑前中央运动区皮层,其神经轴组成锥体束,或称皮质脊髓束,经内囊、大脑脚、桥脑下行,大部分纤维在延髓下端交叉到对侧进入脊髓侧索,其末梢接触脊髓前角细胞。下运动神经元的神经细胞体位于脊髓前角,其神经轴组成脊神经前根,和发自后根节的感觉神经纤维共同组成周围神经。脊柱骨折合并脊髓损伤,常局限在1~2个节段,损伤平面以下的脊髓仍然完整。因脊髓损伤平面的前角运动神经元直接受损,其所支配的肌肉群表现为下运动神经元瘫痪。若该平面锥体束中断,在此平面以下的运动神经细胞失去了大脑通过锥体束的控制,而表现为上运动神经元瘫痪。检查四肢感觉肌力、腱反射及病理反射,感觉肌力减退提示脊髓损伤,必须检查肛门周围和肛门内黏膜的感觉是否存在,肛门括约肌是否有主动收缩,这是判断完全性和不完全性脊髓损伤的唯一标准。

三、颈椎损伤的急救原则

颈椎损伤的治疗包括现场救护、急诊救治、专科治疗和康复等内容。任何环节的缺陷都将影响其恢复,甚至可能导致不可挽回的功能丧失或危及生命。

(一)现场救护

现场救护是指在发生损伤的地点对伤员施行紧急救治和处理,并为向医院或专科医院运送做好准备。现场救护正确与否直接关系到伤员的生命安全及后续治疗的效果。颈椎损伤常合并脊髓损伤,表现为不同程度的瘫痪,严重者出现呼吸功能障碍而危及生命。因此,凡疑及颈椎损伤者在未明确排除之前均应按有此损伤处理。现场救护措施如下。

(1)迅速将伤员撤离事故现场,避免重复损伤或加重损伤。

(2)颈椎制动,可采用临时固定器材或支具固定颈椎

(3)保持呼吸道通畅,如通气功能障碍明显则现场行紧急气管切开,必要时采用器械辅助呼吸。机械通气以气管插管为佳,原因是轻巧而准确的经鼻气管插管可避免因放置口咽镜时颈椎过度活动加重颈椎脊髓损伤。近年来也有学者对大量伤员进行前瞻性和回顾性研究显示,在保持颈椎轴线制动的条件下,经口气管插管是保持呼吸道通畅的迅速有效的方法,并不加重脊柱脊髓损伤。此法优于经鼻插管,因为经鼻插管系"盲插",往往需要多次重复操作,反而容易加重损伤。这与插管器械和技术熟练与否也有关。气管切开在其他方法无法保持呼吸道通畅而呼吸窘迫已威胁患者生命时进行。

(4)搬运要求:①搬动病员时至少需要三人,保持脊柱轴线稳定,抬平放,避免颈椎扭曲和转动;②使用无弹性担架或硬板,保持头略低位,避免颈椎过伸过屈;③输送途中尽可能避免颠簸,并注意观察生命体征,保持呼吸道及输液管道通畅,注意保暖,但应避免用热水敷,以免烫伤。防止压疮,每1~2 h翻身一次。运输问题仍是当今的重要课题,与道路、运输工具有直接关系。远距离自然以直升机最为便捷。

(二)急诊救治

(1)伤员到达急诊室时应迅速进行简要的全身检查,确定有无休克及其他重要脏器损伤。有无其他部位骨关节损伤。首先处理危及生命的合并伤,待全身情况稳定后方允许作颈椎物理学检查,初步确定损伤部位和损伤的严重程度以及是否合并脊髓损伤。

(2)如果颈椎损伤在现场或输送途中未得到确实固定，到达急诊室后应立即采取制动措施，除支具外，牵引也是有效的制动方法。

(3)保持呼吸道通畅，必要时吸氧。

(4)建立静脉通道，输液，必要时输血。

(5)如合并脊髓损伤可静脉内使用激素和利尿剂脱水，以防治神经水肿。常规应用地塞米松 20～40 mg 和呋噻米 20 mg 静脉滴注。

近年多主张早期大剂量激素(甲泼尼龙)冲击疗法，并认为有减轻脊髓损伤的作用，但由于可诱发应激性溃疡且疗效不完全肯定而争议较多。

(6)经初步处理病情稳定后可行 X 线片、CT 或 MRI 等特殊检查。危重伤员必须有医护人员陪同，特殊体位摄片需有医师协助，防止发生意外。

(7)颈椎损伤诊断明确，又无其他需要紧急处理的合并伤时，伤员可转入病房或转至专科医院进一步治疗。

四、急性颈椎损伤的专科治疗

对各种类型的稳定型损伤可分别采取卧床休息、Glisson 枕领带牵引、头颈支具、石膏固定及功能锻炼等方法治疗。如单纯椎体压缩骨折通常取头颈中立位行枕领带牵引，重量 2～3 kg，维持 3 周后改头颈胸石膏或领颈石膏固定，待 2～3 个月骨、韧带组织愈合后方可拆除。单纯棘突或横突骨折不需牵引，可直接使用支具或石膏固定，维持其稳定。

不稳定型损伤以恢复并维持颈椎稳定性为治疗原则。治疗方法包括复位、复位减压、融合内固定、制动及功能锻炼等。具体措施如下。

(一)颅骨牵引

牵引器材以 Crntchfield 钳最为常用。不同类型损伤，牵引方向及重量亦有所差别。对上颈椎损伤关键是维持头颅在颈椎上方的中立位。下颈椎骨折或骨折脱位则需根据损伤类型选择不同的牵引复位方式。

(1)牵引复位重量根据年龄、体型和体重酌情考虑。中下颈椎通常以每椎节 1.5～2.0 kg 为宜，复位牵引开始时重量为 5～6 kg，每 15 min 床旁摄片一次。如果骨折脱位未牵开则逐渐加大重量，最大不超过 20 kg。牵引过程中密切观察伤员全身情况及神经系统改变，一旦出现呼吸困难或神经症状、体征加重则应终止牵引复位。一经复位，牵引重量逐渐减至 3～4 kg，维持 3 周至 3 个月。

(2)牵引力的方向对复位至关重要，其轴线应与要复位的节段轴向一致。屈曲型损伤通常使颈椎略为屈曲位，以椎体前部作为支点，有利于交锁的关节突分开，但不能过屈，避免重复损伤机制，引起或加重脊髓和神经根损伤。摄片证实牵开可矫正牵引方向，稍加牵引使之复位。复位后调整为正中或略屈位(15°～30°)维持牵引。如系单侧小关节脱位，牵引轴线宜偏离中线，以无脱位侧为支点，使脱位侧小关节有较大的张应力，有利于复位。

(3)牵引下手法复位操作危险性大，须慎用。单侧小关节脱位复位手法：术者握住牵引弓两侧，在持续牵引下将头部向脱位侧旋转过中线，与中线呈 30°～40°角，遇有阻力时应立即停止旋转，否则将导致关节突骨折和神经损伤，听到响声后应将颈椎置于轻度伸展位，牵引重量减至 4.5～9 kg 维持。双侧小关节脱位复位法：术者用手直接将脱位之椎节棘突向前推压，有时可将头分别向两侧缓慢旋转(30°～45°)达到复位。若一侧小关节已复位而另一侧仍未复位，则须在复位侧施加轴向负荷的同时向未复位侧旋转，牵开未复位侧使之复位。必须强调的是手法复位相当危险，不可采取暴力，没有经验者不能随意采用。

（二）Halo 装置

自从 1960 年 James 报告将 Halo 装置用于颈椎骨折治疗以来，其应用越来越广，但争议甚多。主要装置有 Halo 头盆环牵引装置和 Halo 背心二种。后者应用较多。有些学者认为 Halo 背心是一种独特有效的维持颈椎稳定的装置，其优点在于可以早期制动，避免长斯卧床引起的并发症，缩短住院时间，但亦有螺针松动、感染和 Halo 背心下压疮等并发症。另一些学者则认为 Halo 背心对上颈椎稳定效果较好，而对下颈椎损伤稳定效果差，特别是严重的屈曲型损伤伴小关节脱位者更不宜使用。因此 Halo 装置的应用应严格把握适应证，一般根据移位程度和成角大小而定，对于脱位超过 15%，成角大于 10°者，通过 Halo 背心复位并维持其稳定性的可能性小，多不主张采用。

1. 复位后固定

颈椎骨折复位后为避免再脱位一般维持牵引 3～4 周，待软组织和骨性结构初步愈合后再行头颈胸石膏固定。如果合并脊髓损伤则应持续牵引制动至骨性愈合，不宜行石膏固定。

2. 手术治疗

颈椎损伤的手术治疗包括开放复位、减压、植骨融合及内固定术。目的在于恢复颈椎的解剖结构、解除脊髓和神经根压迫、维持颈椎稳定功能。

（1）颈后路手术。最早用于颈椎损伤的脊髓减压，并广泛应用于颈椎骨折脱位的复位，但随着颈前路手术适应证的增宽，后路手术的特殊适应证仅限于单侧或双侧小关节脱位或骨折脱位，急性期未行复位或复位失败，以及关节突分离性骨折、颈椎严重不稳者。后路开放复位法在颅骨牵引下，取颈后路切口，小心细致暴露脱位或交锁的关节，若小关节交锁复位困难，则可仔细观察影响复位原因，切勿随意将上椎节的下关节突切除，否则虽可复位，但无关节突关节制约，极不稳定。若关节囊嵌入脱位的关节内，则予以切除。在台下牵引配合下用骨膜剥离器撬拨关节突使之复位。复位后颈椎稳定者可不施行内固定，但复位后颈椎稳定性不能维持者则需行内固定或内固定加植骨融合术。后路内固定方法：①棘突间钢丝内固定术可加用两侧棘突旁、椎板和关节突上植骨术，曾有人将此改良为张力带钢丝固定。该法适用于屈曲型损伤、对伸展型损伤效果差，且不能控制旋转不稳。②侧块钢板螺丝钉固定有 Roy-Camale 钢板、AO 钢板和 Magerl 椎板钩－钢板等，可加关节突间和棘突间植骨术。前两者对于有棘突和椎板骨折或椎板切除减压后仅需短节段固定者，明显优于钢丝固定。侧块钢板固定可使损伤的颈椎即刻获得稳定，并维持安全可靠的固定，其中 Magerl 椎板钩－钢板固定是最为牢靠的固定。此法的缺点是：螺丝钉打入方向要求较高，技术难度大，稍有不慎即可引起神经、血管损伤。

（2）颈前路手术。以往认为在颈椎后结钩遭受严重损伤的情况下施行前路手术将加重前结构损伤，无疑也增加了整个颈椎的不稳定程度，因此前路手术受到严格控制。随着颈椎前路钢板的应用，颈椎稳定性的维持有了保证，颈前路减压、植骨融合加内固定术广泛应用于治疗颈椎损伤。颈前路钢板主要有 Casper 钢板和 AO/ASIF 钢板两种。适应证：①主要累及椎体和椎间盘的损伤。包括压缩或楔形压缩骨折、粉碎性骨折、泪滴状骨折，前纵韧带、前侧纤维环和椎间盘完全破裂（过伸性损伤）。②后侧韧带断裂伴有椎间盘突出、椎体后缘骨赘或骨折者。③无骨折和不稳的颈椎损伤，发现有椎间盘突出伴有神经损伤者。④三柱损伤颈椎严重不稳者。⑤其他以后结构损伤为主的颈椎损伤亦可采用前路手术，但不是绝对适应证。手术目的：①切除脊髓前方致压物，达到减压目的；②纠正颈椎后凸畸形；③植骨维持前柱高度；④维持颈椎稳定性。前路手术的优点：①仰卧位有利于手术立即进行，特别是多发伤或颈椎严重不稳者可避免翻动体位和俯卧位带来的损害；②前入路简单，创伤小，并发症少；③感染率低于后路手术；④前路植骨床血供丰富，且植骨块受轴向压应力，有利于融合；⑤可在椎间隙和相邻椎体扩大减压。颈前路手术虽然优点较多，但偶尔也有并发症发生，如食道瘘、吞咽困难、螺丝钉松动、钢板螺丝钉断裂等。因此手术必须由有经验的医师完成，螺丝钉置入椎体的位置与软骨板的距离不小于 2 mm。

3. 颈椎损伤的康复治疗

康复治疗可提高脊柱脊髓损伤患者的生存质量，延长寿命，应自损伤后早期开始，贯穿治疗的全过程。包括心理康复、护理康复、理学康复（理疗、按摩、被动运动训练和医疗体育等）、生活和社会活动训练等内容。应遵守循序渐进原则，千万不能讳疾忌医，有计划有步骤地进行。

第二节 胸腰椎骨折

胸腰椎骨折是脊柱损伤中最常见的损伤类型，约占脊柱损伤的 80%～90%。随着近年来车祸、坠落伤等事故不断增加，人口老龄化比例的上升，其发病率有逐年升高趋势。骨折多发于 T_{11}～L_2 水平，主要与此节段突然失去肋骨的支撑作用，脊椎屈伸活动范围增大有关。严重的胸腰椎骨折往往伴有脊髓神经损伤，国外报道其发生率为 15%～30%。损伤多见于男性，不同的年龄阶段致伤因素略有差异。

年轻患者骨折多由高能量的创伤引起，而在老年患者，尤其是已存在明显骨质疏松者，轻微外伤所致的压缩性骨折则为主要致伤原因。针对不同伤情，选择合理的治疗方案尤为重要，原则上，非手术治疗一般只适用于胸腰椎稳定性骨折；手术治疗才是恢复脊柱生理曲度、降低致残率、改善患者生活质量的最佳手段。

一、胸腰椎骨折的分类

关于胸腰椎骨折的分类，目前仍没有一种分类方法被学术界普遍接受。1930 年，B. hler 根据致伤因素及解剖改变，首先主要依据患者的 X 线表现，把胸腰椎骨折分为椎体骨折及椎弓骨折 2 大类，但该分类忽略了稳定性在骨折中的重要作用。

（一）Holdsworth-Whitesides 两柱理论分类系统

1949 年，由 Nicoll 首先提出了两种基本的胸腰椎损伤类型：稳定型骨折和不稳定型骨折。Nicoll 认为 L_4 以上椎板骨折和单纯的椎体前方、侧方楔形骨折是稳定性损伤，不必进行复位固定治疗，而合并棘间韧带破裂的骨折脱位和 L_1 以下的椎板骨折是不稳定性的，必须进行复位和固定。1963 年，Hohlsworth 修改和补充了 Nicoll 的分类方法，引入了爆裂型骨折的概念，主张胸腰椎骨折按照损伤机制（屈曲、伸展、垂直压缩、回旋和剪切应力等作用力特点）可分为五型,每型可以独立也可以两种以上同时存在。

1. 单纯屈曲性损伤

单纯屈曲性损伤造成稳定的楔型压缩骨折。

2. 屈曲和旋转性损伤

屈曲和旋转性损伤造成不稳定性骨折脱位,伴有后方韧带复合结构的断裂、棘突的分离、靠近下位椎体上侧边缘的片状骨折块,以及上位椎体的下关节突脱位。

3. 伸展性损伤

伸展性损伤造成椎间盘和前纵韧带的断裂及脱位,椎体前缘小骨片的撕脱,这种脱位几乎总能自发性地复位,并且在屈曲位时是稳定的。

4. 椎体压缩损伤

椎体压缩损伤可使椎间盘髓核突入椎体内造成终板骨折,也使椎体爆裂,椎体骨折碎片向四周移位。因为韧带保持完整,所以这种粉碎性骨折是稳定的。

5. 剪力损伤

造成整个椎体移位和关节突或椎弓根的不稳定骨折。胸腰椎的屈曲力矩通常维持后纵韧带结构完整,产生椎体楔形压缩骨折。屈曲旋转暴力常常撕裂后方韧带,如果屈曲力矩过大,导致脱位。压缩载荷沿脊柱传导至终板和椎体,产生典型的爆裂骨折,根据这种分类方法,是否稳定视后方韧带复合结构(posterior ligament complex,PLC)的完整性而定。1968 年,Whitesides 等对 Hohlsworth 的概念做了一定修改,他们以创伤的损伤机制为原则,建立了两柱理论,将脊柱比作一个建筑起重机:抗压力的椎体和椎间盘以及前纵韧带、后纵韧带相当于主架作为前柱,后方的骨性和韧带结构因其承受张力而类似于前索称为后柱;认为外科治疗应以是否侵犯神经管而定,伴有骨折片向后移位的爆裂型骨折是不稳定的,应该进行前路减压治疗。“两柱”理论,从解剖学角度首次阐述了脊柱结构的稳定性对胸腰椎骨折分类的重要意义,但“两柱”理论过于简单,从人体工程学的方面难以解释整个致伤过程。

(二)Denis 三柱理论分类法

1984 年,Denis 在“两柱”的基础上提出脊柱损伤的“三柱”理论,增加了中柱的概念,并指出中柱在脊柱结构稳定中的重要作用,使骨折的人体工程学模型更加贴近真实伤情。三柱概念:前柱包括前纵韧带、椎体的前 1/2、椎间盘的前部;中柱包括后纵韧带、椎体的后 1/2、椎间盘的后部;后柱包括椎弓、黄韧带、椎间小关节和棘间韧带。脊柱的稳定性有赖于中柱的完整,当前柱遭受压缩暴力,产生椎体前方压缩者为稳定性;而爆裂性骨折、后纵韧带损伤及脊椎骨折一脱位,因其三柱均损伤,则属不稳定性。由于三柱理论较为合理,从 20 世纪 80 年代至今被广泛接受与应用。

Denis 根据骨折形态、受伤机制将胸腰椎骨折分为四类。

1. 压缩性骨折(compression fracture)

压缩性骨折临床上最多见,前柱在压力下崩溃,后柱受到牵张,中柱作为活动枢纽,椎体后缘的高度保持不变,损伤机制是前屈或侧屈,压缩骨折可发生在前方或侧方。Denis 将压缩性骨折分成四个亚型。

A 型:骨折涉及两个终板;

B 型:骨折仅累及上终板;

C 型:仅累及下终板;

D 型：前侧皮质弯曲，终板未受损。

2. 爆裂性骨折(burst fracture)

Denis 把累及前柱和中柱的骨折定义为爆裂性骨折。中柱骨折后，椎体后部的附件会爆散开来，因此在脊柱前后位片上可见椎弓根间距增宽，椎板也会发生骨折。Denis 将爆裂性骨折分为五个亚型。

A 型：上下终板骨折(both endplate fracture)，上下终板均受累，常发生在下腰椎。

B 型：上终板骨折(superior endplate fracture)，仅上终板受累，常发生在胸腰椎结合部。

C 型：下终板骨折(inferior endplate frac lure)，仅有下终板受累。

D 型：爆裂—旋转型骨折(burst-rotation)，中柱发生爆裂性骨折，同时合并旋转损伤，导致侧方半脱位或倾斜。

E 型：侧方爆裂骨折(laleral-burst)，中柱发生爆裂性骨折，前柱受到不对称压缩。

3. 安全带骨折(seal-bell type fracture，orflexion-distraction，or chance fracture)

安全带损伤的后柱和中柱受到牵拉，前柱通常不受到损伤而作为暴力作用的支点，其损伤常见于乘坐高速汽车腰部系安全带，在撞车瞬间患者躯体上部急剧向前移动并屈曲，以前柱为枢纽，后柱与中柱受到牵张力而破裂开，Denis 将这一损伤根据受伤为一个水平或两个水平分为四型。①损伤发生于贯穿椎骨的一个平面。②贯穿韧带和间盘的一个平面。③贯穿椎骨伴有中柱损伤的两个平面。④贯穿韧带和间盘伴有中柱损伤的两个平面。Chance 骨折在正位 X 线片可见两侧椎弓根和棘突呈水平分离或棘间明显增宽；侧位片可见从椎板和椎弓直至椎体后部的水平骨折线。典型病例可见到椎体后缘高度增加，椎间隙后部张开，行 CT 扫描可发现 X 线片易漏诊的椎弓根骨折。

4. 骨折脱位(fracture-dislocations)

骨折脱位常由于压缩、牵张、旋转或剪切暴力使脊柱三柱均发生损伤，三种不同的损伤机制可导致三种不同类型的骨折—脱位。

A 型：屈曲—旋转损伤；

B 型：剪切骨折—脱位损伤；

C 型：双侧关节突脱位。这一型损伤类似于安全带损伤，但前柱也有损伤，通常是前面的椎体或椎间盘损伤，前纵韧带断裂常伴下位椎体上缘撕脱骨折，导致明显的半脱位。

(三)负荷分担分类法

严重粉碎和移位的椎体爆裂骨折不能像正常椎体那样承担载荷，因此当后路器械矫正后凸畸形后，前柱仍无支撑，椎弓根钉器械承受了悬臂式弯曲载荷，术后发生内固定折损并不少见，1994 年 Mccormack 根据骨折椎体的解剖以积分方法提出负荷分担分类法(Hie load sharing classification of spinal fracture)，此分类方法基于骨折椎体 X 线侧位片和 CT 平扫及矢状位重建的影像学评估，包括三个方面的评分。

(1)损伤造成椎体粉碎的程度 1 分为椎体粉碎 30％，2 分为椎体粉碎 30％～60％，3 分为椎体粉碎＞60％。

(2)骨折部位骨折碎片的排列 1 分为碎片移位 0～1 mm；2 分为碎片移位＞2 mm，但范围＜50％；3 分为骨片移位＞2 mm，且范围＞50％。CT 平扫还可以提供椎管横断面、神经压迫情况。

(3)后凸畸形矫正或需矫正的程度 1 分为矫正≤3°，2 分为矫正 4°≤9°，3 分为矫正＞10°。

三组得分相加，即为最后的总分。分数越高，该段损伤椎体承受轴向载荷的能力越小，后路短节段固定器失败的可能性越大。该分类认为6分以下的骨折单纯行后路手术效果较理想，而7分以上的骨折前柱负荷能力差，需要前柱重建。该分类客观合理地评价了骨折椎体前柱的载荷分担能力，为手术治疗方法的选择提供了有力依据。但没有涉及韧带损伤，与损伤机制无关。

（四）TLICS分类

2005年，Vaccaro等提出了一种新的胸腰椎骨折严重程度的评分方法（the thoracolumbar injury classification and severity score，TLICS），此分类方法简明、合理、实用性很强，能直接指导临床治疗，是较理想的胸腰椎骨折分类和评价系统，目前已经得到广泛应用。

TLICS方法包括三个方面的评价：损伤的形态、后方韧带复合体的完整性、神经功能状态，TLICS中三项根据不同的情况分别给予由程度最轻的1分至程度最重的4分。将各项得分累加后为最终得分。多发性骨折的评分取评分最高的一节的分值。

TLICS中骨折的损伤形态包括压缩、侧移/旋转和牵张。其中将爆裂归为压缩的严重类型。根据损伤机制评分时，压缩1分，如有爆裂加1分；滑移或旋转3分；分离性损伤4分。

TLICS中后方韧带复合体（posterior lignentous complex，PLC）包括棘上韧带、棘间韧带、黄韧带和小关节囊，这些结构被称为“后方张力带复合体”。因PLC自身修复能力差，故损伤后多需手术治疗。对PLC的完整性评价时，完整0分；可疑/不确定2分；损伤3分。

TLICS中对神经功能状态评分时，正常0分；神经根性损伤2分；脊髓或圆锥损伤中完全损伤2分、不完全损伤3分；马尾损伤3分。

根据TLICS总分选择治疗方案：≤3分，非手术治疗；4分，非手术和手术均可；≥5分，手术治疗。

（五）AO spine胸腰段损伤评分系统

AO spine评分系统是欧洲AO外科协会脊柱组基于TLICS的基础之上提出，它不只考虑到骨折形态学特性，还包含了与手术方案选择相关的临床因素。AO spine评分综合了Magerl分类和TLICS评分的优点，使分类更接近伤情从而有利于治疗方案的合理选择，该组织的工作目的是制订一种能被广泛采纳，系统全面且简单可靠的能用于临床和科研的分类系统。

该分类方法是基于对三种基本参数的评估。

（1）形态学分型：与Magerl分类系统相似，依次的损伤类型表示损伤严重程度的增加：三种基本分型是基于椎体破坏模式进行区分的。

A型：压缩骨折。

B型：前方或后方张力带破坏，但前或后柱无分离或无潜在分离。

C型：所有结构的破坏导致脱位或移位，或者骨折无分离但附着软组织结构完全离断。

（2）神经功能障碍分级：神经功能状态分为5级。

N_0：神经功能正常。

N_1：短暂的神经功能障碍。

N_2：存在神经根损伤的症状或体征。

N_3：不完全的脊髓或马尾神经损伤。

N_4：完全性脊髓损伤（ASIA分级中的A级）。

N_X：用来表示一些特殊患者，他们因为颅脑损伤、中毒、多发伤、气管插管或镇静而无法完成神经系统检查。

(3)病例特异的修正参数:两个非常重要的附加修正参数,不是与每一个病例都相关,但是对于需要的情况可以作为指导医生治疗的参考依据。

M_1 表示骨折伴有影像学检查(如 MRI)或临床检查发现的不确定的张力带损伤情况。该修正指数对骨结构稳定,而软组织存在损伤患者是否需要选择手术治疗有指导意义。

M_2 表示患者特异的并发症,这些并发症可能会对患者的手术决策造成影响。M_2 修正参数包括但不限于强直性脊柱炎,风湿情况,弥散特异性骨骼肥大症,骨质疏松或者手术节段皮肤损伤等。

二、胸腰椎骨折的诊断

(一)临床表现

患者有明确的胸腰椎损伤史,伤后局部疼痛、皮下瘀血、脊柱畸形、常可触及棘突漂浮感或棘突间空虚感。胸椎骨折常伴有脊髓损伤,出现相应的症状和体征。胸腰段神经损伤会产生不同的症状,脊髓通常止于 L_1,该区域以上损伤会产生上运动神经元损伤症状,而以下损伤则产生下运动神经元损伤症状,T_{12}~L_1 附近损伤可能两者兼有。神经损伤通常出现在受伤即刻,椎体瞬间移位程度往往大于影像学表现,骨折的椎体碎块后凸到椎管内可能对神经造成压迫,椎管狭窄程度伴随神经损害的相关性已经被研究,T_{11}、T_1 的 2%椎管占位 35%以上,L_1 在 45%以上,L_2 及以下水平在 55%以上,神经损伤的危险显著增加,此外后方韧带复合体结构的损伤与神经损害有显著关联。

(二)影像学检查

1. X 线检查

X 线检查是胸腰椎骨折最基本的检查,也是首选的检查方法,通常拍摄正侧位 X 线片。正位 X 线片上可见骨折椎体的高度降低,横径增宽,横向的脱位和侧弯;侧位 X 线片可见椎体楔形改变,骨折局部后凸畸形,有时可以发现爆裂的椎体骨折块向后方突出到椎管内,小关节连续性中断,棘突间距增宽等,但 X 线片的缺点是常常低估了骨折与软组织损伤的程度以及脊髓神经损伤的程度,并不能完全显示所有的脊柱骨折情况。

2. CT 扫描

CT 扫描能提供更多的有关病变组织情况,较 X 线检查有更多的优越性。CT 能够准确地判断椎管的完整性及是否存在其他脏器损伤,确定损伤机制进行多平面观察和三维重建,可以观察骨折碎裂和移位程度,判断是否占据椎管,有利于确定骨折类型,指导治疗方案。

3. MRI

磁共振检查能清楚地显示脊髓神经和其他软组织的情况,尤其对脊髓和后方韧带复合体有着其他检查难以替代的价值,它可以显示脊髓损伤的部位、损伤程度,如出血、水肿、压迫、萎缩、变性等。MRI 检查还可以区别是否为陈旧性骨折,缺点是对骨折的显示不如 CT 那样清晰。

三、胸腰椎骨折的治疗

(一)非手术治疗

非手术治疗主要适用于稳定性骨折,包括支具制动、疼痛控制以及相关的对症治疗。传统的石膏已经逐渐为功能性支具所取代，包括十字形的前侧脊柱过伸支具、Jewett 过伸支具或者定制的聚丙烯材料胸腰骶支具(TLSO)。TLSO 的各项稳定性均更好，且易于穿脱及清洗，是目前推荐使用的支具。在制动的同时使用止痛药物以及其他对症治疗可以减轻患者的自觉症状，利于骨折的愈合。院外需要定期行影像学检查以监测骨折的愈合情况。虽然保守治疗对机体不造成创伤，但也有一定的风险，比如神经功能恶化、支具不贴合导致的皮肤破溃等。

(二)手术治疗

手术治疗适用于不稳定性骨折、伴有进行性神经功能损伤的骨折等。进行性的神经功能损伤是手术的绝对适应证，多数学者认为，出现不完全性神经功能障碍且有神经受压的影像学表现时即可积极手术治疗。尤其是伴完全性脊髓神经损伤，此时往往已有严重的脊柱损伤，从控制病情、利于护理和早期进行康复训练等角度考虑，也应尽早进行手术治疗，恢复脊柱解剖序列和力学稳定性及解除脊髓神经压迫和恢复椎管容积，从而利于脊髓神经功能的恢复。通常认为脊髓损伤 24 h 内为急性期，因此绝大多数文献主张对伴有脊髓神经损伤的胸腰椎骨折早期(一般指在受伤 72 h 以内)进行手术干预。早期手术后可明显改善患者呼吸功能，缩短术后机械通气时间，减少肺部并发症，降低病死率。Gaebler 等的研究发现，不完全性脊髓神经损伤 48 h 内手术者，神经功能均有 Frankel 分级 1 级以上的恢复，而受伤 48 h 后手术，患者神经功能的恢复与手术时间的早晚无明显相关。Chipman 等比较胸腰椎骨折 72 h 内和 72 h 后手术的病例观察到，严重胸腰椎骨折患者早期手术在减少并发症、缩短住院时间及降低治疗费用的同时，可明显促进神经功能的恢复。故对于伴脊髓神经损伤的胸腰椎骨折，早期手术干预具有较为积极的临床意义。损伤节段也是影响手术时机选择和患者预后的重要因素。胸段骨折由于常合并威胁生命的胸部创伤，往往需急诊手术减压固定，但由于胸段脊髓脆弱的血液循环，其损伤后的预后较差。而且，有研究认为胸腰椎骨折后应激反应较强烈，机体的自我调节能力较弱，此时急于手术对已然脆弱的微循环不利，还会加重损伤或引起隐性失血量增多等负面情况，延期至 48～72 h 后术中出血可减少 2/3；国内的研究显示，早期手术虽有利于防止椎体高度的丢失从而有益于脊髓神经功能的恢复，但会明显增加手术出血量。脊髓损伤后的恢复期可延至初次损伤后的 2～3 年，对该类患者可先稳定一般状况并针对其他脏器损伤进行治疗，待病情平稳后再考虑行胸腰椎手术治疗。然而临床实际中，患者伤后 1～2 d 内很难评价脊髓损伤的程度；考虑到院前急救、伤员转运、影像学评估及术前准备等因素，对于明确诊断的脊髓神经损伤患者也很难在 8 h 内给予手术治疗。最佳手术时机的把握，除综合患者的致伤机制、就诊时间、骨折及脊髓损伤的类型，除了权衡手术治疗利弊后做出判断，还应考虑到患者对于急诊技术的耐受性和术者的技术水平，千万不可机械地界定。

(三)手术入路的选择

手术治疗的主要目的是最大限度促进脊髓神经损伤的修复、恢复脊柱的生物力学稳定性、同时减少术后并发症以及获得最佳的手术效果。手术入路可分为后路、前路及前后联合入路，Vaccaro 等认为，决定手术入路选择的最重要的因素是脊柱损伤的形态学特点、椎体后方韧带复合结构(PLC)的完整性及神经系统的功能状态。

(1)前路手术：胸腰椎爆裂性骨折伴有神经损伤但是不存在后柱韧带损伤的患者宜采用前路手术治疗。而且最适于伴有不完全神经损伤的患者，尤其是有大块爆裂骨块造成明显椎管挤压，严重前柱粉碎或者后凸畸形＞30°的病例。前路手术可以为硬脊膜前方减压提供清晰视野，没有后方椎板的阻挡可以更方便地进行伤椎椎体的处理、清理碎骨片、前路椎管减压以及椎体融合。Cage 技术利用取出的碎骨片作填充后进行椎体的融合，消除了患者取骨的痛苦，而且保留了部分自体骨，更利于融合。除了进行椎体融合外，前路内固定器也有助于防止后突畸形。当然前路手术也有其弊端，如相对后路失血量大进而容易引起凝血功能障碍，易造成胸、腹腔脏器的感染，易引起呼吸系统并发症等。

(2)后路手术：后凸成角>25°、椎体高度丢失>50%、椎管受压>40%的不稳定骨折而无神经症状通常行后路短节段内固定术。有神经损伤症状患者无论其骨折稳定性如何，均需在内固定的基础之上行神经减压。Chance 骨折、有明显后凸畸形、滑脱剪切所致的屈曲—伸展损伤行后路固定有很好的疗效。后路的解剖学位置决定了这种手术方式在暴露椎板的过程中不会遇到大的血管、神经，出血量少。相比前路，后路手术在直视下可以更好地对增生的骨赘进行清理，利于椎管的减压和韧带的松解。而且椎弓根钉的使用结合预弯合金棒，能很好地起到对伤椎的固定作用，还可以在减压后使用钉棒系统对骨折或发育造成的侧弯畸形进行矫正。当然后路手术也有自身的局限性，椎弓根钉的角度如果选择不恰当可能对脊髓以及神经根造成医源性创伤，而且后路的解剖位置决定了在摘取髓核时不如前路直视下操作便捷。C 臂机对椎弓根钉进行定位时产生的辐射也是后路手术的不足之一。神经功能不全损伤伴有后部结构严重破坏的患者，后路减压的效果不及前路减压并植骨内固定，但单纯行前路术又由于 PLC 的功能未得到修复，伤椎的生物力学性能较差。此时应采用前后联合入路。前后路联合手术具有减压充分、支撑有效、固定可靠及早期下床活动等优点，但也存在创伤大、手术时间长、费用高、并发症多等不足。当然，在选择胸腰椎骨折手术方式时既要考虑到损伤的严重程度，还要结合损伤部位和损伤时间。手术入路的选择对脊髓神经功能的恢复无差异且相对于联合前后路的手术方式，单纯采用后路手术方法其损伤部位的功能恢复更好，具有更好的主观满意度。

(四)微创和腔镜技术

近年来随着影像技术与手术器械的发展，微创和腔镜技术逐渐应用于脊柱外科手术中。其具有切口小、创伤小、手术时间短、失血量少及术后疼痛轻等优点。包括前路内镜下减压内固定、后路经皮融合、使用临时性脊柱外固定架及经皮后凸成形术。前路内镜下减压内固定术能减少围手术期并发症，缩短住院时间。但是由于内置物的限制、手术时间增加和需要更高的外科技术限制了其广泛应用。后路经皮内固定既可以单独使用，也可以配合前路微创减压手术一起进行，其对胸腰椎骨折有效的短节段固定和非融合治疗已有文献支持。但是微创需要在透视过程中进行手术，患者和医生的 X 线暴露增加。微创后路融合不能完成时，该方法指征就受到限制，仅用于不涉及 PLC 损伤、无神经障碍、椎间盘完整、后凸角<15°或压缩<25%的稳定骨折。而且如果椎间不融合就需要后期去除内固定。尽管很多报道称取得了良好效果，但是前路或者后路经皮手术是否优于传统技术，目前仍然缺乏高质量的前瞻性随机试验支持。目前，关于胸腰椎骨折治疗的报道多是回顾性病例分析，缺乏循证医学的依据。同时，手术方法的选择又受到医疗机构偏爱的干扰。如何选择最佳的手术方式，获得更好的疗效，仍是脊柱外科医师面临的一个难题，需要进一步研究对比指导临床获得更好的疗效。

第三节　脊髓损伤

脊髓损伤(spinal cord injury)是指由于外界直接或间接因素导致脊髓损伤,在损害的相应节段出现各种运动、感觉和括约肌功能障碍,肌张力异常及病理反射等的相应改变。脊髓损伤的程度和临床表现取决于原发性损伤的部位和性质。在中医学属外伤瘀血所致"腰痛""痿证""癃闭"等病证范畴。脊髓损伤可分为原发性脊髓损伤与继发性脊髓损伤。前者是指外力直接或间接作用于脊髓所造成的损伤。后者是指外力所造成的脊髓水肿、椎管内小血管出血形成血肿、压缩性骨折以及破碎的椎间盘组织等形成脊髓压迫所造成的脊髓的进一步损害。实验研究证明,原发性脊髓损伤常常是局部的、不完全性的,而损伤后在局部有大量儿茶酚胺类神经递质如去甲肾上腺素、多巴胺等的释放和蓄积,使脊髓局部微血管痉挛、缺血,血管通透性增加,小静脉破裂,产生继发性出血性坏死。这种脊髓损伤后脊髓中心部分大面积出血性坏死的自毁现象简称为出血性坏死,是脊髓损伤后继发的重要病理过程。脊髓损伤是脊柱骨折的严重并发症,由于椎体的移位或碎骨片突出于椎管内,使脊髓或马尾神经产生不同程度的损伤。胸腰段损伤使下肢的感觉与运动产生障碍,称为截瘫,而颈段脊髓损伤后,双上肢也有神经功能障碍,为四肢瘫痪,简称"四瘫"。

一、脊髓损伤的临床特点

(一)脊髓各节段损伤的特点

1. 颈段脊髓损伤

表现为四肢瘫。C_4 以上颈髓损伤,呼吸肌全部瘫痪,出现呼吸极度困难、发绀。下颈髓损伤,胸式呼吸消失、膈肌运动存在,腹式呼吸变浅。颈髓损伤后出现交感神经紊乱,失去出汗和血管收缩功能,患者可以出现中枢性高热,体温可达 40 ℃以上。较低位的颈髓损伤上肢可保留部分感觉和运动功能。

2. 胸段脊髓损伤

病变水平以下各种感觉减退或丧失,大小便出现障碍,浅反射不能引出,包括腹壁反射、提睾反射。而膝腱反射、跟腱反射活跃或亢进,下肢肌力减退或消失,肌张力增高,髌阵挛、Babinski 征阳性。T_1 以上损伤可出现呼吸困难。

3. 腰骶段脊髓损伤

按临床表现分为腰髓、圆锥和马尾损伤三部分。T_{10} 以下椎体损伤致脊髓损伤时,表现为双下肢弛缓性瘫痪,提睾反射、膝腱反射消失,腹壁反射存在,Babinski 征阳性;圆锥损伤不引起下肢运动麻痹,下肢无肌萎缩,肌张力及腱反射无改变,肛门反射减低或丧失,肛周包括外阴部呈马鞍型感觉障碍,出现无张力性神经源性膀胱,常伴有性横向定位(脊髓不全性损伤)。

(二)脊髓部分损伤特点

中央性脊髓损伤综合征:这是最常见的不全损伤,症状特点为:上肢与下肢的瘫痪程度不一,上肢重下肢轻,或者单有上肢损伤。在损伤节段平面以下,可有感觉过敏或感觉减退;也可能人触觉障碍及深感觉障碍。有的出现膀胱功能障碍。其恢复过程是:下肢运动功能首先恢复,膀胱功能次之,最后为上肢运动功能,而以手指功能恢复最慢。感觉的恢复则没有一定顺序。

脊髓半切综合征：也称 Brown-Sequard 综合征，损伤水平以下，同侧肢体运动瘫痪和深感觉障碍，而对侧痛觉和温度觉障碍，但触觉功能无影响。由于一侧骶神经尚完整，故大小便功能仍正常。如第一至第二胸脊髓节段受伤，同侧颜面、头颈部可有血管运动失调征象和 Horner综合征，即瞳孔缩小、睑裂变窄和眼球内陷。此种单侧脊髓的横贯性损害综合征好发于胸段，而腰段及骶段则很少见。

前侧脊髓综合征：可由脊髓前侧被骨片或椎间盘压迫所致，也可由中央动脉分支的损伤或被压所致。脊髓灰质对缺血比白质敏感，在损伤、压迫或缺血条件下，前角运动神经细胞较易发生选择性损伤。它好发于颈髓下段和胸髓上段。在颈髓，主要表现为四肢瘫痪，在损伤节段平面以下的痛觉、温觉减退而位置觉、震动觉正常，会阴部和下肢仍保留深感觉和位置觉。在不全损伤中，其预后最坏。

脊髓后方损伤综合征：多见于颈椎于过伸位受伤者，系脊髓的后部结构受到轻度挫伤所致。脊髓的后角与脊神经的后根亦可受累，其临床症状以感觉丧失为主，亦可表现为神经刺激症状，即在损伤节段平面以下有对称性颈部、上肢与躯干的疼痛和烧灼感。

马尾一圆锥损伤综合征：由马尾神经或脊髓圆锥损伤所致，主要病因是胸腰结合段或其下方脊柱的严重损伤。临床特点：①支配区肌肉下运动神经元瘫痪，表现为弛缓性瘫痪；②因神经纤维排列紧密，故损伤后其支配区所有感觉丧失；②骶部反射部分或全部丧失，膀胱和直肠呈下运动神经元瘫痪，因括约肌张力降低，出现大小便失禁。马尾损伤程度轻时可和其他周围神经一样再生，甚至完全恢复，但损伤重或完全断裂则不易自愈。

（三）脊髓损伤部位及程度表现

1. 脊髓震荡

脊髓损伤后出现短暂性功能抑制状态。大体病理无明显器质性改变，显微镜下仅有少许水肿，神经细胞和神经纤维未见破坏现象。临床表现为受伤后损伤平面以下立即出现迟缓性瘫痪，经过数小时至两天，脊髓功能即开始恢复，且日后不留任何神经系统的后遗症。

2. 脊髓挫伤与出血

为脊髓的实质性破坏，外观虽完整，但脊髓内部可有出血、水肿、神经细胞破坏和神经传导纤维束的中断。脊髓挫伤的程度有很大的差别，轻的为少量的水肿和点状出血，重者则有成片挫伤、出血，可有脊髓软化及瘢痕的形成，因此预后极不相同。

3. 脊髓断裂

脊髓的连续性中断，可为完全性或不完全性，不完全性常伴有挫伤，又称挫裂伤。脊髓断裂后恢复无望，预后恶劣。

4. 脊髓受压

骨折移位，碎骨片与破碎的椎间盘挤入椎管内可以直接压迫脊髓，而皱褶的黄韧带与急速形成的血肿亦可以压迫脊髓，使脊髓产生一系列脊髓损伤的病理变化。及时去除压迫物后脊髓的功能可望部分或全部恢复；如果压迫时间过久，脊髓因血液循环障碍而发生软化、萎缩或瘢痕形成，则瘫痪难以恢复。

5. 马尾神经损伤

第 2 腰椎以下骨折脱位可产生马尾神经损伤，表现为受伤平面以下出现弛缓性瘫痪。马尾神经完全断裂者少见。此外，各种较重的脊髓损伤后均可立即发生损伤平面以下弛缓性瘫痪，这是失去高级中枢控制的一种病理生理现象，称之为脊髓休克。2～4 周后这一现象可根据脊髓实质性损害程度的不同而发生损伤平面以下不同程度的痉挛性瘫痪。因此，脊髓休克与脊髓震荡是两个完全不同的概念。

6.脊髓休克

脊髓遭受严重创伤和病理损害时即可发生功能的暂时性完全抑制，临床表现以迟缓性瘫痪为特征，各种脊髓反射包括病理反射消失及二便功能均丧失。其全身性改变，主要可有低血压或心排出量降低，心动过缓，体温降低及呼吸功能障碍等。

脊髓休克在伤后立即发生，可持续数小时至数周。儿童一般持续 3～4 d，成人多为 3～6 周。脊髓损伤部位越低，其持续时间越短。如腰、骶段脊髓休克期一般小于 24 h。出现球海绵体反射或肛门反射或足底跖反射是脊髓休克结束的标志。脊髓休克期结束后，如果损伤平面以下仍然无运动和感觉，说明是完全性脊髓损伤。

二、脊髓损伤神经功能分级

(一)Frankel 分级

1969 年由 Frankel 提出将损伤平面以下感觉和运动存留情况分为五个级别，该方法对脊髓损伤的程度进行了粗略的分级，对脊髓损伤的评定有较大的实用价值，但对脊髓圆椎和马尾损伤的评定有一定缺陷，缺乏反射和括约肌功能判断，尤其是对膀胱、直肠括约肌功能状况表达不够清楚。

A:损伤平面以下深浅感觉完全消失，肌肉功能完全消失。

B:损伤平面以下运动功能完全消失，仅存某些包括骶区感觉。

C:损伤平面以下仅有某些肌肉运动功能，无有用功能存在。

D:损伤平面以下肌肉功能不完全，可扶拐行走。

E:深浅感觉、肌肉运动及大小便功能良好，可有病理反射。

Frankel 法，对脊髓损伤的程度进行了粗略的分级，对脊髓损伤的评定有较大的实用价值，但对脊髓圆椎和马尾损伤的评定有一定缺陷，缺乏反射和括约肌功能判断，尤其是对膀胱、直肠括约肌功能状况表达不够清楚。因此，国内、外许多学者又在此基础上进行了修订。

(二)国际脊髓损伤神经分类标准

1982 年美国脊髓损伤协会(ASIA)提出了新的脊髓损伤神经分类评分标准，将脊髓损伤量化，便于统计和比较。1997 年 ASIA 对此标准进行了进一步修订，使之更加完善。该方法包括损伤水平和损伤程度。

1.脊髓损伤水平

(1)感觉水平检查及评定：指脊髓损伤后保持正常感觉功能(痛觉、触觉)的最低脊髓节段，左右可以不同。检查身体两侧各自的 28 个皮区的关键点，在每个关键点上检查 2 种感觉，即针刺觉和轻触觉，并按 3 个等级分别评定打分(0 为缺失；1 为障碍；2 为正常。不能区别钝性和锐性刺激的感觉应评为 0 级)。检查结果每个皮区感觉有四种情况，即右侧针刺觉、右侧轻触觉、左侧针刺觉、左侧轻触觉。把身体每侧的皮区评分相加，即产生两个总的感觉评分，即针刺觉评分和轻触觉评分，用感觉评分表示感觉功能的变化。正常感觉功能总评分为 224 分。

(2)运动水平的检查评定：指脊髓损伤后保持正常运动功能(肌力 3 级以上)的最低脊髓节段，左右可以不同。检查身体两侧各自 10 对肌节中的关键肌。检查顺序为从上向下，各肌肉的肌力均使用 0～5 临床分级法。这些肌肉与相应节段的神经支配相一致，并且便于临床做仰卧位检查(在脊髓损伤时其他体位常常禁忌)。按检查结果将两侧肌节的评分集中,得出总的运动评分,用这一评分表示运动功能的变化。正常运动功能总评分为100分。

(3)括约肌功能及反射检查:包括肛门指检、肛门反射、尿道球海绵体反射,测试肛门外括约肌。该检查用于判定脊髓是完全性还是不完全性损伤。

2.脊髓损伤程度

鞍区皮肤感觉的检查,应环绕肛门皮肤黏膜交界区各个方向均仔细检查,任何触觉或痛觉的残存均应诊断为不完全性损伤。临床医生需行肛门指检后才能做出完全性脊髓损伤的诊断,肛门指检应注意肛门深感觉有无和外括约肌有无自主收缩。脊髓休克期确定完全性脊髓损伤是不可能的。即使说脊髓休克期已结束,仍须对骶区功能仔细检查后才能确定脊髓损伤完全与否。

三、脊髓损伤的治疗

(一)药物治疗

脊髓损伤的基础研究是解决脊髓损伤问题的根本所在,目前主要集中于脊髓损伤后继发性损害的机制与脊髓神经的修复和再生的研究。

急性脊髓损伤绝大多数并非均是完全性横断性损害。尽管部分原发性轴突损伤存在,他们并未死亡,但若处理不及时或处理不当,原发性损伤后,随之而来的继发性损害则可造成脊髓永久性功能障碍。原发性损伤在外伤一刹那间已经决定,是不可逆的。而继发性损害则是人们可以加以阻止的或者说是可能防治的。依据脊髓继发性损害的病理过程,人们研制出许多药物,以期阻止或减少对受伤脊髓的继发性损害,或以期促进神经轴突的生长,这也是脊髓损伤治疗的希望之所在。如在过去临床应用的二甲亚砜(DMSO)、东莨菪碱、纳洛络酮,各种抗氧化剂,自由基清除剂超氧化歧化酶、钙通道拮抗剂尼莫地平等都是这一研究的产物。

1.大剂量甲泼尼龙

激素类制剂在20世纪60年代就开始在临床应用于脊髓损伤的治疗,当时的理论基础是激素能减轻脊髓损伤后的继发水肿。近几年经过各国学者深入研究认为,既往皮质激素治疗脊髓损伤疗效不明显,主要是药物剂量不够。为了明确甲泼尼龙的临床疗效,美国曾组织了三次全国性急性脊髓损伤研究(the National Acute Spinal Cord Injury Study,NASCIS),在美国第一次全国脊髓损伤研究(NASCISI)中,对比了每天100 mg和每天1.0 g甲泼尼龙(MP)对脊髓损伤的疗效,发现两组疗效无明显差异,此后,在动物试验系统地观察了MP对急性脊髓损伤后治疗剂量的反应曲线,发现30 mg/kg的冲击量能最大限度地减少组织损害和促进神经功能的恢复。在第二次全国急性脊髓损伤研究(NASCIS Ⅱ)中,对162例脊髓损伤后14 h以内的患者应用大剂量MP与大剂量纳洛酮及安慰剂进行治疗对比观察。NASCISⅡ的结果显示,在损伤后8 h内应用大剂量MP治疗的患者,其神经功能的改善,在统计学上有显著意义,且在一年后效果仍十分明显,因而促使在1997年继续进行NASCIS Ⅲ临床研究,限定所有患者都在损伤后3～8 h内接收治疗,具体应用方法是:第一次冲击剂量以30 mg/kg从外周静脉15 min内滴注完,间隔45 min后,再以5.4 mg/(kg·h)维持23 h。在对照组采用和甲泼尼龙外观完全一样的安慰剂,以同样方式治疗对照组患者,两组患者均在伤后6周、半年和一年采用双盲法作神经功能恢复检查,经三个不同时段的神经功能检测证明,在伤后8 h内严格按照甲泼尼龙治疗方案进行治疗的患者,其神经功能包括运动、针刺痛觉和触觉功能均明显好于安慰组，有明显的统计学意义。大剂量 MP 治疗急性脊髓损伤具有多方面的疗效，包括改善微循环、抑制脂质过氧化、减少细胞钙内流及维持神经元兴奋等，被认为是目前临床治疗急性脊髓损伤有效药物。其治疗时间限在伤后 8 h 以内，如在脊髓损伤 8 h 以后应用，不仅效果欠佳，且并发症增加。然而也有一些作者对该项研究存有质疑，如其分组是否随机合理？统计是否准确客观？认为所得评分的临床意义尚待商榷等。

2. 神经节苷脂

神经节苷脂在正常神经元的发育和分化中起重要作用，在实验研究中，外源性神经节苷脂能促进神经突生长，增加损伤部位轴突存活数目。有报道，在临床对急性脊髓损伤 72 h 内给予神经节苷脂(GM1)100 mg/d 持续 18～32 d，有助于神经功能恢复。

(二)脊柱脊髓损伤的外科干预

1. 脊髓损伤的致伤因素

根据影像及病理解剖学研究，脊髓神经损伤致伤因素主要来自伤椎骨折片或部分椎间盘突入椎管内所致，而实际在骨折形成时，对脊髓致伤的外力有两种，一是在受伤瞬间，骨折移位对神经组织的撞击，对脊髓及神经根造成的牵拉或挫伤；另是骨折片或椎间盘组织对神经组织的持续压迫。前者是瞬间已形成的，不可逆性的动态损伤，因而外科复位减压对这类损伤并无确切的意义。而后者是持续的压迫，则需要尽早解除。实验研究表明，在骨折形成中脊髓所受的瞬间动态损伤远比静止状态的压迫损伤为大。而临床上影像学检查显示的均为静态下的椎管改变，故不能完全反映脊髓神经受损的程度。尽管如此，椎管受压，外力再继续作用于脊髓神经，是阻碍神经功能恢复的一个重要因素，必须尽早解除对脊髓的压迫，整复固定重建脊柱的稳定性，为脊髓神经恢复创造条件。

2. 脊柱脊髓损伤外科治疗的目的

一是重建脊柱的稳定性，使患者早期活动，减少并发症，并为全面康复训练创造条件；二是为脊髓神经功能恢复创造宽松的内环境。外科治疗包括对骨折的整复、矫形、椎管减压或扩容，同时进行坚强内固定与植骨融合。目前更多的学者对脊柱不稳定骨折特别是伴有神经损伤者，主张及时手术治疗。

3. 手术入路选择

手术入路选择取决于骨折的类型、骨折部位、骨折后时间以及术者对入路熟悉程度而定。

(1)后路手术：解剖较简单，创伤小，出血少，操作较容易。适用于大多数脊柱骨折，对来自椎管前方的压迫小于 50%胸腰椎骨折，如正确使用后路整复器械，可使骨块达到满意的间接复位。椎管后方咬除椎弓根可获得椎管后外侧减压，或行椎体次全切除获得半环状或环状减压。后路手术器械可用于各种类型的胸腰椎骨折脱位。目前常用的整复固定器械，如经椎弓根螺钉固定系统其固定节段短，复位力强，特别是钉棒固定系统可达到三维、六个自由度的整复与固定。

(2)前路手术：长期以来施行后路手术，并形成一种传统观念，似乎椎管减压只有通过椎板切除来完成，即使椎板切除后脊柱稳定性受到破坏也在所不惜。然而由于现代影像学的进步，可为临床提供脊柱脊髓损伤后的三维形态改变及准确依据。影像学显示，绝大多数脊柱骨折造成的脊髓损伤或脊髓受压多来自椎管前方，因而采用椎管后壁解除对脊髓的限制行椎板切除，并未解除来自椎管前方的压迫。特别是当脊柱的前、中柱已经受到破坏(爆裂骨折、严重压缩骨折)的情况下，如再人为地将仅存的脊柱后柱的稳定性进一步破坏，常使术后脊柱后凸畸形进一步加重(无论有无内固定),使椎管前方受压进一步恶化,这是过去某些后路手术效果不佳的重要因素,也是近年一些学者提倡前路手术的重要原因。另外,如爆裂骨折累及中柱,致脊髓前方受压、特别是椎管压迫超过50%,或椎管前方有游离骨块者,由于神经组织被覆盖在突出骨块的后方,间接复位如不能使骨块前移,而采用后路过伸复位或“压中间撬两头”的复位方法,会造成脊髓的过度牵拉或进一步损伤。因而在以下情况下应考虑前路手术:脊髓损伤后有前脊髓综合征者;有骨片游离至椎管前方的严重爆裂骨折,陈旧性爆裂骨折并不全瘫;后路手术后,前方致压未解除者;前方致压的迟发性不全瘫患者。脊柱脊髓损伤前路手术是近10余年的新进展,可在直视下充分进行椎管前侧减压,同时完成矫正畸形和固定融合。

前路器械:后路手术主要为间接减压,即椎管内骨折块的复位主要靠在轴向撑开力的作用下,借助于后纵韧带的伸展,使附着在椎体上的纤维环及其周围软组织牵引骨折块来完成的。而前路手术的优点在于:手术可通过椎管前方直视下直接去除致压物,彻底减压,较满意地恢复椎管的矢状径,同时矫正畸形恢复脊柱生理曲线,大块骨在椎体间支撑植骨融合,以恢复椎体高度,进行内固定,使融合区可得即刻稳定。

4.脊髓损伤修复研究

脊髓损伤后解剖重建和功能恢复是十分棘手的问题,当前修复研究的主要途径是从挽救受损神经元的迟发性损害和死亡、促进神经元轴突的再生和组织移植替代三个方面来探讨脊髓修复及功能恢复的可行性。对脊髓损伤修复的策略主要采取应用神经生长因子和(或)阻断突起延伸抑制物的作用,促进受损轴突的再生,用包含促轴突生长物质的支架桥接损伤的脊髓和减少瘢痕组织引起的障碍,修复损伤的髓鞘和恢复神经纤维在损伤区冲动传导性,促进残存的、未受损的神经纤维的代偿性生长,增加CNS的可塑性等几个方面来完成。但这涉及的内容多范围广,我们应当根据自己的条件,对每一策略的可行性掌握正确的研究方向。

(三)脊髓损伤修复研究的现状与进展

1.神经元的存活与再生

受损神经元的存活是其再生的先决条件。在去除原发致伤因素的同时,应用多种手段,如减轻炎症反应、阻断兴奋毒性损伤、减少凋亡发生等,尽可能使继发性损伤的程度降低到最小;轴突的连续性的中断导致神经元的靶源性营养供给减少和生理电信号及化学传递功能的受损。针对这两方面的大量基础研究结果,为临床治疗提供了宝贵线索,包括营养物质的应用、电刺激治疗、与递质传递有关的药物使用等。其中神经营养因子的应用受到更多关注。经过近20年的研究已证明,成年神经元具有再生的潜能,损伤的脊髓神经元在适宜条件下,可以再生。在促进轴突再生的基础研究中,通过多种技术如细胞和组织移植,基因治疗、组织工程、瘢痕基质降解、调制免疫反应、细胞内分子信号的修饰和克服再生抑制等研究,证实成年哺乳动物的中枢神经元在受损后确实可以再生,甚至可产生靶支配,结果相当令人振奋。但目前还没有资料能提供这些再生神经元具有功能性的说服力证据,因而它离临床应用还有很大的距离。

2.脊髓损伤后的神经元替代

过去20余年,神经科学工作者探讨了脊髓损伤后促进轴突再生修复损伤脊髓和恢复运动功能可行性,其中重要的策略必须考虑神经元替代,除了替代运动神经元、中间神经元、上行感觉轴突和诱导下行运动轴突再生外,还应考虑脊髓损伤的髓鞘再生、发芽以及控制运动的神经环路的建立。脊髓损伤后神经元替代主要是:

(1)把脊髓细胞移植至腹角替代丧失的运动神经元。

(2)把脊髓细胞移至损伤区通过再生的脊髓感觉和脊上轴突形成突触,重建支配其靶神经元。

(3)把脊髓上细胞移植到损伤区的下面,以重建局部环路和各种反应的神经调制。

(4)探索把分泌神经递质的神经元和脊髓损伤后减轻疼痛的细胞进行蛛网膜下移植或移植蓝斑核(分泌去甲肾上腺素)、中缝核(分泌5-羟色胺)至脊髓损伤部位,以探索证明少量移植的神经元可以存活、突起不能进入腹根,但其延伸的突起可进入复合移植的外周神经,有些神经环路可以建立。但运动功能的恢复很少,胚胎脊髓移植、神经干细胞移植、雪旺氏细胞移植、嗅鞘细胞移植后神经元可以存活,可促进未损伤神经元轴突的延伸,可使损伤神经元轴突髓鞘化。其解剖重建和电生理结果都得到满意的结果,但运动功能恢复的报告却很少,主要问题是运动神经回路的建立及其与靶器官的突触连接仍不太了解。神经元替代策略在脊髓损伤后恢复运动虽没有完全成功,但这是值得重视的前瞻性研究课题。

3.轴突导向

神经系统发育中,神经轴突到达远距离的靶细胞形成突触连接是最为关键的精细环节。这种正确的导向主要依赖于周围环境中的吸引和推进暗号。导向暗号与相应膜受体结合后,引起一系列信号转导,最终导致细胞骨架的重排。当轴突损伤时,轴突导向、生长过程涉及的众多信号整合还不清楚,导向暗号在体内决定轴突生长机制尚需进一步阐明。

4.克服再生屏障

脊髓受伤后损伤区域与正常组织之间有星形胶质细胞增生形成胶质瘢痕作为一个物理屏障阻碍了神经的再生,另外脊髓受损后神经元轴突缺少延长能力,过去认为是缺少刺激再生的神经营养因子所致。目前证明脊髓损伤后存在抑制因子,它能降低自发和移植诱发轴突的再生能力,经鉴定这些因子在体内和发育过程中存在于髓鞘,少突胶质细胞,形成瘢痕的细胞和胞外基质,这些因子是Nogo-A、髓鞘相关糖蛋白(MAG),蛋白多糖(CSPG),Semaphorin和Ephrin家族等。实验证明当用Nogo-A的特异抗体注入急性、慢性不完全性胸段脊髓损伤大鼠后可改善运动功能。研究证明把成年大鼠背根神经节神经元移植至出现Wallerian变性的神经系统白质,其轴突能延长,但不能超越胶质瘢痕,表明还存在其他抑制分子,要达到有功能意义的再生尚需中和多种抑制分子。这种脊髓损伤区周围产生的生物学屏障,使损伤组织与健康组织隔离,阻断了生长跨越这个屏障,这些抑制分子的抗体和降解酶已引起许多科学家和生物技术公司的关注。假如这些分子在损伤部位能被消除,则轴突生长就成为可能。所以在研究中为达到成功再生的治疗目的,既要使用促进生长因子,同时也要除去抑制因子。

5.增强受损脊髓的自发可塑性

临床观察和实验证据显示脊髓损伤后常伴有一定程度的功能恢复,在某种条件下,并与运动功能恢复相关,尤其残存的脱髓鞘轴突和轴突出芽在功能恢复中起重要作用。表明可塑性的形成对功能恢复具有不可低估的作用。多种康复手段的运用不仅可通过诱导可塑性出现、促进功能的部分恢复,同时也可能对去靶支配的组织的功能反应性的维持具有积极的作用。

尽管脊髓损伤修复研究已取得了令人鼓舞的进展,但仍有大量的繁重而艰巨工作需要去做,但我们可以预测,发育神经生物学的研究进展使突起生长、轴突导向、导靶和突触稳定的细胞和分子生物机制正逐步得到阐明。随着神经科学研究的成功和生物新技术的不断发展,在不久的将来损伤脊髓的再生能得到不断的进展,神经元替代、髓鞘重建、轴突导向、功能恢复、生长屏障克服一定能得以实现,并能尽快地进入临床。

(四)康复治疗

脊髓损伤后,除积极地为防止或减少继发性损伤开展药物治疗外,而外科治疗则是为脊髓神经恢复创造一个宽松稳定的内环境,为早期康复创造条件,减少脊髓损伤患者由于长期卧床所致的并发症。然而如何最大限度地恢复肢体残存功能,提高患者的生活质量,建立站立或行走功能等,使其能尽快回归社会,则是全面康复治疗的重要内容,也是对脊髓损伤患者治疗的重要环节。下面仅就泌尿系康复及步行能力康复作一简单讨论。

1.泌尿系统的康复

在脊柱脊髓损伤患者中由于膀胱功能障碍引起的严重尿潴留和尿路感染,至后期发生的慢性肾衰竭是截瘫患者死亡的主要原因。据调查资料显示,截瘫患者49%～66%的死亡与尿毒症有关。因此预防尿潴留和尿路感染、重建脊髓损伤后患者的膀胱功能对减少肾衰竭,提高截瘫患者的生活质量及降低病死率具有十分重要的意义。

(1)巴录酚(Baclofen)治疗脊髓损伤后痉挛性膀胱:Baclofen被认为是目前有效且不良反应小的肌肉松弛剂,自70年代以来国外一直用于治疗脊髓损伤后肌痉挛,近年来我国有作者将此药用于治疗脊髓损伤后痉挛性膀胱,取得了良好的效果。最初剂量每日三次,每次5 mg,隔3～7 d每次增加5 mg,最大剂量为75 mg/d。患者服药后,逼尿肌反射明显减弱,膀胱容积明显增加使患者的贮尿及排尿功能得到恢复或明显改善。

(2)膀胱腹直肌间置术:脊髓损伤后膀胱逼尿肌无反射或反射低下,而尿道压力正常者,可手术分离腹直肌及其前鞘和后鞘,将膀胱置于腹直肌前后鞘之间,术后可避免膀胱的过度膨胀,排尿时收缩腹直肌可增加逼尿肌的力量,同时可用手外压膀胱协助排尿,有作者报道,此方法80%以上的患者术后可解决自行排尿问题,其残余尿量减少到100 mL以下,可避免导尿和膀胱造瘘带来的不便。

(3)膀胱控制器:即骶神经前根电刺激器,该控制器由三部分组成,包括体内植入部分、体外控制部分和测试块部分。体内植入部分是通过手术方法将导线上的两个电极分别置于左右骶神经根,并通过电极旁的硅胶片间将其缝合固定。体外控制部分是由控制盒、连接线和发射块组成。测试块用于每次刺激前检查发射块是否能正常工作。早在1976年Brindley研制出膀胱控制器并用于临床,结合骶部去传入方法(切断骶神经后根),重建膀胱功能取得良好的疗效。该装置价格昂贵,国内尚无进口。

现已研制出国产膀胱控制器,目前正在实验观察,若将来用于临床对延长截瘫患者的寿命及提高其生活质量具有重要意义。

2.步行能力康复

胸段及胸段以上的完全性截瘫患者大部终生是靠轮椅活动,只有腰$_1$以下的完全性截瘫经过训练才有获得站立及具有实用性步行的可能。近年来由于康复工程、康复生物力学、康复训练、康复器械,特别是步行器的发展与进步,使胸$_4$以下的截瘫患者能站立起来具有实用性步行及参与社会活动成为可能,这是近年来脊髓损伤康复治疗的新进展。

(1)肌电控制步行系统:它是应用微电子技术和信号处理技术研制出的一种适用于截瘫病人康复的计算机系统,能够使截瘫患者在微计算机的控制下,通过功能性电刺激使瘫痪肢体产生肌力,完成站立、坐下、迈步等基本功能运动,是一种促进截瘫患者康复训练的较新方法。

(2)小型电子助行器:功能性电刺激的应用,为中枢神经系统损害所致的肌肉瘫痪功能重建和训练提供了有效的手段,既可辅助行走,又可用于治疗。但它主要适用于肢体不完全性瘫痪的患者。

(3)助动功能步行器：以 ARGO(Advanced Reciprocating Gait Orthosis)为代表的助动功能步行器，已在临床取得较好的效果。该步行器是以髋骶部金属半环为杠杆支点，以胸背部束带为力点。

当患者身体重心置于一侧下肢，对侧上肢下撑，使对侧下肢离开地面，患者挺胸伸髋，施力于背部束带，则对侧下肢向前迈出，向前迈步的力量通过钢索传递到对侧下肢，此时前移拐杖，使身体重心前移，并转至对侧下肢，重复上述动作而迈另一步。这样通过患者身体重心向两侧往复式移动，引导患者身体前行，从而使患者能真正使用自己的下肢站立行走。

ARGO 设计的特点：步行器不仅在步行中有助动功能，而在患者站立与坐位姿势互换过程亦有助动功能，不需要患者用手去开关膝关节部位的铰锁，而是由膝部支具的弹性装置得到助动，使患者可直接起立或坐下。

经应用助动步行器训练进行站立或步行，使患者感到与正常人一样在同等高度上进行对话和交流，增强了自立自强的信心，减少了患者心理障碍，增强了参与社会活动的能力，促进患者早日回归社会。因而 ARGO 使绝大部分截瘫患者摆脱长期依靠轮椅生活成为可能。这为提高脊柱脊髓损伤患者的行动能力开辟了新的途径。

有专家呼吁，对脊柱脊髓损伤的治疗不能采用单一的方法，接受新概念、应用新技术、进一步加强脊髓损伤修复研究，向人类脊髓损伤发起新的挑战，为在新世纪有所新的突破而努力！在新的世纪，瘫痪患者不仅可能站起来，而且可望实现真正意义上“正常人”的生活。

第四节 脊柱结核

脊柱结核(spinal tuberculosis)因循环障碍及结核感染引起椎体病变所致。

脊柱结核约占骨关节结核总数的一半，其中以儿童和青少年发生最多，所有脊椎均可受累。以腰椎为多见，胸椎次之，胸腰段占第三位，颈椎和骶椎较少见。其中，椎体结核约占99%、椎弓结核占1%左右。

一、发病原因及机制

脊柱结核多继发于肺结核，部分患者可无肺结核症状，肺部感染后通过血液传播可至全身，传播至脊椎引起脊椎感染，脊椎血运多为终末支，椎体间为无血液循环的软骨盘，故脊柱结核以中心型、边缘型多见。

实际上人体任何部位的骨骼都可以得结核，脊柱部位的结核大约占到50%，其他的如膝关节、髋关节等很多关节也都可以得结核。

椎体病变因循环障碍及结核感染，有骨质破坏及坏死，有干酪样改变和脓肿形成，椎体因病变和承重而发生塌陷，使脊柱形成弯度，棘突隆起，背部有驼峰畸形，胸椎结核尤为明显，由于椎体塌陷、死骨、肉芽组织和脓肿形成，可使脊髓受压发生截瘫，发生在颈椎及胸椎较多，骨质破坏，寒性脓肿在脊椎前纵韧带下形成，可穿过韧带至脊椎前筋膜间隙，因重力关系可扩散至远离病变的部位。

二、疾病分类

(一)根据病程对脊柱结核进行了新的分期

1. 活动期

表现有发热、盗汗、消瘦、腰背疼痛、僵硬、神经功能障碍、窦道等。

2. 稳定期

脊柱结核病灶已稳定,临床上已经不需要抗结核治疗。如没有形成严重后凸畸形,没有神经受压功能障碍,没有脊柱不稳时为临床治愈;如出现后遗症时(如逐渐形成后凸畸形、神经功能障碍和脊柱不稳)需进一步治疗。治疗的目的就是运用各种方法将活动期的脊柱结核顺利进入稳定期,临床大多数求治的患者大多数是属活动期,约占85%~95%。

(二)根据CT影像分型

1. 碎片型

椎体破坏后留下小碎片,其椎旁有低密度的软组织阴影,其中常有散在的小碎片。

2. 溶骨型

椎体前缘或中心有溶骨性破坏区。

3. 骨膜下型

椎体前缘有参差不齐的骨性破坏,椎旁软组织中常可见环形或半环形钙化影像。

4. 局限性骨破坏型

破坏区周围时有硬化带。

(三)根据病变所在的部位分型

1. 椎体中心型(the center of the vertebral body type)

病变起于椎体中心松质骨,椎体破坏后塌陷呈楔形,小儿多见因此又称幼儿型,椎体周围软骨成分多,中心骨化部分病变发展后可有塌陷。早期椎间隙尚在。此型应与椎体肿瘤特别是转移癌鉴别。

2. 椎体边缘型(the edge of the vertebral body type)

椎体边缘型又称骨骺型或成人型,最常见,发生在较大儿童或成人,起于椎体上缘或下缘的骨骺,往往相邻椎体骺部同时受累,早期X线片显示椎间盘狭窄,病变常迅速破坏椎间软组织,使椎间隙狭窄或消失,约占脊柱结核75%。

3. 椎体前型或骨膜下型(the anterior or subperiosteal type)

椎体前型或骨膜下型常见于胸椎椎体前缘,成人多见,脓肿在椎前韧带和骨膜下,纵向广泛剥离,常扩散累及上下邻近脊椎。多椎体前缘被破坏,此类型应与胸主动脉瘤侵蚀椎体相鉴别。

4. 附件结核(annex tuberculosis)

椎体附件部分如横突、椎板、椎弓根或棘突结核,较少见。

三、临床表现

脊柱结核为慢性骨关节病变,起病缓,进展慢,早期可无症状常常被忽视。有的被误诊为慢性劳损、风湿症等而长期对症治疗。极少数起病急骤,易和急性化脓性炎症混淆。

四、好发群体

脊柱结核约占所有骨关节结核患者的50%～75%，以前认为脊柱结核的发病年龄基本趋势是年龄越高，发病越少，现在随人们身体素质的提高和卡介苗的预防接种，发现脊柱结核发病患者群也发生变化，发病主要为一些边缘地区、老年营养及免疫功能较差人群，脊柱结核以10岁以下儿童最少，约占2%，10～29岁青年约占24%，30～49岁中年约占31%，50岁以上老年约占43%，其中男性略多于女性，平均年龄(47±17.5)岁，其中多发于身体负重较大的腰椎、胸椎、胸腰椎、腰骶椎和颈椎等。有两处椎体病灶者占3%～7%，而其间为无病的椎体所隔开，称之跳跃型脊柱结核。

五、疾病症状

(一)全身症状

患者倦怠无力，食欲减退、午后低热、盗汗和消瘦等全身中毒症状。偶见少数病情恶化急性发作出现弛张型高热，体温39 ℃左右，多误诊重感冒或其他急性感染。

(二)局部症状

1. 疼痛

患处局限性钝痛。早期轻，病情进展逐渐加重，劳累、活动后加重，在坐车震动、咳嗽、打喷嚏时加重，卧床休息后减轻。夜间痛加重，如果出现突然症状加重，多为椎体压缩或病变累及神经根，疼痛可沿脊神经放射，上颈椎放射到后枕部、下颈椎放射到肩或臂，胸椎沿肋间神经放射至上、下腹部，常误诊为胆囊炎、胰腺炎、阑尾炎等。下段胸椎11～12可沿臀下神经放射到下腰或臀部，为此X线片检查时多仅摄腰椎片，从而下段胸椎病变经常被漏诊。

2. 活动受限

病变周围软组织受到炎症刺激，发生疼痛、保护性挛缩，影响脊柱活动。颈椎与腰椎活动度大，容易查出，胸椎活动度较小，不易查出。脊柱主要有屈伸、侧弯和旋转三个方向活动，无特殊固定体位。让患者主动屈曲、伸展、侧弯，如有受限，常常也能一目了然。小儿不合作，可使其仰卧，常可发现髋、膝屈曲；如被动伸直髋关节，可出现疼痛；让患儿俯卧，一手握其双足并将其提起，可见立即出现疼痛，并能看到腰部板状，即俯卧背伸试验阳性。

3. 异常姿势

患者常有特定姿势异常，部位不同，姿势各异。颈椎结核患者常有斜颈、头前倾、颈短缩和双手托着下颌体位。胸腰椎、腰椎及腰骶椎结核患者站立或行走时呈挺胸凸腹的姿势，坐时喜用手扶椅，以减轻体重对受累椎体的压力。正常人可弯腰拾物，因病不能弯腰而是屈髋屈膝，一手扶膝另手去拾地上的东西，称之拾物试验阳性。

4. 脊椎畸形(hemivertebra)

主要为结核杆菌侵袭破坏造成椎体间形态结构改变所致，颈椎和腰椎可有生理前突消失，胸椎、胸腰段多以后凸畸形多见，多为角型后凸，用手触摸，一触即知。脊椎侧弯不常见，也不严重。脊椎后凸畸形，弯腰受限为脊柱结核的特征表现。

5. 压痛及叩击痛

早期病变较深且较局限，故局部压痛可不明显，可采用纵向叩击法检查：患者坐直，医生一手扶住患者胸前，一手握拳纵向叩击患者头顶，此时患者常有病损椎隐痛。当局部畸形出现后，用手按压后凸棘突，即能引起明显疼痛。

6. 寒性脓肿和窦道形成

常为患者就诊的最早体征，就诊时70%～80%脊柱结核并发有寒性脓肿，常有将脓肿误认为肿瘤。位于深处的脊椎椎旁脓肿需通过X线片、CT或MRI可显示出。寰枢椎病变可有咽后壁脓肿引起吞咽困难或呼吸障碍；中、下颈椎脓肿出现颈前或颈后三角；胸椎结核椎体侧方呈现张力性梭形或柱状脓肿，可沿肋间神经血管束流注至胸背部，偶可穿入肺脏、胸腔、罕见的穿破食道和胸主动脉；胸腰椎、骶椎的脓肿可沿一侧或两侧髂腰肌筋膜或其实质间向下流注于腹膜后，偶穿入结肠等固定的脏器，向下至髂窝、腹股沟、臀部或腿部；骶椎脓液常汇集在骶骨前方或沿梨状肌经坐骨大孔到股骨大转子附近。脓肿可沿肌肉筋膜间隙或神经血管束流注至体表。经治疗可自行吸收，或自行破溃形成窦道。窦道继发感染时，病情将加重，治疗困难，预后不佳，应尽量避免。

7. 脊髓受压

结核性炎症蔓延到椎管或椎体畸形压迫脊髓，可出现脊髓受损症状，脊柱结核特别是颈胸椎结核、圆锥以上患者应注意有无脊髓压迫症，四肢神经功能障碍，以便早期发现脊髓压迫并发症。若炎症控制不理想，直接累及蛛网膜下隙，引起结核性脑膜炎，预后极为不良。脊柱结核合并脊髓损伤是预后最差的一种类型。

六、辅助检查

(一)X线片

X线片在疾病早期多为阴性，起病后6个月左右，椎体骨质50%受累时，常规X线片才能显示出。X线片早期征象表现在椎旁阴影扩大、随着出现椎体前下缘受累和椎间隙变窄、椎体骨质稀疏，椎旁阴影扩大和死骨等。椎体骨质破坏区直径<15 mm者，侧位摄片多不能显示出，而体层摄片破坏区直径在8 mm左右就能查出。在椎体松质骨或脓肿中可见大小死骨。

1. 脊柱生理弧度的改变

颈椎和腰椎变直，胸椎后突增加。严重时，颈椎和腰椎也可向前屈曲。

2. 椎体改变

早期改变轻微、局限，特别是边缘型，常常仅见椎体某一边角局限性毛玻璃样改变，或密度不均，很易遗漏。当病变广泛，死骨形成时，X线表现典型，呈大片密度不均影，常常是破坏和硬化并存，死骨因无血运、密度高，和周围边界清楚。椎体破坏压缩时，椎体变窄，边缘不齐。结核椎体空洞，多表现小而局限，边缘硬化，常有死骨。

3. 椎间隙改变

椎间隙变窄或消失，边缘不齐、模糊。如为中心型椎体结核，早期椎间隙也可无变化。

4. 椎体周围软组织

多以病变椎体为中心，颈椎可见椎前软组织阴影增大，气管被推向前方或偏于一侧。胸椎可见不同类型的椎旁脓肿阴影。腰椎可见腰大肌阴影增大增深，说明脓液越多；如软组织阴影不很大，但有明显钙化，说明病情已经稳定。

(二)CT检查

CT检查能早期发现细微的骨骼改变以及脓肿的范围，还可以显示椎间盘、椎管的情况。对常规X线片不易获得满意影像的部位更有价值。结合临床资料综合分析，如椎旁扩大阴影中有钙化灶或小骨碎片时，有助于脊柱结核的诊断。CT有时还是无法鉴别脊柱结核和脊椎肿瘤。

（三）MRI检查

具有软组织高分辨率的特点，用于颅脑和脊髓检查优于CT，在脊椎矢面、轴面和冠面等均可扫描成像。脊柱结核MRI表现病变的椎体、间盘和附件与正常的脊椎对应处的正常信号相比，高于者为高信号，低于者为低信号。

1. 椎体病变

T_1加权像显示病变处为低信号，或其中杂有短T_1信号。椎体病变T_2加权像显示信号增强。图像显示有病变椎体除信号改变外，可见椎体破坏的轮廓、椎体塌陷后顺列改变和扩大的椎旁影像等。

2. 椎旁脓肿

脊柱结核椎旁脓肿在T_1加权像显示低信号，而T_2加权像呈现较高信号。冠面能描绘出椎旁脓肿或双侧腰大肌脓肿的轮廓与范围。

3. 椎间盘改变

脊柱结核X线片椎间盘变窄是早期征象之一。MRI的T_1加权像呈现低信号变窄的椎间盘。正常的髓核内在T_2加权像有横行的细缝隙，当有炎症时细缝隙消失，能早期发现间盘炎症改变。MRI在早期脊柱结核的诊断较其他任何影像学检查包括ECT在内更为敏感。临床症状出现3～6个月，疑脊柱结核患者，X线片无异常，MRI可显示受累椎体及椎旁软组织（脓肿），T_1加权像为低信号，T_2加权像为高信号。早期脊柱结核MRI影像可分为三型。①椎体炎症；②椎体炎症合并脓肿；③椎体炎症、脓肿合并椎间盘炎。值得提出受累椎体处于炎症期，而无软组织和椎间盘信号改变者，不能与椎体肿瘤相鉴别，必要时应行活检证实。

（四）实验室检查

1. 血常规

改变不明显，可有淋巴细胞增高。如有合并感染，白细胞总数和中性粒细胞增高，病程长者，红细胞数和血红蛋白量可降低。

2. 红细胞沉降率（血沉）（ESR）

红细胞沉降率（血沉）在活动期升高，多在30～50 mm/h，如明显升高，提示病情活动或有大量积脓。静止及治愈期逐渐下降至正常，如再次升高说明有复发的可能，无特异性。

3. 结核杆菌培养（tubercle bacillus culture）

一般取脓液、死骨、结核肉芽组织进行培养，阳性率约为50%左右，具有定性诊断价值。但培养时间长，阳性率不高。结核菌素试验（PPD试验），阳性反应是一种结核特异性变态反应，对结核菌感染有肯定的诊断价值，PPD主要用于少年和儿童结核病诊断，对成人结核病诊断只有参考价值，它的阳性反应仅表示有结核感染，并不一定患病，若试验呈强阳性者，常提示人体内有活动性结核，PPD对婴幼儿的诊断价值比成年人大，因为年龄越小，自然感染率越低，而年龄越大，结核菌自然感染机会越多，PPD阳性者也越多，因而诊断意义也就越小。

七、疾病诊断

（1）有肺结核病史或与结核患者接触史。

（2）有低烧、盗汗、食欲缺乏、消瘦、全身疲乏无力等结核中毒症状。

(3)脊椎病变处疼痛、压痛和叩击痛。可出现后突成角畸形,脊柱活动受限,拾物试验阳性。

(4)可有寒性脓肿形成。颈椎结核常在咽后壁;胸椎结核多在椎旁;腰椎结核除有腰大肌部脓肿外,还可在腹股沟、股内侧、腰三角或臀部出现。如寒性脓肿破溃,可形成窦道、长期不愈。

(5)脊柱结核合并截瘫,在脊髓受压平面以下出现不完全或完全截瘫。

(6)结核病变活动期红细胞沉降率(血沉)增快。

(7)脊椎X线正侧位摄片,显示椎体不规则骨质破坏,或有椎体塌陷、空洞、死骨形成,椎间隙变窄或消失。椎旁有寒性脓肿阴影。

(8)CT检查或MRI检查可显示病变范围,椎管内病变及脊髓受压情况。

(9)结核杆菌培养阳性。

八、鉴别诊断

根据慢性进行性病史、典型的症状与体征,以及各项特殊检查,脊柱结核诊断并不困难,但有时易和下列疾病混淆,应认真鉴别。

(一)强直性脊柱炎(ankylosing spondylitis)

本病均有骶髂关节炎症,没有全身中毒症状,X线检查看不到骨破坏和死骨,胸椎受累后会出现胸廓扩张障碍等临床表现可以帮助鉴别。

(二)椎间盘退化症(intervertebral disc degeneration)

年龄40岁左右特别是体力劳动者,常见于颈椎和腰椎,表现患处慢性疼痛或并有所属神经根放射性疼痛。

X线片椎间狭窄,其相邻椎体边缘致密,或有唇样增生改变,椎旁无扩大阴影,患者体温和红细胞沉降率(血沉)正常。

(三)腰椎间盘脱出(herniated lumbar disc)

腰椎间盘脱出多见于20～40岁男性,腰痛及坐骨神经痛,咳嗽时痛加重。检查可见腰侧弯,生理前凸减少或消失,患侧直腿抬高试验阳性但是患者红细胞沉降率(血沉)和体温均正常。腰椎4～5或腰5骶1椎体结核后侧病变常与之混淆。

(四)先天性椎体畸形(congenital vertebral malformations)

先天性椎体畸形多见于16～18岁,腰背疼痛,外观或有脊柱侧凸等畸形。X线片可见半椎体,椎体楔形改变或相邻两椎体融合或同时可见肋骨等畸形,两侧椎弓根横突、肋骨的数目不等,这类先天畸形应与治愈型椎体结核鉴别。

(五)脊椎化脓性炎症(spinal inflammation)

发病前,患者多有皮肤疖肿或其他化脓病灶,多骤起,体温高,中毒症状明显,受累部疼痛明显,活动受限,局部软组织肿胀和压痛。

X线片椎体可见骨质破坏,椎间变窄,常有死骨形成,多无脓肿形成,应行细菌和组织学检查确诊。

(六)自发性寰枢椎脱位(spontaneous atlanto-axial dislocation)

自发性寰枢椎脱位常继发于咽部炎症之后。10岁以下儿童,患儿常用手托住下颌,有斜颈,颈部活动受限,X线片寰椎向前脱位,齿状突向侧方或后方移位,而无骨质破坏,无寒性脓肿阴影。CT 检查有助于诊断。

(七)扁平椎体(flat vertebral body)

扁平椎体多见于儿童,表现背痛,后凸畸形,脊柱运动受限,无全身症状,本病常见的有两种病因:椎体嗜伊红肉芽肿和骨软骨病。X 线片患椎楔形改变,可残留一薄片,而相邻椎间隙正常,椎旁可见稍扩大的阴影,病变治愈后,椎体高度多能不同程度恢复。

(八)脊椎肿瘤(spinal tumor)

可分为原发和转移两大类

1.原发

原发常见 30 岁以下患者,常见良性的骨巨细胞瘤、骨软骨瘤、血管瘤;恶性的有淋巴瘤、脊索瘤、尤文肉瘤等。

2.转移癌

转移癌多见于 50 岁左右患者,常见的有肺癌、乳癌、肾癌、肝癌、甲状腺癌、前列腺癌等,转移到椎体或附件,神经母细胞瘤则多见于 5 岁以下婴幼儿。

(九)慢性腰背肌筋膜炎(chronic low back muscle fasciitis)

患者常年腰痛,劳累后加重。不少腰椎结核患者,早期都曾被诊断为腰肌筋膜炎,该病虽有腰痛和功能受限,但患者健康不受影响,无固定压痛点,X 线片检查无骨质破坏。

(十)慢性感染(chronic infection)

如梅毒、布氏杆菌、伤寒杆菌等,有时也可引起脊柱感染、椎体破坏,X 线片所见有时与结核相似,需认真分析病史,结合实验室检查鉴别。

九、疾病治疗

脊柱结核是全身结核的一部分。为了尽早治愈全身和局部结核,应积极增强患者机体抵抗力,使矛盾向有利于机体方面转化。应用支持疗法、药物疗法、微创疗法,必要时手术清除病灶,融合脊椎,早日恢复患者的健康。但是,任何治疗方法都有其独特的适应证,对于脊柱结核的患者而言,选择适合自己的治疗方法最重要。

支持治疗:结核患者多有食欲减退、身体消瘦、贫血或低蛋白血症。全身状况好坏与病灶好转或恶化有密切关系。休息和营养作为改善全身情况的一个重要步骤是治疗结核所不可缺少的。休息使机体代谢作用降低,消耗减少,体温下降,体重增加,有利于体力恢复。因此,患者要有足够的休息和睡眠。同时改善营养状况也很重要。积极补充营养,给予可口、易消化、富于营养的食物。营养状况较差的可补给鱼肝油、维生素 B、C 等。贫血的患者可给铁剂、维生素 B_{12}、叶酸等。严重贫血的患者可间断输血,每周 1～2 次,每次 100～200 mL。肝功能不良者需进行保肝治疗。合并感染者可给广谱抗生素,或根据药物敏感试验给敏感药物。对截瘫患者应加强护理,预防压疮,并防止肺部感染和泌尿系感染。

局部制动:局部制动可以使脊柱结核病灶部位得到充分休息,减轻疼痛,为病变部位的组织修复、愈合创造一个稳定的局部力学环境,是常用的术前、术后辅助治疗方法。以往主要以石膏固定为主,目前有被高分子热塑性支具取代的趋势。

抗结核化疗:抗结核药物的化学治疗对于结核病的控制起着决定性的作用。抗结核化学治疗的原则是早期、规律、全程、适量、联合。早期,即对所有检出和确诊患者均应立即给予化学治疗。有些患者在不能排除结核感染情况下也可采取抗结核药物诊断性治疗。

早期化学治疗有利于迅速发挥早期杀菌作用，促使病变吸收和减少传染性。规律，即严格遵照医嘱要求规律用药，不漏服，不停药，以避免耐药性的产生。全程，即保证完成规定的治疗期是提高治愈率和减少复发率的重要措施。适量，即严格遵照适当的药物剂量用药，药物剂量过低不能达到有效的血药浓度，影响疗效和易产生耐药性，剂量过大易发生药物毒副反应。联合，即同时采用多种抗结核药物治疗，可提高疗效，同时通过交叉杀菌作用减少或防止耐药性的产生。

（一）一线抗结核药物

1. 异烟肼(INH)

异烟肼具有最强的早期杀菌作用，预防药物产生耐药性最好。口服吸收快，易渗入胸腔、腹腔、脑脊液和关节液中，且能渗入细胞内，故亦能杀灭细胞内的结核杆菌。成人每天用量300 mg，分3次服用。小儿用量，每天每kg体重10～20 mg。异烟肼对肝功能有损害，还能引起神经炎及精神症状，服用期间注意定期检查肝功能，大量服用可加服维生素B_6。

2. 利福平(RFP)

利福平灭菌作用最强。口服后经肠道吸收，在血液中能较长时间维持高浓度，能通过血一脑屏障进入脑脊液。利福平对结核病的治疗效果较好。成人剂量为每天450～600 mg，可于清晨空腹服用，亦可分两次服用。儿童一般用量为每日每千克体质量20 mg。利福平有肝功能损害，胃肠道反应，皮肤反应，流感样反应等不良反应。故肝功能有严重损害及胆道有梗阻的患者忌用，老年人、儿童、营养不良者慎用。

3. 吡嗪酰胺(PZA)

具有对酸性环境中细胞内结核菌群的特殊的灭菌作用。PZA和RFP联合则具有最强的灭菌作用。成人每天用量1～1.5 g，分2～3次口服。中毒作用为肝功能损害，并能引起关节疼痛。

4. 乙胺丁醇(EMB)

乙胺丁醇抗结核作用较强，可弥散到人体各组织中。成人用量为每天750 mg，一次服完以便获得高峰血药浓度。不良反应有视力障碍。当早期出现色觉障碍时即应停药。

5. 链霉素(SM)

链霉素属抑菌药，仅对细胞外的结核杆菌有杀灭作用。口服不易吸收，肌内注射可以渗入到各种组织中，但不能或很少通过血一脑屏障。长期服用可有听神经损害和肾功能损害，注意定期检查肾功能。成人使用剂量，每天1 g，分两次肌内注射。儿童用量为每天15～30 mg/kg体质量。

（二）二线抗结核药物

阿卡米星、卷曲霉素、卡那霉素、环丝氨酸、乙硫异烟胺和对氨柳酸等。根据患者情况选择不同用药方案。

(1)对于耐药的患者或者复治的患者治疗是比较困难的，根据结核杆菌培养加药敏的结果选择方案。如果一线抗结核药有两种以上耐药的，可在一线药物基础上加上一种或两种以上的二线药物。

(2)对于合并其他疾病的患者，根据其耐受程度不同用药方法也不同，比如，有些患者初次应用抗结核药，在多种抗结核药联合应用的情况下会导致肝功能急剧下降，可根据肝功能损伤的程度选择性地用药，也可暂停抗结核药物，待肝功恢复正常再把抗结核药物逐渐增加到正常用量,必要时更换或替换抗结核药物,让肝脏有一个适应过程;如合并有贫血,在纠正贫血的基础上加强自身免疫治疗,再加强抗结核治疗;合并肾功能不全者在保护肾功的基础上选择性用药等。

(3)对于年轻的患者,没有合并其他疾患者可用传统方案,对于年老体弱或者儿童患者可选用不良反应较小的药物。

(4)根据患病的部位和性质来决定化疗时间的长短。

(三)微创疗法

经过单纯药物治疗,临床症状不缓解并且椎管没有压迫的活动期脊柱结核。符合上述条件的患者都可以接受微创治疗,微创治疗观点认为脊柱结核与脊柱肿瘤不同,脊柱结核不需要彻底切除,不需要病灶清除。病灶内和流注脓肿内可以放置各种引流物。除增加口服药物剂量外,利用微创的方法,可以提高病灶内的药物浓度,并且没有明显的毒副作用。不融合,也可以实施内固定治疗,单纯固定是治疗脊柱结核的一种方法。从微创的角度出发,急性期需要做椎管减压的主要是出现脊髓压迫的患者。畸形等问题可以待到二期进行处理。

1.微创疗法的优点

(1)局麻下实施,双肺情况差的患者可以耐受。

(2)可以做椎管减压,适用于脊柱结核出现截瘫的患者。

(3)可以做脊柱内固定,术后患者可以早期下地,克服了单纯使用微创方法的缺点。

(4)术前无需特别的准备,不需要长期服药,无需对红细胞沉降率(血沉)进行严格限制。

(5)轻度校正部分后凸畸形。

2.微创的方法

(1)局部麻醉CT引导下病灶穿刺、置管、引流、局部化疗。单纯药物治疗无效的活动期脊柱结核患者中,75%～80%的患者经过单纯微创手术的方法可以获得痊愈。余下20%～25%的患者多可以通过其他微创方法治愈。稳定期脊柱结核就诊的患者,多需要接受开放矫形手术。

(2)脊髓压迫症状不缓解或加重、就诊时即出现了脊髓压迫症状和无法耐受长期卧床的患者可以行微创内固定手术治疗:①经椎板间孔椎管减压,适应于有椎管内压迫的病例;②经椎板间孔椎管减压+椎弓根钉内固定,适用于有椎管内压迫、需要早期下地的患者。

3.传统手术疗法

常用手术有四种类型。

(1)切开排脓:传统观点认为寒性脓肿广泛流注致患者出现继发性感染,全身中毒症状明显,不能耐受病灶清除术时可做切开排脓挽救生命。寒性脓肿被切开后,全身中毒症状可望得到控制,但切口不易愈合。

(2)病灶清除术:20世纪40～50年代起,由于抗结核药物的成功合成和提取,为实施病灶清除术提供了条件。有前路和后路手术两种。后路手术通常用于胸椎结核,从寒性脓肿明显的一侧入路。患者取侧卧位,手术侧向上。做棘突旁切口,推开骶棘肌,显露病变脊椎的一侧肋横突,按病变范围需切除1～3个肋横突及部分肋骨头。推开胸膜,进入病灶做彻底的清创术,可以清除脓液、结核性肉芽组织、干酪样坏死物质和死骨。应该掏尽椎间隙内一切病变组织,直至进入对侧寒性脓肿。颈椎结核则多从前路进行病灶清除术,术后予以石膏固定3～4个月,复查后酌情拆除石膏或继续固定。

(3)后路脊柱融合术:这是古老的手术,现已很少使用。那么后路椎弓根螺钉系统与前路病灶清除术联合应用是否可取呢?联合手术可以加强脊柱稳定性,并可使患者早期下床活动,不必用石膏背心固定;但必须考虑到手术创伤大的问题,如果脊柱结核患者久卧病床,一般情况比较差,则不能耐受此联合手术。

(4)矫形手术:主要是纠正脊柱后凸畸形。已有临床报道对陈旧性胸椎结核有后凸畸形者采用 Halo 牵引,再施行脊柱矫形并后路安放内固定物取得成功。

十、并发症

(一)脊柱结核截瘫前的前兆

(1)感觉障碍:如患者诉说有从后背向前胸或是腹部的束带样紧缩感,或是有蚁爬、麻木、冷热刺激异常的感觉。

(2)运动障碍:自觉行走笨拙,挪脚步时不听使唤,双下肢发僵,发硬、颤抖、或发软无力、易于跌倒等。

(3)括约肌功能障碍:主要是膀胱和直肠括约肌的障碍,表现为无力、失禁等。

(4)自主神经功能紊乱:如表现为病变椎体下的皮肤干燥、无汗、皮肤温度低,用手触摸正常椎体或是病变椎所支配的神经上下、左右的范围有热冷分明的感觉。

(二)脊椎结核合并截瘫

脊椎结核合并截瘫有10%～20%,应贯彻预防为主的方针,主要措施为脊柱结核活动期坚持不负重,坚持卧床和抗结核药物治疗等。如已发生截瘫,应早期积极治疗,大多可以取得良好的恢复。如失去时机,后果是严重的。如已有部分瘫痪,一般多先行非手术治疗,按截瘫护理,绝对卧床,进行抗结核药物治疗,改善全身情况,争取最好的恢复;如1～2月后不见恢复,应尽早手术解除张力,如截瘫发展很快,甚至完全截瘫,应尽快手术,不宜等待。在颈椎结核合并截瘫,或有寒性脓肿,应早行手术,可在颈部前侧做切口,在胸锁乳突肌前侧与颈总动脉颈内静脉之间(或在颈动脉鞘之前)进入,显露和清除病灶,必要时一次处理两侧。在胸椎手术多采用肋骨横突切除病灶清除术,或行椎前外侧前病灶清除减压术,待截瘫恢复,一般情况好转后,再做脊椎融合术,使脊椎稳定。

其次结核杆菌流注或传播到其他部位引起的其他部位结核杆菌感染发病,如结核性胸膜炎、脓胸、结核性脑膜炎等等也是其常见并发症。

十一、疾病预后

一般经术前术后的抗结核治疗及微创治疗,多数患者可以获得良好的治疗结果。需要开放手术病灶清除,正在变得越来越少。其中不合并截瘫的患者,优良率接近100%,合并截瘫的患者优良率在90%左右。

十二、疾病护理

常言道"三分治疗,七分护理",在临床工作中,对脊柱结核手术患者来说,优质的护理对疾病的康复起着极其重要的作用。

术前,应和患者进行心理交流,给患者介绍手术的积极性、必要性及安全性,消除患者的思想顾虑及对手术的恐惧感;鼓励患者多吃高热量、高蛋白、高脂肪饮食以提高患者的手术耐受力;训练患者在床上进行大小便,以适应术后需要;对发热患者,在及时告知医生的同时,给患者物理降温,降低患者的体力消耗。

术后,在患者身心处于极度痛苦的情况下,需及时在精神上给予安慰和鼓励患者树立战胜疾病的信心,积极配合医生治疗以便早日康复;由于术后患者伤口疼痛,咳嗽时疼痛加剧,患者不愿咳嗽,不愿咳痰,容易造成因呼吸道不畅而引发坠积性肺炎及窒息,故应鼓励患者及协助患者排痰,防止呼吸系统并发症的发生;对于术后高热患者,在给予药物治疗的同时应给予物理降温;对于术后留置导尿管的患者定时放尿,带有引流管的患者及时排放引流液,防止泌尿系逆行感染及伤口感染;术后患者床铺要保持整洁,皮肤保持干燥,若床铺污染要及时清理更换床单元;为防止压疮的发生,术后早期每两小时翻身一次,翻身的同时给患者按摩肌肉,防止肌肉萎缩。鼓励患者床上活动,防止关节僵直。术后患者由于手术创伤及卧床,要求给予流质、无渣、高营养饮食。根据病情可逐渐改为半流质或普食;术后一周左右协助患者下床活动,患者活动时要有专人护理,防止意外的发生,随着锻炼的加强及病情的康复,术后两周左右,可在病房自主活动,术后三周左右可户外活动。患者出院嘱患者按时服药定期复查。

第五节　退变性腰椎侧凸

一、概述

(一)概述

近年来,随着人口老龄化以及人们对生活质量要求的提高,越来越多的成人脊柱侧凸患者受到关注,文献报道>45 岁的成人中,退变性腰椎侧凸的发病率为 2.5%～15%,高于青少年特发性脊柱侧凸。Kim 等报道 50～60 岁成人中的发病率为 4.4%,而 60 岁以上人群中,其发病率 8.6%。随着脊柱内固定器械及技术的发展,尤其是第三代脊柱内固定,特别是椎弓根钉的出现,成人脊柱侧凸的手术治疗得到了巨大的发展。然而,到目前为止,由于缺乏有效的分类和分型系统,有关成人退变性腰椎侧凸(adult denovo degenerative lumbar scoliosis,ADDLS)的治疗方法的选择还存在较大的争议。

(二)成人脊柱侧凸的分类及 ADDLS 的定义

成人脊柱侧凸的定义为骨骼发育成熟的患者在冠状面上 Cobb 角超过 10°的脊柱畸形,主要包括以下三大类。

(1)成年以后新出现的脊柱侧凸。

(2)特发性脊柱侧凸在成年以后出现退变。

(3)继发退变性脊柱侧凸,指存在特发性或先天性及其他脊柱侧凸或由于下肢不等长及髋部病变造成骨盆倾斜而导致的脊柱侧凸。本研究只涉及第一类,即成人以后新出现的 Cobb 角>10°的退变性腰椎侧凸,Vanderpool 等将其定义为“denovo scoliosis”即成人退变性腰椎侧凸(ADDLS)。

二、成人退变性腰椎侧凸的病因及发病机制

ADDLS 的病因至今尚不清楚。最初认为 ADDLS 与骨质疏松有关,但 Grubb 等应用双

光子测量发现，成人特发性脊柱侧凸骨密度与ADDLS骨密度相比，差异并无显著性，因此认为骨质疏松并不是ADDLS的病因。

关于ADDLS的发病机制，Aebi认为，由于椎间盘及(或)关节突关节的不对称退变而导致脊柱节段最终整个腰椎的不对称负荷，结果引起脊柱的畸形，即腰椎侧凸和或后凸。这种畸形又进一步引发脊柱的不对称退变和不对称负荷，以至产生恶性循环，最终促进了腰椎侧凸的发生和发展。椎间盘、关节突关节和关节囊的退变最终导致腰椎单节段或多节段在矢状面及或冠状面的潜在或明显的不稳定，不仅包括腰椎滑脱即在矢状面上的移位，还包括在冠状面上的侧方移位或三维平面上的旋转脱位。由于不稳定导致的关节突关节及椎体的骨赘形成，加上黄韧带和关节囊的肥厚和钙化引起中央型腰椎管和侧隐窝及椎间孔的狭窄，从而产生神经根性疼痛或间歇性跛行。Kabayashi等进行了一项前瞻性研究，对年龄50～84岁的60名无脊柱侧凸的志愿者随访了平均12年，结果有22名出现Cobb角>10°的腰椎侧凸，通过回归分析表明：如果冠状面上有不对称的椎间盘退变，即一侧椎间盘高度下降20%或一侧出现>5 mm的长骨刺，则腰椎退变性侧凸的发生率就非常高。

三、成人退变性腰椎侧凸的诊断

(一)ADDLS的影像学特点

ADDLS实际上是三维畸形，冠状面上的侧凸，矢状面上的前凸减小，即所谓的平背畸形或后凸畸形和水平面上的旋转畸形，通常由主弯和小的代偿弯组成。主弯的顶椎通常位于L_3和L_4或L_2和L_3或L_1和L_2之间，顶椎往往有明显的旋转，代偿弯常常为L_4-S_1或L_5-S_1。其最大的特点是腰椎明显的退变，包括椎间隙狭窄，椎体前后缘的骨赘形成，关节突关节的增生变位，可以同时伴有椎体的侧方移位和前后的滑脱。严重者可以有躯干的失衡，表现为C_7铅垂线在冠状面上偏移骶骨正中线(CVSL)，在矢状面上距离S_1前后缘距离超过4 cm。

(二)临床表现

与青少年特发性脊柱侧凸不同，ADDSL患者就诊的原因多为疼痛，包括腰痛，原因主要为椎间盘源性、关节突关节的退变及腰椎的不稳定等。值得一提的是，腰痛并不一定与侧凸度数的大小有关；下肢根性疼痛、神经功能障碍及间歇性跛行，原因多为腰椎管狭窄引起的神经压迫，少数的原因为腰椎侧凸曲线的进展和躯干失衡。Liu等认为神经根的压迫在曲线凹侧多为L_3或L_4神经根，多为椎间孔或椎间孔外的压迫，而凸侧多为L_5或S_1神经根，多为侧隐窝狭窄引起。而Suk等认为神经根在凹侧多由于压迫引起，在凸侧多由于神经牵拉引起。

四、成人退变性腰椎侧凸治疗原则

(一)非手术治疗

目前ADDLS是采用手术治疗还是非手术治疗尚存在争议。主张非手术治疗的学者认为，大多数ADDLS患者出现明显症状时年龄都比较大，伴随很多心血管及糖尿病等严重内科疾患，加之ADDLS患者的手术都比较大，手术节段较多，手术时间较长及出血量较多，患者往往难以耐受这样比较大的手术，再加上ADDLS手术的并发症发生率较高，达56%～75%，再手术率达到18%～58%，导致手术治疗难以达到预期的效果。Bradford DS等认为，即便采用手术治疗，术前经过正规保守治疗的患者的疗效明显好于未采用过非手术治疗者，因此，所有患者都应首先采用非手术治疗。ADDLS的非手术治疗适应证为：①患者有严重的内科疾患，不能耐受手术;②患者矢状面上存在平衡,冠状面侧凸较小,无根性跛行,可耐受腰背疼痛等。非手术治疗方法包括:有氧运动,加强肌肉力量的锻炼,非甾体镇痛药,神经根、小关节及硬膜外封闭等。支具治疗不能阻止侧凸的进展,但对缓解症状还是有一定的作用。

(二)手术治疗原则

目前被广泛认可的手术适应证为:①顽固性腰痛及(或)下肢神经根性疼痛,保守治疗无效;②腰椎侧凸曲线持续进展,出现冠状面或矢状面躯干失衡。年龄不是绝对禁忌证,但要做到个体化,综合考虑患者的身体状况,手术的大小及风险,必要时联合内科、麻醉科及 ICU 医生共同评估手术风险,制订术前、术中及术后对患者的管理方案。

ADDLS 的手术原则是减压、矫正畸形和融合、稳定脊柱。手术方法很多,需根据患者不同的症状、曲线类型以及年龄、身体状况、伴随疾患等综合考虑。总的来说,手术方法包括前路手术、后路手术及前后路联合手术。具体手术方式分为以下几种。

1.减压及短节段固定融合手术

如果患者只有下肢根性疼痛,不伴有腰痛,影像学表现为腰椎中央管或神经根管狭窄,没有明显的腰椎不稳定,并且患者的年龄偏大,身体状况不适合较大手术,可以选择单纯的腰椎管减压术。如果同时存在腰痛,又有明显的节段不稳定,或是减压的节段位于顶椎附近,可同时考虑行局部短节段固定融合术。

2.后路矫形固定融合手术

如果患者有严重的腰痛,侧凸曲线不断进展,若患者的身体状况允许,应考虑固定融合整个侧凸曲线。

3.前后路联合手术

如果患者存在明显的躯干失衡,包括冠状面和矢状面的失衡,应行前后路联合手术,包括前后路的松解术,前路的椎间融合及后路的矫形器械固定融合术。

4.后一前一后路联合手术

Shufflebarger 主张先后路松解,置入内固定物和减压,然后进行前路松解和置入椎间融合器,再行后路置棒连接和锁紧及植骨,这样可以达到最佳的脊柱矫形效果。

五、成人退变性腰椎侧凸手术治疗的争议焦点

(一)融合节段

由于融合后出现的问题很多,包括邻近节段退变、假关节形成、内固定物的断裂、松动、神经损伤以及内固定物的费用问题等,越来越多的外科医生认识到,应尽可能地避免融合。然而,迄今为止,还没有哪一种方法能够取代对严重退变不稳定和畸形脊柱的融合。那就应当尽可能减少融合节段以保持脊柱的活动度并防止脊柱的进一步退变。目前,多数学者认为,内固定不要终止在下列节段:①后柱缺乏或已被切除;②任何方向上有移位;③存在旋转;④有局部的后凸畸形;⑤冠状面或矢状面上的顶椎。

目前,对融合节段问题争议最大的是:①椎间盘造影术是否可以作为选择融合节段的诊断标准。椎间盘造影术一直存在较大的争议,椎间盘造影阳性即诱发出与平时一致的疼痛,并不一定都能通过椎间盘切除和椎间融合术得到缓解。因此 Bradford 等认为过分依赖椎间盘造影术会导致不必要地增加融合节段,尤其在腰骶段。但是,迄今为止,椎间盘造影术仍是诊断椎间盘源性疼痛的金标准。②远端是否应融合到骶骨及(或)骨盆。Bradford 等认为远端融合

应终止于 L_4 或 L_5，尽量避免融合至骶骨或骨盆。Christopher 等也认为融合到骶骨或骨盆的并发症很高，包括假关节发生率高，骶髂关节加速退变造成的骶髂关节疼痛及髂骨钉等固定物产生的疼痛，以致很多患者需要取出髂骨钉等固定物，因此尽可能不要融合至骶骨或骨盆。Emani 等报道融合至骶骨的腰椎侧凸患者的围手术并发症为 34%，而晚期并发症为 37%，并且再手术率为 18%。Edwards 等对长节段融合至 L_5 和 S_1 的腰椎侧凸患者进行了比较，发现融合至骶骨组中有 33%发生内科并发症，42%假关节形成和 58%的再手术率。相反，Bridwell 等则认为，如果可能，尽量要融合至骶骨或骨盆，因为长节段的固定融合会加速 L_5～S_1 的退变，导致腰痛，很多患者需要二次手术延长固定融合至骶骨或骨盆。另外，为避免或减少假关节的发生率，可行 L_5～S_1 的前路或后路椎间融合（ALIF，PLIF，TLIF，XLIF）以提高融合率。至于髂骨内固定物的取出手术也较容易。③近端是融合到 L_1 或 L_2 还是到 T_{10}～T_{12}。

关于近端的融合节段问题，很多学者提出了标准：①近端融合椎应当是稳定椎，即在冠状面垂直轴线的±2 cm 内。近端融合椎应在冠状面上是正常的，上终板和椎间盘应是水平的。②近端融合椎应在矢状位上是正常近端节段的过渡。③近端融合椎应没有或很小的邻近节段的小关节或椎间盘的退变。④近端融合椎应是或接近于中立椎。⑤近端融合椎的邻近节段应在任何方向上是稳定的，并且后方结构是完整的。

Suk 等认为，如果是长节段融合，应融合至 T_{10}或以上节段，理由如下：胸腰段（T_{10}～L_2）是从活动度大的腰椎到活动度小的胸椎的过渡节段，小关节的方向从冠状位转为矢状位，矢状面上从胸椎的后凸转为腰椎的前凸；从生物力学角度上看，T_{10}以上有真正的肋骨保护，因此稳定性好，T_{11}和 T_{12}只是与浮肋相连，缺乏真正的肋骨保护，因此，如果融合终止于 T_{11}或 T_{12}及以下节段，容易产生近端邻近节段的退变及交界性后凸。Suk 等对 35 例接受融合至 L_5 或 S_1 手术的成人腰椎侧凸患者进行了 4 年以上的随访，手术时将患者分为 3 组：第一组患者为 14 例，近端融合至 L_1 或 L_2；第二组患者 14 例，近端融合至 T_{11}或 T_{12}；第三组患者 7 例，近端融合至 T_{10}或 T_{10}以上。结果发现第一和第二组患者中有 50%出现了近端邻近节段的问题，而第三组患者中这一比例只有 14%，第一和第二组患者中各有 36%产生了矢状位平衡的丢失，而第三组患者没有出现上述问题。Swank 等报道了 20 例从 L_1 或 L_2 融合至 S_1 的患者，结果 7 例患者由于近端邻近节段的骨折、退变或感染接受了再手术，只有 2 例患者取得了良好的临床效果。Simmons 等报告了融合至 L_1 或 L_2 的老年患者中，60%出现了近端邻近节段的问题。而 Mardjetko 等主张不一定都要融合至 T_{10}以上，理由如下：①邻近节段的退变可以发生在任何固定融合的脊柱节段，可由与年龄相关的自然退变过程加上固定融合手术以后的应力增加引起；②胸椎的后凸加大也是与年龄相关的自然退变过程，并不一定单与某一节段的病变有关，融合至 T_{10}的患者也一样可发生近端的后凸畸形；③常规融合至 T_{10}以上不仅增加出血量和手术时间，也增加假关节的发生率以及由于增加内固定物而增加的费用，这种方法增加了三到四个节段的不必要融合；④迄今为止，还没有令人信服的研究证明融合至 T_{10}以上可以提高长期疗效而不增加手术风险。Shuffebarger 主张融合节段的个体化，根据每个患者的不同情况和需要，以最少的融合节段来达到取得一个平衡、稳定、无痛和持久的脊柱。

（二）原位融合还是矫形

多数学者主张如果在冠状面上平衡而矢状面曲线良好，原位融合即可，没有必要进行矫形。如果存在躯干失衡，包括冠状面和矢状面，或出现由于平背综合征而导致的明显腰痛，或如果腰椎曲线是比较柔软的，并且在术前腰椎侧屈像上完全或部分矫正，则往往需要矫形手术。

(三)前路椎间融合加后路融合还是单纯后路手术

前路椎间融合加后路融合还是单纯后路手术,包括后路截骨矫形手术或后路椎间融合(PLIF)或经椎间孔椎间融合(TLIF)或极外侧椎间融合(XLIF)术。Lonstein 及 Bradford 等主张如果需要椎间融合,最好采用前路松解后椎间植骨加后路松解和器械固定矫形,这样不仅能对脊柱进行充分的松解和矫形,并且融合率高。Angevine 等对 19 例 ADDLS 接受前后路手术的患者进行了至少 2 年的随访,发现前后路手术可明显提高患者的生活质量和功能,而围术期并发症并不高。

与之相反,Abei 等则认为,前路松解很少需要,除非侧凸非常僵硬并且存在移位性脱位或有明显的前方骨桥形成。而选择性后路经椎弓根截骨术对脊柱矫形和纠正脊柱失衡特别是矢状面后凸有非常良好的作用。

为提高融合率又能避免前路手术,可行后路椎间融合术(PLIF)。Suk 等也主张多数情况下通过一期后路截骨矫形手术就能达到减压脊柱矫形和平衡脊柱的目的,而尽量避免前路的手术,除非腰椎畸形非常僵硬而单纯后路手术难以达到满意的矫形。Matusz 等分析了 180 例 ADDLS 患者,其中 94 例接受了单纯后路手术,而86 例接受了前后路手术,结果发现两组患者在矫形程度上没有显著性差异,而且假关节发生率相似而单纯后路手术患者总的并发症相对较少,因此认为单纯后路广泛松解及椎弓根钉内固定可以避免前路手术。Anand 等主张对单节段 ADDLS 患者可行单侧椎弓根钉固定和 TLIF,这种方法尤其适用于只有单侧神经根症状的患者。近年来,有些学者主张行后路极外侧椎间融合(XLIF)术,取得了良好的效果。Phillips及 Ozgur 等分别随访了 18 例和 5 例接受 XLIF 的 ADDLS 患者,发现不仅临床疗效很好,而且手术创伤小,手术和住院时间短,出血量小,并且并发症低,是一种很有发展前景的手术方法。

由于成人退变性腰椎侧凸的手术治疗相当复杂,需要考虑的因素众多,不仅要考虑患者的影像学表现,及患者的临床症状,而且还要综合考虑患者的年龄和身体状况及对手术的耐受性等。因此,每个患者的治疗要个体化,这样才能达到最佳的手术疗效。

第六节　成人脊柱后凸

一、病因

正常人体脊柱在矢状位上,颈段和腰段呈生理性前凸,胸段和骶段呈生理性后凸,整个脊柱呈 S形弯曲,使得身体得以维持平衡。正常胸段生理性后凸<50°,后凸顶点应该在 T_7-T_8 处,各种原因导致胸椎后凸角度超过 50°时,即形成后凸畸形。造成脊柱后凸畸形的原因很多,常见的包括创伤、结核、感染、强直性脊柱炎、先天性、休门病等。

常见后凸有两种:弧形后凸亦称圆背,见于休门病、姿势性后凸、类风湿性脊柱炎等;角状后凸见于脊柱结核、椎体压缩性骨折等。

二、成人脊柱后凸的分类

(一)先天性脊柱后凸

先天性脊柱后凸畸形是指由于先天性原因所致脊柱任何部位的病理性后凸畸形。病因尚不明确，由于这种畸形是引起截瘫的常见原因之一，因此越来越受到脊柱外科医生的重视。1973 年 Winter 将先天性脊柱后凸畸形分为 3 型，即Ⅰ型：椎体形成障碍，即半椎体，常发生在胸椎或胸腰段；Ⅱ型：椎体分节障碍；Ⅲ型：混合型，即椎体形成障碍与分节障碍同时存在。Winter 发现后凸顶角椎在 T_3-T_8 范围时，容易发生截瘫，原因在于此处椎管狭窄，血液供应容易受到损害，此部位的脊髓弹性最差。患者出现截瘫的年龄差异很大，有些病患儿在出生时就存在神经系统的损害。畸形对人体的损害取决于畸形的部位、范围以及生长不平衡的程度。对先天性后凸畸形除行全脊柱的正位和侧位的 X 线检查，三维重建 CT 可以形象地显示脊柱后凸的整体结构，以及畸形椎体的形态和位置，并可了解椎管内有无骨嵴等病变。

术前还应常规行 MRI 检查，很多的先天性脊柱侧凸患者椎管内存在异常，有报道为 31%～37%，主要有脊髓空洞、脊髓栓系、脊髓纵裂、低位脊髓或 Arnold-Chiari 畸形等。

(二)休门病

休门病(Scheuermann disease)又称青年性驼背，是一种发生在青少年脊柱的病变，常导致多个椎体楔形变，引起胸椎后凸畸形。

此病由 Scheuermann 于 1920 年首先报道。发病率为 0.5%～0.8%，常见于 12～18 岁青少年，男女发病率无明显差别。

1. 病因

目前尚不明确，可能与遗传及机械因素有关。

(1)遗传因素：该病患者有家族史，但是基因遗传模式目前还不清楚。

(2)机械因素：人体在站立或背伸时，前纵韧带紧张，牵拉椎体前缘骨骺，导致骨骺损伤、缺血、坏死、增生。而在进展期，患者穿戴支具后，畸形可得到控制或部分恢复，也证明机械因素的作用。

2. 发病机制

休门病常发生在下胸椎。脊柱屈曲时，胸椎尤其是下胸椎活动度较大，上下椎体前缘相互挤压碰撞和研磨，压力增大，导致骨骺损伤，血循环受阻，环状软骨板出现缺血坏死，使得椎体前后生长发育出现不平衡。前方的前纵韧带挛缩、增厚，保持椎体的后凸畸形。

3. 临床表现和影像学检查

临床主要表现为胸段或胸腰段的脊柱后凸畸形，患者常因为外观的改变有家长陪同到医院就诊。腰背部疼痛通常不明显，很少发生脊髓功能损害，但未经治疗的成年患者可发展为严重的胸椎或胸腰椎后凸畸形，并合并顽固性疼痛。与姿势性后凸畸形相区别的是 Scheuermann 病的后凸畸形在俯卧位或站立位过伸时不能得到完全的纠正，而且约 30%的患者合并轻到中度的脊柱侧凸畸形。姿势性圆背畸形后凸一般较轻，弯腰时可消失，X 线无椎体楔形变及终板改变。

X 片：后凸顶端三个或三个以上相邻椎体前窄后宽，楔形变>5°，椎体终板不规则，可存在 Schmorl 结节，胸椎后凸>45°。在排除外伤及其他病理原因后可诊断。需要注意的是，X 线片在 10～12 岁时才有表现。

(三)强直性脊柱炎

强直性脊柱炎(ankylosing spondylitis,AS)是一种慢性炎症性疾病,主要侵犯脊柱,以骶髂关节炎为标志,一般起病于髋关节不适。多发生于青壮年男性,男性多于女性。

1.病因

强直性脊柱炎是一种自身免疫性疾病,病因目前尚未明确,多数认为与遗传、感染、免疫、环境因素及内分泌失衡等有关。

(1)遗传因素:该类患者的 HLA-B_{27}阳性率高达 90%,远高于普通人群的 5%左右。强直性脊柱炎患者一级亲属患该病的危险性比一般人群高出 20~40 倍。

(2)感染因素:有报道该病的发生与肺炎克雷伯菌、沙门菌、志贺菌、耶尔森菌、弯曲菌及衣原体、支原体等感染有关。

2.临床表现

病程缓慢,开始症状轻微,可有轻度发热、疲劳和下腰痛。可由臀部或骶髂关节隐痛开始,难以定位,疼痛为晨起时较重,活动后可缓解,而休息不缓解。先累及骶髂关节,出现腰椎疼痛,逐渐感弯腰困难,累及胸椎时有胸背部疼痛,最终出现完全强直,大多出现后凸强直畸形,不能直立平视。

3.实验室检查

强直性脊柱炎无特异性的实验室检查,HLA-B_{27}常见呈阳性,阳性率为 90%左右,但其无诊断特异性。红细胞沉降率(血沉)增快,C 反应蛋白阳性,C 球蛋白及 IgA 增加提示病情活动性。

4.影像学检查

骨盆平片检查了解骶髂关节、髋关节、坐骨和耻骨联合变化情况。骶髂关节改变分为 5 级:0 级为正常;1 级为可疑变化;2 级关节边缘模糊,略有硬化和微小侵蚀病变,关节腔轻度变窄;3 级关节两侧硬化,关节模糊不清,有侵蚀病变伴关节腔消失;4 级关节完全融合或强直伴残存的硬化。

腰椎正侧位片示早期椎体骨小梁模糊,椎体呈方形变,晚期有前后纵韧带、棘间韧带、椎间纤维环骨化、脊柱强直,呈竹节样变等典型的强直性脊柱炎脊柱表现。X 线片的表现晚于临床数年才出现,一般 3 年以上才能出现韧带钙化征。

典型病例 X 线片通常已经够用,但对于早期患者,X 线检查可能显示骶髂关节正常或可疑,可使用 CT 检查以增加观察的敏感性。

5.诊断

修正的纽约标准(1984):腰痛、晨僵 3 个月以上,活动后减轻,休息不缓解;腰椎前后、侧凸活动受限;胸廓活动度低于相应年龄、性别的正常人。放射学标准:双侧骶髂关节炎 2~4 级或单侧骶髂关节炎 3~4 级。肯定诊断:符合放射学标准和一项临床指标。可能诊断:符合三项临床指标或符合放射学标准而不具备任何临床指标。

(四)脊柱结核

脊柱结核在骨与关节结核中发病率最高,其中又以椎体结核占多数。曾多见于儿童,近年来青壮年居多,女性略多于男性。椎体中腰椎发病率最高,其次是胸椎、胸腰段、腰骶段、颈椎和骶尾段。

椎体病变因循环障碍及结核感染,有骨质坏死、干酪样改变和脓肿形成,椎体及椎间盘破坏，由于重力造成椎体塌陷，椎间盘狭窄或消失，引起后凸畸形。后凸畸形是脊柱前方结构塌陷的结果并会引起神经功能受损。直接的硬膜侵犯或源自脓肿、死骨片的压力可导致神经系统障碍。

患者最常见的主诉是疼痛，可伴有全身中毒症状，如食欲缺乏、午后低热、盗汗和体重下降等。脊柱局部疼痛，在活动后加重，卧床休息减轻。

查体：检查颈椎和腰椎有前凸消失，胸椎后凸增加。病变处棘突异常突出，可形成局限性成角后突，拾物试验阳性。特别需注意检查四肢神经功能。

X 线椎体破坏，脊椎的曲度改变，可见死骨、空洞形成，椎体破坏严重者可见楔形压缩，椎间隙可模糊、变窄或消失。有寒性脓肿可发现椎旁软组织阴影。

（五）脊柱骨折

脊柱骨折患者在椎体骨折后未进行复位或手术固定复位不良引起，局部脊柱出现后凸，导致脊柱正常生理曲度的改变，遗留腰背部的疼痛。对于存在腰背部疼痛或脊柱后凸压迫脊髓神经引起神经系统症状的患者应进行手术治疗。脊髓神经压迫过久可导致变性，恢复的可能性减小。

三、脊柱后凸的诊断

一般根据病史、查体和影像学，脊柱后凸畸形的诊断并不难。查体可见患者驼背畸形，后背可触及突起物。后凸患者脊柱的后凸增大，外耳道在肩峰、大转子垂直面之前。需要进行区别的是姿势性还是结构性后凸，可让患者进行俯卧实验，驼背完全消失者为姿势性，未完全消失者为结构性。

影像学检查：X 线检查可以明确诊断，应当了解后凸的部位并测量后凸节段 Cobb 角。测量方法为矢状位最倾斜于后凸的上方椎体的上终板和下方椎体的下终板上采用 Cobb 法测量后凸的大小。对于复杂的后凸畸形，还可以进行 CT 扫描和 MRI 检查，CT 可以更加明确病变的细节，CT 三维重建可以更加直观地看到畸形情况，而 MRI 检查可以更好地了解后凸部位的脊髓情况，明确有无合并脊髓畸形，如脊髓空洞、脊髓低位拴系等，对术前制定治疗方案有重要的指导意义。

对于脊柱后凸形成的病因，可以从以下几个方面进行鉴别。

1. 年龄

少年儿童多为先天性。青年脊柱后凸，多为胸椎结核引起。青少年胸椎下部及腰椎过度后凸，多为发育期姿势不良或休门病所致。青壮年脊柱呈弧形后凸，强直固定，仰卧时脊柱亦不能伸平，见于强直性脊柱炎。老年人脊柱后凸，多发生在胸腰段，为骨质疏松，胸椎椎体被压缩而成。

2. 病史

患者有无既往外伤史，有无家族类似病史；有无结核病史；有无咖啡斑、异常毛发增生等常提示先天性病变。

3. 后凸形状

圆背畸形考虑休门病、姿势性后凸、强直性脊柱炎；角状畸形考虑脊柱结核、椎体压缩性骨折、先天性脊柱后凸。

另外，在诊断后凸畸形时还需要进一步明确有无骨质疏松、腹主动脉钙化；有无神经系统病损;脊髓原发性病变,椎体压迫脊髓;有无心肺系统病变:心电图、心脏彩超、胸片、血气分析、肺功能,了解心肺功能;排除先天疾病:腹部超声检查有无腹腔脏器先天病变及占位性病变;考虑结核者查胸片、红细胞沉降率(血沉)、PPD 试验;考虑 AS 者查红细胞沉降率(血沉)、抗链"O",类风湿因子、HLA -B_{27},骨盆平片。

四、脊柱后凸的手术治疗原则

脊柱后凸畸形是脊柱矢状位的畸形,多发生在胸椎或腰椎,有时伴有脊柱侧凸,形成侧凸后凸畸形。脊柱后凸可以引起腰背痛、不能直视前方以及胸腹脏器功能受限,严重僵硬的脊柱后凸畸形可伴有脊髓或神经根受压症状。脊柱后凸的矫正,常常需要进行截骨矫形。截骨可分为后路截骨、前路截骨以及前后路联合截骨,其中后路截骨方式又可以分为单节段、多节段椎板后方截骨以及经椎体截骨。矫形通常需要在内固定器械辅助下完成,内固定器械不仅在截骨的过程中保护截骨部位,防止脊髓神经受到牵拉剪切损伤,还可以在截骨完成后进行加压,闭合截骨形成的间隙,矫正脊柱后凸畸形,稳定截骨的节段,利于植骨融合。截骨手术通常时间较长、创伤较大、失血较多,特别是多段截骨和前后路联合手术,时间更长,失血更多,加之在脊髓神经周围操作,手术风险大。

(一)后路截骨内固定矫形术

在脊柱后凸截骨矫形术中,后路截骨应用最为普遍。可应用于多种常见的脊柱后凸畸形,如强直性脊柱炎、青年性驼背、先天性脊柱后凸畸形以及创伤后后凸畸形等。

1. Smith-Petersen 后方截骨术

Smith-Petersen 截骨是一种后方楔形截骨,其中心位于椎弓根之间。后方楔形切除的旋转轴位于椎间盘后方的椎间孔前壁。该术式为单节段截骨或多节段截骨,截骨呈"V"形。截骨的平面在 L_2 以下,通常为 L_3-L_4 椎间隙,因为该部位在脊髓圆锥和主动脉分叉下方,且椎管宽大。如 L_2-L_3 椎间盘较高,也可以考虑在此平面截骨。术前可以通过测量 X 线片,估计截骨后可以获得的矫正率。严重的骨质疏松、椎体前纵韧带钙化、主动脉钙化,严重的脊柱畸形是禁忌证。截骨位点截掉 1 mm 骨,矢状位上就可纠正 1°。

具体手术操作如下:患者俯卧位,摆体位时将后凸的顶点置于手术床的腰桥,便于截骨完成后通过调整手术床来完成后凸矫形。切口以后凸顶点为中心,进行充分的显露,侧方显露范围要从一侧横突到另一侧横突。以 L_3-L_4 节段为例,首先在截骨节段上下至少 2 个椎体双侧置入椎弓根螺钉,然后确定截骨的部位,将需要切除的椎板和棘突做好标记,注意截骨一定要在椎间隙的平面进行。咬骨钳咬除棘上、棘间韧带、L_3 棘突下缘及 L_4 棘突上缘,去除椎板间韧带,椎板咬骨钳在椎板间隙中线处咬开一个突破点,咬开黄韧带,神经剥离子将黄韧带和硬膜分离,用椎板咬骨钳按事先计划逐步向两侧外上方咬除椎板,注意保护硬脊膜,对 L_3 下关节突和 L_4 上关节突部分,可用椎板咬骨钳咬除。要注意完全切除截骨范围内的骨性结构,包括关节囊也要切除,一方面在闭合时要求没有骨性结构的阻挡,另一方面也要求在闭合后不会有骨性结构或软组织对硬膜形成压迫。最后要以 L_3-L_4 间盘为顶点,形成一个三角形的截骨区。

截骨完成后进行矫形,将手术床的腰桥降低,并用手施以一定的力量压迫截骨上下范围,在截骨处形成闭合的力量,此时经常可以听到或感觉到脊柱前方结构断裂,后凸得到明显的矫正或腰椎前凸明显加大,上下截骨面互相接触或间隙明显减小。此时将内固定棒预弯成合适的曲度,与椎弓根螺钉相连。脊柱此时已明显稳定,如果发现截骨面之间还有明显的间隙,在确定不会对硬膜造成压迫的情况下,可适当用内固定器械加压间隙,后凸还可以得到进一步的矫正,可以边加压边检查硬膜有无受压,以确保完全。待后凸得到明显矫正后可锁定内固定螺丝帽,金属棒之间加横连杆加强稳定性,行清醒试验,如果双下肢活动良好,则在固定节段的后方或横突间植骨融合。

术后平卧1周,根据内固定坚强程度可适当调整卧床时间的长短,术后第2～3 d在床上自行翻身,可减少术后并发症。伤口引流在术后24～48 h内拔除,拔管时24 h内引流量不应多于50 mL。

术后主要观察双下肢感觉运动情况,注意有无脊髓压迫或缺血引起的迟发性瘫痪;对于出现肠系膜上动脉压迫综合征,一般用禁食和保守治疗,经过胃肠减压后一般症状可好转。如出现脊髓神经损伤表现持续加重,应立即至手术室将内固定拆除,让脊髓尽可能恢复到原来的位置,虽然脊髓功能不一定能完全恢复,但可以增加脊髓恢复的机会。

2.后路楔形椎体截骨术

该手术方式在L_2或L_2以下进行,该手术避免了多次后路截骨术,如果冠状面同时存在畸形,可一次完成两个平面的截骨。该术式通过降低脊柱后方高度矫正后凸,不需前方的椎体结构张开。这种方法截骨的部位不单是椎板和关节突,向前方延伸到椎体。截骨的尖端是椎体前方的前纵韧带。椎体截骨手术的原则要减低椎体后部的高度来矫正后凸畸形,前方椎间盘并不裂开。目前采用后方椎体截骨方法的逐渐增多,手术比单纯椎板截骨的要困难一些。手术通过椎体截骨,出血比较多,如止血不及时则看不清手术视野,因此有可能损伤脊髓。

体位取俯卧位,腹部悬空。截骨节段置于手术床腰桥部位,以便完成截骨后能使患者取脊柱的过伸位,截骨线靠拢消除间隙。

具体操作如下:切口取中线直切口,上、下延伸2～3个椎体的距离。切开皮肤显露至椎板,用刮匙刮除椎板上的软组织,一直到显露双侧小关节突和横突。确定棘突,然后做椎板切除术。以L_3为例,把L_3椎板上下已钙化的黄韧带、棘上、棘间韧带以及小关节突全部切除,显露硬膜囊及双侧椎弓根的断端。另一方面显露出L_3横突,用骨膜起子推开横突前方的椎体侧韧带,要紧贴椎体表面,骨膜下剥离,比较安全,不会损伤前方的大血管。

按照手术前计划好的三角形截骨,三角形的底边就是后方的间隙,三角形的尖端在椎体的前缘。用骨刀在硬膜的双侧做楔形截骨,骨刀伸入椎体松质骨中出血很多,一边吸血,一边切骨,同时必须注意骨刀不要伤及硬脊膜,逐步从两侧向中间截骨到椎体完全截断为止;截骨平面一个在椎弓根上方,一个在下方,在椎体前缘相遇。截骨线间的骨质可用咬骨钳或髓核钳咬除,直到三角形的骨块全部取出。完成截骨后,抬高手术床的头尾,使患者的脊柱呈过伸位。

截骨三角形的底边上、下截骨面靠拢,呈一横线,这时可见后凸畸形明显改善。截骨上下端椎体的固定目前多采用椎弓根螺钉和连接杆进行固定,固定的节段可为截骨部位的上下各两个节段,以增加稳定性。在固定时可适当进行间隙的加压,可进一步矫正后凸畸形。

3.蛋壳技术

蛋壳技术是一项新的手术操作方法,是以椎弓根作为导向,从后柱到达脊柱的前柱,完成各种手术操作。有经验的医师可以采用这项技术进行椎体切除和(或)强直畸形的矫正。对病理性骨折后短节段强直性后凸畸形或重度僵硬的脊柱后凸畸形矫正时,就可以采用蛋壳技术。用“蛋壳”这个词来形容椎体的骨松质被完全切除后椎体的外观,只剩下一薄层骨皮质外壳,与空蛋壳相似。经椎弓根去除部分甚至全部骨松质,能够从后路在椎体内制造一个空腔,无论在肿瘤还是在骨折方面，都可以完成从椎管前方减压的目的。

麻醉和体位与单平面截骨相同，显露完成后首先对拟进行截骨的椎体进行椎弓根定位。一旦确定椎弓根的位置后，用咬骨钳、刮匙、骨刀去除拟手术节段的上关节突和表面的骨质。去除骨皮质后就显露了血运丰富的椎弓根骨松质。使用探子插入椎弓根内，探查确定是否在椎弓根内。用非常小的刮匙作为最开始的刮骨器械，插入椎弓根。然后逐渐使用大号刮匙刮除椎弓根内所有的松质骨，就剩下了一个通向椎体的骨皮质管道。此时可以通过椎弓根进行各种操作，由于骨松质血管丰富，可能大量出血，不仅影响患者的生命体征，还影响手术视野，可以用骨蜡、明胶海绵塞入椎弓根填塞进行止血。在熟练掌握这项技术以前，可以采用C形臂来监控操作。

在刮除骨松质时，如果遇到骨皮质，会有明显不同的感觉，在椎体内刮下的骨松质可以通过椎弓根去除。由于椎弓根靠近椎体上方，容易造成椎体上终板的破裂，如果破坏了上终板，就应去除椎间盘，并在该间隙植骨融合。术中适当扩大椎弓根与椎体交界处的窗口，必要时可小心折断椎弓根的外壁，这样可以扩大能切除的范围。继续操作使"蛋壳"进一步扩大，最后只留下皮质骨壳。此时开始处理柱后方的结构，切除棘突、椎板和关节突，显露后方的硬脊膜，获得广泛的减压，现在后方唯一的骨性结构就是椎体后缘和椎弓根的内侧壁，此时可以小心用椎板咬咬去椎弓根的内侧壁，并用反向刮勺将椎体后壁压向空虚的椎体内，此时整个硬膜完全显露，形成360°的减压并完成了楔形截骨。此时可以根据病情需要，通过内固定进行后凸或侧凸畸形的矫正。应当指出的是，蛋壳技术完全截断了脊柱的三柱，使得脊柱变得非常不稳定，应该在实施该操作前先进行临时的内固定，最后再根据矫形的需要进行适当的调整或重新内固定。最后植骨融合，放置引流管，关闭切口。

（二）前路截骨减压内固定矫形术

前路截骨减压内固定矫形术常用于合并截瘫的后凸畸形的治疗。此类患者脊髓受压一般来自前方，因此需行前路减压手术直接缓解脊髓压迫，解决临床症状。如果行后路截骨矫形，不但无效反而可能会加重瘫痪症状。手术以脊髓减压为主，后凸矫形根据情况进行，矫形不作为手术的主要目的。

前路手术方法：气管插管全身麻醉，T_{11}及以上部位后凸采用经胸腔入路，T_{12}及以下采用胸腹联合或腹膜后入路。患者取侧卧位，通过比后凸顶椎高2个平面的肋骨平面进入胸腔内，显露畸形椎体及上下各1个正常椎体，结扎节段血管，切除畸形椎体上下椎间盘以及顶椎前方挛缩的前纵韧带，逐渐切除畸形椎体前方骨块，包括同侧椎弓根直至椎管前壁，有神经症状者通过切除椎管前壁和椎间盘进行椎管减压，对椎体分节障碍者用骨刀沿残留的白色软骨线进行截骨，直至经撑开钳检查椎体完全松动。对于结核所导致的畸形，由于椎间隙已经破坏，需要使用锐利的骨刀在相应的部分进行截骨，截骨时根据术前CT扫描的数据确定深度和角度，避免损伤脊髓。进行松解时注意一定要将椎体前方挛缩的前纵韧带和对侧的纤维环彻底松解，否则会导致矫正效果不佳。然后于上、下正常椎体的中部平行于椎体的上下终板略偏前方各置入1枚螺钉(螺钉加垫圈)。螺钉尖端穿过椎体对侧骨皮质。对于畸形严重者可以在畸形顶点上下各2个椎体置入螺钉，以获得良好的矫正力和稳定性。用撑开器撑开，矫正后凸，锁固螺帽，测量手术间隙的高度，将切取的肋骨修剪成合适的长度植于其间，并将椎体切除时取下的碎骨植于肋骨条的前方，开胸常规放置胸腔闭式引流管，依次关闭切口，术毕。

手术需根据病变选择合适的入路。如不伴有侧凸畸形，则主要根据脊髓受压的部位选择左右侧入路，如果伴有侧凸，且侧凸角度<50°，一般自侧凸的凹侧进入，这样可以使减压后的脊髓向身体中心移位并获得最大程度的减压。但如果侧凸的角度超过50°，应考虑从凸侧进入，因为从凹侧进入太深，影响显露和手术操作。手术可选择前方开胸入路，也可行胸膜外、腹膜后入路。重要的是广泛显露脊柱的侧方和前方结构，以利于减压和截骨。

如果只进行单纯的截骨，在处理节段血管后，即可用适当的工具垫入截骨的对侧部位，用骨刀在需截骨的椎体做一骨槽，将骨槽中的骨质切除干净，直到对侧。并向上向下处理相邻节段的椎间盘，以利于植骨融合。在切除椎体后部骨质的时候一定要注意在胸椎不要超过肋骨头连线的后方，腰椎椎弓根连线的后方为椎间孔，不能过深，否则可能损伤到脊髓或神经根。

骨槽完成后进行支撑植骨，植骨前可在后凸顶点处推顶，或适当用撑开器撑开，矫正部分后凸畸形，但不宜过多。一般术后3周根据病情作后方的脊柱矫正融合术。

（三）前后路联合手术

对于较严重僵硬的脊柱畸形，单纯的前路、后路常常矫形效果不佳，或有些脊柱前路的截骨矫形脊髓减压后脊柱的稳定性受到影响，则需要进行一期或二期的后路矫形内固定。前路手术与脊柱前路截骨矫形减压术相同，如果无截瘫症状，可单纯行前路截骨，部分矫形，如果有脊髓受压出现截瘫，则需进行脊髓减压术。需要注意的是前路截骨矫形后，由于前柱结构已经被切除，在术中调整体位以及进行后路截骨时，一定要注意防止脊柱不稳、脊髓受到不良的剪切或牵拉力而导致脊髓损伤。

陈旧创伤、结核或先天畸形等原因所致的胸腰段后凸成角畸形的矫形较为困难，手术风险较高。后凸椎体的后部、突入椎管的骨块、纤维瘢痕或肥厚的韧带均可对脊髓产生直接压迫。在后凸状态下脊髓所受到的牵张亦可造成脊髓损害，有研究发现胸椎后凸成角畸形若出现神经损害，神经症状将呈进行性加重，后凸局部的不稳定可引起较严重的疼痛。胸腰段后凸畸形还可继发腰椎代偿性的过度前凸，使椎体滑移不稳定比例增加，同时引发下腰痛症状。手术治疗可以恢复脊椎序列，重建脊柱的平衡与稳定、解除脊髓的直接压迫及所受到的过度牵张，随着序列的恢复，腰椎代偿性过度前凸亦能得到改善，因此前后路联合手术在治疗脊柱后凸中应用并不少见。前路手术取侧卧位，后路手术取俯卧位，一般分期进行较为安全，间隔在10～14 d，对于前路手术顺利，患者一般情况好，可一期进行前后路手术。

第七节　退变性腰椎管狭窄症

腰椎管狭窄症是一组症状和体征的集合，是指由于腰椎中央椎管、侧隐窝及其腰椎椎间孔的直径减小而导致的一系列疾病的总称。腰椎管狭窄症可以发生在某种疾病发病的整个过程中，出现在腰椎各个不同的部位、节段之间。导致脊柱的椎管狭窄的致病原因可以归纳为骨质增生、韧带肥厚、椎间盘突出、脊柱滑脱等。神经根受压以及缺血导致的腰腿疼痛，间歇性跛行是主要的不适，患者临床表现主要为神经源性的间歇性跛行，行走距离一般不足500 m，体格检查患者大多没有阳性体征。腰椎管狭窄症患者主要是老年人，但近年来该疾病有年轻化的趋势。

目前尽管人们对该疾病有了一定深入的认识，但是还存在很多需要解决的问题，如：①不能精确定位腰椎管狭窄症的节段范围，虽然CT、MRI等多种检查手段能够很清楚地证实存在椎间盘突出、增生的关节突关节，但是对于腰椎管狭窄症的精确定位很难；②在腰椎管狭窄症的诊断问题上，患者的症状和体征不符，往往表现为患者的症状很重，但是影像学检查结果并不支持腰椎管狭窄的诊断，同时有些患者影像学检查显示存在很重的腰椎管狭窄，但患者没有临床症状；③在腰椎管狭窄症的治疗过程中，主要是依赖医师的经验，手术与否缺乏一个客观的指标。并且对于手术治疗和非手术治疗缺乏一个明确的循证医学的比较结果。目前对于腰椎管狭窄症的临床治疗费用很高，在美国有研究者调查显示因腰椎管狭窄症住院接受手术治疗的患者住院费用高达1亿美元。

腰椎管狭窄症的历史很长，最早的文献报道是在一百多年以前，但是在很长的一段时间内，该疾病被大家所忽视。直到20世纪70年代，Verbiest开始对腰椎管狭窄症进行了深入的研究，使得人们逐渐认识这个疾病。现在腰椎管狭窄症作为一种疾病已经被人们广泛接受。

目前腰椎管狭窄症被普遍接受的主要原因之一是随着年龄的增长而出现正常的解剖结构的改变。影像学检查有明显椎管狭窄改变的患者并不一定存在临床症状；如果患者的临床症状和体征比较明显，考虑诊断腰椎管狭窄症时必须得到影像学检查的证实。椎管狭窄的患者往往缺乏客观的体征，在所有接受手术治疗的患者中有95%的患者仅有主观的症状，主要是疼痛。正确的诊断和治疗主要依赖临床症状和病史，同时应该注意鉴别该疾病的神经性间歇性跛行和血管性间歇性跛行、周围血管性疾病、周围神经性疾病。

随着目前检查和治疗手段的不断多样化和深入的研究结果，对于退变性腰椎管狭窄症的诊断和治疗取得了很大程度的进展。

一、腰椎管狭窄的病因

腰椎管狭窄症的病因学主要包括如下几个方面。

1.先天性腰椎管狭窄

主要系由于在生长发育的过程中由于腰椎椎弓根短而导致的椎管矢状径短小。此种类型的腰椎管狭窄症临床上很少见。

2.退变性腰椎管狭窄

这种类型是临床上最常见的腰椎管狭窄症。主要是由于腰段脊柱在退变的过程中随着年龄的增长，而出现一系列脊柱的改变过程。这些改变主要包括如下几个方面：①腰椎间盘首先退变；②随之而来的是椎体的唇样增生；③后方的小关节突关节的增生、肥大、内聚、突入椎管，上关节突肥大增生时，在下腰椎（L_4、L_5或者L_3、L_4、L_5）由上关节突背面与椎体后缘间组成的侧隐窝发生狭窄，该处为神经根所通过，从而可以引起压迫；④椎板增厚；⑤黄韧带肥厚，甚至骨化。这些均占据椎管内的一定的空间，合起来称为退变性腰椎管狭窄。

腰椎管的矢状径，在不同的个体之间存在的差异较大，如同颈椎管、胸椎管一样，矢状径存在差异。在椎管矢状径较宽者，虽然有退变性的各种改变，但是因为其椎管内的空间较大，不产生椎管狭窄的症状；而在椎管矢状径较小者，则退行性改变就可以引起腰椎管狭窄的症状。

相对狭窄的椎管，并不是先天性椎管狭窄，是个体间的差异。

3.其他原因引起的椎管狭窄

其他原因引起的椎管狭窄主要包括如下的几种情况：①腰椎滑脱，该平面的椎管矢状径减小。②中央型腰椎间盘突出，占据腰椎管的空间，可产生椎管狭窄的症状。以上两种情况均有明确的诊断，临床上并不称其为腰椎管狭窄。③继发性腰椎管狭窄症，这些情况包括全椎板切除之后形成的瘢痕组织，再使椎管狭窄，或者椎板融合之后，椎板相对增厚，致使局部的椎管狭窄，此种情况比较少见。④腰椎爆裂骨折，椎体向椎管内移位，急性期休息时无症状，起床活动后或者活动增加后，可以出现椎管狭窄的症状等。

二、腰椎管狭窄症的病理生理

腰椎管狭窄症与颈椎管狭窄症和胸椎管狭窄症不同，退变性颈椎和胸椎管狭窄症达到一定程度后会出现压迫颈髓或者胸髓的症状，一般呈持续型，不易缓解。脊髓压迫时间较长以后(数月到数年)，还可以因为缺血导致脊髓本身的改变，在 MRI T 加权像上呈现低信号，提示脊髓存在结构性改变。腰椎管狭窄症则完全不同，在出现了马尾或者神经症状之后，常常表现为间歇性跛行，在步行一段距离后出现症状，而在卧位休息或者坐位休息后好转。

腰椎管的大小可以因为脊柱的姿势改变而改变，实验及其临床与 X 线测量均能够证明当腰椎前屈时，其生理前凸减少，黄韧带拉紧椎管容积增大，腰椎后伸时，其生理前凸增大黄韧带拉近向椎管内褶皱，而使椎管的容积减小，其前后径可以减少 10%以上或者更多。

在正常腰椎管，马尾神经约占硬膜囊横切面积的 21%，其余的空间为脑脊液所占据。硬膜囊和椎管壁之间有硬膜外间隙、脂肪和血管等，故腰椎管发生狭窄的时候马尾神经具有相当大的缓冲空间。

狭窄较轻的时候对马尾神经不造成压迫，因而也不产生临床症状；狭窄达到一定程度以后，此时如果伸直腰部或者腰部后伸的时候，椎管的容积进一步减少，椎管内的压力增加，使得静脉回流不畅，静脉压增加，血流缓慢，从而使得毛细血管压力增高，造成神经根马尾神经的血氧水平下降。此时如果进行活动或者行走，神经的需氧量会进一步增加，就会使得原有的缺血缺氧进一步加重而产生相应的临床症状。

如果弯腰休息，则椎管容积相对增加；椎管内的压力减低，神经的供血供氧改善，且活动停止后神经的需氧量也减少，临床症状得到缓解。

上述变化是神经性间歇性跛行的病理生理基础。

三、腰椎管狭窄症的临床表现

腰椎管狭窄症的典型症状是间歇性跛行，即走路一段时间后，出现一侧或者双侧下肢的麻木、疼痛、酸胀、无力等感觉，大多在股后外至小腿后外或者外前侧，停止走路或者稍微弯腰后则下肢的症状减轻或者消失，然后再次向前行走一段距离后，又出现症状，休息后好转。开始时可以行走数千米，以后逐渐减少，只能行走数百米甚至几十米，需要坐下或者蹲下后症状才缓解。休息时无症状，久坐或者骑自行车的时候都无症状；症状严重的时候，平躺时也可出现，侧卧屈腰屈腿则缓解。

有些患者以下腰痛开始，行走有症状，腰痛以及单侧或者双侧的下肢疼痛，休息无症状，此为中央型椎管狭窄。

侧隐窝狭窄症压迫神经根，可以出现比较典型的坐骨神经痛，类似于腰椎间盘突出症的临床表现。压迫 L_3 神经根的时候，从臀后、股外侧至小腿的前外及足背出现麻木疼痛；压迫 S_1 神经根的时候，麻木疼痛的区域位于足外缘、小腿外后以及股后外侧至臀部。其与中央型腰椎管狭窄症的区别在于症状较为持续，且相对固定，无明显走路后加重、休息后好转的表现，休息后症状稍轻，劳累后加重。

单独中央型腰椎管狭窄症较为多见，而单独的侧隐窝狭窄症较前者为少，混合型即中央型和侧隐窝均狭窄者不少见。

体征方面，中央型腰椎管狭窄症的早期患者自述症状明显，但是检查时尤其是在休息后进行检查的时候，症状消失，无明显阳性体征，这是中央型狭窄的一个特点。但是久之还是存在一些体征的，如下肢小腿某个区域麻木，但是直腿抬高试验阴性，膝腱、跟腱反射存在，症状严重后跟腱反射常常消失。

有意义的体征是腰部后伸试验，患者背向医师站立，髋膝伸直，做腰背后伸的动作，检查的时候需要扶助患者的腰背部，协助其后伸。在站立时无症状，后伸10°～20°，出现一侧或者双侧的下肢麻木者为阳性，出现该症状的原因为后伸的时候黄韧带向内挤压，腰椎管进一步狭窄，影响血供而出现症状。腰椎间及其椎旁常无明显压痛，足部肌力亦无明显降低，但是严重者常常出现足部肌力减弱甚至瘫痪。

侧隐窝狭窄症的体征类似于腰椎间盘突出症，该神经支配区域麻木，足趾背屈肌力可能减低，跟腱反射减低或者消失；若跟腱反射减弱或者消失，直腿抬高试验可以呈现阳性改变，腰椎活动不像腰椎间盘突出症与神经根关系那样明显，椎旁压痛也不如腰椎间盘突出症那样明显。

Yamashita 等提出一种基于患者下肢疼痛症状的新临床分类方法，笔者根据患者是否存在一侧或者双侧的下肢疼痛进行临床分类。只有单侧下肢症状的患者临床转归要比双侧下肢都有症状的患者要好。根据术前下肢疼痛类型可以判断术后下肢症状和功能。

四、腰椎管狭窄症的辅助检查

腰椎管狭窄症的辅助检查主要包括影像学检查和肌电图检查等，其中影像学检查又包括X线检查，MRI 和 CT 检查等。

X线检查可以发现腰椎出现退行性改变，这些改变包括腰椎间隙变窄、椎体骨唇增生、小关节突肥大等，侧位片腰椎管可以发现要比正常人狭小，但是缺少可靠的数据。还可以观察有无退变性滑脱，有滑脱者需要加拍前屈后伸动力位X线片，观察滑脱间隙的稳定性，如果滑脱的椎体前后位移相差3 cm以内，说明该间隙不稳定，或者加拍左右斜位X线片，判断滑脱是否出现峡部断裂等表现。

MRI 可以显示腰椎管的情况，硬膜后方受压节段黄韧带肥厚，椎间盘膨出或者突出情况，是否合并有马尾神经的异常等。Attias 等研究发现腰椎 MRI 在腰椎管狭窄症患者的诊断中起到很重要的作用，但是对于神经根管狭窄的患者 MRI 在成像的过程中需要特别注意，可能由不同的 MRI 操作者，不同的扫描层面等原因扫描出来的图像会出现不同的临床效果，并且从 MRI 扫描像上测量出来的神经根孔的直径或者面积可能与标本实际测量出来的面积存在较大的误差。

我们认为使用 MRI 检查可以间接地判断神经根管狭窄的程度，但是其确切的测量数值并不可靠。

肌电图检查(SEP)：做股神经、胫腓神经 SEP 可以较临床表现更加敏感，尤其是在中央型腰椎管狭窄症的时候，临床上可以无明显的阳性体征，但是腓总神经和(或)胫后神经的 SEP 可以有改变，潜时延长或者波幅降低等可以为诊断提供参考。

五、退变性腰椎管狭窄症的诊断

根据患者的临床症状和体征，在诊断腰椎管狭窄症后，还要判断中央型还是侧隐窝型腰椎管狭窄症，还是混合型。

1. MRI 和 CT 表现

硬脊膜受压是重要的诊断根据，但是只有在其与临床相符合的时候，才具有诊断意义。如果 MRI 腰椎硬脊膜囊受压明显，或者 CT 关节突关节肥大增生明显，但是临床症状缺如，则不能诊断为腰椎管狭窄症，相反如果 MRI 硬脊膜受压不很重，但是临床症状重，也应该诊断为腰椎管狭窄症。

即 MRI、CT 表现腰椎管内改变的轻重与临床症状并不完全一致，临床医师应该根据患者的临床表现结合影像学检查所见，做出诊断，不可以完全凭影像学检查的结果作出诊断。

2. 腰椎管狭窄的范围

腰椎管狭窄症可能涉及的范围不止一个节段或者几个节段，通常是多个节段同时受累。L_4 受累最多见，其次 L_3、L_5，再次 L_2。范围取决于以下几个方面：①临床症状有无大腿前或者前外侧的疼痛，膝腱反射是否降低；②MRI 显示腰椎管狭窄是否达到 L_3 或者 L_2；③SEP 股神经是否有病理改变。具有此 3 项表明腰椎管狭窄的节段包括 L_2 或者 L_3。

3. 并存疾病

通常需要注意是否合并有退变性腰椎滑脱或者退变性腰椎间盘突出症等，这些并发症都是腰椎退变性疾病的一个部分，应该同时处理。

六、退变性腰椎管狭窄症的治疗原则

治疗包括手术治疗和非手术治疗两个方面，分述如下。

（一）非手术治疗

腰椎管狭窄症是一种慢性疾病，有急性加重者主要是因为走路过多，负重或者手提重物，劳累而引起，腰椎管内软组织及其马尾神经根可能有水肿，对此应该注意卧床休息，腰部进行物理治疗、按摩等治疗，通常这样会有助于水肿消退，而慢性腰椎管狭窄症的患者可以锻炼腰肌，使腰椎管的生理前凸得到暂时减轻，从而缓解症状，此仅对早期病例有效，如果伴有急性腰椎间盘突出症，除外休息，还可以进行牵引治疗，如果单独的腰椎管狭窄症，牵引治疗并无效果。

Athiviraham 等临床上比较了保守治疗和手术治疗在腰椎管狭窄症患者治疗过程及疗效的差别。研究中共计包括 125 例患者，其中 54 例患者只选择减压手术治疗，42 例患者选择减压和融合手术治疗，而另外的 29 例患者选择保守治疗。2 年随访，Roland-Morris 生活质量问卷评分三组患者的评分分别是 6.9 分、6.1 分和 1.2 分。

保守治疗对于手术前症状比较轻的患者可以在一定程度上缓解患者的症状，但是绝大多数的中到重度的腰椎管狭窄症患者需要进行手术治疗，以期最大程度地缓解症状。

（二）手术治疗

腰椎管狭窄症发展到一定程度需要手术治疗，患者对症状缓解的程度要求不一样，因此手术适应证也没有一个绝对的标准。一般来讲，如果患者有缓解症状的要求，就可以进一步手术治疗，就是手术适应证。因为非手术治疗的方法不能彻底地缓解症状，故侧隐窝狭窄症的患者就是手术的适应证。Aalto 等对如何评价腰椎管狭窄症术后临床结果进行了评估。术前患者的行走距离较远，平时健康状况较好，以及神经根管型椎管狭窄症都可以获得较好的临床效果。

1. 椎板切除减压术

椎板切除减压术适用于中央管狭窄和侧隐窝狭窄的患者。手术在连续硬膜外麻醉或者全麻下进行。根据术者的习惯选择俯卧位或者侧卧位，如果选择俯卧位，需要注意术中避免腹部受压。在选择手术减压侧的时候需要注意选择：①有侧隐窝狭窄的一侧；②有下肢症状的一侧，如果双侧都有症状，则选择症状较重的一侧；③对于无下肢症状者需要根据 MRI 检查的结果选择减压能够较充分的一侧。

2. 腰椎开窗潜行扩大减压术

患者俯卧位，显露各个椎板间隙后切除黄韧带，然后对椎板内壁进行潜行扩大切除减压，使用椎板咬骨钳重点切除椎板上半部分的骨质，同时进行双侧减压。

Klaus 等对 80 岁左右的腰椎管狭窄的患者行椎板切除术后长期随访结果进行了观察。

这些患者的平均年龄是 82.2 岁，随访时间平均 2.7 年。视觉疼痛评分（visual analog pain score，VAS）从 89 降低到了 35 分，减压术可以有效地降低患者术后的疼痛，提高患者的生活质量。

需要注意双侧减压的时候要很好地保留腰椎的稳定性，可以使用椎弓根钉棒系统进行脊柱内固定治疗。

Cassinelli 等分析了 166 例腰椎管狭窄的患者接受腰椎减压手术后出现围术期并发症的危险因素。手术中使用内固定器械虽然相对延长了手术的时间，但是并没有增加术后并发症发生的概率。

考虑到手术后的脊柱稳定性，需要对腰椎减压的手术节段进行内固定治疗，同时需要考虑到椎间隙高度的问题，如果手术前椎间隙的高度较低，可以选择进行椎间融合治疗，置入椎间隙可以有效地在手术后维持椎间隙的高度，但是如果要使已经减小的椎间隙高度完全恢复到正常也很困难。通过置入圆形或者方形的椎间融合器，可以有效地恢复椎间隙的高度。

为了提高腰椎的融合率，可以在腰椎后外侧融合术（posterior lumbar spine fusion，PLF）的手术基础上在椎体间隙内置入骨块或者联合自体骨和 rh-BMP 促进脊柱融合，即 PLIF 手术（posterior lumbar Intervertebral fusion）。在 PLIF 手术中最关键的部分是手术中的充分减压。

减压的范围需要根据 MRI 以及 CT 或者脊髓造影的检查结果提示出现的椎管狭窄的范围确定。

3. 复杂的腰椎管狭窄症需要注意以下问题

（1）伴有退变性腰椎侧凸的腰椎管狭窄症患者需要注意在手术的时候同时纠正退变性腰椎侧凸。

（2）伴有腰椎不稳的腰椎管狭窄症，需要长节段进行腰椎内固定。Frymoyer 等为邻近椎体移动距离在 L_4-L_5 及其以上节段＞3mm，成角＞15°的时候为腰椎不稳定，而 L_5-S_1 ＞5 mm 才是腰椎不稳定。White 等认为静态侧位 X 线片显示椎体水平移位＞4.5 mm 或者超过邻近椎体矢状径的 15%或者相邻椎体矢状位成角＞22°为腰椎不稳定，在动力位 X 线片上相邻椎体成角 L_1-L_2 到 L_4-L_5＞20°，L_5- S_1＞25°为腰椎不稳定，需要进行腰椎融合手术。我们在临床上腰椎不稳的患者诊断主要依据除了脊柱的刚性丢失，或者异常的滑移，还包括由此引发的疼痛及其一系列的临床表现，特别是微小活动产生的突发性腰痛，或者腰部在伸、屈活动时出现的“卡住”的感觉或者间歇性出现一过性腰部和下肢的神经症状和体征。目前临床上常用的检查方法包括屈、伸位的X线检查，但是这种方法不能反映腰椎三维六度的活动范围。

在治疗上根据不稳定的情况选择不同的治疗方法。如果是以轴向旋转不稳定为主，需要采用小关节和横突间融合为主；对于无神经体征的位移性不稳定，宜采用前路椎体间融合；如果有明显神经受累表现的不稳定，此时应该考虑后路减压和融合，并且以融合为主。

4. 腰椎非融合技术

腰椎非融合技术目前已经应用于临床治疗退变性脊柱外科疾病。本节以腰椎棘突间内固定技术为例，简单介绍一下目前临床上使用较多的几种棘突间内固定器械。20世纪50年代开始Whitesides医师开始使用金属置入物撑开棘突来治疗椎管狭窄，开创了棘突间内固定器械的先河。但由于内固定脱位的发生率很高，需要再次手术取出。经过后部牵引可以减少后方纤维环的张力，而后方的纤维环通常是下腰痛产生的根源。椎间隙高度的塌陷是常见的椎间盘退变的常见影像学和病理学表现之一。

通过椎间置入物或者人工椎间盘来重塑椎间隙的高度是一项重要的治疗目标。然而其作用机制仍不清楚，可能是后方的纤维环张力减少后调节机械刺激痛觉神经末梢，减轻了术后的疼痛。

运动节段保留技术在临床上应用越来越多。脊柱平衡的丧失是邻近节段退变的一个潜在的危险因素。然而机械因素造成的相对后凸是相邻节段退变的一个重要的危险因素。为了更好地了解棘突间内固定器械的生物力学效应，有研究者测试了腰椎在使用X-Stop后的运动范围，发现使用前后固定的节段运动范围明显减少，轴向旋转和侧屈方面的功能没有受到影响。

动态棘突间内固定器械系统以Coflex棘突间内固定器械为代表进行介绍。

Coflex棘突间内固定器械是一种棘突间的“U”形内固定器械。在侧位X线片下观察其呈现“U”形结构跨越棘突上下两端。

该器械在设计的时候允许连续多个水平同时应用，以获得更大的棘突间的撑开效果。该棘突间撑开装置与Wallis棘突间撑开器和Extensure棘突间撑开器类似，但是该固定器械需要在手术中切除棘突间韧带组织。

该器械置入时需要存在少许的预应力。该特点使得其能够在上下两面都被压缩，最大限度地撑开棘突并且可以维持该器械的位置恒定。该器械的手术适应证很广泛，包括椎间盘突出，退变性椎间盘疾病，脊柱侧凸，椎管狭窄和腰椎不稳定等。该器械的独特之处就是可以用来连接脊柱融合的区域，作为完全融合到非融合的手术区域之间的过渡区域。Coflex装置已经通过美国食品的认证，运用于临床研究。

先前在欧洲进行研究的临床结果令人十分满意，有学者报道了106例Coflex的临床资料，其手术指征包括退变性脊柱侧突症，腰椎管狭窄，腰椎不稳定，椎间盘突出等。部分联合椎弓根内固定进行脊柱融合的患者临床优良率为74%。

总之，目前腰椎管狭窄症是临床上研究的重点和热点的内容之一，新的治疗方法不断出现，随着对这个疾病认识的不断深入，必将会有更大的进步。

七、腰椎手术后康复

腰椎退变性疾病，尤其是腰椎管狭窄的治疗常涉及脊柱的减压、固定、融合。随着外科技术的进步,多数脊柱融合的患者可获得即刻的脊柱稳定性。这使得早期开展康复训练成为可能。

一般认为,早期开展适度的功能训练有如下优点:①手术过程损伤的肌肉对维持脊柱稳定有重要作用,通过康复训练使这些肌肉尽快恢复功能可减少因脊柱失稳所引起的应力增加;②患者术后卧床时间必然增加,这可能导致脊柱的坚硬和活动受限,早期轻柔的活动腰背肌、腹肌以及与脊柱相连的髋关节和骨盆的肌肉,可保证椎间关节维持一定的活动度,为进一步的功能训练打下基础;③早期功能训练还可以增加手术局部血供、氧供,促进伤口愈合。

由于患者所采用脊柱融合的技术及手术入路的不同,开展的具体训练方法也会有所差异,本文所述仅是针对脊柱融合手术后康复训练的一般性指导原则。

术后早期卧床期间主要是进行深呼吸运动,以防止肺部的感染。对于前路经胸腔手术的患者更应该鼓励他们主动咳嗽、咳痰、深呼吸,促进肺早日复张。为保证植骨融合和防止骨块移位,我们一般建议患者术后卧床至少 1 周,然后可以在支具的保护下下床活动。

(一)术后 1～7 d 的牵拉训练

术后早期开展腘绳肌和股四头肌以及腰背肌的牵拉训练是很重要的,这有助于防止神经根粘连和瘢痕形成。

每次牵拉动作可持续 30 s,重复 3 次,左右侧分别进行。若患者耐受性良好可每 2 h 重复一次。

神经牵拉训练可以仰卧位进行,将下肢伸直,慢慢抬离床面,直到大腿后部感觉到张力为止。可用手于膝下辅助抬腿,同时注意保持膝关节伸直,踝关节背屈。股四头肌牵拉需仰卧位进行,使足跟尽可能靠近臀部。

(二)术后 1～9 周的静态稳定训练

这段时间的训练之所以称之为静态稳定训练,是因为此期的训练只包括肢体,而应尽量避免躯干下部的旋转或屈曲。

术后 1～9 周的术后静态稳定训练具体内容如下。

(1)骨盆倾斜训练:俯卧位,膝关节屈曲,使腹部向脊柱倾斜。

(2)相同体位,下肢交替抬起 8～10 cm,保持骨盆水平。

(3)提髋,使躯干升起,自肩到髋关节保持直线,也称搭桥训练。

(4)俯卧位,双手背后,将头和肩膀轻轻抬离床面 2.50 cm,注意始终保持视线向下。

(5)俯卧位,膝关节伸直,双髋关节交替后伸,注意保持骨盆水平。

(6)牵拉弹力带,做划船的动作,保持肩关节和胸廓固定,训练躯干上部的力量。

手术后的最初 6 周训练的目的主要是为了提高患者的耐受能力。6 周后可以根据患者的实际情况适当增加训练量和训练项目。动态训练开始的具体时间要根据患者脊柱的稳定情况以及医生的临床经验来决定。

(三)术后 6～12 周的增加动态稳定性训练

这一阶段的训练要求活动躯干部,因此需训练球辅助训练。具体内容简介如下。

(1)仰卧位,膝关节屈曲,将头和一侧肩膀抬向另一侧的髋关节方向,通过此动作训练腹部肌肉力量。

(2)四点跪位,将一侧上肢和对侧下肢交替抬起,以后伸背部。

(3)站立位,上肢保持固定,躯干部后仰以牵拉阻力带。

(4)站立位，双脚分开与肩同宽，阻力带一端固定于地面，双手抓住阻力带另一端自左下向右上方向牵拉，同法训练另一侧。

使用训练球的主要目的是控制关节活动度，而非最大限度地扩大关节活动度，这点对那些不熟悉训练球的患者尤为重要。每次训练强度以出现疲劳感或难以维持平衡为准。具体内容如下。

(1)坐于训练球上，交替抬起一侧上肢和对侧下肢。

(2)坐于训练球上，以腰部为支点移动训练球，注意保持肩关节水平。

(3)腹部卧于训练球上，双上肢支撑并向前移动躯干，直到训练球移动到大腿下方，交替抬起大腿。

(4)跪位，腹部卧于训练球上，利用上肢向前移动躯干，注意保持躯干平直。

(5)仰卧位，将训练球置于双小腿下方，抬起髋部、臀部和躯干下部，使腹肌保持紧张。

(四)9～12 周的在轻度载荷下开始强化训练

在此阶段常规有氧训练对促进融合具有重要作用。常规有氧训练可增加血供和氧供，保持体重，减少脊柱所承受的载荷。

训练时间可从每天几分钟增加到每天 30 min，以不出现疼痛为准。推荐的有氧训练项目包括散步、游泳、蹬车等，但不推荐跑步、跳舞和体育运动等。

因害怕融合失败而放弃训练的做法是完全错误的。尽管医生对训练的方法和强度有不同的观点，但研究表明良好的术后康复训练对提高融合率和手术效果是十分有利的。具体的训练项目应根据患者术后的不同阶段和植骨融合的情况有针对性地加以选择。

第八节　脊柱外科围术期一般并发症

一、体位相关并发症

患者在手术台上体位放置不当会导致并发症出现。将患者从担架转移到手术台时，一定要小心确保气道的通畅，尤其是从仰卧位变为俯卧位的时候。俯卧位时，患者面部一定要用垫圈衬垫，防止压疮形成。避免直接压迫眼球，防止视网膜营养动脉堵塞造成失明。

注意在易受伤的部位如肘部、髋部和膝部给予衬垫，有利于防止尺神经、股外侧皮神经和腓总神经的损伤。侧卧位或俯卧位存在损伤臂丛神经的危险。垫起腋区(腋窝以远5～10 cm)和避免肩部过度外展可以减少术后臂丛神经损伤的发生率。

在摆放患者体位的过程中腹部应该避免受压防止腔静脉回流障碍。静脉回流减少会导致心脏前负荷的减少，继而出现低血压。腔静脉回流受阻还可导致硬膜外静脉窦静脉压增高，这可能导致术中失血增多。

二、椎节定位错误

由于术中摄片或C形臂X线机透视定位已在各医院普及，因此发生术中定位错误已明显减少。但若盲目自信，特别在颈椎下段、胸椎与腰椎中段因缺少特征性的定位标志，仍有可能发生，从而导致手术固定、减压、融合等节段错误。术中常用的定位方法如下。

(1)利用特征性的定位标志定位：如 L_7 棘突、肋骨、骶岬、髂嵴等标志，但这些均可能发生解剖变异或因体位改变发生相应变化。

(2)利用病椎的大体病理改变定位：如骨折、肿瘤、结核、畸形的相应椎体在外观形态、结构与质地方面的异常改变明显时，常可以明确定位；若改变不明显或无法辨别时，则定位困难。

(3)X 线透视、摄片定位：是最准确、可靠的方法。术中显露出相应的脊椎后，用注射针头插入棘突或椎间盘，然后透视或摄片定位，但必须包括有定位特征的脊椎，否则读片时仍将发生困难。

总之，手术过程中，可通过解剖标志和病理改变定位，但仍应常规行 X 线透视或摄片确定，绝不能靠估计进行手术。

三、感染

脊柱手术围术期感染发生率为 2%～3%。单纯腰椎间盘切除术感染的发生率低于 1%，如果进行融合和器械固定，则发生率为 4%～8%。感染的危险因素包括以下方面：①高龄；②肥胖；③糖尿病；④吸烟；⑤免疫力低下；⑥术前住院时间；⑦脊柱脊髓发育不良；⑧翻修手术；⑨手术时间；①使用内固定器械、骨移植或骨水泥。

围术期使用抗生素预防感染比较普遍。预防性使用抗生素的器械固定和融合的患者与不进行预防的患者相比，具有较低的感染率。通常术前给予抗生素、并持续到术后 24 h，但一些外科医师更倾向于应用至拔除引流管和尿管以后。抗生素的选择应考虑到多种因素，包括宿主的免疫力、术野常见菌群、手术医疗费用及不良反应。大部分情况下使用头孢类抗生素，因耐药细菌逐渐增多，有些药物如万古霉素等不提倡使用，仅在对青霉素耐药的链球菌感染的高危患者，包括淋巴细胞减少症、近期出院或正在住院的患者、术后切口有引流物及酗酒的患者中方考虑使用。

感染治疗原则如下：①早期、浅表切口的感染可以采用抗生素和切口换药来处理。②对治疗无效的浅表感染需要早期手术处理，进行彻底清创。在对深层组织切开清创前，每一层都要进行清创和细菌培养。③在大部分病例中，如果感染深及骨质和内固定器械，则需要进行深部清创。术后早期清创中可以保留内固定器械，但是所有其他异物，如骨蜡和明胶海绵，必须彻底去除，血肿也必须彻底清除。融合骨块可以保留，但要清除松动和坏死的骨质，在感染控制后的后期清创中进行骨移植。如有可能，应一期闭合切口以防切口裂开。根据失活组织的多少，进行常规的系统清创。复杂的切口感染可能需要进行皮瓣转移。术后浅表切口感染，至少需要进行 10～14 d 的抗生素治疗。如感染累及骨组织、深部感染或异物置入(如金属、移植骨)时，清创术后可考虑局部置管、抗生素盐水冲洗，并静脉给予抗生素治疗 6 周。

四、深静脉栓塞

下肢深静脉血栓形成(DVT)是外科手术患者死亡和出现并发症的重要原因之一。手术后 DVT 发生率在欧洲是 30%，而在北美是 16%，在脊柱神经外科手术后可高达 25%，已知脊髓损伤患者有更高的深静脉栓塞和肺栓塞发生率。另外，高龄、肥胖、血管硬化和糖尿病等均为 DVT 高危因素。DVT 可造成下肢长期肿胀、溃疡，尚无有效的治疗方法。0.5%～2.0%的患者发生致命性肺栓塞。脊柱外伤及手术后，一方面，因外伤(手术)挤压、牵拉可直接损伤血管内膜，加之多种生物学致病因素参与，置静脉内膜于促凝状态；另一方面，常需长期卧床，有些还需输血，合并神经损伤的患者，下肢静脉失去肌肉泵作用及血管舒缩反应，导致血流滞缓；另外，脊柱后路手术俯卧位压迫，使腹腔、盆腔静脉淤滞，亦导致血流滞缓；再者，外伤（手术）致机体发生一系列病理生理改变，使血液处于高凝状态。因此，脊柱外伤及手术后存在静脉血栓形成的主要病理基础。所以预防脊柱外伤及手术后急性下肢深静脉血栓形成非常重要。低分子肝素可显著降低术后下肢深静脉血栓形成的发生率，在围手术期应用是安全而有效的，目前对脊柱手术患者，尤其是有 DVT 形成危险因素的高危人群，低分子肝素应用已成为常规。结合应用下肢间断气囊压迫装置和肢体主动或被动康复训练，可促使下肢静脉血流加速，降低 DVT 的发生率。

五、营养不良

术后营养不良对于并发症发病率和死亡率的影响很大。营养不良的程度与手术节段数量及水平有关。研究表明 6 个节段融合的患者至少需要 6 周时间的来恢复，13 个节段融合的患者则至少需要 12 周的时间来恢复。

围术期营养不良对分期行前路、后路手术的患者影响尤为严重，因为在两次手术之间常很少或没有能量摄入。代谢状态的改变加上手术操作，常常加重患者营养不良的程度，并导致术后并发症较多，如切口感染、脓毒血症、肺炎。前后路手术之间给予全肠道外营养可以降低肺炎、泌尿系统感染和切口并发症的发生率。

六、取骨区并发症

自体骨移植是获得骨融合的金标准，脊柱融合手术往往取自体骨较多。取骨区并发症所造成的后果，轻者可仅表现为取骨区不适，重者甚至出现比原发病还要痛苦的临床症状。主要包括血肿形成、骨折、神经损伤及取骨区疼痛等。

（一）神经损伤

前方髂嵴取骨的常见并发症是股外侧皮神经损伤，导致相应皮区的麻木。股外侧皮神经是腰丛的感觉支，支配大腿外侧皮肤区域的感觉。它从腰大肌的外侧缘向下越过髂腰肌的前缘到达髂前上棘由腹股沟韧带下方进入大腿，位于髂前上棘的内侧。牵拉髂腰肌可能损伤神经尤其是取内板骨块时。一些患者存在解剖变异，神经位于髂前上棘外侧 2 cm，腹股沟上方。在切开时需要细心观察这种潜在的变异。

（二）血管损伤

在髂骨后方取骨时，臀上动脉和臀上神经可发生损伤，髂上动脉从髂内动脉发出，经过坐骨沟的最上方进入髂区。在使用骨膜剥离器进行骨膜下剥离时或者使用齿状钩无意中穿透组织时这些结构可能会受到损伤。如果动脉断裂，则会回缩至盆腔内，止血时需要进行更多的骨质切除显露残端，然后进行止血，或者行前路探查并结扎血管。

（三）骨折

取骨侧发生骨盆骨折，很有可能是取骨时髂骨受到的应力增大所致。这种并发症多数发生于长节段腰骶部融合的老年骨质疏松患者。一般的保护性支具可以预防。

（四）取骨区疼痛

取骨区的持续慢性疼痛亦是较为常见的并发症。这种疼痛痛苦大，并且持续时间长于手术主要操作所引起的疼痛。虽然尚无被广泛接受的方法能够避免供区疼痛,但是大部分学者认为有限的肌肉切开和骨膜下剥离可以减轻疼痛。

第九节　胸椎及腰椎手术并发症

胸腰椎手术并发症的危险性因人而异,差别很大。成年人较青少年的手术并发症多。与仅融合胸段或上腰段的手术相比,融合范围包括下腰段的问题更多,脊柱融合和内固定相关的并发症的严重程度也不一样。然而,许多并发症是可以预防的,根据并发症出现时间的不同,分为早期并发症和晚期并发症 2 类。

在手术过程中出现的或发生在术后 3 周以内的并发症为早期并发症,而发生在术后 3 周以后的为晚期并发症。

一、早期并发症

(一)术中大出血

术中出血,一方面手术视野不清晰、操作困难,容易损伤神经和血管;另一方面短时间大量出血可导致血容量不足、血压波动,处理不及时,则会发生休克。大出血在特发性脊柱侧凸手术中很少发生,在成人脊柱重建手术或翻修手术时,平均失血量比青少年患者的初次手术失血量多。

腰部手术采取俯卧位时,避免腹部受压,可以减少出血;手术操作时应控制低血压和严格的止血,手术暴露、固定、取骨、去皮质、植骨应当有序地进行,避免重复无效的操作;可以帮助控制术中出血的其他方法包括使用明胶海绵和自动牵开器维持软组织张力;在行胸腰椎前路手术时,应妥善结扎椎体节段血管,后路手术时,两横突间的节段血管切断后均需电凝止血。

使用血液回收过滤装置可减少输血。

(二)脊髓损伤

脊髓损伤应以预防为主。应遵循以下原则:①对脊髓不应牵拉,稍许过重的牵引即有可能造成无法挽回的后果;②术中吸引时,吸引器头不可直接贴于硬膜上吸引,因为局部负压可立即造成脊髓实质性损伤,尤其是蛛网膜下隙处于或接近于消失状态更易发生。因此,当手术进入椎管时,一方面应减小吸引之负压压力,或放开置于吸引器中段压力调节孔处的手指;另一方面在吸引时必须将棉垫放在硬膜或脊髓表面保护之;③切开硬膜囊时避免误伤,应按程序操作,并避开血管,尤其是脊髓上之血管,在粘连状态下如不小心则易误伤,一旦误伤,不仅影响脊髓之血供,且妨碍操作,并易引起或加重蛛网膜下隙的粘连形成;④对胸椎体后缘之骨刺或突出之髓核不宜从后方切除,对脊髓的少许压迫都可带来严重后果,酌情在术中对脊髓传导功能进行监护。

在椎管狭窄患者,由于胸腰段硬膜外间隙十分有限,因此,在没有全面了解椎管内硬脊膜与骨化黄韧带之间关系的情况下,盲目应用椎板咬骨钳反复操作可以撕裂硬脊膜,椎管内的反复侵袭性操作甚至可直接损伤脊髓。对黄韧带骨化症所致的椎管狭窄,切忌使用椎板咬骨钳进入椎管操作，提倡使用磨钻将椎板和骨化物打磨成蛋壳样薄后，用刮匙刮除。采用全椎板截骨术原位再植椎管扩大成形术，该术式通过椎板截骨后，提起完整的棘突椎板，直视下分离硬脊膜，使骨化的黄韧带与椎板一起远离硬脊膜和脊髓，避免了器械反复进入狭窄的椎管对脊髓形成刺激或损伤，即使硬脊膜与骨化的黄韧带粘连严重，钝性分离困难，也可以在直视下行锐性分离，提高了手术的安全性。

脊柱侧凸畸形矫正文献中报道暂时性脊髓损伤高达46%，永久性损伤为1%～17%。脊柱畸形矫正术前对矫正角度要有充分的估测，避免一次矫正过多，从而影响脊髓功能。大角度僵硬性脊柱侧凸患者可通过凸侧做经椎体或经椎弓根楔形截骨并压缩来达到畸形矫正，以减少脊柱畸形矫正时脊膜与椎板、黄韧带的摩擦和脊髓的被动牵拉而导致的脊髓损伤。估计对脊髓扰动较大的患者，术中可规范应用甲泼尼龙以减轻脊髓水肿反应减少脊髓损伤的发生，并在术中对脊髓传导功能进行监测。

胸腰椎前路手术因干扰脊髓的血供可造成脊髓局部缺血，有可能出现脊髓功能障碍。特别在T_3和T_{10}平面存在着两个侧支循环欠佳的血供危险区。在这段脊髓的供血中，最大根动脉（又称Adamkiewicz动脉）起着十分重要的作用。一旦术中损伤结扎了该血管，就有可能发生脊髓缺血坏死。最大根动脉一般来源于T_9附近的一支根动脉，多位于左侧，术中应避免损伤。但是该动脉起点变异甚大，必要时术前需做肋间动脉造影确定。

术中可应用体感诱发电位监测。胸椎由于其特殊的解剖结构及特点，手术操作极易损伤脊髓。术中对脊髓的牵拉、旋转、振动、短缩等操作均会对脊髓功能产生一定的影响。术中脊髓功能监护可观察其波形的改变，多数情况下操作结束后波形在较短时间内即可恢复正常，并不是所有的脊髓波形改变均会出现术后神经症状的加重，因此术中报警时机是手术监护的关键。

体感诱发电位对周围环境敏感，波形的叠加需要一定的时间，这就要求手术医师密切配合术中监护。

（三）神经根损伤

在腰椎手术中，神经根损伤是较常见且严重的并发症。神经根由脊髓发出后穿过椎间孔进入周围组织，凡涉及椎管侧隐窝及椎弓的手术，均可引起神经根损伤。

神经根变异比较常见，对神经根变异缺乏认识是神经根损伤的原因之一，有学者将神经根异常分为以下四种亚型。

（1）1型：神经根在硬脊膜内吻合。

（2）2型：神经根起点异常，又可分为四亚型：①靠近颅侧的起点；②起点偏尾侧；③一根神经根起点偏左侧，另一根偏右侧；④神经根联合。

（3）3型：神经根在硬膜外吻合。

（4）4型：神经根于硬膜外分叉。

手术操作中使用手持拉钩或自动拉钩时，过度牵拉或长时间压迫导致神经牵拉伤，这种损伤多为暂时性，术后可以恢复，如果造成神经轴突断裂或神经被拉断，则不能恢复。使用手术刀剪进行锐性分离时，由于解剖不熟悉或局部病变使解剖结构异常，误切或误剪，造成神经部分或完全断裂发生永久性损伤，一般术后不能恢复。使用电凝止血，尤其使用单极电凝时，由于电流过大或过度靠近神经，甚至直接烧灼，导致神经损伤，这种损伤多属永久性。神经节变异，术中将神经节误认为肿瘤而误切。取髓核时，髓核钳可夹伤对侧神经根。咬骨钳可撕破硬脊膜,吸引器将马尾神经吸出。

后路腰椎间盘摘除及腰椎管侧隐窝减压术时,避免神经根发生损伤的主要措施是正确使用神经剥离子、神经拉钩及脑棉保护神经根,既适当暴露便于手术操作,又不过分牵拉。进入椎管时,术野要清晰,防止神经根损伤。

(四)周围神经损伤

胸椎前路手术显露后壁时,常以肋间神经作为引导,应避免损伤它。在腰椎前路手术中特别是腰椎结核伴有腰大肌脓肿时,需分离到达椎体后,再切开腰大肌脓肿,这样可以避免损伤各腰丛神经,尤其是股神经。

交感神经的腹下丛,是支配泌尿神经系统的主要神经,在下腰椎行暴露时,注意勿使这些结构受损,防止男性术后逆行射精和不育,文献报道下腰椎前路手术后男性并发逆行射精的发生率为 0.42%~5.1%。预防的关键在于行椎间盘髓核摘除时一定要确保切开的椎间盘表面没有任何可疑的东西。

(五)大血管及重要脏器损伤

大血管、输尿管或其他脏器损伤,在前路暴露脊柱时,任何粗暴的操作都有可能损伤大血管、输尿管或其他脏器。故手术者在进行器械操作时,应在重要的组织结构上放置大保护垫以防损伤。

胸椎前路手术中,剥离和切除肋骨时,应保护肋间血管。在 T_{12} 平面右侧,肋下静脉与腰升静脉与腰奇静脉汇合形成奇静脉,左侧形成半奇静脉。在剥离 T_{12} 椎体时,应避免损伤。半奇静脉和副半奇静脉通常在 T_8 椎体平面附近跨过椎体前方,汇入右侧的奇静脉。在该平面手术中,应避免损伤。

防止损伤的关键在于显露椎体时,剥离在骨膜下进行,避免使用暴力盲目剥离及器械失手损伤。腰椎前方手术入路时如果病变无须进行两侧定位,则通常采用左侧入路,因为主动脉比薄壁的腔静脉更容易移动。左髂总静脉是左侧腹膜外或经腹膜入路最容易损伤的血管。无论采用何种入路,必须将内固定器械置于椎体侧方,避免接触大血管。进行腹膜外入路剥离时,尤其是进行翻修手术的时候,最容易损伤输尿管和大静脉。因此,在翻修手术时应考虑到输尿管的活动度。

腰椎后路手术的血管并发症不常见。如果前纵韧带被破坏,则行椎间盘切除时髓核钳或刮匙穿破纤维环前壁损伤腹侧大血管是最常见的原因。有时血管损伤后,因前纵韧带的活瓣样作用,血液并不涌入椎间隙,无法及时发现。术中一旦发现涌流样出血或突然的血压下降等休克现象就应考虑椎体的前方大血管损伤。抢救时一定要仰卧位剖腹进入出血区,最好是先用手指伸入腹主动脉压住,然后再清理出血,寻找出血来源。术后如果出现腹肌强直、腹痛、心律失常或贫血,医师应该警惕可能出现这种并发症。故术中髓核钳切勿深入太远,深度不超过椎体的厚度,不暴力突破前方组织。

(六)硬脊膜损伤

硬脊膜损伤胸腰椎手术中常有发生。只要术中及时发现并正确处理,一般不会留下严重的后遗症。但脑脊液漏引起椎管内和颅内感染以及形成腰骶部大囊肿、马尾和神经损伤也有报道。

主要原因包括:①陈旧性脊柱骨折,骨折块突向椎管压迫硬脊膜并发生粘连。在手术减压取出骨折块时,撕破硬脊膜。或因骨折块刺破硬脊膜、取出骨折块后遗留缺损。②椎管严重狭窄，有明显的骨质增生或黄韧带肥厚时，硬脊膜外脂肪消失，硬脊膜受压变薄，紧贴在黄韧带深面有粘连。在切除椎板及黄韧带时，被撕破或切穿。③手术器械使用方法不当。如使用尖刀片切除黄韧带时，不慎穿破硬脊膜。在使用椎板咬骨钳，硬脊膜被钳夹而撕裂，在椎管开放的情况下，锐利的刀剪或钝性器械因失手均可损伤硬脊膜。

针对硬脊膜损伤的原因，采取相应的预防措施。避免硬脊膜损伤的方法是正确使用手术器械，操作在直视下进行。在硬脊膜与椎管之间有间隙存在的情况下，可用神经剥离子、脑棉置于硬脊膜与椎管之间进行操作。手术中一旦发生硬脊摸损伤，切勿直接吸引以防损伤马尾，应先用棉片覆盖，再用吸引器在棉片上吸，患者头低位以减少脑脊液外漏，便于下一步操作。

硬脊膜损伤，均应立即修补。凡未做适当处理者术后均有可能发生脑脊液外漏。对于纵行的硬脊膜裂口，可用丝线，最好选用 7-0 带针线进行缝合。在缝合处放置明胶海绵或附近肌肉组织遮盖，对防止脑脊液漏十分有效。

在有大的缺损不能直接缝合情况下，可切取腰背筋膜片修复。Eismont 等对硬脊膜修补提出五个基本原则：①手术视野暴露清晰、干燥；②采用 6-0 或 7-0 缝线修补硬脊膜，可用间断缝合或连续交锁缝合，如裂口大，则做游离脂肪筋膜移植；③修补好后应采取反屈氏位做 Valsalva 试验（用最大力量吹气时，胸腔内压力急剧升高，导致静脉回流减少，心率加快，此时硬脊膜搏动增强）观察是否已修补好；④分层缝合椎旁肌肉，筋膜重叠缝合，术后不用引流；⑤仰卧位卧床休息 4～7 d。在缺损极小而无法缝合的情况下，可用明胶海绵堵塞堵住缺口。但应考虑到术后由于脑脊液压力恢复，而发生脑脊液漏的危险。凡术中曾有硬脊膜破裂发生者，在闭合创面时，均应特别注意，严密缝合骶棘肌及腰背筋膜，特别是胸椎部位由于其阻止脑脊液外溢的肌肉较少，一定要仔细缝合，这样可减少脑脊液漏的危险。

（七）胸、腹膜破裂

当进行胸膜外或腹膜后暴露时可能发生胸膜或腹膜破裂。若胸膜破裂发生于进行暴露时，胸膜外暴露可继续进行。在最后关闭切口时，胸膜破口需要缝合并放置闭式引流管。检查破裂最可行的方法是“气泡试验”。腹膜的撕裂口也应缝合。

（八）胸导管损伤

对于胸椎骨折，医师应该警惕胸导管损伤的可能。胸导管沿胸椎走行，在下胸椎，它位于前方稍偏脊柱右侧，位于主动脉和奇静脉之间，食管后方。在上胸椎，它跨至椎体左侧，位于主动脉后方。脊柱手术后医源性乳糜漏已有报道。大部分乳糜漏没有明显的临床表现且可以自愈。

如果术后怀疑乳糜胸，则需要进行诊断性胸腔穿刺和胸腔置管闭式引流。或者要避免经口进食，因为即使低脂肪的液体也可以显著增加乳糜漏。传统观点认为，持续胸腔乳糜引流超过6 周需手术干预。一些学者推荐 2 周内进行手术，以防止蛋白和淋巴细胞的丢失。

二、晚期并发症

（一）假关节形成

植骨不融合可发生假关节，其形成主要与内植物失败相互有关。晚期内植物失败几乎总是伴有假关节形成。脊柱侧凸行脊柱融合手术后假关节发生率较高，与外科技术有密切关系。

在早期，单纯脊柱融合和石膏外固定，假关节形成发生率相当高。随着内固定的进展，假关节发生率逐渐减少。

如果术后用石膏或支具外固定，其假关节发生率更低。不应当忽视行细致的关节融合，应当完全切除小关节面，椎板去皮质和使用足量的骨移植。

假关节本身无须治疗。如果为有症状的假关节或导致矫形丢失患者，应当手术重新固定、融合。

(二)腰背部手术失败综合征

腰背部手术失败综合征描述的是腰椎手术后临床效果不佳的一类患者，发生率为6%～15%。有些很有可能是硬脊膜和神经根周围的纤维化所致。随着MRI的出现，脊柱手术后硬脊膜外广泛纤维化得到认识。

1.硬脊膜外纤维化

临床报道为硬脊膜外纤维化提供了反面证据。一些研究试图找出硬脊膜外瘢痕和临床效果之间的联系，但是都失败了。

然而，一项多中心、随机、双盲、前瞻性临床试验表明，腰椎手术后硬脊膜外瘢痕形成增加了术后效果不佳的可能性。一项对197名行单节段椎板开窗和椎间盘切除术的患者进行MRI对比增强扫描试验的研究表明，硬脊膜外广泛性瘢痕形成的患者发生周期性放散痛的可能性比少量瘢痕形成的患者高3.2倍。该结果提示硬脊膜外瘢痕形成会增加腰椎间盘手术后效果不佳的可能性。

目前已经有很多防止瘢痕形成的方法。已经证实一些瘢痕抑制材料，如可吸收性明胶海绵、明胶薄膜、胶原海绵、纤维素海绵对防止硬膜外瘢痕形成无效。脂肪组织移植、聚多糖网和纤维蛋白胶对瘢痕形成有一定的抑制作用。

现在在动物模型中已经证实，一些抑制材料可以减少瘢痕的形成，包括黏性甲基碳纤维素、碳水聚合物片、胶原密封剂和硅树脂置管等。

2.蛛网膜炎

蛛网膜炎指脊髓、马尾或神经根周围蛛网膜的病理性炎症。此为硬脊膜内的渐进性的病变过程，从轻度的膜增厚发展到致密瘢痕形成从而阻断脑脊液流通。患者可有丛性疼痛和神经症状。蛛网膜炎病因较多，最近有研究认为，用于脊髓造影对比成像的油性造影剂和脑膜感染也是该病的主要原因。腰背手术失败综合征所表现出的术后顽固性疼痛、麻木和体质虚弱，部分是由蛛网膜炎引起。蛛网膜炎在广泛性、重复性手术、术中硬膜撕裂或术后脊柱感染的患者中更为常见。

Dilarmart等将蛛网膜炎的MRI特征分为三组。第一组显示邻近的神经根团块位于硬脊膜囊中央；第二组显示神经根黏附于周围的膜壁上，形成“空囊征”；第三组显示软组织块替代充填于蛛网膜下间隙。

MRI扫描可以进行准确的诊断，并且与CT脊髓造影和平片的脊髓影像学表现有较好的相关性。

蛛网膜炎的主要治疗方法是口服药物治疗(抗炎、神经稳定和麻醉镇静)结合运动锻炼和理疗。

鞘内注射吗啡、经皮神经刺激、背根刺激可产生不同的效果。广泛的微创纤维组织消融和切除手术对某些特定的患者有较好的短期效果，但是随着时间延长，效果将会大幅度降低。

所以有手术指征的患者很少。尽管治疗具有一定的挑战性，但是为了避免这个问题而进行的努力是非常有价值的。

(三)邻近节段的退变

邻近节段的退变是指与融合节段相邻的节段退变加速。器械内固定辅助的融合与没有器械内固定的融合相比,似乎更容易出现这种现象。邻近节段退变的原因不甚清楚,可能的原因包括内固定器械对小关节的直接压迫,或周围组织的去神经作用,特别是关节囊,这可导致关节的失神经退变。应该保护融合部位邻近的小关节。近年兴起的非融合理论,这个问题愈来愈受到关注,应用各种非融合技术,避免对腰椎退变性疾病如椎间盘突出、椎管狭窄或腰椎滑脱等病例进行融合,或许此问题可得到解决。

第四章　中医骨科疾病

第一节　风湿性关节炎

一、概述

风湿性关节炎是风湿热的关节表现形式。风湿热是A型溶血性链球菌所致上呼吸道感染后引起的一种反复发作的急性或慢性全身变态反应性结缔组织疾病。临床以心脏瓣膜病变和关节炎为主，可伴有发热、毒血症、皮疹、皮下小结节、舞蹈病等。本病在我国各地均有发生，以北方地区较多见。常在冬春秋季节发病，初次发作多在5～15岁，3岁以内的婴幼儿极为少见，随着年龄增长发病率逐渐降低。性别上无显著差异。中医无风湿热的病名，但历代医著有关本病的理论认识及临床治疗经验内容极为丰富，以关节炎症状为主者，可归属于风湿病中的“风湿热痹”“湿热痹”“热痹”范畴。

二、病因病机

多因先天不足，或素体气血虚弱，风寒湿热之邪侵袭而发病。

（一）风热侵袭

秋冬或冬春交接之际，风盛气躁，风热侵袭，易犯阳位，可致咽痛，发热，关节热痛、红肿或游走不定。

（二）湿热蕴结

素体湿热内伏，外感暑湿，或湿邪郁而化热，湿热蕴结，流注关节，可见身热不扬，午后为甚，关节红、肿、热、痛。

（三）风湿化热

外感风寒湿邪，日久化热，可见身热、皮肤红斑，关节肿痛。

（四）痰瘀热结

邪热久留，炼津为痰；又素有痰瘀宿疾，复感热邪，痰瘀热结，闭阻经络，致关节红、肿、热、痛。

（五）阴虚热盛

正虚邪伤，气血亏虚，卫外不固，六淫之邪乘虚侵袭，经络闭阻，气血不能畅行，郁而化热，流注关节而为痹。现代医学认为本病的发生与A型溶血性链球菌感染有关。但认为风湿热并非是链球菌直接感染所致，其发病一般是在链球菌感染后2～3周才出现症状。

三、诊断

（一）病史

发病前多数患者有咽峡炎或扁桃体炎等上呼吸道感染史，以后经2～3周开始发病。

(二)症状与体征

起病时周身乏力,食欲减退,发热。关节受累的典型表现是游走性、对称性、复发性大关节炎,如膝、距小腿、肩、肘、腕关节呈红、肿、热、痛的炎症表现,而非化脓性。急性炎症消退后,不遗留关节强直和畸形,但常易反复发作。每一关节的急性症状很少超过 1 周,以后逐渐消退,2～4 周后完全消退。儿童患者关节炎症状较轻,成人则较重。皮肤可出现环形红斑和皮下结节。

环形红斑为淡红色环状红晕,边缘略隆起的圆形皮疹。初起较小,逐渐向周围扩展而中心消退,常见于四肢内侧和躯干,时隐时现,为一过性,历时可达数日。皮下结节如豌豆大小,数目不等,较硬,触之不痛,常位于肘、膝、枕、前额等骨质隆起部或肌腱附着处。与皮肤无粘连,存在可数日至数月不等。

其他还可出现舞蹈症,风湿性胸膜炎、腹膜炎、肾炎或脉管炎等,风湿病反复发作,可引起风湿性心脏瓣膜病。

(三)实验室检查

发作期白细胞总数增多,红细胞沉降率(血沉)(ESR)加快,抗链球菌溶血素“O”(ASO)阳性,C 反应蛋白(CRP)>10%,黏蛋白浓度可增高。蛋白电泳:清蛋白降低,γ-球蛋白、α_2-球蛋白升高,血清总补体(CH_{50})、补体(C_3)活动期降低。

四、诊断标准

(一)病史

病前多有溶血性链球菌感染史。

(二)症状

四肢大关节(腕、肘、肩、踝、膝、髋)游走窜痛或肿痛。

(三)体征

患者受累关节红、肿、热、痛或肿痛,活动受限,部分病例可兼有低热、环形红斑或结节性红斑,以及心脏病变等。

(四)实验室检查

活动期 ESR 一般多增快,非活动期多正常。ASO 阳性(在 1∶400 U 以上),有的白细胞增多,ASO 阴性(1∶400 U 以下)者,必须见有环形红斑或结节性红斑的现症,否则不能诊断为风湿性关节炎。

(五)X 线检查

受累关节仅见软组织肿胀,无骨质改变。

五、鉴别诊断

(一)类风湿关节炎

类风湿关节炎起病多从四肢远端小关节开始,风湿性关节炎以大关节为主。

(二)系统性红斑狼疮

系统性红斑狼疮多见于年轻女性,除发热、关节痛、贫血等症状外,面部可见对称性蝶形红斑,白细胞减少,肝肾功能损害等。狼疮细胞及抗核抗体检查有助于诊断。

六、治疗

(一)内治法

1.辨证论治

(1)风热痹证:发热、咽痛、口干渴,关节、肌肉呈游走性疼痛,关节红、肿、发热,皮肤红斑。舌质红或尖红,苔黄干,脉滑数或浮数。

治则:清热解毒、疏风通络。

方药:银翘散加减或白虎加桂枝汤加减。

咽痛甚用银翘散加浙贝母,射干;发热重加葛根、黄芩、柴胡、生石膏;关节红肿疼痛为甚者,用白虎加桂枝汤加忍冬藤、牡丹皮、土茯苓、晚蚕沙、炒桑枝等。热毒炽盛可以清瘟败毒饮或化斑汤加减;兼湿邪者,酌加藿朴夏苓汤。风邪偏盛,酌加防风、秦艽、豨莶草、威灵仙等。

(2)湿热痹证:身热不扬,身困肢痛,关节红肿,红斑结节,小便黄赤,大便黏滞不爽。舌红,苔黄腻,脉滑数。

治则:化湿清热,宣通经络。

方药:宣痹汤,二妙散,三仁汤加减。关节痛甚加鸡血藤、当归;有结节性红斑者,加赤芍、牡丹皮、蒲公英;热重加石膏、忍冬藤、连翘。

(3)寒湿热痹证:关节红、肿、热、痛,兼恶风畏冷,得温则舒,关节晨僵,舌质红,苔白或黄白相间,脉弦紧或滑数。

治则:化湿清热、祛风散寒。

方药:桂枝芍药知母汤加减。寒痛甚加麻黄、川乌、草乌;热甚加生石膏、牡丹皮;湿重加薏苡仁、茯苓。

(4)痰瘀热痹:关节肿胀疼痛,肌肤发热,关节僵硬变形,活动不利,或皮下结节,红斑色紫黯。舌质暗或瘀斑,有齿痕,苔白厚或黄白相间而黏腻,脉弦滑数。

治则:化痰清热,祛瘀通络。

方药:化瘀通痹汤加减,可酌加浙贝母、胆南星;湿重加防己、薏苡仁;热重加牡丹皮、知母;痛甚加制乳香,制没药、炮山甲(代)、土元。

(5)阴虚热痹:低热,午后潮热,倦怠乏力,口干而渴,心悸烦躁,关节肿胀热痛,舌红少苔,脉细数,可伴鼻衄。

治则:养阴清热,通经活络。

方药:一贯煎加减,可酌加当归、知母、白芍、龟甲、地骨皮、老鹳草、丝瓜络、黄精。

(6)血虚热痹证:面色无华,头晕心慌,短气乏力,低热,关节肿痛,舌质淡,苔薄黄,脉细数。

治则:补血活血,养阴清热。

方药:四物汤加黄芪、阿胶、鸡血藤、忍冬藤、炙甘草、地龙等。

2.中成药

湿热痹冲剂。

3.西药

(1)抗链球菌感染:青霉素 80 万单位,肌内注射,每天 3～4 次,或青霉素针 800 万单位,静脉滴注,1 次/天。7～10 d 为 1 个疗程。以后可用苄星青霉素 120 万单位,每月肌内注射 1 次。

(2)非甾体抗感染药:水杨酸制剂,每日 3~6 g,分 3~4 次口服,或吲哚美辛或双氯芬酸,每次 25 mg,每日 2~3 次,口服。宜加服胃黏膜保护剂。

(3)肾上腺皮质激素:泼尼松 10~20 mg/d,分 2~3 次口服,或地塞米松 1.5 mg/d,分2 次服用(本法应慎用,一般尽量不用)。

(二)外治法

关节红、肿、热、痛明显者,可局部敷贴消肿止痛膏,如意金黄膏之类清热、消肿、镇痛类的中药。

第二节　骨质疏松症

一、概述

骨质疏松症是一种代谢性骨疾病,是指全身性骨量减少和骨强度降低,即单位体积内骨组织含量低于正常,骨质有机成分生成不足,继发钙盐沉着减少,出现骨折的危险性增加为特征的疾病。临床表现为颈腰背骨疼痛,驼背畸形和骨折。

骨质疏松症被看成是现代疾病,人类对它的认识时间不长,自从 20 世纪 50 年代提出骨质疏松症的病名概念,随着科学技术的进步,各国科学家对骨质疏松症均很重视,许多科学家都对这一病症进行了精辟的阐述。第四届国际骨质疏松症研讨会把骨质疏松症定义为,是以骨量减少和骨组织显微结构受损,继而引起骨骼脆性和骨折危险性增加为特征的系统性骨骼疾病。

中医无骨质疏松症这一病名,根据其病因病机和临床表现,可归属于“骨枯”“骨极”“骨痿”范畴。如《素问·痿论》曰:“肾气热,则腰脊不举,骨枯而髓减,发为骨痿。”《灵枢·经脉篇》曰:“足少阴气绝则骨枯,少阴者冬脉也,伏行而濡骨髓者也,故骨不濡则肉不能著也,骨肉不相亲则肉软却,肉软却故齿长垢发无泽,发无泽者骨先死。”《千金要方·骨极》曰:“若肾病者骨极,牙齿苦痛,手足痛,不能久立,屈伸不利……风历骨,故曰骨极。”

骨质疏松症的发病率相当高,据 1990 年的统计资料,全世界约有 2 亿骨质疏松症患者,我国的患者多达 6 300 万人,目前的患者数已超过 8 000 万。另据我国部分省市统计,60 岁以上老年人骨质疏松症发病率约为 59.87%,每年因骨质疏松而并发骨折的发病率达 9.6%,并有逐年增高的趋势。Jhamaria's 对不同地区调查,发现瑞典发病率最高,香港居中,南非班图最低,Trotter 发现美国黑种人比白种人的发病率低。

二、病因

中医理论认为骨质疏松的病因病机主要责之于脾、肾、血瘀。《素问·五脏生成篇》曰:“肾之合,骨也。”《素问·逆调论》曰:“肾不生,则髓不能满。”《素问·六节藏象论》曰:“肾者,主蛰藏之本,精之处也,其华在发,其充在骨。”说明骨之强弱与肾气盛衰密切相关。脾为后天之本,气血生化之源。《素问·玄机原病式》曰:“五脏之腑,四肢百骸,受气皆在于脾胃。”由于营养失调，脾胃损伤，无以化生精血以滋肾充骨，也可致本病。

(一)肾精亏虚

肾精亏虚是本病的主要病机。中医认为“肾为先天之本，肾生骨髓，其充在骨”，如《医精经义》曰：“肾藏精，精生髓，髓生骨，故骨者肾之所合也，髓者，肾精所生，精足则髓足，髓在骨内，髓足则骨强。”

骨的生长、发育、强劲、衰弱与肾精盛衰关系密切，肾精充足则骨髓生化有源，骨骼得到骨髓的充分滋养而坚固有力；反之，凡可造成肾精亏虚的病因，如年迈，天癸已竭或先天禀赋不足，或他病日久累肾，房劳过度等，都可出现骨髓化源不足，不能濡养骨骼，便会出现骨骼脆弱乏力，形成骨质疏松症。国内学者研究发现骨矿含量随着年龄的变化规律和中医关于肾中精气盛衰的变化规律有着惊人的一致性。随着年龄的增长，肾虚症的发生率逐渐升高，人体骨骼中骨矿含量却逐渐减少，肾的盛衰与骨矿含量密切相关。现代研究表明，肾虚者有下丘脑—垂体—性腺轴功能的减退，肾虚的实质乃是下丘脑—垂体—性腺轴发生了紊乱，性激素水平下降，使成骨功能下降，单位体积内骨组织含量减少，发生骨质疏松症。而某些补肾中药可抑制或纠正下丘脑—垂体—性腺轴功能减退或紊乱的发生，减缓衰老过程。可见，肾虚是骨质疏松症发生的重要原因。

(二)脾肾气虚

肾为先天之本，脾为后天之本，气血生化之源。肾精依赖脾精的滋养才源源不断地得到补充。如果因为饮食失调，如嗜食偏食，饥饱无常，过服克伐药物；或久病卧床，四肢不动，可致脾气损伤，运化无力，水谷精微化生不足，不能滋养先天之精，无以充养骨髓，骨枯髓减，发生骨质疏松症。如《素问·生气通天论》曰：“是故谨和五味，则骨正筋柔，气血以流，腠理以密，如是则骨气以精，谨道如法，长有天命。”《灵枢·决气篇》曰：“谷入气满，淖泽注于骨。”《医宗必读·痿》曰：“阳明虚则血气少，不能润养宗筋，故弛纵，宗筋纵则带脉不能收引，故足痿不用。”近年来，采用健脾补肾法治疗原发性骨质疏松症取得了较好疗效，实验研究证明健脾补肾法能提高骨代谢转换，增加骨量，延长成骨细胞成骨期，恢复骨骼的正常功能。

(三)瘀血阻络

随着年龄的增长，肾气渐虚。肾的生理病理改变，直接影响着血液的正常运行。肾虚元气不足，无力推动血行，可致气虚血瘀；脾肾阳虚，不能温养血脉，常使血寒而凝；肝肾阴虚，虚火炼液，可致血稠而滞涩；骨质疏松症易发生骨折，而骨折的主要病机是瘀血阻滞。现代医学认为，血瘀使机体微循环障碍，改变细胞周围的环境，不利于细胞进行物质交换，导致钙吸收不良，而且使骨骼失养，脆性增加，而发生骨质疏松症。

现代医学认为骨质疏松症是一种病因和发病机制都比较复杂的骨代谢疾病，虽然全部发病因素尚未完全阐明，但是已认识到骨质疏松症与激素调控、营养状态、物理因素、遗传因素、免疫功能及某些药物因素有关。这些因素引起骨质疏松症的机制表现在肠对钙的吸收减少或肾脏对钙的排泄增多，重吸收减少，或是引起破骨细胞数量增多且活性增强，溶骨过程占优势，或是引起成骨细胞的活性减弱，骨形成减少，总之出现骨代谢的负平衡，骨基质和骨钙均减少。下面按骨质疏松症的分类阐述其病因。

1.老年性骨质疏松

老年性骨质疏松又称为原发性骨质疏松，绝经后骨质疏松，退化性骨质疏松症，是最常见的一种类型，女性发病率比男性高。发病原因主要由于性激素水平低下，衰老以及老年人对钙盐和其他营养物质的吸收功能减退等。

性激素包括雌激素和雄激素。雌激素有促进降钙素分泌，抑制破骨细胞的作用，故雌激素不足，破骨细胞就会过于活跃，这是绝经后妇女发生骨质疏松症的主要原因。另一方面，雌激素分泌不足，抑制甲状旁腺素的分泌，甲状旁腺素减少会使维生素 D 活化障碍，活性维生素 D 生成减少，抑制肠的钙吸收，骨矿含量下降，易导致骨质疏松症。雄激素和雌激素一样，能刺激青春期的迅速发育，使男性肌肉发达，并间接地促进骨的成长。睾酮对维生素 D 的合成有促进作用。雄激素能促进钙负荷的降钙素分泌，绝经后骨质疏松症患者出现雄激素缺乏，可导致降钙素对骨的感受性降低，说明降钙素作用依赖于雄激素，所以，骨质疏松症的发生与雄激素下降也有一定关系。老年人的肠道吸收功能减退，对钙盐和其他营养物质的吸收不足，常发生负钙平衡，影响骨质生成，最终会发生骨质疏松症。

2. 失用性骨质疏松

临床和实验均已证明，长期卧床或不活动，即无重力负荷的状态，可使正常骨代谢遭到破坏，破骨细胞相对活跃，造成骨钙溶出，尿钙排泄增加，血钙上升，骨形成作用减少，骨吸收作用增加，引起骨质疏松症。所以，各种原因引起的肢体废用都可发生骨质疏松症，如瘫痪患者，骨折脱位或因骨病长期固定，骨关节病的关节功能障碍或丧失等。

3. 营养性骨质疏松

营养因素包括钙、磷、镁、蛋白质和微量元素氟、锌等，这些物质的缺乏与骨质疏松的发生有密切关系。如蛋白质缺乏，可使骨有机基质合成的原料不足，生成减少，钙是骨骼的重要成分，缺钙是引起骨质疏松症的主要原因。研究发现，每日钙的摄入量与骨矿含量、骨密度呈正相关。根据区域性骨密度调查的统计结果显示，高钙摄入量区域的人，骨密度明显高于低钙摄入量区域的人，经常高钙摄入者，其骨矿含量较高，骨折发生率明显降低。氟是构成人体牙齿和骨骼的重要微量元素之一，90%左右的氟存在于骨组织中，它作为钙、磷沉着的基质，起着骨胶原的作用。适当摄入氟有利于钙磷的利用，有利于钙磷在骨中的沉积，从而增加骨的强度，但是，摄入过量的氟化物，可引起氟中毒。最近发现活性维生素 D 在骨质疏松的诸多因素中颇为重要，骨质疏松患者血中的活性维生素 D 水平较低，卵巢摘除后的骨质疏松动物模型也证实了这一点，说明活性维生素 D 的减少是发生骨质疏松症的辅助因素。

4. 内分泌性骨质疏松

内分泌性骨质疏松是一种继发性骨质疏松。很多内分泌疾病可以继发骨质疏松，如肾上腺皮质疾病，包括库欣病、艾迪生病。垂体疾病，包括垂体的嗜碱性腺性瘤，肢端肥大症。还有甲状腺功能亢进，甲状旁腺功能亢进，糖尿病等。垂体的嗜碱性腺性瘤和肾上腺皮质疾病，可使糖皮质类固醇升高，抑制蛋白质合成，促进蛋白质分解，最终影响骨质形成。肢端肥大症患者，由于生长激素分泌过多，肾组织中的枸橼酸浓度低，肾小管对钙重吸收减少，尿钙增加，另一方面，对磷重吸收增加，使血磷升高。甲状旁腺功能亢进，甲状旁腺素分泌过多，能抑制成骨细胞，而使大单核细胞转化为破骨细胞，增加骨吸收，钙盐自骨骼动员至血循环，还使肾小管对钙的重吸收增加，对磷的重吸收减少，故血钙升高，血磷降低。甲状腺功能亢进时，甲状腺素分泌过多，促进蛋白质分解代谢亢进，骨胶原组织破坏增强，骨钙的转换迅速加快，引起钙、磷代谢紊乱，发生负钙平衡，骨骼脱钙，尿钙排泄增加，破骨细胞活性增强，骨吸收大于形成，引起骨质疏松症。

另外，药物因素和遗传因素也可发生骨质疏松症，如类固醇药物、肝素、免疫抑制剂等，尤其是类固醇药物更易发生本病。长期使用类固醇药物，可使成骨细胞减少，骨形成受抑制，造成负钙平衡，骨基质减少，骨吸收增加，导致继发性骨质疏松症。本病还可继发于遗传性结缔组织病、酒精中毒、肝脏疾病等，还有一种青少年特发性骨质疏松症。

近年来研究发现，局部细胞因子可影响骨代谢，在骨组织微环境中，存在有骨原母细胞、破骨细胞和免疫细胞。细胞因子通过自分泌与旁分泌和细胞黏附作用，在骨代谢过程中发挥重要作用。对骨质疏松产生作用的细胞因子有白细胞介素-1(IL-1)、白细胞介素-6(IL-6)、肿瘤坏死因子(TNF)、白细胞介素-2(IL-2)、白细胞介素-4(IL-4)、单核细胞克隆刺激因子(MCSF)、干扰素γ(IFN-γ)、β转化生长因子(TGF-β)等。

三、病理

骨质疏松症，按其病因可分为两大类。一类是原发性骨质疏松症，主要包括绝经后妇女和老年性骨质疏松，青少年特发性骨质疏松症。另一类为继发性骨质疏松症，主要包括各种疾病和各种药物所致的骨质疏松症，营养缺乏、遗传缺陷所致的骨质疏松，也列为继发性骨质疏松症。但上述分类方法并不是固定不变的，随着病理生理学的研究进展，对骨质疏松发病机制的进一步阐明，对某些类型的原发性骨质疏松，特别是绝经后妇女和老年性骨质疏松会有更新的认识。

骨质疏松症的病理形态学特征是全身骨量的减少，即所谓的贫骨，而骨质的矿化仍然正常。骨质疏松症的主要病理变化是骨钙含量的减少。对骨质疏松症的长骨组织的横断面和纵切面，以及对椎骨体和骨盆骨的切面观察，均表现为骨皮质变薄，这是由于骨皮质的内面被破骨细胞渐进性吸收所致。同时，骨质疏松症的骨小梁数量减少，体积变小。其骨小梁减少量可达30%，因而骨髓腔明显扩大，并被脂肪组织和造血组织所填充，但骨外膜下的成骨细胞仍缓慢地产生新骨，故此骨的周径略有增加，骨质疏松症骨的基质减少尤为突出。50岁以后，椎体松质骨的蛋白氮及氨基糖逐渐减少，到老年性骨质疏松症的程度时可减少50%以上，但是矿物盐减少为6%～9%，羟脯氨酸含量增加。脊椎骨每1 cm^2 骨质含量仅为正常人的一半。随着年龄的增长，骨细胞逐渐减少，部分骨细胞固缩，空骨陷窝数量逐渐增加。70岁以后，在骨细胞(哈佛系统)内有45%的空骨陷窝，而以外空骨陷窝可达75%，其周围的鞘增厚，骨小管变短，且数量减少。

骨质疏松症之骨质与骨矿含量减少，钙化正常而使骨变脆，因而易于发生骨折，骨折常发生于长骨和骨盆等处，严重的骨质疏松患者，常常发生椎体的压缩性骨折。

四、诊断

(一)病史

原发性骨质疏松症无明确病史，继发性骨质疏松症则有相应病史。

(二)临床表现

1. 腰背骨疼痛

腰背疼痛是最常见的症状，疼痛程度与骨质疏松的严重程度相平行，表现形式不一。据有关资料统计，表现为局限性腰背疼痛者占67%，腰背痛加四肢放射痛占9%，腰背痛加带状痛占10%，腰背痛加麻木感占4%，屈伸腰背时出现肋间神经痛、无力感占10%。当患者改变体位或受到震动时腰背痛加重，也可表现为全身骨痛、乏力。

2. 身长缩短

驼背畸形。骨质疏松症患者，椎体内部骨小梁萎缩，数量减少，疏松而脆弱的椎体受压，导致椎体鱼椎样变形。如每节椎体缩短 2 mm，24 节椎体则缩短 4.8 cm，从而导致身长缩短。椎体发生压缩性骨折，每节前方压缩 1 mm，即可导致脊椎前屈，形成驼背畸形。

3. 骨折

好发于下胸椎、腰椎、股骨颈、桡骨远端等部位。脊椎骨折多为压缩性，严重时还可累及脊髓、马尾或脊神经根，出现双下肢的感觉运动障碍，甚至影响膀胱、直肠功能。胸椎骨折可致胸部畸形，使肺活量减少，容易引起肺部感染，甚至影响心功能。

（三）影像学检查

1. X 线检查

X 线检查包括 X 线片，皮质骨 X 线测量和小梁骨 X 线测量。前者是定性检查，只能粗略估计有无骨减少或骨质疏松，而不能确切判断骨矿量丢失的程度或多少；后二者是半定量检查，可以确定骨量消长的程度，通常以分度或分级来表示。下面分别加以介绍。

（1）X 线片：此种检查简单易行，不需特殊的检查仪器。主要依据 X 线片上骨质密度，皮质薄厚，骨小梁多少、走向、粗细以及有无骨折而进行骨量估计，通常认为骨钙量丢失超过 25%时，才能在 X 线片上表现脱钙，所以早期骨质疏松很难发现，除非明显骨量减少或伴发骨质疏松性骨折，可依据 X 线片做出骨质疏松的明确诊断外，一般只能作为粗筛手段。

常以椎体的 X 线表现来判断骨质疏松。X 线特点为：骨密度减低、骨小梁减少、稀疏，沿应力线保存的骨小梁呈垂直栅栏状排列，椎体呈双凹畸形，有时可见一个或数个椎体呈楔形压缩性骨折。如果是很明显的骨质疏松，在其他骨骼也可看出，主要表现为骨密度降低，骨质变薄，骨内膜骨质吸收，髓腔扩大，周径增宽，骨小梁数目减少、变细，干骺端处可见纵行骨小梁细且稀，小梁间隔变宽。

（2）皮质骨 X 线测量：通常采用 Barnett 形态测量法，在左手正位 X 线片上，以游标卡尺测量第 2 掌骨中部横径 AB 及同一部位两侧皮质的厚度 CD 和 XY，则（CD+XY）/AB 所得百分数称为掌骨分数，正常值为 43%。以同样方法测得股骨干中部横径及两侧皮质厚度，则可求得股骨分数，其正常值为 45%，掌骨分数与股骨分数的和，称为周围骨分数。如果周围骨分数低于 88%，则有骨质疏松的可能。在腰椎侧位 X 线照片上，量出第 3 腰椎椎体中部高度 AB 及前缘高度 CD，则所得百分数称为腰椎分数或躯干骨分数，正常均值为 80%。如果低于 80%，则有骨质疏松的可能。

（3）小梁骨 X 线测量：临床上常采用 Singh 指数，以判断骨量的变化。Singh 指数是依据股骨上端五组骨小梁减少、消失的顺序而进行分度以反映骨量丢失的半定量检查方法，股骨上端的骨小梁在 X 线片上的消失程度分 7 度，第 7 度为正常。

2. 骨密度测定

这是一种定量检查，可以测出单位面积的骨密度（BMD）或单位容积的骨矿量（BMC）的确切数据。常用的有单光子吸收法（SPA）、双光子吸收法（DPA）、定量计算机断层扫描（QCT）、双能 X 线吸收法（DEXA 或 DXA）。测量部位有：非优势侧桡骨尺骨中下 1/3 交界处、脊椎骨、股骨颈等易于发生骨折的部位。用单位面积骨重量的克数表示骨密度的数值（g/cm^2）。将测出的骨密度值与当地同性别的峰值骨密度的数值相比较，减少 1%～12%为基本正常；减少 13%～24%为骨量减少；减少 25%～37%为骨质疏松；减少 37%以上者为严重骨质疏松。

五、鉴别诊断

(一)强直性脊柱炎

从年龄、症状、体征、实验室检查、X线片上鉴别。本病多见于15～30岁男性,以腰、髋、骶髂关节和颈部疼痛僵硬为主,往往伴有膝、距小腿关节肿痛。X线片表现为,双骶髂关节间隙模糊、狭窄甚至消失,方形椎,晚期表现为脊柱竹节样变。

(二)骨质软化症

由于维生素D缺乏、严重维生素D活性障碍引起,特点为骨有机质增多,钙化过程发生障碍,临床常有脂肪痢,胃大部切除和肾病病史。好发于青壮年,血钙、磷减低、血AKP升高,X线表现为假骨折线、骨变形。

(三)骨髓瘤

骨髓瘤常为多发性溶骨性破坏,患者常有比较严重的贫血,X线片表现为边缘清晰的脱钙区。血浆免疫球蛋白M(IgM)增高,尿中出现凝溶蛋白。

(四)成骨不全

成骨不全又称脆骨病,是一种遗传性疾病,由于成骨细胞数量不足,膜内成骨发生障碍所致,以全身骨骼系统普遍性骨质疏松和脆性增加为特征,常伴有蓝色巩膜、耳聋等症状,X线表现为长骨骨干细长,多发性骨折,颅骨骨化不良,严重时呈薄膜样。

六、治疗

(一)药物疗法

1.中药

骨质疏松为脾肾两虚,应调补脾肾为本,临床分三型。

(1)分型论治

1)肾精亏虚型。辨证依据:颈腰背酸痛无力,甚则畸形,举动艰难,头晕耳鸣,健忘,男子阳痿,夜尿频。舌淡或变红,苔少,脉沉迟。

治则:益肾填精,强筋壮骨。

代表方:左归丸加减。若阴虚火旺症状明显者,可与知柏地黄丸合用;若肾阳虚症状明显者,加杜仲、淫羊藿,或合河车大造丸。

2)脾肾气虚型。辨证依据:全身倦怠嗜卧,颈腰背酸痛、痿软、伸举无力,甚或肌肉萎缩,骨骼畸形,纳谷不香,面色萎黄不华,便溏。唇、舌淡,苔薄白,脉弱。

治则:健脾益肾。

代表方:参苓白术散合右归丸加减。若饮食不佳、胃脘不适者,加焦三仙等。

3)瘀血阻络型。辨证依据:颈腰背骨节疼痛,呈刺痛,痛点固定不移,或合并骨折。舌紫暗或有瘀斑,苔白,脉弦涩或弦细。

治则:活血化瘀。

代表方:身痛逐瘀汤或活络效灵丹加减。

近年来,关于中药治疗骨质疏松的实验研究很多,大部分采用补肾壮骨(熟地黄、山药、山茱萸、杜仲、当归、首乌、肉苁蓉、龙骨、牡蛎、狗脊、续断、龟板胶、桑寄生、紫河车、骨碎补、巴戟天、五味子等)或补肾活血为组方原则,观察到中药能有效地提高动物的骨矿含量,增加骨皮质厚度和单位体积矿化骨内骨细胞数量，减少骨陷窝。进一步的观察还表明，中药能有效地提高成骨细胞数量和活性，抑制破骨细胞数量和活性，从而展示了中药治疗骨质疏松的前景。

(2)中成药：可选用龙牡壮骨冲剂、骨疏康、仙灵骨葆、健步虎潜丸、骨松宝等。

2.西药

(1)补充钙剂：钙不足是骨质疏松的主要原因。为了维持必需的钙，一定要补充较平衡维持量更多的钙储备，通常补钙量为 1 000～1 500 mg/d。常用制剂有葡萄糖酸钙口服液每次 0.5～2 g，3 次/天，或葡萄糖酸钙针剂每次 1～2 g 加等量葡萄糖缓慢静脉注射。氯化钙每次 0.5～1 g加等量葡萄糖缓慢静脉注射。乳酸钙片每次 1～4 g，3 次/天，口服。此外还有钙尔奇 D、盖天力、活性钙等。

(2)维生素 D：主要来自食物中麦角固醇和皮下的 7-脱氢胆固醇经紫外线激活而成，可促进肠道钙的吸收，促进正钙平衡。常用制剂：维生素 AD 胶丸 6 粒/天；维生素 D_3 30 万～60 万单位/次，肌内注射，必要时 2～4 周后重复注射。骨化三醇[$1,25(OH)_2D_3$]，0.25 μg/次，2 次/天。

(3)性激素：雌激素对成骨细胞有剂量依赖性地促进 TGF-β mRNA 和蛋白质的合成。对骨转换的影响是降低骨吸收，促进骨形成，增加肠钙吸收，减少尿钙排出，对于妇女绝经后骨质疏松有防治作用。

雌激素制剂有：雌三醇 1 mg/d，14～21 d 为 1 个疗程。雌二醇每次 0.5～1.5 g，每周 2～3 次，尼尔雌醇每次 5 mg，1 次/月，症状改善后维持量每次 1～2 mg/次，1～2 次/月。

雄激素制剂有：甲睾酮每日 10 g，舌下含服。丙酸睾酮每次 25 mg/次，2～3 次/周，肌内注射。苯丙酸诺龙每次 25～50 mg/次，1 次/周，肌内注射。

(4)氟化钠：氟对骨有特殊的亲和力，以氟磷灰石的化学方式贮存在骨中，能较强地抵抗破骨细胞的溶骨作用，从而抑制骨吸收。还能刺激成骨细胞、促进骨质形成。氟化钠 50～75 mg/d，1 年为 1 个疗程。

(5)降钙素(CT)：可抑制骨吸收，抑制骨自溶作用，使骨骼释放钙减少；还可抑制骨盐的溶解与转移，抑制骨基质分解，提高骨的更新率；可对抗甲状旁腺激素对骨骼作用。常用制剂：鲑鱼降钙素又名密钙息每次 50 mg，3 次/周，肌内注射，连用 3 周。还有一种喷雾剂。

(6)二膦酸盐：可抑制骨吸收。羟乙二膦酸 400 mg/d，每 3 个月服两周，连服 10 个周期，可防止骨量丢失，同时补充钙剂。

(二)手术治疗

对并发股骨颈骨折、转子间骨折、桡骨远端骨折，应及时给予恰当的手术内固定治疗，脊柱骨折可用垫枕练功法治疗。

(三)其他疗法

1.营养与体育疗法

适当补充蛋白质、钙盐、各种维生素，适当运动，多晒太阳，避免外伤或跌倒。

2.病因治疗

对继发性骨质疏松，要针对原发病进行治疗，如甲状旁腺功能亢进，应先切除腺体或肿瘤组织再按上述治疗方法。

第三节　佝偻病

一、概述

佝偻病是指发生在婴幼儿童，即骨骺闭合以前的骨钙化疾病。其主要原因是由于维生素D缺乏，或其活性代谢产物缺乏，同时合成钙或磷的能力不足，以及由此所引起的钙磷代谢紊乱，骨骼钙化不足，导致骨骼变形或骨折。多见于3岁以下小儿，以6个月至1岁最多见。根据本病的临床特征，应属于中医的“五迟”“五软”“背痿”“鸡胸”“龟背”等，属“骨痿”范畴。

二、病因

（一）胎中失养、先天不足

清代《医宗金鉴·幼科心法要诀》已认识到父母气血虚弱，先天有亏，可致小儿生下即筋骨较弱，步行艰难，齿不速长，坐不能稳。由于父母的因素可造成小儿先天肾气不足，形成佝偻病。尤其是母亲在怀孕期间，起居失常户外活动少，日光照射不足，或营养失调或患有某种疾病，这都是造成佝偻病的原因。

（二）调理不当、后天亏乏

小儿出生后，如果户外活动少，日光照射不足或饮食失节，喂养失调，损伤脾胃，脾胃运化功能失职、营养不良等原因，也可造成后天亏乏，促发佝偻病。

三、病理

由于先天和后天的因素，先引起脾肾不足，日久不愈，影响其他脏腑，可形成五脏虚弱。肾气不足→骨失髓养，表现为生长发育迟缓，骨骼软弱。脾气不足→运化无力、水谷精微不能吸收，肌肉失养→表现为食欲缺乏，肌肉松弛、虚胖。肝气不足→筋失濡养，表现为坐立、行走无力，肝风内动则惊搐。心气不足→神不守舍，表现为惊惕不安，精神恍惚，反应淡漠或语迟。肺气不足→卫外不固，表现为多汗易感冒。

后期，严重患者，主要责之于脾肾，由于病久则由虚变损，肾损则髓不养骨，骨骼不坚，引起成骨迟缓，骨骼变形，出现方颅，囟门晚闭，牙迟出，胸背变形，下肢弯曲等畸形。脾损，不能充养四肢出现四肢乏力，形瘦，面色苍白，消化功能紊乱。

现代医学认为，本病的病理特征是钙化障碍，也就是钙不能及时地沉着于骨样组织和骨前期软骨内。引起佝偻病的原因，按邓特(Dent)的分类，有如下几种。

（一）营养性佝偻病

缺乏维生素D的吸入和缺乏阳光照射。

（二）肠性佝偻病

肠性佝偻病见于腹部疾患，如特发性脂肪痢。

（三）遗传性肾性佝偻病

遗传性肾性佝偻病主要是肾小球与肾小管功能紊乱，如伴性染色体低磷酸盐症，常染色体低磷酸血症，维生素D依赖症，神经纤维瘤病，范科尼(Fanconi)综合征，眼－脑－肾综合征，远端肾小管酸中毒等。

(四)后天性肾病性佝偻病

慢性肾衰竭,高尿钙症,重金属中毒,肾病综合征,尿道梗阻性疾病,丙种球蛋白病,骨髓瘤病,输尿管结肠吻合术后等。

(五)新生儿佝偻病

上述原因均可引起维生素 D 的缺乏(有些是合成不足,吸收不足,需要量增大,羟化功能障碍),进一步影响到血清钙磷的平衡(自肠内吸收不足;以肠和肾的排泄增加;在骨内外的游动速度受影响),血清钙磷低下,不能正常沉积于骨样组织和软骨基质,造成软骨和骨样组织不能正常钙化,使骨的生长停止在软骨和骨样组织阶段。在正常的软骨内成骨过程中,由于成熟软骨细胞柱没有足够的钙盐沉积,不能钙化,同时软骨血管的长入不规则,临时钙化带内没有再吸收,致使骨骺板的厚度增加。这种病理变化以生长最快的干骺端为显著,如腕、踝、膝、肋前端等处。由于骨骼脆弱、柔软,常随体重的应力和肌肉牵拉而变形。最早畸形发生在骨端,以后因骨骼继续生长,畸形移至骨干中部,长骨出现弯曲畸形,如"X 形腿""O 形腿",胸部和骨盆也发生畸形。

四、诊断

(一)病史

常见于 6 个月至 3 岁的婴幼儿童,患儿常有营养不良、胃肠道疾病、肾脏疾病等病史,多发生在冬季和日照较少的地区。

(二)临床表现

1. 早期

骨骼变化不明显,常表现为易于激动、烦躁不安、不喜玩耍,甚则全身惊厥、手足抽搐、角弓反张或精神淡漠、多汗等。病情进一步发展,可见肌肉松弛,紧张度低下,如果腹肌松弛与肠壁肌肉无力,引起肠内积气,表现为腹部膨隆如蛙腹,肋下缘外翻。如果四肢肌力软弱,骨骼支撑力又差,表现为走路晚、且易跌倒。

2. 后期

患者可发生骨骼畸形改变。如患儿额颞部隆起,枕顶部扁平,呈方颅畸形,囟门延迟闭合。胸骨隆起,胸廓横径缩小,前后径增加,呈鸡胸畸形,沿横膈附着处胸廓向内凹陷,形成横沟,即哈里逊沟(Harrison 沟)。"串珠"畸形,"手镯""脚镯"畸形。开始行走后可见"膝内翻"或"膝外翻"畸形。近年典型病例不多,但轻型病变引起的膝内外翻畸形仍可见到。

(三)实验室检查

血清钙正常或稍偏低(正常值成人 2.2～2.7 mmoL/L 儿童 2.5～3.0 mmoL/L)。血清磷明显下降(正常值成人 1.0～1.5 mmoL/L;儿童 1.5～2.0 mmol/L)。血清碱性磷酸酶(AKP)中度升高,尿钙减少一般在 1.25 mmoL/24 h 左右,严重者尿钙不能测出(正常值 2.5～7.5 mmoL/24 h)。

(四)X 线检查

特征性 X 线变化主要见于干骺端。在早期(急性期)可见长骨骨骺端的临时钙化带不规则,模糊、变薄、骨小梁稀疏、干骺端有一定程度的凹陷。随着病变的进展,临时钙化带消失,干骺端扩张增粗,中心部位凹陷呈杯口状,边缘模糊,并有毛刷状密度增高,自干骺端向骨骺方向延伸。骨骺出现迟缓,骺线增宽且不规则。骨皮质密度减低,骨小梁粗糙,横骨小梁减少,纵骨小梁持续存在。四肢长骨发生弯曲变形,呈"O"形或"X"形畸形,弯曲凹侧的骨皮质多增厚。

恢复期,干骺端边缘清楚、规则,但干骺端仍宽阔粗大,骨骺相继出现,骨骺线逐渐变窄,横骨小梁再度出现,纵骨小梁逐渐变粗,但严重畸形者多难以恢复。

五、鉴别诊断

原发性甲状旁腺功能亢进:本病可发生于任何年龄,以 20~50 岁者较多,女性多于男性,如在长骨骺板闭合以前发病者,骨骼病变与佝偻病非常相似,但本病多有高钙血症,尿结石发生率高,血液生化改变与佝偻病不同,以高血钙和高尿钙为特点,血清 AKP 也显著增高,从不发生手足抽搐症状。

六、治疗

(一)药物疗法

1.中药

病机主要是脾肾亏虚,所以治疗应益脾补肾,补肾壮骨。

(1)分型论治

1)脾胃虚弱型:辨证依据:形体虚胖,精神疲惫,面色苍白,多汗无力,易惊多惕,夜眠不安,肌肉松弛,头颅骨软,囟开而大,发稀色黄,便溏,舌淡,苔薄白,脉缓无力,指纹淡红。早期多见此证型。

治则:益脾补肾。

代表方:扶元散或补肾益脾散加减。汗多如淋者,加煅牡蛎、煅龙骨或用醋调五倍子粉,于睡前敷脐,次晨取下;夜惊者,加蝉蜕、枣仁、夜交藤、钩藤;便溏不化者,加怀山药、炒神曲。

2)肾气亏损型:辨证依据:形体瘦弱,面色不华,出牙、坐立、行走等发育均迟,骨骼畸形明显,其头颅方大,鸡胸,驼背,腹大如蛙及下肢弯曲,舌淡,苔少,脉迟无力,指纹淡,后期多见此型。

治则:补肾壮骨。

代表方:补益地黄汤或河车大造丸加减,偏肾阴虚者,方用六味地黄汤或知柏地黄丸;食欲缺乏者,加砂仁、茯苓;行迟者,加五加皮、杜仲;语迟者,加石菖蒲、远志,发迟者,加龟甲、何首乌;立迟者,加鹿茸;齿迟者,加骨碎补、补骨脂。

(2)中成药。

2.西药

维生素 D 400 U/d(预防剂量)或 2 000~3 000 U/d(治疗剂量)。同时加服钙剂。并接受太阳紫外线照射。

(二)手法治疗

1.捏脊

捏脊适用于佝偻病兼有慢性腹泻、消化不良。

2.手法矫正

手法矫正适用 4 岁以下儿童,畸形较轻的膝内外翻者。

3.外固定

外固定适用于 4 岁以下儿童,膝内外翻畸形,经手法矫正后,用夹板外固定。

(三)手术治疗

1. 折骨术

折骨术适用于 4 岁以下儿童，主要畸形是胫骨内翻者。可将小腿外侧中央放在用棉花垫好的楔形木块上，两手握紧小腿两端，然后用力垂直向下压，先折断腓骨，后折断胫骨，造成青枝骨折，纠正小腿畸形，折骨时应保护胫骨上、下端的骨骺，避免在折骨时损伤。术后用夹板或管型石膏固定 3 周或更长时间。

2. 截骨术

对于 4 岁以上患儿、弯曲畸形明显且持续存在的或畸形最显著处位于关节附近的，可做截骨术。应在佝偻病治愈后，骨质已坚硬时进行手术。膝外翻行股骨下端截骨术；膝内翻行胫骨上端截骨术；严重的髋内翻也可作转子下截骨术。截骨时应尽量少剥离骨膜，尤应避免损伤骨骺板。术后用石膏外固定。注意，术前或术后停用维生素 D。

第四节　骨软化症

一、概述

骨质软化症(osteomalacia)见于骨骺板已闭合的成年人，也称为成人佝偻病，是指骨组织中新生的类骨组织上的矿物盐沉着不足，使骨在质上发生的异常。其特点为骨质钙化不良，类骨组织增加、骨质软化，因而脊柱、骨盆及下肢长骨可能产生各种压力畸形和不完全骨折。本病多见于居住条件差，环境阴暗和阳光较少的地区，同时饮食中又缺乏钙和维生素 D。解放前，由于当时经济困难和传统的不良习惯，我国某些地区的妇女在怀孕、产褥和哺乳期间，营养补充极差，每天仅喝几碗面汤或小米稀饭，也不常晒太阳，加上多孕多产，因而患骨质软化症者很多。目前，这种状况得到了根本改变，骨质软化症已很少见。

中医古代文献无骨软化症这个病名，一般认为“骨痹”“骨痿”的症状类似于骨质软化症，并且与骨质软化症发病过程中的两个不同发展阶段相似，“骨痹”与初期相似，“骨痿”与后期相似。

二、病因

中医认为，本病初期多由于久居阴冷之地、寒滞于骨；禀赋不足或久病不已、损伤脾肾；或多产多孕、累伤肾精；精血不足、骨失濡养、经脉气血失和→骨痹，出现骨骼酸痛。

到了后期，由于寒闭日久，化热伤阴→精血亏虚，不能充养骨髓、骨枯髓减，形成骨痿，出现腰脊不举，甚而骨骼畸形。

现代医学认为骨质软化症与佝偻病一样，最常见的原因是食物中维生素 D 和钙、磷等矿物质和蛋白质缺乏，此外，多产多育，肠道疾病，胃切除术后，肝脏疾病，胰腺疾病，长期服用抗惊厥药物，日照不足等都可以引起骨质软化症。这些因素均使维生素 D 摄入不足或代谢发生障碍，不能产生有效的 1,25-二羟维生素 D_3[1,25-$(OH)_2D_3$]，以致肠道对钙的吸收减少和钙的骨转移减少，所产生的类骨组织不能钙化和骨化，因而骨质变软强度降低，便形成了骨质软化症。

三、病理

本病患者全身普遍骨质疏松，骨皮质变薄且软甚至可用刀切。骨样组织大量取代正常骨组织，以致大量致密骨为松质骨所代替，松质骨的骨小梁纤细、稀少，松质骨内充满血管性脂肪组织，破骨细胞活跃，骨陷窝扩大，骨髓腔逐渐增宽，中央管（哈佛管）增大，间充质内血管丰富，并有幼稚结缔组织增生，骨的强度大为减弱；以致发生多数压力畸形及病理性骨折。

四、诊断

（一）病史

有原发疾病史或营养不良或居住环境阴暗，日照不足。

（二）症状与体征

骨软化症的最早表现为骨痛和压痛，为周身性，自发性，以腰痛和下肢疼痛最显著，骨痛严重时翻身困难。行走困难，如果局部出现剧烈疼痛多因发生病理性骨折所致，骨折多见于股骨颈，转子间或转子下部。压痛主要在下部肋骨。稍晚，脊柱和下肢可见各种压力畸形。驼背、侧弯、髋内翻、膝内翻、膝外翻、股骨和胫骨的扭曲畸形，骨盆畸形。全身肌肉无力，小腿无力，表现为摇摆步态，上楼困难，蹲坐时起立困难。躯干肌无力，表现为下床困难。后期，少数患者可出现手足搐搦。

（三）实验室检查

血清钙正常范围偏低，血清磷降低，血清 AKP 升高。

（四）X 线检查

X 线检查有三个特点，即骨质广泛疏松，压力畸形，Looser 线（假骨折线）的出现。横骨小梁消失，纵骨小梁纤细，骨皮质变薄。在股骨颈、耻骨支、坐骨支、肋骨和肩胛骨的盂下部分常见一线状透光带，横过上述骨骼，是谓 Milkman 假骨折线或 Looser 线。此透明亮带常为对称性，可持续存在数月至数年。线两端可见骨膜下骨质隆起，治疗生效后，此线即愈合而消失。

因为骨质变软，在脊柱和下肢长骨常见压力畸形，如脊柱常见驼背和侧弯。椎体中部受压，呈双凹透镜形状，而椎间盘则相对地扩大。此类改变与鱼类的脊椎体相似，又称鱼形椎，有时还可见椎体的病理性压缩骨折。下肢长骨的压力畸形有髋内翻、膝内翻、膝外翻、腓骨或胫骨向外侧弯、骨盆变形、髋臼内陷、骨盆入口呈三角形。

五、鉴别诊断

（一）骨质疏松症

老年人和妇女绝经后多见。不仅矿物质少，骨基质也少，单位体积内骨量减少所致，骨活检看不到骨样组织，血清钙、磷、AKP 正常。无骨骼畸形，无 Milkman 假骨折线或 Looser 线。

（二）泛发性纤维性骨炎

泛发性纤维性骨炎又称骨质纤维化，破骨细胞增多，骨组织破坏吸收，由纤维组织充填其中。因甲状旁腺功能亢进，甲状旁腺素（PTH）分泌过多，以致骨吸收加速所致。由于成骨细胞的代偿活动而使碱性磷酸酶升高，患者血钙升高，血磷降低。X 线片可见骨膜下骨质吸收和牙槽硬板消失。骨中常见虫蚀样或多发囊肿样改变。中节指骨桡侧的骨膜下凹迹。

(三)类风湿关节炎

类风湿关节炎病变先从手指、腕、肘等关节开始，早期可见受累关节红、肿、痛、热，晚期可见各种关节畸形。严重者因长期卧床，不见阳光，尤其长期服用皮质类固醇药物，患者可能继发全身性骨质疏松。多关节的长期肿痛，甚则手足畸形和类风湿因子阳性。

六、治疗

(一)药物疗法

1. 中药

针对肾精亏虚，骨骼失充的病机，给予益肾填精壮骨，再根据先后天的关系，结合具体症候注意健脾益气，扶持后天。

(1)肾虚寒滞型

辨证依据：久居阴冷潮湿，腰腿或全身骨痛、压痛，酸软无力，甚则畸形，行动困难，畏寒，手足欠温，头晕，夜尿多，阳痿。舌淡胖，苔白，脉沉迟无力。

治则：益肾温阳、散寒通脉。

代表方：独活寄生汤加减。若痛甚，加制川乌、制马钱子；精亏神疲甚者，加鹿茸、狗脊；脾虚明显者，加黄芪、薏苡仁或合归脾丸。

(2)肾亏骨枯型

辨证依据：腰腿或全身骨骼重困无力，畸形或疼痛，举动困难，手足搐搦，肌萎形削，头晕耳鸣，五心烦热，盗汗。舌红少苔，脉沉细数。

治则：滋肾、养阴、壮骨。

代表方：左归丸加减。

2. 西药

主要采取补钙的方法同时给予维生素 D。乳酸钙或葡萄糖酸钙，每次 0.5～3.0 g，3 次/天。维生素 D 1 000～2 000 U/d。当脂肪消化不良时，应同时给予胆盐。并注意多晒太阳。

(二)手术疗法

严重畸形者，可采用截骨术矫正承重力线，以避免日后发生骨性关节炎。手术要在骨骺线消失，和疾病治愈后进行，否则畸形可能复发。手术前后停止使用维生素 D，以防止发生高血钙。

第五节 肋骨骨折

一、概述

肋骨骨折，是临床常见骨折之一，在胸部创伤中最为常见，好发于成人和老年人，青少年则少见。肋骨骨折可由直接暴力或间接暴力所致，单根一处肋骨骨折多见，多肋或多处骨折者较少。国外有人统计 15 000 例的胸外伤患者中 70%为胸壁伤,其中 40%的胸壁伤是骨折,40%～45%的肋骨骨折的患者合并有血胸、气胸,一般多见于车祸、塌方及战争等高能量创伤。肋骨骨折可并发肺脏损伤、血胸、气胸等,患者一旦出现不同程度呼吸困难,就应及时按重伤救治,延误处理会危及生命。

肋骨古称"胸肋""胁肋"《医宗金鉴·正骨心法要旨·胸骨》载:"其两侧自腋而下,至肋骨之尽处,统名曰胁。胁下小肋骨名曰季胁,俗名软肋;肋者,单条骨之谓也,统胁肋之总,又名曰胠。下二肋又称凫骨。"《医宗金鉴·正骨心法要旨·凫骨》载:"凫骨者,即胸下之边肋也。上下二条,易被损伤,左右皆然。"清·钱秀昌《伤科补要》:"如肋骨断者,用布缠缚数转,服接骨紫金丹,外用定痛散熨之,贴万灵膏。"

肋骨共 12 对,呈弓形,分左右对称排列。12 对肋骨和 12 个胸椎、椎间盘及胸骨构成了骨性胸廓,有支持和保护内脏的重要作用。肋骨小头在后方与胸椎相关节,在前方的上 7 对肋骨由肋软骨直接与胸骨相连,称真肋(亦称胸骨肋)。其下 5 对不连胸骨,11、12 两对肋骨和肋软骨,游离于腹部肌层中,称浮肋,另外 3 对的肋软骨依次与上位肋软骨相连,称为假肋(又名弓肋)。

肋骨分为体及前后两端,后端也称脊椎端,肋骨头与胸椎相关节,肋结节与胸椎横突相关节。肋骨体的后 1/4 呈圆柱形,前 1/3 则扁平,肋骨体由后向前转弯处称"肋骨角",为肋骨骨折好发部位,两侧肋骨角间的背部较平坦。肋骨体的上缘比较钝圆,下缘则比较锐利形成肋下沟,肋间神经、血管由此通过。

肋骨的方向大致向下,然而肋软骨的方向则向上,但第一及末二肋软骨的方向朝下,而第二肋软骨的方向接近水平位。胸廓有上、下两口,上小下大。上口较窄且坚固,对胸、颈和上肢间的重要组织能予以保护,但面积狭窄,一旦有病变时,无充分余地。下口广阔而不整齐。骨性胸廓为身体三大骨腔之一,参与呼吸运动,骨骼间的关节活动性大,有许多肋间作为伸缩的余地。胸廓不但能保护胸腔内器官,腹腔的器官如肝、脾亦受其保护。肋骨部分切除后对功能并无严重影响,如骨膜保留,仍能再生。肋骨弯曲,外面广泛为肌肉覆盖,并借助肋软骨附着于胸骨,加之肋椎关节有少许活动,因此具有相当弹性及活动性,有缓冲外力的作用。如果外力由前后挤压,骨折多于曲线顶部向外发生,很少伤及胸膜,如直接暴力打击,骨折端可能向内,胸膜亦能损伤,肋间动脉、静脉也可能撕破,引起血胸、气胸或皮下气肿。

在 12 对肋骨中,第 1～3 对肋骨短小,又被肩胛骨、锁骨保护,一般不容易破坏,中部第 4～8 肋,外表保护较少,骨折机会较多。儿童的肋骨弹性大,骨折的机会甚少;成年后,弹性逐渐减小,同时软骨骨化的程度增高,外伤的机会较多。肋骨即使骨折,因为有肋间肌交叉固定,很少发生移位。当遭受某一外力时,虽然肋骨因弹性可能保持完整,但内脏如肝、脾都有可能受到损伤。

二、病因病机

中医学认为肋骨易被损伤,伤后出现胸壁肿痛,是由骨折筋伤,经脉破损,血溢脉外,淤积肋下,阻滞气机所致。"气伤则痛""形伤则肿"。胸肋内为肺脏,胸肋受伤严重则必然影响肺脏的呼吸功能,此多因气血瘀阻,使气道不畅,肺失清肃,气上逆、气不顺所致。若淤积胁下,也会致肝失条达,反侮肺金,引发喘咳。如胸部损伤后,积瘀生热,加上伤后损伤肺气,风、痰、瘀三者壅滞化火,也会发为咳呛不止。总之,胸肋受伤易出现喘咳及呼吸困难等,中医观点认为不仅是胸肋局部损伤或合并伤肺，也可通过影响肝脏功能失调涉及肺，也可能加上六淫外邪乘虚而入致肺脏功能失调等。如肋骨骨折并发肺严重损伤，肺主呼吸及司一身之气功能丧失，或气机逆乱，气不顺接等，可危及生命；如并发大出血，气随血脱，也可危及生命。

三、预后与转归

单纯性单肋一处或多处骨折及多肋一处骨折，治疗简单，预后良好。但若不及时治疗或治疗不彻底，瘀血散而不尽，气滞行而不畅，则可形成陈伤（或称宿伤），有时需要很长的疗程。

多肋多处骨折往往并发血气胸，治存相对复杂。如果并发张力性气胸、进行性血胸、心脏或大血管损伤大量失血等，应及时做出诊断与急救，否则患者很快会因窒息、失血，致休克、死亡。如能得到及时、正确的诊疗，度过危险期，一般也有较好的预后，较少有后遗症。但如遇胸膜腔内短期快速出血，那极容易形成纤维胸、脓胸等，患侧肺可能会失去功能或坏死，最后落下残疾。

四、临床表现

（一）症状

肋骨骨折多发生于中年以上，有明显外伤史，最主要的症状是受伤肋骨局部疼痛，不敢呼吸，深吸气或咳嗽时加重，自诉有时可出现骨擦音或骨擦感。如有胸膜破裂，则可因血气胸而出现呼吸困难或咯血。

单纯肋骨骨折，受伤的胸肋部出现剧烈疼痛，可随深呼吸、咳嗽加重。患者常因疼痛而不敢咳嗽。多根多处骨折时，常会有明显的呼吸困难。并发闭合性气胸时，少量气胸可无症状，较大量气胸，可出现胸闷、呼吸短促等不适；开放性气胸患者，胸壁伤口直通胸膜腔，在呼吸时有空气进出而发出“嘶嘶”的响声，出现显著的呼吸困难；张力性气胸患者，呼吸困难较为严重，且呈渐进性加重。并发血胸时，若为非进行性血胸，有时可无症状，而进行性血胸则会使呼吸困难逐渐加重。

（二）体征

患者常以手捂盖损伤部位，自己能较确切地指出最痛点。局部软组织可能有血肿、瘀血等受伤痕迹。检查时应先让患者指明最疼痛部位，检查者两手分别置于胸骨和胸椎，前后挤压胸廓或左右挤压胸廓，可引起骨折处剧烈疼痛，称为胸廓挤压试验阳性。然后在痛区的周围沿肋骨逐个触摸找出压痛点，如患者不胖、局部不肿，在压痛点常可触到骨擦音。多根多段肋骨骨折时，胸廓局部失去支持而出现反常呼吸，即吸气时骨折处胸壁陷落，呼气时反而隆起，可严重影响呼吸功能，造成低氧血症和高尿酸血症。疼痛和反常呼吸运动患者不能有效地咳嗽和排痰，造成支气管阻塞和肺不张，致使呼吸功能进一步恶化，出现发绀等休克体征。并发闭合性大量气胸时，可出现呼吸短促，患侧胸式呼吸运动减低，叩诊呈鼓音，呼吸音及语颤减低或消失等体征，如果空气进入皮下组织，可有胸、颈部皮下气肿。开放性气胸者，胸壁伤口直通胸膜腔，在呼吸时有空气进出而发出嘶嘶的响声，出现显著的呼吸困难、发绀甚至血压下降。张力性气胸患者，造成严重缺氧，出现呼吸困难、发绀和休克表现，有时空气由胸膜腔挤入纵隔和皮下组织，在头、颈、胸和上肢等处可触及皮下气肿，患侧呼吸音极度减弱或消失，叩诊呈鼓音，气管偏向健侧，胸腔穿刺发现有高气压（达 12 kPa 或穿刺排出部分气体后，压力减低，但不久又增高）。并发少量的胸膜腔积血，可无典型体征，但大量积血患者可出现面色苍白、气促、发绀等表现，检查可见肋间隙饱满，叩珍呈浊音，呼吸音及语颤音减低，胸腔穿刺可明确诊断。

五、辅助检查

（一）X线检查

X线检查可明确诊断、确定骨折部位及类型、判断有否合并气胸、血胸，了解创伤的严重程度及判断预后等，是临床上必须做的常规检查。同时，对X线拍片的时间、投照体位等也有一定的要求。如早期无移位的或软骨交界处的肋骨骨折X线显像均不明显，如怀疑有此类骨折，需待10 d后再拍片复查，因骨折端钙质吸收便可见骨折线；对疑有气胸或血胸者，只要条件允许，应取坐位或立位照片，以显示液气面及肺压缩程度；因肋骨骨折多发生在两侧，单纯正面拍片往往显示不清，应加拍胸廓斜位片。

（二）血常规

一般肋骨骨折可无明显变化，多根多段骨折或合并严重的气胸、血胸可见白细胞增高，红细胞及血红蛋白下降。

（三）胸部CT

必要时可做此检查，目的是明确开放伤口的路径，骨折移位情况，气血胸的部位、范围、积血容量，肺损伤、肺压缩的程度及纵隔气肿的范围等。

（四）超声检查

超声检查可明确胸膜腔有无积血，测定积血的数量和判定积血的部位。

（五）动脉血气分析

了解损伤对呼吸功能的影响，缺氧及酸中毒的程度。呼吸困难时往往出现低氧血症及高碳酸血症。

六、常见并发症

常见并发症有肺脏损伤、气胸、血胸、血气胸等，严重并发症可见休克、肺纤维化等。

1. 气胸

胸膜腔呈负压，在胸部损伤时，外界空气通过胸壁伤口，或经过肺破裂处进入胸膜腔，形成气胸。可以分为闭合性气胸、开放性气胸和张力性气胸3种。

(1)闭合性气胸：胸壁伤口小，一定量的空气进入胸膜腔后，伤口立即关闭，或因肺表面裂一小口，待一小部分空气逸出后迅速闭合。因没有大量空气继续进入胸膜腔，呼吸和循环功能虽受到一定影响，但所造成的生理障碍不大。

(2)开放性气胸：胸壁伤口直通胸膜腔，在吸气时空气进入胸膜腔，伤侧肺被压缩，纵隔移向健侧，健肺也不能完全膨胀，且所吸入的空气有一部分是来自伤肺的残余气体。呼气时，胸膜腔内空气从伤口逸出，健肺中的一部分残余气体返回入伤肺，纵隔又回到中线。纵隔随呼吸运动来回摆动，对呼吸、循环系统可产生明显的影响。

(3)张力性气胸：常见于肺或支气管裂伤，裂口形成阀门，当吸气时空气进入胸膜腔，呼气时阀门关闭，胸膜腔内气体不能排出，因而胸膜腔内气体越积越多，压力也越来越高。在胸膜腔内压不断增高的情况下，不但伤侧肺受压萎缩，因纵隔受压移到健侧，健侧肺也不能够充分膨胀。胸膜腔内负压消失，纵隔移位，使上、下腔静脉扭曲，回心血流受阻，发生循环衰竭，引起缺氧及休克。右侧张力性气胸较左侧更危险，因为右心房受到压迫。张力性气胸如果不及时做出诊断与治疗，患者很快会因窒息、休克而死亡。

2. 血胸

骨折片刺破肺、胸壁(肋间动、静脉等)、心脏或大血管，血液流入胸膜腔即造成血胸。肺循环的压力低，肺的裂伤容易被血块所封闭，出血能自行停止，这种血胸称为非进行性血胸；胸壁血管出血，出血量可能不大，但一般不易自行停止，属进行性血胸，如果不及时处理，会导致休克和死亡；心脏或大血管损伤，短期内大量失血，往往来不及急救，病死率高。胸膜腔内出血速度较慢，积血受心脏、肺及膈肌的冲击使纤维蛋白析出，再与渗出性浆液混合后即不易凝固，可以较长期地保持在液体状态。胸膜腔内短期快速出血，血液可快速凝固，大量纤维组织沉着形成纤维胸。无论是胸壁穿破或肺裂伤，在血胸形成的同时，也有气体进入胸膜腔，胸膜腔内上为积气，下为积血，可出现液体平面，成为血气胸，其比单纯性血胸容易感染而成为脓胸，应严加预防。

3. 纵隔气肿和皮下气肿

纵隔内气管、支气管或食管遭破裂；胸部挤压伤或肺爆震伤，肺泡破裂，气体沿支气管及血管周围组织进入纵隔；张力性气胸同时有纵隔胸膜破裂，空气窜入纵隔；颈部外伤，空气由伤口进入纵隔，均能形成纵隔气肿。纵隔内气体不断增加，压力即逐渐升高，可使血管受压，造成回心血流障碍；气体上窜颈部可造成声门狭窄及颈、面、胸部气肿；气体亦可沿主动脉下窜至腹膜后、腹股沟、阴囊以至大腿根部。肋骨骨折后形成气胸，空气可由胸膜破裂处审至胸壁软组织内，或胸膜原有粘连，肺破裂后，气体直接逸至胸部软组织内，均可形成胸壁皮下气肿，也可向上、下蔓延至颈、背及腹部。

七、诊断要点

(1)有明确胸外伤史，局部疼痛或压痛，胸廓挤压试验阳性，有时存在局部瘀血、肿胀、骨擦音、皮下气肿，严重患者体位受限。多根多处肋骨骨折，除肿痛、胸廓挤压征阳性外，常可有反常呼吸、呼吸困雅等，严重者可并发气胸、血胸。合并气胸、血胸者会出现一些相应的症状、体征，严重者可出现呼吸困难，发绀甚至休克。

(2)X线摄片检查可明确骨折部位及类型，并可了解是否合并气胸、血胸。气胸量少时，虽气体的密度与肺组织的密度相差不大，但在两者对比下，可以看到一条细线状的脏层胸膜。在脏层与壁层胸膜之间无肺纹理可见。随胸膜腔内气体的增加，首先是距肺门最远的肺尖和肺底边缘部分的肺叶萎缩，以后气体包绕在整个肺叶的外围，胸膜腔内空气量越多，肺叶向肺门的萎缩越明显，有时肺叶完全萎缩到肺门区，成为一块软组织影。此时纵隔明显向健侧移位，甚至整个心脏移向健侧。在压力大时，可看到气胸腔通过食管后方和胸骨后方的纵隔疝入对侧胸腔，形成纵隔疝。气胸侧的横膈降低变平，甚至可向下弯曲。肋骨变平，肋间隙增宽，使胸廓增大。

血胸量小时(少于200 mL)正位X线片无改变，因为后外肋膈角位置较低，X线无遮掩，因此，必须立位转动患者在不同体位方向才能见到少量积液。胸膜腔内液体有流动性，随体位的改变而移动，在立位各方向都不能显示时，可采用患侧向下侧卧水平投照，少量液体能流到侧胸壁的胸膜腔内，甚易显示。胸膜腔内积血逐渐增多时，可见外侧肋膈角变钝或变平，此时至少已积留300～400 mL血液。当胸膜腔内积血达中等量时，能看到胸膜腔下部呈现似三角形的均匀浓密阴影，其中无结构可以辨认，其密度与软组织密度相仿。胸膜腔大量积血时，使胸膜腔内的压力增高,将纵隔推向对侧,使胸廓外膨,肋骨抬高变成水平位置,胸腔横径增加,同时肋间隙增宽,胸腔纵径也增加。血气胸时,可出现液平面,液面上为透亮的空气影,内侧为受压萎缩的肺组织,血气胸液面的宽、窄、高低视血量及空气量的多少而异。

八、鉴别诊断

(一)胸壁挫伤

胸壁受到直接暴力的撞击或挤压,不足以使肋骨骨折,但可造成胸壁软组织挫伤,其临床表现有时与肋骨骨折非常相近,应加以鉴别。肋骨骨折一般症状较重,压痛点非常明显,且非常局限,有时可及骨擦音或骨擦感,胸廓挤压试验阳性。而胸壁挫伤的临床表现为胸肋部或肩背部疼痛、闷胀,痛有定处,检查时可见局部微肿,有时有皮下瘀斑,压痛区相对广泛,胸廓挤压试验为阴性。胸部X线片或斜位片有重要的鉴别价值,但轻微的肋骨裂纹骨折早期往往不易发现,易被误诊为胸壁挫伤,此时,需待10~14 d后重摄X线片,才可发现骨折线(折端钙质吸收)。

(二)胸壁扭伤(岔气)

强力举重,用力不当,或身体扭转、咳嗽也可出现胁处作痛,甚至胸肋部胀满,不敢深呼吸及咳嗽,俗称“岔气”。症状与肋骨骨折有相似之处,但其受伤机制及病理表现与肋骨骨折不同。“岔气”往往由于肋椎小关节错缝或肋间肌肉韧带撕裂伤,造成组织卡压或渗血、炎性物质分泌,局部组织水肿,从而压迫或刺激局部神经或肋间神经,引起疼痛或肋间神经痛。患者往往自觉窜痛,痛无定处,有时出现带状灼痛区,压痛点不明显,胸廓挤压试验阴性,X线检查可无特殊发现。

九、治疗

(一)临床思路与治疗原则

单纯肋骨骨折,因为有肋间内、外肌的保护和其余肋骨的支持,所以多无明显移位,且较稳定,一般不需手法整复,但移位明显的骨折,最好还是使其复位,以利骨折尽早愈合。合理的固定可减轻症状,为骨折的顺利愈合创造条件。通过中医辨证论治,外用内服中草药,可使症状减轻并逐渐消除。

但严重的肋骨骨折,合并大量血胸、气胸,纵隔气肿及肺部感染时,对呼吸功能有很大的影响,延误处理则后果严重,故最好采取中西医结合治疗。病程稳定后又可内用中药进行调理及指导练功,以促进康复。

(二)分型辨治

中医证候:初期可见伤气、伤血、气血两伤,后期可见胸肋隐隐作痛或陈伤宿伤出现,多并有气血虚弱。治疗上,初期应活血化瘀、理气止痛。伤气为主者,宜理气止痛,佐以活血化瘀,可选用理气止痛汤、金铃子散、柴胡疏肝散,气逆喘咳者可加瓜蒌皮、杏仁、枳壳等;伤血为主者,活血祛瘀,佐以理气止痛,可选用复元活血汤、血府逐瘀汤或和营止痛汤加减,痛甚者可加云南白药或三七,咯血者可加白及、仙鹤草、血余炭、藕节等;气血两伤者,宜活血祛瘀,理气止痛并重,可用顺气活血汤加减;寒热往来,胸胁苦满者,宜疏肝解郁,和解表里,可用小柴胡汤加减。中期宜补气养血,接骨续断,可选用接骨紫金丹、接骨丹等。后期胸肋隐隐作痛或陈伤者,宜化瘀和伤、行气止痛,可选用三棱和伤汤、黎峒丸;气血虚弱者,选用八珍汤合柴胡疏肝散。

1. 早期

主证：受伤10 d内，伤处胸肋肿痛，局部瘀斑，拒按，深呼吸及咳嗽、喷嚏时加重，严重者不敢大声说话，出现呼吸困难。舌质黯红，或有瘀点瘀斑，苔薄白，脉弦或数。

治法：活血化瘀，理气止痛。

方药：复元活血汤加减。柴胡15 g，天花粉15 g，当归尾15 g，红花6 g，酒大黄20 g，桃仁12 g，杏仁12 g，苏梗10 g，三七粉3 g（冲服）。每日1剂，水煎服。

加减：气胸呼吸困难、咳时痛甚者，加沉香12 g，浙贝母12 g，枇杷叶15 g；血胸者，加血竭9 g，乳香6 g，没药6 g；肺气受伤，正不胜邪，湿邪犯肺致咳痰不爽者，加陈皮12 g，瓜蒌15 g，茯苓12 g，葶苈子15 g，桔梗12 g；大便不通者，加枳实12 g，玄明粉10 g（冲服）。

2. 中期

主证：受伤超过10 d，伤处疼痛缓解，但深呼吸及咳嗽时仍较痛，拒按。舌暗红，苔薄白，脉弦。

治法：补肝益肾，补养气血，辅以行气活血。

方药：续骨活血汤加减。当归12 g，赤芍10 g，白芍20 g，生地黄15 g，红花6 g，骨碎补15 g，续断12 g，川芎9 g，落得打10 g，自然铜15 g，丹参20 g。每天1剂，水煎服。

加减：受伤中期，患处疼痛往往已缓解，但仍有活动痛增者，可加延胡索10 g，川楝子10 g，以疏肝、理气、止痛；伴有轻咳者，可加枇杷叶8 g，杏仁12 g；有痰者，可以加竹茹12 g，陈皮10 g。

3. 后期

主证：伤后6～8周，一般骨折已愈合，但可能仍遗留肋部隐隐作痛，胸部郁闷不畅，咳嗽咳痰时仍有抽痛。舌淡红，苔薄白，脉细。

治法：化瘀和伤，行气止痛。

方药：柴胡疏肝散加减。柴胡12 g，白芍30 g，枳壳12 g，甘草6 g，川芎9 g，香附12 g，佛手12 g，郁金12 g，杏仁12 g，乳香6 g，没药6 g。每天1剂，水煎服。

加减：受伤后期，面色苍白，头晕眼花，心悸气短，少气懒言，舌质淡白，脉微细数者，宜服补血之剂，可用四物汤加味；兼气虚者，应加黄芪15 g，党参15 g，白术12 g等以补气生血；兼阴虚者，则应加阿胶5 g（烊服），龟甲30 g，鳖甲30 g等以滋阴养血。

十、其他治疗

（一）复位

（1）立位整复法。患者站立靠于墙，医者与患者对视，并用双足踏患者双足，双手通过患者腋下，相叉抱于背后然后双手杠起肩部，使患者挺胸，骨折断端自然整复。

（2）坐位整复法。根据上法原理，患者正坐，助手在患者背后，将一膝顶住患者背部。双手握其肩，缓缓用力向后方拉开，使患者挺胸，医者一手扶健侧，一手按定患侧，用推按手法将高凸部分按平。若后肋骨骨折，助手扶住胸前，令患者挺胸，医者在患者背后，用推接法将断骨矫正。

（3）卧位整复法。患者仰卧位，一助手双手平按患者上腹部，令患者用力吸气，至最大限度再用力咳嗽，同时助手用力按压上腹部，术者以拇指下压突起之肋骨端，即可复位。若为凹陷骨折，在咳嗽的同时，术者双手对挤患部两侧，使下陷者复起。

(4)切开复位法:多根双段肋骨骨折,多移位较大,造成“浮动胸壁”,必须迅速固定胸部,减少反常呼吸引起的生理障碍,需及时予以切开复位并行固定。

(二)固定

范围较小或单纯的肋骨骨折,经过加压包扎就可达到固定目的,但范围较大及双段肋骨骨折时,会引起反常呼吸,需及时行固定或切开复位术。

1.胶布固定法

胶布固定法适用于5～9肋骨骨折。每条胶布宽7～10 cm,比患者胸廓半周长10 cm。患者正坐,两臂外展或上举。

在呼气末,即胸围最大时,先在后侧超过中线5 cm处贴紧胶布,由后绕向前方跨越前正中线5 cm,第一条贴在骨折部,而后以叠瓦状(后1条盖住前1条的1/2)向上和向下各增加2～3条,以跨越骨折部上、下各2条肋骨为宜。固定时间3～4周。该法操作简便,取材容易,可减轻疼痛,但不利咳嗽、咳痰,皮肤对胶布过敏易导致过敏性皮炎患者不宜采用,多根骨折、老年、肥胖患者也不宜采用。

2.多头带固定法

多头带固定法运用于皮肤对胶布过敏者。患者体位同上,骨折部可外敷消肿止痛膏,用布制多头带环绕患侧胸部到健侧,各头留于健侧一一对应,在深呼气胸围最小,扎紧多头带各对应头,多头带的最上一头跨过对侧肩部扎紧,以防多头带下滑松脱。3～4 d换药并重新包扎固定,共3～4周。

3.肋骨固定带固定法

肋骨固定带固定法原理与多头带固定法相似。肋骨固定带由一宽软皮革(内侧衬有海绵)及3对宽松带,1条帆布带构成。皮革带固定于肋骨处,3对宽松带连接于皮革带两端,环绕胸廓对接并用魔术粘贴紧。上端1条帆布带跨过对侧肩部扣紧,以防皮革带下滑松脱。上肋骨固定带之前,可于伤处外敷消肿止痛膏,2～3 d换药一次,每天调整松紧度,患者往往觉得较为舒适,又避免了胶布过敏之虞,是一种较好的方法。

4.肋骨牵引固定术

在浮动胸壁的中央,选择1～2条坚硬的肋骨,在局麻下,用手术巾钳夹住内陷的肋骨,通过滑动牵引来消除胸壁浮动,牵引重量0.5～1.0 kg,牵引时间一般为1～2周。

5.钢丝或钢板螺丝钉内固定术

新鲜开放性肋骨骨折,在开胸处理胸腔内脏器之后,用钢丝或钢板螺丝钉把骨折两个断端固定在一起,以恢复肋骨的连续及支架作用,利于呼吸功能的恢复。

6.其他肋骨内固定术

依具体情况尚可选择克氏针肋骨内固定术。

(三)功能锻炼

骨折整复固定后,轻者可下地自由活动,重症需卧床休息,可取半坐卧位(肋骨牵引者取平卧位),并锻炼腹式呼吸运动。有痰者,指导患者用双手在伤侧胸壁轻轻按压保护,以固定胸壁,然后将痰咳出,可减轻疼痛,切不可因怕痛而将痰滞留肺中而致肺感染。待症状减轻后即可下地活动。4～8周骨折愈合后患部仍有隐痛者,可指导患者慢慢做深呼吸,同时双手五指沿肋间隙软组织处轻轻按摩,再做双肩回环及上肢轮流上举等,功能锻炼对本病恢复很有帮助,但练功以不加重疼痛为度。

(四)针刺治疗

肋骨骨折多发生在腋中线处，正是足少阳胆经循行处，依“经脉所过，主治所及”道理，采用远道短刺原则，选足少阳胆经原穴丘墟来治疗骨折疼痛。双手夹持进针，右手掐住毫针针柄，将针尖置于“十”字记号中央，左手拇示两指用消毒棉球扶助靠近针尖处的针身，捻转进针，针尖朝向内下1寸的照海穴，经舟状骨、楔骨之间直刺至照海穴皮下(不可刺穿)。骨折初期是血瘀实证，“实则泻之”“菀陈则除之”，故针刺手法以泻法为主。而各种泻法中，右手拇指向后轻捻针柄为最佳。对一般患者，当时即感麻胀酸痛，甚者向上感传到小腿外侧，肋骨骨折处疼痛随之减轻，呼吸亦通畅许多。

取穴：针刺内关、膻中、支沟、阳陵泉、期门、太冲、夹脊穴以理气宽中，疏肝止痛。每次取2～4穴，用泻法。

加减：痛甚者可用耳针，取神门、胸、皮质下等穴，以直接疏通经气，有些止痛效果较为迅速。

(五)中成药

1.七厘胶囊

口服，每次2～3粒，每天2次。

2.接骨七厘片

口服，每次8片，每天3次。

(六)按摩

对于后期陈伤旧患的患者，肋间隐痛，可采用本法以促进局部气血循环，消散积凝，使纤维瘢痕软化。

1.拇指分肋法

患者坐位，双手置于颈后，术者立其侧，双手拇指分别置于患者胸壁疼痛处及其周围，依次沿肋骨间隙向两侧分推。

2.自体双手分肋法

患者站立，双脚肩宽，膝松弛，双手四指置于胸壁疼痛处肋间隙，缓慢深呼吸，双手四指潜肋间肌进行内外推按，5～10 min。

(七)熏洗

损伤中后期，骨折已愈，但局部隐痛时发，可用双柏散、散瘀和伤汤、海桐皮汤煎煮熏洗，以促进瘀消散，和营止痛。

(八)外敷疗法

(1)损伤早、中期，局部肿痛，可用双柏油膏、消肿止痛膏外敷患部，并同时进行包扎固定，24 h换药一次，皮肤过敏者停止使用。

(2)损伤后期，局部仍有隐痛，可用坎离砂热敷，或用白芥子、菟丝子、吴茱萸、苏子各30 g，生盐1 000 g加热热敷，每天3～5次，每剂药可反复使用多次。

十一、名家医论精华

(一)石纯农：辨治胸肋损伤并发呼吸道疾患经验

胸肋部位属两肺所居，肺主气，为一身之华盖，受到外来暴力的击伤，瘀血内阻，肺气亦必震动受损，整体协调失常，抵抗力不强，可产生各种上呼吸道疾病。临床最常见的，如出现寒热、头晕、咳嗽频作、气急痰多,甚至还有痰中带血,或满口咯吐鲜血等症状。以上呼吸道疾病,在胸肋受伤后,除本症疼痛以外,可伴有一种并发症状,亦可几种同时出现。胸肋损伤振血阻滞,肺气升降失调,外邪容易侵犯。受伤本症已经非常疼痛,再加上各种并发症状,正像是火上添油,病势更见加重。上呼吸道的各种疾病属于表邪引起,损击的痛是属于本症,在这时往往表邪猖狂,胜过本症,体力更觉不支,前贤有"急则治其标"的明训,在各种表证严重的时候,若不采取适当措施,则加重本病的伤痛,体力不支。急速控制各种表证,其伤痛亦可由重转轻,遇危得安。石氏将胸肋损伤,并发上呼吸道疾病所出现的各种症状、应变处理及所用内服汤剂分述于下,作为参考。

1.第一方

遇有胸肋损伤,兼发寒热,体有咳嗽症状,一般寒热多数在38 ℃以上,在处理方法上,着重先解表退热,宣肺止咳,加入少量行血理气,使寒热速退,则伤痛亦可减轻。豆豉12 g,荆芥9 g,黑山栀9 g,生紫菀10 g,川郁金10 g,前胡6 g,延胡索6 g,当归尾12 g,丹参10 g,炒青皮10 g,芦根(去尖节)1支。

2.第二方

胸肋损伤后有些病员原有老慢支旧恙,新伤带动宿疾发作,出现咳嗽气急,难以平卧,痰多白沫等症状。选用三拗汤合旋覆代赭石汤加减,重点以降气化痰为主。炙麻黄6 g,杏仁12 g,生甘草3 g,旋覆花(包煎)9 g,紫菀10 g,代赭石20 g,白前6 g,炙苏子9 g,海浮石15 g,炙款冬花10 g,川郁金10 g,青陈皮6 g,鲜竹沥(冲服)1支。

3.第三方

胸肋损伤引起肺部血络受损,或原来肺部不健康患者,受到外来震荡,可出现痰中带血,或满口咯血等情况。鲜石斛12 g,生地黄炭12 g,旋覆花(包煎)10 g,磁赭石30 g,黑山栀9 g,炙苏子9 g,炒当归10 g,茜草炭10 g,仙鹤草10 g,藕节炭12 g,墨旱莲10 g,白茅花(包煎)6 g。

按语:上面所举3张内服参考方选用于胸肋损伤后,上呼吸道出现常见并发症状的应变处理方法。当然在临床中,还要根据辨证施治,不可拘泥呆板,务必灵活运用。总之,在表邪症状严重时,要集中力量控制并发症,至于局部伤痛的范围,石氏伤科的外用敷药或膏药,可以发挥其专长作用。

(二)郭维淮:半侧弹力胸带固定法及辨证用药治疗肋骨骨折

半侧弹力胸带由固定部分、接合部分、三条弹力带和两条肩带组成。该法能够有效固定、减轻疼痛,克服了胶布固定带来的弊端。由于弹力部分的舒缩,有利于呼吸、咳嗽和排痰,而且固定方便,可随时调整松紧。在辨证用药方面,胸廓为心肺之屏障,胸胁为肝经之道路,胸腔为肺之分野,清阳之所在。肋骨骨折必伤气血,轻则离经之血阻滞经络,瘀于胸壁则引起肿胀疼痛,重则淤积胸腔,侵占阳位,逼迫心肺,险象环生。临床根据气血瘀滞的部位和症状表现,进行辨证立法,选方用药。

气血瘀滞胸壁:常见于一般肋骨骨折,临床表现为局部症状明显,全身症状较轻,治疗以局部为主,兼顾全身。宜活血理气,通经止痛,方用复元通气散加红花10 g,赤芍12 g,当归12 g。若咳嗽吐痰者,加川贝母10 g,瓜蒌15 g;若痰液带血者加大小蓟各15 g,茅根30 g。

气血淤积胸腔:多为肋骨骨折并发气血胸。临床表现不但局部症状明显,而且全身症状突出,治疗当以全身症状为主而兼顾局部。若气血胸血量少者,治宜宣肺散瘀,顺气活血止痛,方用顺气活血汤加柴胡10 g,黄芩10 g,桔梗10 g;血量多者,治宜活血祛瘀、宽胸理气,方用血府逐瘀汤；若瘀攻心肺，出现危症，应急服独参汤或逐瘀护心散。

中后期病情稳定，治宜通经活络，接骨续筋，内服养血止痛丸或十全大补汤。

（三）张如愿：肋骨骨折的复位与固定

1. 手法复位

对无明显移位的肋骨骨折，无需手法整复，对有明显移位并伴有内脏损伤、血胸、气胸等严重并发症者，先处理其并发症，或在处理其并发症的同时复位固定其肋骨，常用肋骨整复手法有坐位及卧位整复法。

（1）坐位整复法：患者取正坐位，双手抱头，一助手立于患者后方，以膝顶其背，双手握其肩，缓缓向后拉开，使患者尽力挺胸。医者摸至骨折断端后，嘱患者深吸气，再根据骨折端向内或向外移位不同处理。若为向外弯曲移位，以手掌轻按凸起处，闻听箭声响，即可复位。若为向内移位，由助手抱患者肩部轻向健侧弯曲，医者以双手掌轻按骨折前后端。同时使患者缓缓坐正，凹者平复，即可复位。

（2）卧位整复法：适用于骨折端向外移位，且体弱或坐立不便者。患者取平卧位，双手高举抱头，背部垫高，医者摸至骨折端高起处后轻以手掌戳按，闻见箭声响，凸者平复，即可复位。

2. 固定

准备好宽 4～5 cm、长 7～10 cm 的胶布条数条，嘱患者深呼吸，屏气，将胶布条自健侧脊柱缘绕过骨折端，紧贴于健侧肋软骨处，自上向下每条重叠约 1/2，至骨折区上下邻近肋骨全部固定。胶布固定 1～2 周后，改在患处外贴自制伤膏（含当归 10 g，木瓜 10 g，五加皮 10 g，晚蚕沙 5 g，制乳香、制没药各 10 g，杜仲 10 g，桂枝 10 g，黄丹 50 g。煎炼成膏，用时加热后贴于患处即可），兼有固定及舒筋活络作用。同时，适当配合内服中药，以促进骨折恢复。

第六节　肩关节周围炎

肩关节周围炎有广义、狭义之分。广义者包括肩关节周围软组织所有的无菌性炎症（如冈上肌腱炎、肱二头肌长头腱鞘炎、肩峰下滑囊炎、喙肱冲击症等）。狭义者指因肩部受凉引起的冻结肩。临床上肩关节周围炎一般指狭义者。狭义肩关节周围炎又称“肩凝风”“肩凝症”“漏肩风”或“露肩风”等，因多发于 50 岁以上患者而又称“五十肩”。

一、诊断要点

（一）临床表现

发病缓慢，病程较长，一般在半年以上。肩部隐痛或剧痛，疼痛可放射至颈部或上臂，夜间疼痛加重，甚至夜不能眠。局部检查可见肩部肌肉萎缩，在结节间沟、大结节、肩峰下滑囊、肩胛骨内角、冈下窝处有压痛，肩关节主动与被动活动均不同程度受限，尤以外旋、外展、内旋、后伸受限明显。

（二）辅助检查

关节 X 线检查见肩关节结构正常，可有不同程度骨质疏松。肩关节腔造影容量小于

10 mL，多数小于 5 mL（正常 15～18 mL）。MRI 检查见关节囊增厚，当厚度大于 4 mm 对诊断本病特异性达 95%。

二、病因病机

风寒湿作用于肩周组织后，关节囊及周围软组织发生慢性炎性反应，毛细血管通透性增加，肌间束增宽，关节腔内滑膜炎性渗出，导致关节腔内粘连，周围韧带、肌肉痉挛，肩关节活动受限。

（一）内因

气血虚弱、血不荣筋。

（二）外因

劳损、风寒湿邪侵袭。长期慢性劳损，外伤筋骨，气血凝滞，筋脉失养，或因肩部露卧，风寒湿邪侵袭，筋挛膜凝发为本病。少数患者可因外伤而固定时间太长，或在固定期间不注意肩关节功能锻炼均可发生。

三、辨证要点

本病与长期慢性劳损、外感风寒湿邪有密切关系，在辨证时应重视气血损伤、风寒湿邪、气血亏虚等方面。

（一）辨虚实

中医学认为，急性发作属风寒，瘀滞；慢性持续不解为气血亏虚。

（二）辨标本

急性期多以寒、瘀为标，标实为主；慢性期多为气血、肝肾亏虚，本虚为主。肩居人体最上部，赖气血的周流不息而得以濡养；另外，气血虚之人易受风寒湿邪侵袭，风寒湿邪乘虚侵袭留注筋骨，导致骨脉瘀滞，不通则痛。

四、治疗原则

本病多能自愈，但易复发，预后良好。以手法治疗为主，配合药物、针灸、运动、理疗等。长期非手术治疗无效时可考虑手术治疗。

五、辨证论治

（一）气血虚证

1. 症状

肩部酸痛，劳累后疼痛加重，伴头晕目眩，气短懒言，心悸失眠，四肢乏力。舌质淡，苔少或白，脉细弱或沉。

2. 治法

益气养血，补益肝肾。

3. 方药

独活寄生汤。

4. 加减举例

临证常加桑枝、威灵仙。偏阴虚者，改人参为北沙参，加枸杞子、女贞子、墨旱莲、龟甲；偏阳虚者，加仙茅、淫羊藿、菟丝子、肉苁蓉；头晕者，加天麻、丹参、石菖蒲。

5. 中成药

通痹胶囊调补气血、祛风胜湿、活血通络、消肿止痛；或地仲强骨胶囊益肾壮骨、补血益精；或加味独活寄生合剂补气血、益肝肾、祛风湿、止痹痛；或人参养荣丸温补气血、生脉注射液益气养阴。

(二)风寒湿症

1. 症状

肩部窜痛，遇风寒痛增，得温痛缓，畏风恶寒，或肩部有沉重感。舌质淡，苔薄白或腻，脉弦滑或弦紧。

2. 治法

祛风散寒，除湿通络。

3. 方药

羌活胜湿汤。

4. 加减举例

湿邪较重，肩部酸楚甚者，加苍术、泽泻、细辛；表证重者，加荆芥、桂枝；郁久化热者，加黄芩、黄檗、知母。

5. 中成药

风湿骨痛胶囊温经散寒、通络止痛；或风湿灵胶囊祛风散寒、舒筋活络；或追风透骨胶囊通经络、祛风湿、镇痛、祛寒；或大活络丸或小活络丸祛风除湿、活络通痹；或复方南星止痛膏散寒除湿、活血止痛；或代温灸膏温通经脉、散寒镇痛。

(三)瘀滞证

1. 症状

肩部刺痛，活动不利，有压痛。舌暗或有瘀斑，苔薄白，脉弦紧。

2. 治法

活血化瘀，行气止痛。

3. 方药

和营止痛汤。

4. 加减举例

疼痛重者，加川楝子、延胡索；活动严重受限者，加丹参、三七；气滞者，加柴胡、枳壳、桑枝、威灵仙。

5. 中成药

舒筋活血胶囊、活血止痛散、血府逐瘀口服液活血化瘀、行气止痛；或伸筋片舒筋活络、活血祛瘀、消肿止痛；或疏血通注射液或丹红注射液活血化瘀、通经活络。

六、特色治疗

(一)单味中药

1. 镇痛

如延胡索、乳香、没药、土鳖虫、血竭、冰片、徐长卿、五加皮、秦艽、威灵仙、木瓜、豨莶草等。

2. 抗感染

如当归、桃仁、红花、没药、牡丹皮、玄参、生地黄、紫草、茯苓、泽泻等。

(二)针灸治疗

刺灸:选取穴位,主穴取肩髃、肩髎、肩贞。配穴灵活应用:寒湿阻络证加阿是穴、风池、手三里、阳陵泉;气虚血瘀证加曲池、足三里、外关、合谷。方法:先针肩三穴,患者取坐位或侧卧位,手臂自然下垂或放于躯干上,常规消毒穴位,选 30 号 1.5 寸不锈钢毫针,针肩髃、肩髎,针尖向前臂方向直刺 1.2 寸,务必使针感向前臂传导,得气后采用疾徐补泻和捻转补泻法,并嘱患者适当活动患肢。根据病情寒、热、虚、实分别施行,留针 30 min,间歇行针 1 min。粘连期前期连接 G6805 电针治疗仪,以连续波治疗 20～30 min,1 次/天,10 次为 1 个疗程,间休 2～3 日,再行第 2 个疗程;粘连期后期加用艾灸和温针灸。

(三)小针刀治疗

将小针刀(3 号或 4 号)刺入可触及硬结及索条之内,顺肌纤维、肌腱、神经、血管走行方向先纵行疏通,然后再横行推剥,感觉手下有松动感后迅速拔出针,用无菌纱布压迫针孔 1～3 min,使深部充分止血,穿刺点处用创可贴覆盖。

(四)经典食疗

1.黄酒桑葚蒸墨鱼

墨鱼干(带骨)200 g,猪瘦肉 100 g,桑葚 50 g,黄酒 250 mL,姜片、胡椒粉、精盐、味精各适量。将墨鱼浸软,洗净砍成小块,猪瘦肉洗净切片,桑葚洗净沥干,同装入大瓷碗中,加入黄酒、姜片和精盐,盖好,上锅隔水蒸至酥烂,取出,用胡椒粉、味精调味,分 2 次服用,适用于风寒型肩周炎。

2.王不留行炖蛇肉

油锅烧热,倒入蛇肉 1 000g,老母鸡肉 300 g 翻炒,烹入料酒 10 mL,然后将其倒入砂锅。经清水浸泡的王不留行 300 g,桑寄生 30 g,桂枝 10 g,生姜片 15 g,葱段及盐各 0.6 g,同入沙锅用小火炖 1 h,至肉熟烂,佐餐服食。具有益气血,补肝肾,活血通络的功效。适用于肝肾阴虚,气血痹阻型肩周炎。

3.白芍桃仁粥

白芍 20 g,桃仁 15 g,粳米 60 g。先将白芍水煎汁约 500 mL;再把桃仁去皮尖,捣烂如泥,加水研汁,去渣取汁,与粳米、白芍水同煮为粥,早、晚餐食用。具有养血化瘀,通络止痛的功效。适用于肩周炎后期瘀血阻络者。

(五)其他疗法

(1)推拿按摩:急性期不宜推拿,因为可使炎症反应加剧,增加粘连形成。急性期过后可适当采用。

(2)封闭疗法:用 1%～2%利多卡因 5～10 mL 加醋酸曲安奈德 40 mg 混合,局部封闭,每周 1 次,4 次为 1 个疗程。

(3)超短波、磁疗、中药电离子透入等方法。

(4)石蜡疗法:1 次/天,12～24 次为 1 个疗程。

第七节 落 枕

落枕是颈部一侧的肌肉因睡眠姿势不良或感受风寒而引起的痉挛，产生颈部的疼痛、功能活动受限的一种疾患，又称失枕，是颈部常见的筋伤之一。成人发病较多，男性多于女性，冬春两季多发，是一种自愈性筋伤疾病。

一、诊断要点

(一)临床表现

无明显外伤史，有头颈部位置不当或感受风寒睡卧史。醒后即出现颈项部疼痛，可向上肢或背部放射，活动时疼痛加剧，严重者头部歪向患侧；颈部保护性僵直，旋转、后仰活动受限。患侧胸锁乳突肌、斜方肌、大小菱形肌及肩胛提肌等处常有压痛。

(二)辅助检查

X线排除颈椎病变。

二、病因病机

落枕多因睡眠时枕头过高、过低或过硬，或睡姿不良，头颈过度偏转，使颈部肌肉长时间受到牵拉，处于过度紧张状态而发生静力性损伤；另有患者感冷受风，使颈部的肌肉、血管等组织痉挛，产生类似筋膜炎的病变。

中医学认为，落枕常因平素缺乏锻炼，身体虚弱，气血循行不畅，舒缩活动失调，复遭受风寒侵袭，致经络不舒，气血凝滞而痹阻不通，不通则痛。

三、辨证要点

本病与身体素来虚弱，复感风寒湿邪或急性牵拉劳损有关，在辨证时应重视气血经脉损伤等方面，本病大多以实为主，风寒湿邪侵袭留注筋脉，导致筋脉瘀滞，不通则痛。少数以虚为本，以实为标，为本虚标实之证。

四、治疗原则

落枕一般均能自愈。理筋手法、热敷、理疗、牵引制动外治法都有效；症状较重者可配合内服中、西药物。

五、辨证论治

(一)气滞血瘀证

1. 症状

睡觉时头颈部姿势不正，晨起颈项部疼痛，活动不利，动则痛剧，头向患侧歪斜，局部有压痛点。舌暗红，苔薄，脉弦。

3. 治法

活血化瘀，行气止痛。

3. 方药

和营止痛汤。

4.加减举例

临证常加葛根、桂枝入阳明经以治疗项背强痛;疼痛重者,加川楝子、延胡索;活动严重受限者,加丹参、三七;气滞者,加柴胡、枳壳。

5.中成药

舒筋活血胶囊活血化瘀、行气止痛;或瘀血痹片活血化瘀、通络定痛;或血府逐瘀胶囊活血祛瘀、行气止痛;或活血止痛散活血散瘀、消肿止痛;或狗皮膏舒筋、活血、散寒、止痛;或消痛贴膏活血化瘀、消肿止痛。

(二)风寒痹阻证

1.症状

颈项部强痛,拘紧麻木,可兼有淅淅恶风,微发热,头痛等表证。舌淡,苔薄白,脉弦紧。

2.治法

祛风散寒通络。

3.方药

葛根汤。

4.加减举例

湿邪较重,肩部酸楚甚者,加苍术、泽泻、细辛;表证重者,加荆芥、防风;郁久化热者,加黄芩、黄檗、知母。

5.中成药

疏风活络丸疏风活络、散寒祛湿;或木瓜片散风除湿、活络止痛;或风湿骨痛胶囊温经散寒、通络止痛;或风湿灵胶囊祛风散寒、舒筋活络;或复方南星止痛膏散寒除湿、活血止痛;或伤湿祛痛膏祛风湿、止痛。

六、特色治疗

(一)单味中药

现代药理研究表明,多种中药具有治疗落枕的作用。

1.镇痛

如麻黄、桂枝、细辛、生姜、荆芥、防风、紫苏、羌活、藁本、辛夷、柴胡、白芷、葛根、延胡索、乳香、没药、土鳖虫、血竭、冰片、徐长卿、五加皮、秦艽、威灵仙、木瓜、豨莶草等。

2.抗感染

如当归、桃仁、红花、没药、牡丹皮、玄参、生地黄、紫草、茯苓、泽泻等。

(二)针灸疗法

1.刺灸

针灸疗法用于落枕,多采用循经取穴、近部取穴与经外奇穴相结合,可消除或减轻颈椎疼痛及活动障碍等症状。

治法:调气活血,舒筋通络。取局部阿是穴及手太阳、足少阳经穴为主。

针灸处方:落枕穴、阿是穴、肩井、后溪、悬钟。

刺灸方法:针灸并用,泻法或平补平泻。寒甚者多加灸。

随症配穴:风寒袭络者,加风池、合谷;气血瘀滞者,加内关及局部阿是穴点刺出血;肩痛者,加肩髃、外关;背痛者,加天宗。

2. 运动针法

先刺阿是穴，不留针，继刺落枕穴或悬钟穴，捻针时嘱患者徐徐活动颈项部，强痛多可缓解或消除。

3. 电针疗法

电针悬钟、后溪 15～20 min。

4. 刺络拔罐

在患侧项背部行闪罐法，应顺着肌肉走行进行拔罐。

（三）推拿治疗

其目的在于缓解肌肉的紧张痉挛，从而达到消除疼痛，恢复颈部的活动功能。

治法：舒筋通络，活血止痛，理筋整复。

1. 部位取穴

患部及风池、肩中俞、秉风、肩井、天宗、缺盆等。

2. 手法

滚法、一指禅推法、按法、揉法、拿法、摇法、扳法、拔伸等。

3. 松解放松法

患者坐位，医者用轻柔的拿捏和揉法施于患侧颈项部，然后滚颈项及肩背部，以缓解肌肉的紧张痉挛，同时作颈部轻微的屈伸和侧屈运动。

4. 解痉止痛法

用拇指按揉、点压痛点及风池、肩中俞、肩井、秉风、天宗、缺盆等穴，以酸胀为度。并弹拨肌痉挛处。

5. 理筋整复法

患者坐位，颈部放松，医者站于身后，双手托住患者下颌及后枕部，缓慢用力向上拔伸，同时做缓慢地屈伸和左右旋转运动数次。然后医者一手扶住患者后枕部，另一手扶于下颌部，稍作左右旋转活动，待颈部充分放松后，再用斜扳法或端法向患侧做快速地扳动，此时可发出弹响声，即表示整复成功。

6. 整理手法

拿揉患侧颈项部肌肉，拿肩井，大鱼际揉肩胛内缘，然后用小鱼际轻叩肩背部，最后用擦法擦热颈项及肩背部。

（四）其他疗法

1. 刮痧疗法

从风池穴起，经巨骨、肩井至肩贞穴，如涉及上背部疼痛，可从肩井穴向下，经秉风、天宗至肩贞穴。

2. 物理疗法

用红外线、透热、超短波、感应电及中药离子透入等。

3. 牵引治疗

用枕颌带牵引，以坐位牵引为主，牵引质量为 2～5 kg，每次 30 min。

4. 外用药

坎离砂热熨，伤湿止痛膏敷贴。在患处涂以扶他林、联邦清风乳（霜）膏，有较好的止痛效果。

5.经典食疗

(1)葛根赤小豆粥:葛根15 g,水煎去渣取汁,赤小豆20 g,粳米30 g,共煮粥服食。适用于颈僵硬者。

(2)枸杞牛肉粥:黄牛肉丁50 g,糯米100 g,共煮粥,待粥将煮好时放入枸杞子20 g,在共煮成粥后服食。适用于颈项不利、上肢痿软者。

第八节 慢性化脓性骨髓炎

慢性化脓性骨髓炎是由于急性化脓性骨髓炎治疗不当或延误诊断、治疗发展而来。在小儿大多由急性化脓性骨髓炎所演变,在成人其多为创伤后继发感染而形成。《中华人民共和国中医药行业标准·中医病证诊断疗效标准》称本病为“附骨疽”,具有骨质破坏、死骨形成、窦道经久不愈、反复发作的特点,为临床常见病、多发病。

一、诊断要点

(一)病史

多有急性骨髓炎反复发作,或开放性骨折合并感染的病史。

(二)临床表现

炎症静止期可无全身症状,发作时则出现;患者消瘦、贫血,呈慢性病容;持续或间断低热、局部肿痛;可有经久不愈或时愈时发的窦道,窦道不断排脓,可排出小死骨;患肢增粗变形,皮肤色暗、薄而易破或形成溃疡,出现在关节附近则可形成关节挛缩。

(三)辅助检查

X线片可见骨质增厚、骨弯曲畸形、硬化、不规则骨腔和大小不等的密度增高的死骨。窦道造影可进一步了解窦道与骨腔和死骨的关系。

二、病因病机

附骨疽的发病多由邪气外袭,病后日久,致气血亏虚,肝肾不足,全身或局部骨骼抵抗力降低,邪毒深窜入里,流连于筋骨;或藩篱洞开,存留于皮肉腠理的邪毒乘虚而入,由外入内,循筋犯骨,使经脉瘀滞,血气不和,血凝毒聚,凝滞筋骨而成。慢性化脓性骨髓炎的致病因素与急性化脓性骨髓炎相同,绝大多数是由急性骨髓炎治疗不及时或不彻底而形成的,少数为开放性骨折合并感染所致,从急性骨髓炎到慢性骨髓炎是一个逐渐发展变化的过程。

三、辨证要点

慢性骨髓炎的发生,都必须有它的先决条件,即人体的正气虚弱。《黄帝内经》云:“正气存内,邪不可干,邪之所凑,其气必虚。”

(一)分期

慢性骨髓炎根据起病时间、疼痛、活动障碍对患者生活、工作的影响程度不同,可分为急性发作期、慢性期。

(二)辨标本

患者病程缠绵,流脓消血,正气耗损,脾胃亏虚,多以虚为本;临床表现多为气血两虚、肝肾不足的症状。病变过程中若因外感寒邪,阴寒凝滞,寒邪化热成毒,可表现为以热毒蕴结为标为实的症状。

病变过程中往往虚实夹杂,急性发作期多以阳、实、热证为主,慢性静止期多属阴、虚、寒证为主。虚者正气虚,实者邪气实,辨明气虚、阴虚、血虚、阳虚之异,分别给予补气、育阴、补血、温阳之法,毒邪未尽者兼以清解余毒,有血瘀见症者兼以活血化瘀。

四、治疗原则

慢性骨髓炎的治疗原则主要是补虚泻实,在治疗上应局部与整体结合起来,扶正祛邪,内外同治。

(一)治本与治标

慢性骨髓炎由于病变经年累月不愈,导致全身正气虚弱,总的病机是虚中夹实。治疗宜扶正固本、益精填髓和行气活血,平衡脏腑功能而阻滞疾病的进一步发展,使患者四肢骨骼得以充养,进而提高患者抵抗力及机体自我修复功能。

(二)内外兼治

内服与外用中药,内服中药以清热解毒、健脾益气、滋补肝肾为主,外治法则以引毒外出为主。

(三)动静结合

在慢性骨髓炎急性发作期,局部制动、限制患肢负重是简单而实用有效的治疗手段,此即为“静”;在局部制动保护的前提下,身体其他部位也需要进行适当锻炼,此即为“动”,动静结合,既能取得疗效,又能促进气血流通,避免制动带来的肌肉、骨骼萎缩。

(四)非手术治疗与手术治疗

就本病现有的治疗方法而言,慢性骨髓炎骨营养中断,造成骨坏死,易形成死骨,仅用中药及抗生素多不能治愈,多数应手术治疗。手术适应于脓肿形成,包括骨膜下脓肿、软组织蜂窝织炎、骨髓内脓肿、瘘孔、死骨、骨不愈合及假关节、骨髓内炎性肉芽、畸形、异物如钢板和髓内钉存留等。

五、辨证论治

(一)急性发作期

1.热毒蕴结证

症状:疮口愈合数月或数年后,或窦道脓液排出不畅,局部突发肿痛、红热,全身恶寒发热,脓出稠厚、量多,舌红苔黄,脉数。

治法:清热解毒,祛瘀排脓。

方药:透脓散合五味消毒饮。

加减举例:有腑实证者,去当归,加大黄、玄明粉;患肢肿胀严重者,加木通、泽泻;局部皮温较高兼血热者,去归尾,加生地黄、赤芍、牡丹皮。

中成药:银黄片清热、解毒、消炎;或仙方活命片清热解毒、散瘀消肿、化脓生肌;或小金丸散结消肿、化瘀止痛。

(二)慢性缓解期

1.阳虚寒凝证

症状:患肢长期隐痛、酸痛,时轻时重,局部压痛、叩击痛,皮肤上有长期不愈或反复发作的窦道,脓水稀薄,创口肉色组织色淡。舌淡,苔薄白,脉细弱。

治法:温阳补血,散寒通滞。

方药:阳和汤。

加减举例:血气不足者,加当归、白芍、生黄芪;创口难愈者,加血竭、补骨脂、黄檗;阳虚畏寒甚者,加制附子、干姜。

中成药:阳和解凝膏温阳化湿、消肿散结;或小金丹化痰除湿、祛瘀通络;或金匮肾气丸温肾助阳。

2.气血两虚证

症状:病变经年累月,死骨不脱,局部窦道经久不愈,隐痛或不痛,局部肌肉萎缩,形体消瘦,神疲乏力,食欲减退,舌淡,苔薄白,脉虚弱。

治法:益气养血,托里排毒。

方药:八珍汤或十全大补汤加托里消毒散。

加减举例:脾胃虚弱者,加薏苡仁、砂仁;肢体肿胀严重者,加木通、泽泻,但不可渗利太过;阳虚者,加制附子、鹿角胶;心悸失眠者,加五味子、酸枣仁。

中成药:八珍颗粒益气补血;或十全大补丸温补气血;或人参养荣丸益气补血、养心安神;或阿胶补血口服液、益气养血口服液益气补血。

3.肝肾亏虚证

症状:皮肤上有凹陷性窦道,紧贴骨面,周围有色素沉着,可触及病骨表面凸凹不光滑,肢软无力,低热盗汗或自汗,舌红少苔,脉细数;或腰膝酸软,肢体乏力,畏寒怕冷,舌淡胖,苔薄,脉虚弱。

治法:补益肝肾,强筋健骨。

方药:健步虎潜丸。

加减举例:骨折不愈合者,加续断、骨碎补、补骨脂、鸡血藤;偏阴虚者,加山茱萸、牡丹皮、女贞子、墨旱莲;脾虚气弱、食纳不佳者,加茯苓、山药、薏苡仁、陈皮。

中成药:六味地黄丸滋阴补肾;或归芍地黄丸滋肝肾、补阴血、清虚热;或左归丸滋肾补阴;或二至丸补益肝肾、滋阴养血。

六、特色治疗

(一)单味中药

同“肩关节周围炎”。

(二)针灸疗法

针灸治疗本病可以缓解疼痛,并可促进局部创面恢复,配合局部艾灸和饮食调护等治疗能显著提高疗效。

1.治法

通经活血,收湿敛浊,散寒化瘀。循经取穴和局部取穴为主。

2. 针灸处方

阿是穴、足三里、委中、膈俞、三阴交、肾俞、大椎。

3. 刺灸方法

针灸并用，泻法或平外平泻。

4. 随症配穴

寒盛者加灸法。

（三）推拿治疗

推拿疗法可以促进局部组织血液循环和新陈代谢，消除或缓解局部疼痛不适。

1. 治法

舒筋活血，散寒化瘀。以局部取穴为主。

2. 部位取穴

患者局部。

3. 手法

滚法、按揉法、点按法、推法、擦法等。放松患者局部施予滚法、按揉法、推法等放松手法以促进局部血液循环，点按局部周围腧穴，以酸胀为度，并配合局部关节被动运动，最后运用擦法，以透热为度。

（四）其他疗法

1. 中药外敷

用密冰散（密陀僧 30 g，冰片 30 g，共研末，桐油搅拌）外敷，同时全身应用敏感抗生素；或用骨疽灵散（生南星、生大黄、马铃薯、玄明粉、冰片等）外敷；或用香黄散（三百棒 300 g，黄芩 100 g，黄柏 100 g，研细末，取蜂蜜 50 g 与之混匀）外敷；或用五枝膏（榆树枝、柳树枝、槐树枝、桃树枝、桑树枝、乳香、没药、樟丹、香油），水煎浓缩成膏，填充创口并涂于周围；或用骨炎拔毒膏（白降丹、乳香、没药、寒水石、牛膝、赤芍、桐油、麻油、铅丹等）外敷。

2. 中药填塞

用二虫油纱条（全蝎 5 g，蜈蚣 10 g，研末消毒蘸在油纱布上）填塞治疗慢性骨髓炎窦道。

3. 中药浸泡

用复方甘灵散（土茯苓、野菊花、黄柏、甘草、败酱草、白芷、金银花、丹参等）浸泡治疗；在手术病灶清除术后，用黄檗丹参煎剂（黄檗、丹参、硼酸）局部灌洗治疗。

4. 药合锭剂

用著名老中医王玉章教授所制还阳熏药卷（人参、肉桂、白蔹等）外熏，结合八珍丸内服。

5. 外治法

（1）皮肤窦道有大量脓液者，可用中药外洗（黄柏 30 g，苍术 20 g，蒲公英 30 g，紫花地丁 30 g，苦参 30 g）或三黄洗液、冰黄液灌洗窦道后玉露膏外敷。

（2）窦道久不愈合者，用八二丹或七三丹药捻提脓祛腐，外用太乙膏或拔毒膏。

（3）触及有死骨松动者，用镊子夹出，疮口太小时可采用扩创，以利于死骨排出；外敷拔毒消疽散。

（4）脓液腐肉已尽，新肉将生之时用生肌散，或生肌玉红膏。

6. 经典食疗

（1）金髓膏：枸杞子 250 g，白酒 500 g。将枸杞子洗净，沥干水分，放入白酒内浸泡 15 日后取出,再放入盆内研成浆汁。将泡过枸杞子的白酒与枸杞子浆汁一起倒入纱布袋内,绞取汁液,将其倒入锅中,武火煮沸后,转用文火煮,至汁液浓缩呈膏状,停火,待药膏稍凉时,盛入瓶内备用,每次1汤匙,早、晚各服1次,用温热的白酒或黄酒冲服。可填精补髓,适用于慢性骨髓炎精髓亏损、腰膝酸软、肾虚发白、记忆力下降等。

(2)黄精枸杞子蒸鹌鹑:黄精、枸杞子各10 g,鹌鹑1对,调味品适量。将鹌鹑置水中闷,去毛杂,纳两药于腹中,置碗中,加鸡清汤及葱、姜、椒、盐、料酒、味精各适量,盖严,上笼蒸熟服食,1剂/天。可补益肝肾,填精生髓。

(3)枸杞薏苡仁粥:枸杞子10 g,骨碎补、续断各15 g,薏苡仁50 g。将骨碎补、续断择净,放入药罐中,加清水适量,浸泡片刻,水煎取汁,加枸杞子、薏苡仁煮为稀粥服食,1剂/天。可补益肝肾,强健筋骨。

(4)杞膝骨头汤:枸杞子30 g,牛膝15 g,猪脊椎骨500 g,调味品适量。将2药择净,猪脊骨洗净、剁块,与诸药同放入锅中,加清水适量,文火煮沸后,加入葱、姜、盐、料酒等,文火煮约两小时即成,饮汤食肉,每周2剂。可强筋壮骨,补益肝肾。

第九节　腕管综合征

腕管综合征是正中神经在腕管内受压而表现出的一组症状和体征,多见于30～60岁女性。结合病史和临床特点,中医治疗可从“痹症”“骨折”等角度进行辨证施治。

一、诊断要点

(一)临床表现

手部拇指、食指、中指等正中神经分布区感觉障碍和疼痛,夜间为甚,活动手腕后缓解。轻叩腕掌侧有过电感,压迫腕横韧带处可加重症状。Phalen试验阳性(即极度屈腕并用力握拳1 min,手部麻木感加重)。屈腕试验、神经叩击试验(Tinel征)、止血带试验阳性。患者可有大鱼际肌瘫痪、萎缩,对掌受限。

(二)辅助检查

肌电图可发现终末潜伏期延长或潜伏期速率减慢,而运动神经传导速度基本正常,正中神经的感觉神经传导速度也有改变。

二、病因病机

本病与外伤、劳损、外感风寒湿邪、肝气郁滞有密切关系。

(一)寒湿痹阻

久居冷湿之地,涉水冒雨,或汗出当风,久伤取冷,都可感受寒湿之邪。寒邪凝滞收引,湿邪黏聚不化,致腕部经脉痹阻,气血不畅而病。

(二)肝气郁结

肝失疏泄,气机郁结,阻于腕部,经络痹阻,气血不畅而病。

（三）气滞血瘀

跌仆外伤，经脉气血受损，或因久病成瘀，或体位不正，使用鼠标等动作使腕部用力不当，导致经脉气滞血瘀，发为本病。

（四）肝肾亏虚

先天禀赋不足，加之劳累太过，或久病体虚，或年老体衰，或房事不节，以致肝肾亏虚，无以濡养筋脉而发病。

三、辨证要点

本病与外伤、劳损、外感风寒湿邪、肝气郁滞有密切关系，在辨证时应重视气血损伤、风寒湿邪、肝气郁滞、肾气内虚等方面。

1. 分期

根据疼痛、麻木对患者生活、工作的影响程度不同，可将腕管综合征病程分为急性发作期、慢性迁延期。

2. 辨标本

其本质多是增龄退变而导致的肝肾亏虚，是为本；疼痛、麻木是局部风寒、痰瘀阻络而出现的无菌性炎症，是为标；急性期多为寒、瘀为标，慢性期多为肝郁、肝肾亏虚。

四、治疗原则

腕管综合征的治疗原则主要是补虚泻实。实证者以祛风、散寒、除湿、活血为法，虚者则疏肝、实脾、补肾为治疗原则。

（一）治本与治标

腕管综合征的本质是肝肾及气血亏虚（增龄退变），这是病之本证；而其临床表现的症状如疼痛、麻木等症皆属于局部风寒、痰瘀阻络等标证（无菌性炎症）。在急性期，宜标本同治，或急则治标，可短期使用西药控制症状；症状缓解后，当以治本为主，中医药完全可以占主导地位，且疗程宜长，或间歇性服药、治疗，使对其脏腑气血的亏虚有一个较长的调理阶段，若见效即停药，则难以控制其复发。

（二）内外兼治

腕管综合征的治疗，根据诊断、不同治疗手段对患者的不同疗效，或内治为主，外治为辅，或外治为主，内治为辅，适时调整治疗方案、手段，内外兼治为宜。

（三）动静结合，医患合作

（1）在腕管综合征的急性发作期，局部制动是简单而实用有效的治疗手段，此即为“静”；在局部制动保护的前提下，手指、肩肘等关节也需要进行适当锻炼，此即为“动”，动静结合，既能取得疗效，又能避免制动带来的肌肉、骨骼萎缩。

（2）观察不同治疗手段效果，观察日常生活中加重、缓解症状的因素，做到“趋利避害”，是尽快缓解症状、避免复发的重要环节。医护人员应有针对地向患者进行合理腕部运动方式、腕部锻炼等健康知识宣教，并适时指点患者逐步加强相关锻炼，患者也积极配合。只有医患合作，相互配合，才能养生而适意。

（四）中医治疗与西医治疗

从中西医对本病现有的治疗方法而言，本病可以中医治疗为主，西医治疗为辅。中医以辨证论治为主，特别以疏肝补肾、化痰祛瘀疗法为主，应疗程充足，以改善肝郁肾亏的体质状态，从而达到预防复发的效果。

西医以非甾体类药物为主具有起效快的特点，应当予以重视和配合使用，中西医结合可以收到更快、更好的疗效。

(五)药物应用规律

1.辨标本寒热虚实

腕管综合征患者的疼痛、麻木常呈慢性存在、急性发作的特点，急性发作时往往与局部风寒、痰瘀阻络有关，是为“标”；慢性存在往往与肝肾及气血亏虚有关，是为“本”。有学者指出痹证以寒、热、虚、实为辨证大纲即可，其中“寒痹势重，而治反易；热痹势缓，而治反难；实者单病躯壳，易治；虚者兼病脏腑夹痰饮腹满等证，则难治”。辨证施治时应辨明标本寒热虚实选方用药。

2.使用虫蛇药

“病久入络”“久痛必入络”，叶天士云：“借虫蚁血中搜逐，以攻通邪结”“考仲景子劳伤血痹诸法，其通络方法，每取虫蚁迅速飞走诸灵”。因虫类药多偏咸辛，辛能入络，咸能软坚，因而有攻坚破积、活血祛瘀、通阳散结等功效，故取虫蛇类药物搜经剔络，以攻为功，对腕管综合征患者在辨证用药基础上增加全蝎、蜈蚣、土鳖虫、乌梢蛇、蕲蛇、地龙等虫蛇类药 1～2 味，以增强通利经络功效。使用中应注意年老体弱者，妇女经期少用或不用。

五、辨证论治

(一)寒湿痹阻证

1.症状

腕部冷痛重着，转侧不利，逐渐加重，遇阴雨天则加重。舌苔白腻，脉沉而迟缓。

2.治法

散寒祛湿，温经通络。

3.方药

甘姜苓术汤。

4.加减举例

临证加桂枝、牛膝、杜仲、桑寄生、续断；寒邪偏盛，以冷痛为主、拘急不舒者，加附片；湿邪偏盛，以重痛为主、苔厚腻者，加苍术；疼痛左右不定、牵引两足、或连肩背、或关节游走而痛者，是兼有风邪，宜合独活寄生汤。

5.中成药

追风透骨丸通经络、祛风湿、镇痛、祛寒；或风湿骨痛胶囊温经散寒、通络止痛；或寒湿痹片祛寒除湿、温经通络；或正清风痛宁祛风除湿、活血通络、消肿止痛；或腰痛宁胶囊消肿止痛、疏散寒邪、温经通络；或麝香风湿胶囊祛风除湿、活络镇痛。

(二)肝气郁结证

1.症状

腕部疼痛，胸闷喜太息，情志抑郁易怒，或嗳气，脘腹胀满，脉弦。

2.治法

疏肝解郁，通络止痛。

3. 方药

柴胡疏肝散。

4. 加减举例

烦躁失眠、健忘者，加首乌藤、酸枣仁、珍珠；便秘者，加火麻仁；食欲缺乏者，加焦三仙；脾胃虚弱者，加党参、山药、白术；脾湿困中者，加白扁豆、薏苡仁。

5. 中成药

越鞠丸理气解郁、宽中除满；柴胡疏肝丸疏肝理气、消胀止痛；四逆散透解郁热、疏肝理脾。

（三）气滞血瘀证

1. 症状

腕部痛如刺，痛有定处，日轻夜重。证轻者屈伸不便，重则不能转侧，痛处拒按。舌质暗紫，或有瘀斑，脉涩。部分患者可有外伤史。

2. 治法

活血化瘀，理气止痛。

3. 方药

身痛逐瘀汤。

4. 加减举例

临证加土鳖虫以配合方中地龙起通络祛瘀之效。无周身疼痛者，去秦艽、羌活；有风湿者，加独活、狗脊；兼肾虚者，加杜仲、续断、熟地黄；有明确外伤史者，加乳香、青皮。本证亦可服用定痛活血汤；陈伤劳损者，可祛风通络，内服大活络丸、小活络丸。

5. 中成药

血府逐瘀胶囊活血祛瘀、行气止痛；或活血止痛胶囊活血散瘀、消肿止痛；或三七伤药片舒筋活血、散瘀止痛。

（四）肝肾亏虚证

1. 症状

腕部以酸软隐痛为主，喜按喜揉，痿软无力，遇劳更甚，休息则减轻，常反复发作。

2. 治法

补益肝肾，通络止痛。

3. 方药

六味地黄丸。

4. 加减举例

临证加土鳖虫、地龙；兼风湿者，加独活、狗脊；兼血瘀者，加骨碎补、丹参、红花；兼肝气郁结者，加柴胡、青皮。

5. 中成药

阴虚可选六味地黄丸与左归丸滋阴补肾；或知柏地黄丸滋阴降火；或大补阴丸补阴。阳虚可选金匮肾气丸或桂附地黄丸温肾助阳；或五子衍宗丸补肾益精。

六、特色治疗

（一）单味中药

现代药理研究表明，多种中药具有治疗腕管综合征的作用。

1. 祛风湿

如独活、威灵仙、川乌、蕲蛇、乌梢蛇、木瓜、蚕沙、伸筋草、寻骨风、老鹳草、海风藤、桑寄生、五加皮、狗脊、千年健、秦艽等。

2. 疏肝解郁

如陈皮、柴胡、川芎、香附、枳壳、白芍等。

3. 活血化瘀

如川芎、桃仁、红花、五灵脂、延胡索等。

4. 补肝肾

如熟地黄、山茱萸、山药、菟丝子、杜仲、补骨脂等。

(二)针灸疗法

1. 刺灸

针灸治疗本病能有效缓解局部疼痛，改善局部血液循环，配合局部艾灸、功能锻炼等治疗能显著提高疗效。

治法：舒筋通络，活血化瘀。

针灸处方：曲泽、内关、大陵、鱼际、合谷、阿是穴。以循经取穴与局部取穴相结合。

刺灸方法：毫针刺，用泻法，可加灸。

随症配穴：麻木不仁者，加支沟、劳宫；刺痛者，加后溪、八邪。

2. 穴位注射

在腕管横韧带内注射当归红花注射液 5 mL，泼尼龙醋酸钠注射液 1.25 mg 与利多卡因注射液 3 mL 混合注射液，不超过 3 次。

3. 刺络拔罐

皮肤针叩刺压痛点和病变部位，少量出血，加拔火罐。

(三)推拿治疗

推拿治疗本病可以改善局部血液循环，加速渗出的吸收和排泄，促进病变组织的修复；松解关节粘连，滑利关节，促进局部功能的恢复。

1. 治法

舒筋通络，理筋整复，活血化瘀。以循经取穴与局部取穴相结合。

2. 部位取穴

曲泽、内关、外关、大陵、鱼际、后溪、合谷等穴。

3. 手法

按揉大鱼际处、曲泽、内关、大陵、鱼际、合谷数次；弹拨腕管局部；摇腕关节；擦腕掌部，以透热为度。

(四)其他疗法

1. 物理疗法

可以经皮电刺激、红外线及超声波照射、磁疗、蜡疗等。

2. 外治法

有外伤史者外用消瘀止痛膏；陈伤劳损者，外用海桐皮汤熏洗；若属气血亏虚者，外用八仙逍遥汤熏洗。

必要时，可手术切开腕横韧带减压。

3. 经典食疗

(1)三七地黄瘦肉汤：三七 12 g(打碎)，生地黄 30 g，大枣 4 个，猪瘦肉 300 g。同入砂锅，加适量水，大火煮沸后小火煮 1 h 至瘦肉熟烂，放盐适量，饮汤吃肉，隔日 1 次。用于气滞血瘀者。

(2)三七猪脚筋汤：猪脚筋 200 g，猪瘦肉 50 g，三七 15 g，大枣 4 个。将猪脚筋焯水后，放入砂锅，4 味共加水煮沸后改小火煮 1～2 h，放盐适量，饮汤吃肉，隔日 1 次。用于气滞血瘀，肾气亏虚者。

(3)乌头粥：川乌 5 g，蜂蜜适量，生姜 2 片，粳米 50 g。同入砂锅，加适量水熬成稠粥。早、晚服食。用于寒湿痹阻者。

(4)杜仲当归鸡：母鸡 1 只，杜仲 60 g，当归 30 g，桂枝 15 g。将 3 味药用布包好，母鸡宰杀，去毛、内脏及爪，加生姜、葱、胡椒、陈皮、黄酒、水适量，小火炖至鸡肉烂熟，去药包，调盐适量，食肉喝汤。用于肝肾亏虚型。

第十节　腰椎间盘突出症

腰椎间盘突出症简称“腰突症”，又称“腰椎间盘纤维环破裂症”，是腰椎间盘各部分(髓核、纤维环及软骨板)在不同程度退行性病变后，又在外界因素作用下，致使纤维环破裂，髓核从破裂处突出，致神经根等相邻组织受刺激或压迫，从而使腰腿部产生一系列疼痛、麻木、酸胀等临床症状。本病是临床上常见的腰部疾病之一，以腰 4～5 和腰 5～骶 1 椎间盘突出为最多见。其发病与性别、年龄、职业特点、外伤史及受寒凉史多有关联，多发于 20～40 岁，而且男性多于女性。本病有一定自限性，缓以时日，绝大多数腰突症可以痊愈。中医学亦称本病为腰椎间盘突出症(《中华人民共和国中医药行业标准·中医病证诊断疗效标准》)，古代文献中多将其归属于“痹证”范畴。隋·巢元方《诸病源候论·卷五》称其为“腰痛病”，认为腰痛有腰寒、风寒、劳伤、外伤和湿邪 5 种原因；另有腰腿痛之名，出自《傅青主男科》；《中华人民共和国国家标准·中医临床诊疗术语》疾病部分将本病称为偏痹。

一、诊断要点

依据综合临床病史、体征和影像学检查可做出诊断。

(一)临床表现

有腰部外伤、慢性劳损或感受寒湿史，大部分患者在发病前有慢性腰痛史，常发生于青壮年。腰痛、下肢痛呈典型腰骶神经根分布区域的疼痛，常表现为下肢痛重于腰痛。按神经分布区域表现为肌肉萎缩、肌力减弱，感觉异常和反射改变 4 种神经障碍体征中的两种或以上征象。体格检查病变间隙棘突旁有压痛点，直腿抬高试验、加强试验、股神经牵拉试验等神经根张力试验阳性。

(二)辅助检查

X 线片、CT、MRI 或脊髓造影等显示椎间盘突出改变与临床表现一致。

二、病因病机

中医学认为,“腰为肾之府”“肾主腰脚”,隋·巢元方《诸病源候论》卷五指出:“凡腰痛病有五:一曰少阴,少阴肾也,十月万物阳气伤,是以腰痛。二曰风痹,风寒著腰,是以痛。三曰肾虚,役用伤肾,是以痛。四曰既(突然)腰坠,坠伤腰,是以痛。五曰寝卧湿地,是以痛。”本病与外伤、劳损、外感风寒湿邪、脏腑经络痹阻有密切关系,在辨证时应重视气血损伤、风寒湿邪和肾气内虚3个方面。至于劳力扭伤,则和瘀血有关,临床上亦不少见。

(一)寒湿痹阻

久居冷湿之地,涉水冒雨,或汗出当风,久伤取冷,都可感受寒湿之邪。寒邪凝滞收引,湿邪黏聚不化,致腰腿经脉痹阻,气血不畅而病。《诸病源候论·腰脚疼痛候》说:“肾气不足,受风邪之所为也,劳伤则肾虚,虚则受于风冷,风冷与正气交争,故腰脚痛。”

(二)湿热痹阻

长夏湿热行令,湿热交蒸,或嗜食肥腻厚味,湿热内蕴,或寒湿久蕴转为湿热,致湿热阻遏经脉,引起本病。

(三)气滞血瘀

跌仆外伤,经脉气血受损,或因久病成瘀,或体位不正,腰部用力不当,屏气闪挫,导致经脉气滞血瘀,发为本病。

(四)肝肾亏虚

先天禀赋不足,加之劳累太过,或久病体虚,或年老体衰,或房事不节,以致肝肾亏虚,无以濡养筋脉而发病。《景岳全书·腰痛》强调肾虚腰痛的多发性,认为“腰痛之虚证十居八九,但察其既无表邪,又无湿热,而或以劳苦,或酒色所伤,或七情忧郁所致者,则悉属真阴虚证”。

三、辨证要点

本病外感不离湿邪,内伤不外乎肾虚。清朝沈金鳌《杂病源流犀烛·腰脐病源流》指出:“腰痛,精气虚而邪客病也……肾虚其本也,风寒湿热痰饮,气滞血瘀闪挫其标也,或从标,或从本,贵无失其宜而已。”辨证要点如下。

(一)分期

根据疼痛、麻木对患者生活、工作的影响程度不同,可将腰突症病程分为急性发作期、慢性迁延期、缓解无症状期。腰突症的本质多是增龄退变而导致的肝肾亏虚,是为本;疼痛、麻木是局部风寒湿热、痰瘀阻络而出现的无菌性炎症,是为标。而症状的轻重、分期不同,也是本虚标实的变化。不同的分期,不同的标本,患者的治疗期望亦不同,而采取的治疗、防治手段也各有侧重。

(二)辨标本

发作期多为寒、瘀、湿热为标,缓解期多为肝肾脾虚。

(三)辨虚实

新病多实,发作期多实,体壮者多实;久病多虚,缓解期多虚,体虚者多虚。

(四)辨寒热

天气炎热发病者,多为湿热,常有舌苔黄腻;受寒凉而发病者,多为风寒湿外袭。

四、治疗原则

腰突症的治疗原则主要是补虚泻实。实证者以祛风、散寒、除湿、活血为法，虚者则疏肝、实脾、补肾为治疗原则。

(一)治本与治标

腰突症的本质是肝肾及气血亏虚(增龄退变)，这是病之本证；而其临床表现的症状如疼痛、麻木等症皆属于局部风寒湿热、痰瘀阻络等标证(无菌性炎症)。在急性期，宜标本同治，或急则治标，可短期使用西药控制症状；症状缓解后，当以治本为主，中医药完全可以占主导地位，且疗程宜长，或间歇性服药、治疗，使对其脏腑气血的亏虚有一个较长的调理阶段，若见效即停药，则难以控制其复发。

(二)内外兼治，筋骨并重

腰突症的治疗，根据诊断、不同治疗手段对患者的不同疗效，或内治为主、外治为辅，或外治为主、内治为辅，适时调整治疗方案、手段，内外兼治为宜。在治疗时，应意识到腰椎骨性、软组织性不稳的共同存在，做到筋骨并重，既要注意纤维环、髓核、钙化物对神经根的压迫，椎小关节骨性关节炎与椎间盘突出的并联关系，也要重视椎旁软组织的肌紧张与萎缩。

(三)动静结合，医患合作

(1)在腰突症的急性发作期，卧床静养是简单而实用有效的治疗手段，即使症状缓解可以下床活动，也往往需要硬腰围保护以增加腰椎稳定性，此即为“静”；在卧床静养、腰围保护的前提下，腰部肌肉也需要进行飞燕点水、伸懒腰等动作进行锻炼，此即为“动”，动静结合，既能取得疗效，又能避免制动带来的肌肉、骨骼萎缩。

(2)卧床静养、腰围短时保护，减少弯腰动作，观察不同治疗手段效果，观察日常生活中加重、缓解症状的因素，做到“趋利避害”，是尽快缓解症状、避免复发的重要环节。医护人员应有针对地向患者进行合理腰部运动方式、腰部锻炼等健康知识宣教，并适时指点患者逐步加强相关锻炼，患者也积极配合。只有医患合作，相互配合，才能养生而适意。

(四)中医治疗与西医治疗

从中西医对本病现有的治疗方法而言，本病可以中医治疗为主，西医治疗为辅。中医以辨证论治为主，特别以滋补肝肾、化痰祛瘀疗法为主，应疗程充足，以改善肝肾亏虚的体质状态，从而达到预防复发的效果。西医以非甾体类药物、脱水、糖皮质激素为主的药物具有起效快的特点，应当予以重视和配合使用，中西医结合可以收到更快、更好的疗效。

(五)药物应用规律

1. 辨标本寒热虚实

腰突症患者的疼痛、麻木常常呈慢性存在、急性发作的特点，急性发作时往往与局部风寒湿热、痰瘀阻络有关，是为“标”，慢性存在往往与肝肾及气血亏虚有关，是为“本”。有学者指出痹证以寒、热、虚、实为辨证大纲即可，其中“寒痹势重，而治反易；热痹势缓，而治反难；实者单病躯壳，易治；虚者兼病脏腑夹痰饮腹满等证，则难治”。辨证施治时应辨明标本寒热虚实选方用药。

2. 辨经使用引经药

按十二经论述，选用引经药：足太阴脾经为升麻、苍术，足阳明胃经为白芷、石膏、葛根，足少阴肾经为肉桂、细辛，足太阳膀胱经为羌活，足厥阴肝经为柴胡、川芎、青皮、吴茱萸，足少阳肝经为柴胡、青皮。按六经论述，太阳经用羌活、防风、藁本，阳明经用升麻、葛根、白芷，少阳经用柴胡，太阴经用苍术，少阴经用独活，厥阴经用细辛、川芎、青皮。

3.使用虫蛇药

“病久入络”“久痛必入络”，叶天士云：“借虫蚁血中搜逐，以攻通邪结”“考仲景子劳伤血痹诸法，其通络方法，每取虫蚁迅速飞走诸灵”。

因虫类药多偏咸辛，辛能入络，咸能软坚，因而有攻坚破积、活血祛瘀、通阳散结等功效，故取虫蛇类药物搜经剔络，以攻为功，对腰突症患者在辨证与辨经用药的基础上，增加全蝎、蜈蚣、土鳖虫、乌梢蛇、蕲蛇、地龙等虫蛇类药1～2味，增强通利经络功效。使用中应注意年老体弱者及妇人经期少用或不用。

五、辨证论治

(一)寒湿痹阻证

1.症状

腰腿冷痛重着，转侧不利，逐渐加重，静卧痛不减，遇阴雨天则加重。舌苔白腻，脉沉而迟缓。

2.治法

散寒行湿，温经通络。

3.方药

甘姜苓术汤。

4.加减举例

临证加桂枝、牛膝、杜仲、桑寄生、续断；寒邪偏盛，以冷痛为主、拘急不舒者，加附片；湿邪偏盛，以重痛为主、苔厚腻者，加苍术；疼痛左右不定、牵引两足、或连肩背、或关节游走而痛者，是兼有风邪，宜甘姜苓术汤合独活寄生汤；本证亦可用独活寄生汤。

5.中成药

追风透骨丸通经络、祛风湿、镇痛、祛寒；或风湿骨痛胶囊温经散寒、通络止痛；或寒湿痹片祛寒除湿、温经通络；或正清风痛宁祛风除湿、活血通络、消肿止痛；或腰痛宁胶囊消肿止痛、疏散寒邪、温经通络；或麝香风湿胶囊祛风除湿、活络镇痛。

(二)湿热痹阻证

1.症状

腰部疼痛，腿软无力，痛处伴有热感，遇热或阴雨天痛增，活动后痛减，恶热口渴，小便短赤。苔黄腻，脉濡数或弦数。

2.治法

清热化湿，宣通经络。

3.方药

四妙丸。

4.加减举例

临证加木瓜、络石藤；舌红、口渴、小便短赤、脉弦数者，为热象偏重，加栀子、泽泻、木通；湿热之邪蕴蓄日久，或热象偏重耗伤阴津，见腰酸咽干、手足心热者，佐以滋补肾阴之品，选用滋阴而不恋湿之药，如女贞子、墨旱莲。本证亦可用宣痹汤。

5. 中成药

二妙丸燥湿清热；或湿热痹颗粒祛风除湿、清热消肿、通络定痛；或八正合剂清热泻火；或痛风定胶囊清热、祛风、除湿、活血通络、定痛；或痹克片清热除湿、活血止痛。

(三)气滞血瘀证

1. 症状

腰腿痛如刺，痛有定处，日轻夜重。症轻者俯仰不便，重则不能转侧，痛处拒按，舌质暗紫，或有瘀斑，脉涩。

部分患者可有外伤史。

2. 治法

活血化瘀，理气止痛。

3. 方药

身痛逐瘀汤。

4. 加减举例

临证加土鳖虫；无周身疼痛者，去秦艽、羌活；兼风湿者，加独活、狗脊；兼肾虚者，加杜仲、续断、熟地黄；有明确外伤史者，加乳香、青皮。

5. 中成药

血府逐瘀胶囊活血祛瘀、行气止痛；或活血止痛胶囊活血散瘀、消肿止痛；或三七伤药片舒筋活血、散瘀止痛。

(四)肝肾亏虚证

1. 症状

腰腿以酸软隐痛为主，喜按喜揉，腿膝无力，遇劳更甚，卧则减轻，常反复发作。偏阳虚者，则少腹拘急，面色偏白，手足不温，少气乏力，舌淡，脉沉细；偏阴虚者，则心烦失眠，口燥咽干，面色潮红，手足心热，舌红少苔，脉弦细数。

2. 治法

偏阳虚者，宜温补肾阳；偏阴虚者，宜滋补肾阴。

3. 方药

偏阳虚者以右归丸为主方温养命门之火。偏阴虚者以左归丸为主方以滋补肾阴；若虚火甚者，可酌加大补阴丸送服。如腰痛日久不愈，无明显的阴阳偏虚者，可服用青娥丸补肾以治腰痛。

4. 加减举例

肾为先天，脾为后天，两脏相济，温运周身。若肾虚日久，不能温煦脾土，或久行久立，劳力太过，腰肌劳损，常致脾气亏虚，甚则下陷，临床除有肾虚见症外，可兼见气短乏力，语声低弱，食少便溏或肾脏下垂等。

治当补肾为主，佐以健脾益气，升举清阳，加党参、黄芪、升麻、柴胡、白术等补气升提之药，以助肾升举。

5. 中成药

阴虚可选六味地黄丸与左归丸滋阴补肾；或知柏地黄丸滋阴降火；或大补阴丸补阴。阳虚可选金匮肾气丸或桂附地黄丸温肾助阳；或五子衍宗丸补肾益精。

六、特色治疗

(一)单味中药

现代药理研究表明,多种中药具有治疗腰椎间盘突出症的作用。包括祛风湿药,活血化瘀药,补肝肾药,同"腕管综合征"病。

(二)针灸疗法

1.刺灸

针灸治疗本病可以缓解和消除疼痛,并可促进神经根水肿和炎症的吸收,配合局部艾灸、拔罐、功能锻炼等治疗能显著提高疗效。

治法:舒筋活血、通络止痛。取足三阳经及督脉经穴位为主。

针灸处方:腰夹脊、肾俞、大肠俞、委中、环跳、秩边、承山、飞扬、昆仑。

刺灸方法:泻法或平补平泻。寒甚者可加灸。

随症配穴:气滞血瘀者,加阿是穴、水沟;寒湿凝滞者,加足三里、丰隆;湿热下注者,加阴陵泉、三阴交;肝肾亏虚者,加太溪、照海、命门、腰阳关。

2.耳针疗法

取腰椎、骶椎、臀、坐骨、膝。中强刺激,留针 30 min,每日或隔日 1 次。

3.穴位注射

取阿是穴、肾俞、白环俞、相应夹脊穴。用丹参注射液 4 mL、当归注射液 4 mL 注入穴位。

4.刺络拔罐

皮肤针叩刺压痛点和病变部位,在疼痛最明显处点刺使少量出血,加拔火罐。

(三)推拿治疗

推拿疗法可以增加局部组织痛阈,改善腰肌高张力状态;降低椎间盘内压力,增加盘外压力,促使突出物还纳,为纤维环的修复创造条件;改变突出物位置,缓解神经根受压状态;加强气血循行,促使神经根及周围软组织水肿的吸收。

1.治法

舒筋通络,活血止痛,松解粘连,回纳髓核。

2.部位取穴

夹脊穴、肾俞、大肠俞、腰阳关、居髎、环跳、承扶、委中、承山、阳陵泉、绝骨、昆仑及压痛点。以足太阳膀胱经、足少阳胆经及督脉经穴为主。手法:滚法、一指禅推法、按法、扳法、拿法、摇法、拔伸或牵扯法等。

3.解除臀部肌肉痉挛

患者俯卧,术者立于患者一侧。术者在患者患侧腰臀及下肢用轻柔的滚、按等手法治疗,以加快患部气血循环,缓解肌肉紧张痉挛状态。

4.拉宽椎间隙,降低盘内压力

患者仰卧,术者用手法或机械进行骨盆牵引,使椎间隙增宽,降低盘内压力,甚至出现负压,使突出物还纳,同时可扩大椎间孔,减轻突出物对神经根的压迫。

5.增加椎间盘外压力

患者俯卧,术者用双手有节奏地按压腰部,使腰部振动。然后在固定患部的情况下,用双下肢后伸扳法,使腰部过伸。本法可促使突出物还纳和改变突出物与神经根的位置。

6. 调整后关节,松解粘连

用腰部斜扳和旋转复位手法,以调整后关节紊乱,从而相对扩大椎间孔。斜扳或旋转复位时,由于腰椎及其椎间盘产生旋转扭力,从而改变了突出物与神经根的位置。反复多次进行,可逐渐松解突出物与神经根的粘连。为仰卧位,用强制直腿抬高以牵拉坐骨神经与腘绳肌,可起到松解粘连的作用。

7. 促使损伤的神经根恢复功能

沿受损伤神经根及其分布区域用滚、按、点、揉、拿等法,促使气血循行加强,从而使萎缩的肌肉和受损神经逐渐恢复正常功能。

(四)其他疗法

1. 物理疗法

可以经皮电刺激、红外线及超声波照射、磁疗等。

2. 牵引疗法

胸腰带牵引,每次 20 min,1～2 次/天。

3. 针刀疗法

常规消毒,在局部麻醉下行剥离松解粘连手法。

4. 经典食疗

同"腕管综合征"。

(五)牵引治疗

适用于 CT 表现为膨出及轻度突出,初次发作或反复发作的急性期患者。采用骨盆牵引(腰椎牵引带牵引)和机械牵引(普通牵引床),分为持续牵引及间断牵引。

1. 持续牵引

根据个体差异用 15～30 kg 牵引质量,抬高床尾做反向牵引,2 次/天,每次 1～2 h,共 2 周。

2. 间断牵引法

1～2 次/天,每次 0.5～1 h,牵引质量可达体重的 10%左右,初次牵引及年老体弱者应适当减轻质量,每 3 周为 1 个疗程,每疗程间隔 5～6 日,可进行 2～3 个疗程。牵引时,体位以腰部略前屈为宜,牵引时间及质量可结合患者感受而调节;牵引应配合卧床休息、肌肉锻炼及理疗。孕妇、高血压及心脏病患者禁用。

(六)理疗

局部透热、超短波、音频、中药离子导入等。中药离子导入:药用桃仁、干姜、防风、伸筋草、透骨草、杜仲、乳香、赤芍、红花、桑寄生、威灵仙、没药、鸡血藤各 50 g,将上药放入瓦缸内,加水 10 L,煎至 4 L,将药液倒出,加入陈醋 1 L,瓶装备用。将纱布垫放入药液中浸湿,稍拧干,敷贴于下腰部,连接于 SZY-B 型骨质增生治疗仪正极,负极用同样的方法放于臀部或小腿疼痛明显之处,开启电疗仪,调节至患者能耐受的程度,持续 30 min。1 次/天,10 日为 1 个疗程。

(七)练功治疗

腰腿痛症状减轻后,应积极进行腰背肌的功能锻炼,可采用飞燕式、拱桥式练功,经常后伸腰部,以增强腰腿部肌力,有利于腰椎的平衡稳定。

第十一节　急性腰扭伤

急性腰扭伤指肌肉不协调收缩导致腰椎椎间小关节、腰骶关节周围的肌肉、筋膜、韧带急性撕裂或错缝，表现为腰部疼痛、活动受限为主要特征的一组疾病。多由突然遭受间接外力或体位不正而导致，是引起腰腿痛的常见疾病，易发于下腰部，以青壮年和体力劳动者多见。急性腰扭伤早期如能得到及时、正确的治疗，可以治愈；如失治、误治，可使腰痛迁延，转成慢性腰痛，长期存在或反复发作可能会并发腰椎间盘突出症。

中医学亦称本病为急性腰扭伤(《中华人民共和国中医药行业标准·中医病证诊断疗效标准》),《中华人民共和国国家标准·中医临床诊疗术语·疾病部分》将本病称为腰痹。古代文献中将本病归属"腰痛""痹症"范畴，俗称闪腰、岔气；隋·巢元方《诸病源候论·卷五》认为，腰痛有外伤及其他 4 种原因。

一、诊断要点

(一)临床表现

(1)病史：多有明显急性腰扭伤史。

(2)常见于青壮年体力劳动者，下腰段为好发部位。

(3)腰骶部有明显疼痛点和肌痉挛，伴脊柱侧弯以减轻疼痛，有明显的放射痛、牵涉痛，咳嗽、小便时加重。

(4)体征：腰部扭伤部位有明显局限性压痛点；肌肉痉挛、僵硬；脊柱侧凸畸形，活动受限。

(二)辅助检查

X 线片检查常无明显阳性发现。

二、病因病机

急性腰扭伤多为跌仆外伤，经脉气血受损，或体位不正，腰部用力不当，屏气闪挫，导致经脉气滞血瘀，骨缝错位，经络受阻，不通而痛，发为本病。按气滞血瘀偏胜不同，可分为两种机制。

1. 气滞络阻

《素问·阴阳应象大论》云："气伤痛形伤肿。"气无形且喜宣通，气伤则壅闭而不通，故外无肿形，痛无定处，范围较广，体表无明显压痛点，时轻时重，腰部活动受限，行走困难，咳嗽震痛。

2. 瘀血阻滞

《证治要诀·诸痛门》云："腰痛如锯刀所刺。"血有形，故见腰痛较局限，局部瘀肿，压痛明显，腰部活动受限。临床上每多气血两伤、肿痛并见，但有偏胜。

三、辨证要点

(一)辨气滞血瘀

根据气滞血瘀的不同特点，判明急性腰扭伤后机体气滞血瘀的轻重偏胜。气滞者外无肿形，痛无定处，范围较广，体表无明显压痛点，时轻时重，咳嗽震痛；瘀血者则腰痛所刺，痛处不移，局部瘀肿、压痛明显，腰部活动受限明显，舌暗或有瘀斑。气滞血瘀的轻重偏胜，决定了方药的选择。

(二)辨经络

腰部走行的经络主要有督脉、足太阳膀胱经，还有阳维脉、带脉等。依据疼痛分布及放射的部位，判明主要受影响的经络，对取穴针刺以下病上治有很大帮助，此外，辨明经络对使用引经药也有帮助。

四、治疗原则

(一)治本、治标、治因

急性腰扭伤后，气滞血瘀(组织损伤)是本，而疼痛、活动受限是标，而防范意识不强、机体协调能力下降、腰部不合理运动方式、腰部肌肉力量下降等情况为因。首先要采用手法、单穴针刺、卧床静养等方法缓解疼痛，必要时可短期应用非甾体类药物、封闭等方法，同时配合中药内外使用、理疗、推拿等方法治疗气滞血瘀的病理改变。在治疗期间，针对腰扭伤的具体诱因，有选择地向患者进行合理腰部运动方式、腰部锻炼等健康知识宣教，并适时指点患者逐步加强相关锻炼，进行病因防治。

(二)内外兼治，筋骨并重

根据诊断、不同治疗手段对患者的不同疗效，或内治为主、外治为辅，或外治为主、内治为辅，适时调整治疗方案、手段，内外兼治为宜。急性腰扭伤是为“筋伤”，筋伤动骨，因此在急性腰扭伤中后期的中药治疗中，应适当添加补益肝肾的药物，强壮筋骨。

(三)动静结合，医患合作

(1)在腰扭伤的急性发作期，卧床静养是简单而实用有效的治疗手段，即使症状缓解可以下床活动，也往往需要硬腰围保护以增加腰椎稳定性，此即为“静”；在卧床静养、腰围保护的前提下，腰部肌肉也需要进行飞燕点水、伸懒腰等动作进行锻炼，此即为“动”，动静结合，既能取得疗效，又能避免制动带来的肌肉、骨骼萎缩。

(2)卧床静养、腰围短时保护，减少弯腰动作，观察不同治疗手段效果，观察日常生活中不合理姿势及动作，做到“趋利避害”，可以杜绝扭伤复发。医护人员应有针对地向患者进行合理腰部运动方式、腰部锻炼等健康知识宣教，并适时指点患者逐步加强相关锻炼，患者也积极配合。只有医患合作，相互配合，才能养生而适意。

(四)中医治疗与西医治疗

从中西医对本病现有的治疗方法而言，本病完全可以单独采用中医治疗。中医以辨证论治为主，特别以手法、针刺的止痛效果可靠；后期服用补益肝肾中药，从而达到固本防复发的效果。西医以非甾体类药物、糖皮质激素为主的药物具有起效快的特点，应当予以重视和配合使用，中西医结合可以收到更快、更好的疗效。

(五)药物应用规律

1.辨虚实

少数急性腰扭伤患者遗留局部疼痛，往往与肝肾及气血亏虚有关。因此对部分年纪偏大的患者、反复扭伤的患者，在发病的中后期，应考虑到肝肾、气血亏虚的可能，酌情使用补益肝肾的药物，以强壮筋骨。

2.使用引经药

按六经论述，选用引经药，如太阳经用羌活、防风、藁本，太阴经用苍术，少阴经用独活，厥阴经用细辛、川芎、青皮。

五、辨证论治

(一)气滞络阻证

1.症状

腰痛走窜无定处,范围较广,时轻时重,腰部活动受限,行走困难,咳嗽震痛。舌淡红,苔薄白,脉弦。

2.治法

理气通络,和营止痛。

3.方药

复元活血汤。

4.加减举例

气滞甚者,加郁金、川芎、香附、枳壳、木香;疼痛较甚者,加乳香、没药、延胡索、三七末;腰部反复扭伤并伴肾虚骨弱者,加熟地黄、杜仲、山茱萸、续断、补骨脂。

5.中成药

越鞠丸理气解郁、宽中除满;或柴胡疏肝丸疏肝理气、消胀止痛;或四逆散透解郁热、疏肝理脾;或木香顺气颗粒行气化湿。

(二)瘀血阻滞证

1.症状

腰痛较局限,局部瘀肿,压痛明显,腰部活动受限。舌暗红,苔薄白,脉弦紧。

2.治法

活血化瘀,理气止痛。

3.方药

身痛逐瘀汤。

4.加减举例

临证加土鳖虫、乳香、青皮;无周身疼痛者,去秦艽、羌活;有肾虚者,加杜仲、续断、熟地黄。

5.中成药

血府逐瘀胶囊活血祛瘀、行气止痛;或活血止痛胶囊活血散瘀、消肿止痛;或三七伤药片舒筋活血、散瘀止痛。

六、特色治疗

(一)单味中药

现代药理研究表明,多种中药具有治疗急性腰扭伤的作用。

1.行气止痛

如陈皮、佛手、川芎、香附、枳壳等。

2.活血化瘀

如川芎、桃仁、红花、五灵脂、延胡索等。

(二)针灸疗法

1.刺灸

针灸治疗本病可以缓解和消除疼痛,并可促进局部水肿和炎症的吸收,配合局部艾灸、拔罐等治疗能显著提高疗效。

治法:通经活络,行气活血,舒筋解痉,去瘀止痛。

针灸处方:阿是穴、肾俞、命门、夹脊穴、水沟、后溪、委中、承山。取局部阿是穴和手三阳、足三阳经穴为主。

刺灸方法:泻法或平补平泻。

随症配穴:寒盛者,加腰阳关;瘀甚者,加膈俞;肾虚者,加命门、志室。

2.耳针疗法

取患侧腰骶椎、肾、神门,毫针刺后嘱患者活动腰部;或用揿针埋藏或用王不留行籽贴压。

3.运动针法

取腰痛点或后溪穴或水沟穴,毫针直刺至患者有较强的酸、麻、胀和触电感后,嘱患者缓慢活动腰部,至疼痛缓解后出针。

4.穴位注射

用地塞米松注射液 5 mL 和盐酸普鲁卡因注射液 2 mL 混合液,严格消毒后刺入痛点,无回血后推注药液,每穴注射 0.5～1 mL,每日或隔日 1 次。

5.刺络拔罐

皮肤针叩刺压痛点和病变部位,在疼痛最明显点刺使少量出血,加拔火罐。

(三)推拿治疗

推拿疗法可以缓解肌肉痉挛、改善血循环、消除瘀滞,加速瘀血的吸收,促进损伤组织的修复。

1.治法

舒筋活血,消肿止痛,理筋整复。以足太阳膀胱经及督脉经穴为主。

2.部位取穴

肾俞、命门、腰阳关、大肠俞、环跳、委中、承山及腰臀部。

3.手法

滚法、一指禅推法、按法、扳法、拿法、摇法、拔伸或牵扯法等。

4.松解手法

患者俯卧位,肢体放松;医者站于患侧,先用滚、按揉手法在患者腰椎两旁骶棘肌往返治疗 3～5 遍,然后用两手拇指与其余 4 指对称用力,轻柔地拿揉腰背部肌肉,方向与肌腹垂直,从第 1 腰椎至腰骶部,由上而下,重点拿揉腰椎两侧骶棘肌和压痛点,反复拿揉 2～4 min。以缓解肌肉痉挛,改善局部血液循环。

5.点拨止痛法

以双手拇指点按肾俞、膀胱俞、气海俞、大肠俞等背俞穴及压痛点,每穴 0.5 min。然后在痛点或肌痉挛处施弹拨手法,每处 3～5 次,以解痉止痛,松解粘连。

6.理筋整复法

医者一手掌按住患者腰骶部,另一手肘关节屈曲,用前臂抱住患者一侧大腿下 1/3 处施腰部后伸扳法,有节奏地使下肢一起一落,反复做 5～8 次,随后摇晃旋转腰骶和髋部,两侧各数次。然后,患者侧卧位,患肢在上,屈膝屈髋,健肢在下,自然伸直,医者一手扶按患者肩前,另一手扶按髋臀部,施快速地斜扳,即可听到复位的弹响声。此法可调整腰椎后关节紊乱,使错位的关节复位,嵌顿的滑膜回纳。

7.整理手法

医者以掌根或小鱼际着力，在患者腰骶部施揉按手法，从上至下，先健侧后患侧，边揉按边移动，反复做3～5次，然后用小鱼际直擦腰部两侧膀胱径，横擦腰骶部，以透热为度，必要时配合局部湿热敷，以达到舒筋通络，活血止痛的目的。

（四）其他疗法

1.牵引疗法

胸腰带牵引，1～2次/天，牵引时间为20 min。

2.针刀疗法

在局部麻醉下将小针刀刺入痛点，可触及硬结及条索之处，行剥离松解粘连手法。

3.物理疗法

可以经皮电刺激、红外线及超声波照射、磁疗等。

4.外治法

（1）中药熏蒸法：生川乌30 g，生草乌30 g，桂枝15 g，当归15 g，全蝎15 g，鸡血藤30 g，宽筋藤30 g，透骨草30 g，大黄15 g。上药以水浸泡后，加水3～4 L，煎至2 L，置于床下，使蒸气熏蒸腰部，药剂可重复使用2～3次，1次/天。

（2）中药离子导入：桃仁、干姜、防风、伸筋草、透骨草、杜仲、乳香、赤芍、红花、桑寄生、威灵仙、没药、鸡血藤各50 g，将上药放入瓦缸内，加水10 L，煎至4 L，将药液倒出，加入陈醋1 L，装瓶备用。用法：将纱布垫放入药液中浸湿，稍拧干，敷贴于下腰部，连接于SZY-B型骨质增生治疗仪正极，负极用同样的方法放于臀部或小腿疼痛明显之处，开启电疗仪，调节至患者能耐受的程度，持续30 min。1次/天，10日为1个疗程。

5.经典食疗

（1）骨碎补粥：骨碎补10 g，煎汤取汁，粟米100 g，煮为粥，加红糖食用；亦可加合欢皮同煮粥，增加舒筋活血、解郁安神之效。多用于伤后早期。

（2）羊脊羹：白羊脊骨1具（全者，捶碎），羊肾1对，粟米500 g，水适量，煮至骨熟，再入羊肾，再煮候肾熟，取肾切片，入葱白、食盐、花椒、白糖适量，再煨做羹食。如欲补益气血，可加黄芪30 g，当归12 g同煮。亦可以猪骨、牛骨等炖汤。

（五）适当的锻炼

疼痛缓解后，在医师指导下，采用飞燕点水、三点式支撑、五点式支撑、伸懒腰等方法锻炼，并逐渐增加锻炼范围及强度，以增强腰肌力量，降低腰部发生再次扭伤的概率。

（六）合理的腰部运动方式

注意腰椎保健，合理使用腰椎，在日常生活、工作当中，应注意腰部的运动方式。

（1）从地上拾物，应屈膝下蹲，避免起立时腰椎受力过大。

（2）携带重物时，应使物体尽可能贴近躯干，以减少重力矩的作用。

（3）避免在腰椎侧弯或旋转时突然用力。

第十二节　股骨头缺血性坏死

股骨头缺血性坏死是指各种原因造成股骨头血运障碍，导致髋关节疼痛、活动受限，晚期出现股骨头塌陷、髋关节功能障碍甚至残废的病变。中医学称之为“骨蚀”。因其治疗困难，效果差，故早期诊断、早期治疗至关重要。

一、诊断要点

（一）病史和临床表现

有髋部外伤史或长期服用激素、过量饮酒史。髋部疼痛，以内收肌起点处为主，疼痛可呈持续性或间歇性，可向下放射至膝关节。行走困难，呈间歇性跛行，进行性加重。髋关节功能障碍，以内旋外展受限为主，被动活动髋关节可有周围组织痛性痉挛。

（二）辅助检查

（1）X线摄片：可见股骨头密度改变及中后期的股骨头塌陷。X线片的病理分期显示：Ⅰ期髋部无症状，X线片示股骨头轻微密度增高或点状密度增高；Ⅱ期髋部无症状，X线片示股骨头密度明显增高（全部或一部分），无塌陷；Ⅲ期症状轻微，X线片示股骨头负重区有软骨下骨折或新月征；Ⅳ期髋部疼痛，呈阵发性或持续性，跛行及功能受限，X线片示股骨头扁平或死骨区塌陷；Ⅴ期髋部疼痛明显，X线片示坏死骨破裂，髋关节间隙狭窄，骨密度进一步增高；Ⅵ期髋部疼痛严重（有的疼痛较Ⅴ期轻），X线片示股骨头肥大变形、半脱位，髋臼不光滑，甚或硬化增生。

（2）疑诊时，CT、MRI、同位素扫描、动脉造影、骨血流动力学检查及骨活检等特殊检查，以提高诊断阳性率，早期诊断。

二、病因病机

本病病因，除股骨颈骨折、外伤性髋关节脱位、无骨折和脱位的髋关节创伤外，尚与长期服用激素、过度饮酒、减压病、放射损伤、烧伤、血液病、长期服用激素类止痛药等有关。中医学多责之外伤、劳损、外感风寒湿邪、气血虚弱、肝肾亏虚；寒湿、瘀血、痰湿痹阻经络，不通而痛；气血虚弱，肝肾亏虚，经络不荣而痛。

（一）寒湿痹阻

久居冷湿之地，涉水冒雨，或汗出当风，久伤取冷，都可感受寒湿之邪。寒邪凝滞收引，湿邪黏聚不化，致髋部经脉痹阻，气血不畅而病。

（二）痰湿阻滞

肝失疏泄，气机郁结，阻于髋部，经络痹阻，气血不畅而病。

（三）气滞血瘀

跌仆外伤，经脉气血受损，或因久病成瘀，导致经脉气滞血瘀，发为本病。

（四）气血虚弱

禀赋不足，劳累太过，或久病体虚，或年老体衰，气血虚弱，精血不能濡养筋脉而发病。

（五）肝肾亏虚

先天禀赋不足，加之劳累太过，或久病体虚，或年老体衰，或房事不节，以致肝肾亏虚，无以濡养筋脉而发病。

三、辨证要点

本病与外伤、劳损、外感风寒湿邪、痰湿有密切关系，在辨证时应重视气血损伤、风寒湿邪、肝气郁滞、肾气内虚等方面。

（一）分期

根据疼痛、活动障碍对患者生活、工作的影响程度不同，可将股骨头缺血性坏死分为早期、晚期。

（二）辨标本

早期多为寒湿、痰瘀为标，晚期多为气血虚弱、肝肾亏虚。

四、治疗原则

股骨头缺血性坏死的治疗原则主要是补虚泻实。实证者以祛风、散寒、除湿、活血、化痰为法，虚者则以补益气血、实脾、补肾为治疗原则。

（一）治本与治标

股骨头缺血性坏死的本质是股骨头缺血改变，这是病之本证；而其临床表现的症状如疼痛、活动障碍等症，早期属于局部风寒、痰瘀阻络等标证（滑膜无菌性炎症），晚期为肝肾亏虚、气血亏虚等虚证（股骨头塌陷）。在急性期，急则治标，症状缓解后，当以治本为主，中医药完全可以占主导地位，且疗程宜长，或间歇性服药、治疗，使对其脏腑气血的亏虚有一个较长的调理阶段，若见效即停药，则难以控制其复发。

（二）内外兼治，筋骨并重

股骨头缺血性坏死的治疗，根据诊断、不同治疗手段对患者的不同疗效，或内治为主、外治为辅，或外治为主、内治为辅，适时调整治疗方案、手段，内外兼治为宜。

（三）动静结合，医患合作

（1）在股骨头缺血性坏死的急性发作期，局部制动、限制患肢负重是简单而实用有效的治疗手段，此即为“静”；在局部制动保护的前提下，身体其他部位也需要进行适当锻炼，此即为“动”，动静结合，既能取得疗效，又能促进气血流通，避免制动带来的肌肉、骨骼萎缩。

（2）观察不同治疗手段效果，及日常生活中加重、缓解症状的因素，做到“趋利避害”，是尽快缓解症状、避免复发的重要环节。医护人员应有针对地向患者进行合理髋部运动方式、锻炼等健康知识宣教，并适时指点患者逐步加强相关锻炼，患者也积极配合。只有医患合作，相互配合，才能养生而适意。

（四）非手术治疗与手术治疗

就本病现有的治疗方法而言，本病早期以非手术治疗为主，中晚期则应根据病情而选用手术治疗。

（五）药物应用规律

1.辨标本寒热虚实

股骨头缺血性坏死患者的疼痛、活动障碍常呈慢性存在、急性发作的特点，急性发作时往往与局部风寒、痰瘀阻络有关，是为“标”，慢性存在往往与肝肾及气血亏虚有关，是为“本”。有学者指出痹证以寒、热、虚、实为辨证大纲即可，其中“寒痹势重，而治反易；热痹势缓，而治反难；实者单病躯壳，易治；虚者兼病脏腑夹痰饮腹满等证，则难治”。辨证施治时应辨明标本寒热虚实选方用药。

2.使用虫蛇药

“病久入络”“久痛必入络”，叶天士云：“借虫蚁血中搜逐，以攻通邪结”“考仲景子劳伤血痹诸法，其通络方法，每取虫蚁迅速飞走诸灵”。

因虫类药多偏咸辛，辛能入络，咸能软坚，因而有攻坚破积、活血祛瘀、通阳散结等功效，故取虫蛇类药物搜经剔络，以攻为功，对股骨头缺血性坏死患者加用全蝎、蜈蚣、土鳖虫、乌梢蛇、蕲蛇、地龙等虫蛇类药1～2味，可增强通利经络功效。使用中应注意年老体弱、妇女经期或妊娠期少用或不用。

五、辨证论治

(一)寒湿痹阻证

1.症状

髋部疼痛，遇天气变化加剧，关节屈伸不利，伴麻木，喜热畏寒，苔薄白，脉弦滑。

2.治法

祛风散寒、除湿通痹。

3.方药

甘姜苓术汤。

4.加减举例

临证加桂枝、牛膝、杜仲、桑寄生、续断；寒邪偏盛以冷痛为主、拘急不舒者，加附片；湿邪偏盛以重痛为主，苔厚腻者，加苍术；疼痛左右不定、牵引两足、或连腰背、或关节游走而痛者，是兼有风邪，宜甘姜苓术汤合独活寄生汤。

5.中成药

追风透骨丸通经络、祛风湿、镇痛、祛寒；或风湿骨痛胶囊温经散寒、通络止痛；或寒湿痹片祛寒除湿、温经通络；或正清风痛宁祛风除湿、活血通络、消肿止痛；或腰痛宁胶囊消肿止痛、疏散寒邪、温经通络；或麝香风湿胶囊祛风除湿、活络镇痛。

(二)痰湿阻滞证

1.症状

髋部沉重疼痛，痛处不移，关节漫肿，屈伸不利，肌肤麻木，形体肥胖。苔腻，脉滑或濡缓。

2.治法

化痰除湿，通络止痛。

3.方药

二陈汤。

4.加减举例

痛而拒按、夹有瘀血者，加川楝子、延胡索、丹参；吞酸吐酸、苔色变黄、脉来滑数、痰湿化热者，加黄连、黄芩；大便干结不下者，加大黄；身麻或肢麻者，加苍术、天麻、胆南星、橘络、丹参。

5.中成药

强力天麻杜仲丸散风活血、舒筋止痛；或壮骨关节丸补益肝肾、养血活血、舒筋活络、理气止痛；或独活寄生丸养血舒筋、祛风除湿；或杜仲颗粒补肝肾、强筋骨；或小活络丸祛风除湿、活络通痹。

(三)气滞血瘀证

1.症状

髋部痛如刺,痛有定处,日轻夜重。证轻者屈伸不便,重则不能转侧,痛处拒按。舌质暗紫,或有瘀斑,脉涩。部分患者可有外伤史。

2.治法

活血化瘀,理气止痛。

3.方药

身痛逐瘀汤。

4.加减举例

临证常加土鳖虫;无周身疼痛者,去秦艽、羌活;有风湿者,加独活、狗脊;肾虚者,加杜仲、续断、熟地黄;有明确外伤史者,加乳香、青皮;本证亦可服定痛活血汤;陈伤劳损者,内服大活络丸、小活络丸。

5.中成药

血府逐瘀胶囊活血祛瘀、行气止痛;或活血止痛胶囊活血散瘀、消肿止痛;或三七伤药片舒筋活血,散瘀止痛。

(四)气血虚弱证

1.症状

髋疼痛,喜揉按,筋脉拘急,关节不利,肌肉萎缩,伴心悸气短、乏力、面色不华。舌淡,脉弱。

2.治法

补益气血。

3.方药

八珍汤。

4.加减举例

胸中满闷者,加制枳实;有痰者,加贝母、半夏曲;自汗者,加黄芪、浮小麦;日晡及半夜热、骨蒸劳热者,加地骨皮、秦艽;寒热往来者,加柴胡;心下惊悸者,去茯苓,加茯神、远志;声嘶及咽痛生疮者,加青黛粉、桔梗;渴甚者,去白芍,加天花粉;元气不足、大便溏者,加升麻、炒白术;作丸剂,加酥炙龟甲。

5.中成药

八珍颗粒或人参养荣丸益气补血;或人参归脾丸益气补血、健脾养心;或归脾丸益气补血、养心安神。

(五)肝肾亏虚证

1.症状

髋以酸软隐痛为主,喜按喜揉,腿膝无力,遇劳更甚,卧则减轻,常反复发作。偏阳虚者,则少腹拘急,面色偏白,手足不温,少气乏力,舌淡,脉沉细;偏阴虚者,则心烦失眠,口燥咽干,面色潮红,手足心热。舌红少苔,脉弦细数。

2.治法

偏阳虚者,宜温补肾阳;偏阴虚者,宜滋补肾阴。

3. 方药

偏阳虚者以右归丸为主方温养命门之火。偏阴虚者以左归丸为主方以滋补肾阴；若虚火盛者，可酌加大补阴丸送服。如髋痛日久不愈，无明显的阴阳偏虚者，可服用青蛾丸补肾以治髋痛。

4. 加减举例

肾为先天，脾为后天，两脏相济，温运周身。若肾虚日久，不能温煦脾土，或久行久立，劳力太过，腰肌劳损，常致脾气亏虚，甚则下陷，临床除有肾虚见症外，可兼见气短乏力，语声低弱，食少便溏或肾脏下垂等。治当补肾为主，佐以健脾益气，升举清阳，加党参、黄芪、升麻、柴胡、白术。

5. 中成药

阴虚可选六味地黄丸或左归丸滋阴补肾；或知柏地黄丸滋阴降火；或大补阴丸补阴。阳虚可选金匮肾气丸或桂附地黄丸温肾助阳；或五子衍宗丸补肾益精。

六、特色治疗

（一）单味中药

现代药理研究表明，多种中药具有治疗股骨头缺血性坏死的作用。

1. 活血行气

如川芎、桃仁、红花、五灵脂、延胡索、乳香、没药、郁金、姜黄等。

2. 祛风湿

见“腕管综合征”相关内容。

3. 益气血，补肝肾

如人参、黄芪、党参、当归、熟地黄、杜仲、菟丝子、牛膝、续断、桑寄生、枸杞子、白芍等。

（二）针灸疗法

1. 刺灸

针灸治疗本病可以缓解疼痛，并可促进局部功能恢复，配合局部艾灸和功能锻炼等治疗能显著提高疗效。

治法：通经活络，活血止痛。取局部阿是穴和足三阳经穴为主。

针灸处方：阿是穴、大椎、肾俞、环跳、血海、足三里、阴陵泉、阳陵泉、委中、三阴交。

刺灸方法：针灸并用，泻法或平补平泻。

随症配穴：寒盛者加灸法。

2. 刺络拔罐

皮肤针叩刺压痛点和病变部位，在疼痛最明显处点刺使少量出血，加拔火罐。

（三）推拿治疗

推拿疗法可以促进局部组织血液循环和新陈代谢，增加局部组织痛阈，改善关节腔的内压，利于关节腔的内容物组织的修复，松解关节粘连，恢复关节的应力和张力平衡。

1. 治法

舒筋通络，活血化瘀，松解粘连。

2. 部位取穴

患侧关节部、环跳、血海、足三里、阴陵泉、阳陵泉、委中、三阴交等穴。以足三阳经穴为主。

3. 手法

滚法、按揉法、弹拨法、提拿法、点按法、擦法、摇法等。患者仰卧位,先以滚法施术于髋部肌群 5 min,并沿腹股沟自上而下点按、弹拨数分钟。以按揉与弹拨法交替作用在股内侧,重点在髀关、鹤顶、阳陵泉、血海、梁丘等穴周围进行治疗。患者俯卧位,以滚法施术于骶髂部及下腰部 5 min,并提拿委中、承山穴。患者仰卧位,术者一手扶按患侧髌骨,一手握持小腿远端,做患侧髋关节屈伸、外展、内收、旋转等被动活动。术者于患者股内外侧施擦法,以透热为度,结束手法。

(四)其他疗法

1. 针刀疗法

在局部麻醉下将小针刀刺入患部股骨大转子中心处痛点,可触及硬结及条索之处,行剥离松解粘连手法。

2. 物理疗法

可以选用局部透热、经皮电刺激、红外线及超声波照射、磁疗、中药离子渗入、石蜡等治疗方法。

3. 经典食疗

(1)骨碎补粥:骨碎补 10 g,煎汤取汁,放粟米 100 g,煮为粥,加红糖食用;亦可加合欢皮同煮粥,增加舒筋活血、解郁安神之效。多用于伤后早期。

(2)羊脊羹:白羊脊骨 1 具(全者,捶碎),粟米 500 g,水适量。同煮至骨熟,再入羊肾 1 对,再煮候肾熟,取肾切片,入葱白、盐、花椒、白糖适量,再煨做羹食。如欲补益气血,可加黄芪 30 g、当归 12 g 同煮。亦可以猪骨、牛骨等炖汤。

(五)限制患髋负重

限制患髋负重是股骨头缺血性坏死的基础治疗,在疾病愈合之前,最好限制髋关节负重,至少要部分限制负重,避免股骨头塌陷。症状明显时选择卧床静养,必要时配合皮肤牵引,下床时使用轮椅;症状好转后可使用双拐或单拐,使患髋部分负重。

(六)手术治疗

(1)Ⅰ期患者可行髓芯减压术。

(2)Ⅱ期患者行髓芯减压或减压植骨术。

(3)Ⅲ期、Ⅳ期患者股骨头塌陷较轻、关节软骨尚完整者,可行减压植骨及血管束植入术;如塌陷范围较局限,可选择股骨上端旋转或内外翻截骨术;如塌陷明显,范围大,可行关节成形术或人工关节置换术。

(4)Ⅴ期、Ⅵ期患者应选择关节成形术、人工关节置换术或关节固定术。对年老体弱、不宜行关节成形术或人工关节置换术者,如患髋有一定的活动范围,可行闭孔神经切断术。

(5)Ⅰ期、Ⅱ期、Ⅲ期及Ⅳ期患者股骨头塌陷较轻、关节软骨尚完整者行旋股内、外动脉及闭孔动脉灌注术。

第十三节　冈上肌肌腱炎

冈上肌肌腱炎指劳损和轻微外伤或受寒后逐渐引起的冈上肌腱退行性改变，属无菌性炎症，以肩部疼痛、功能障碍为主要临床表现。本病又称冈上肌综合征，外展综合征，好发于中青年及体力劳动者、家庭主妇、运动员。本病多因上肢外展、上举运动中，冈上肌腱在肩峰、喙突形成的喙肩弓与肱骨头的间隙中滑动，受到肩峰、喙突的摩擦，在喙肩弓下间隙内受肱骨头的撞击、夹挤造成冈上肌腱慢性劳损；或因冈上肌的力臂较短，完成上肢外展上举运动中所做的功又较大，长期反复受累造成冈上肌腱本身的退行性变化。由于冈上肌腱表面与肩峰之间为肩峰下滑囊，所以冈上肌肌腱炎、肩峰下滑囊炎两者往往并存且相互影响，多数肩峰下滑囊炎继发于冈上肌腱病变。本病一般预后良好，如失治可致局部钙化，甚或肌腱断裂，影响肩关节功能。

西医学治疗一般口服消炎镇痛药，全身症状减轻较快，长期服用易造成耐药性，对肝肾功能有不同程度的影响，易复发。

中医学认为该病属于“伤筋”“痹症”范畴，由于感受风寒湿邪、劳损、外伤，引起气血凝滞，脉络痹阻，不通则痛。急性期常见气滞血瘀证，治以行气活血、消肿止痛为主。慢性期常见风湿阻络证，治以祛风除湿、舒筋活络为主。外治法通过药物或非药物疗法作用于皮肤、经穴直达腠理，能使局部疼痛、活动功能障碍迅速缓解，减少复发，临床常用外治方法有熏蒸、贴敷、溻渍、推拿、针灸等疗法。

一、熏蒸疗法

（一）适应证

冈上肌肌腱炎慢性期患者。

（二）操作方法

用和伤散。处方：生川乌、生草乌、生南星、生半夏、细辛、白芷、海桐皮、五加皮、威灵仙、血见愁、落得打、石菖蒲等。上药各等分，打粉过 40 目筛，取干燥粉末混匀备用。熏蒸方法：取药粉 50 g 置药罐中加开水 500 mL，置于 300 W 电炉上通电加热，同时将肩关节以毛巾覆盖置药罐直上 10～20 cm 熏蒸，待局部皮肤微红汗出。断电续熏，至药液冷却至40～50 ℃时，用毛巾蘸药液揉洗肩部约 20 min，每天 2 次。

（三）疗法特点

和伤散具有祛风止痛、舒筋活络之功效。方中川乌、草乌、细辛温经止痛、祛风除湿；海桐皮、五加皮、威灵仙祛风通络、缓肢节拘挛、肢体麻木；生南星、半夏、白芷燥湿化痰、消痞散结；落得打、血见愁、石菖蒲行血消瘀。诸药合用，祛风止痛、舒筋活络，并通过局部熏洗，洗外通内，使药力直达病所，加之热力协同作用，使局部气机宣畅，血活筋舒，经脉通达而收事半功倍之效。

（四）注意事项

（1）熏洗中慎防烫伤。

（2）年老体弱、皮肤反应迟钝或伴神经损伤、皮肤感觉下降甚至消失者，需有他人陪护，协助掌握、调节温度。

(3)和伤散有毒,切不可内服。

(五)临床应用

有学者选取48例冈上肌肌腱炎患者,随机分为观察组及对照组各24例,观察组采用药物内服配合中药热敷治疗,对照组采用药物内服配合热水袋热敷治疗。结果显示观察组总有效率为87.0%,高于对照组的79.17%,两组比较,差异有统计学意义。表明中药熏药治疗冈上肌肌腱炎效果显著,具有较好的临床应用价值。

二、贴敷疗法

(一)适应证

冈上肌肌腱炎急性期患者。

(二)操作方法

局部肿胀及热象不明显者可单用止痛消炎膏组成:滑石粉150 g,儿茶30 g,制乳香15 g,冰片9 g,制没药15 g,炉甘石150 g,广丹6 g,煅龙骨30 g,羊毛脂50 g,凡士林适量。将制乳香、制没药、儿茶、炉甘石、煅龙骨混匀,粉碎后过100~120目筛。依次与滑石粉、广丹、冰片套研,混合均匀,加入凡士林与羊毛脂熔融液体中,调成30%软膏。或单用芙黄膏,组成:芙蓉叶、大黄、赤小豆、凡士林等。取芙蓉叶、大黄、赤小豆经干燥后粉碎,过80目筛备用。将凡士林加热溶化(不超过60 ℃),再将药物粉末分次逐渐加入,边加边搅拌,直至冷凝。局部肿胀明显,伴有热象者,可选用余芙膏。具体操作:协助患者取舒适体位,清洁皮肤。摊药根据体型及肩部皮肤面积确定敷药面积,取大小合适的敷料,正确摊药,做到均匀、厚薄适中,不污染他物,敷药部位准确,敷药面积适中,最后用胶带固定或绷带包扎固定,松紧适宜,美观,保持肢体功能位,两天更换1次。

(三)疗法特点

余芙膏经30余年长期临床使用,疗效确切。方中乳香、没药破血逐瘀,皂刺软坚消肿;生草乌、生南星祛瘀解痉,宣痹止痛;芙蓉叶、大黄凉血止血,活血祛瘀,既止新血渗入肌腠,又制皂刺、草乌、南星之温;赤小豆利湿消肿,行血止痛;冰片清热舒筋、散瘀止痛,诸药合伍,相得益彰,共奏活血化瘀、消肿止痛之功。

(四)注意事项

(1)局部皮肤过敏者禁用。

(2)用药后观察局部皮肤,如有丘疹、瘙痒或局部肿胀等过敏现象时,停止用药,并将药物擦拭干净或清洗。

(五)临床应用

有学者选取冈上肌肌腱炎病例60例,随机分为治疗组和对照组,每组30例。治疗组于肩峰垂线上,肩峰下1.5 cm为一点,通过此点作一横线,向后1 cm处为注射点。局部常规消毒后,选用6号针头,于注射点进针3~3.5 cm,缓慢推药(醋酸泼尼松25 mg+0.5%利多卡因混合液5 mL)。退出针头后,压迫止血,确认无出血后,贴上奇正消痛贴,加压包扎。24 h后换药贴,7贴为1个疗程。1周后重复治疗1次,共2次。对照组仅采用局部注射治疗,方法同治疗组。结果显示治疗组30例,治愈19例(63.33%),好转9例(30%),未愈1例(3.33%),复发1例(3.33%),总有效率为93.33%。对照组30例,治愈18例(60%),好转9例(30%),无效2例(6.67%),复发1例(3.33%),总有效率为90%。两组总有效率比较具有统计学意义。临床研究表明奇正消痛贴膏与局部注射联用治疗冈上肌肌腱炎效果确切，且无不良反应，值得推广。

三、溻渍疗法

(一)适应证

冈上肌肌腱炎急性期患者。

(二)操作方法

处方：独活 15 g，秦艽 15 g，刘寄奴 15 g，川续断 15 g，红花 10 g，川乌 10 g，草乌 10 g，白附子 10 g，大黄 10 g，花椒 10 g，干姜 10 g，樟脑 10 g，伸筋草 3 g，冰片 3 g，铅丹 30 g，当归 20 g，牛膝 20 g，桑寄生 20 g，艾叶 20 g。用水煎制、过滤、去渣成汤药。

1. 湿敷法

患肩下面垫以中单，用 4～5 层纱布，盖于肩峰周围，在 2、3 层中间放尼龙管一根，尼龙管前端管壁钻孔数个，尾端连接针管，露于敷料外，定时用注射器注入药液；或用 6～8 层纱布或毛巾浸透药液，用钳子轻拧至不滴水，趁热湿敷患处。每隔 15～30 min 淋药液于纱布上，使其经常保持湿润，以利发挥药效。

2. 淋洗法

将煎煮好的药液放于盆内，乘热熏蒸，然后淋洗；或将药液装入喷壶内淋洗患处。

(三)疗法特点

溻是将饱含药液的纱布或棉絮湿敷患处，渍是将患处浸泡在药液中。溻渍法是通过湿敷、淋洗、浸泡对患处的物理作用，以及不同药物对患部的药效作用而达到治疗目的的一种方法。中药溻渍的机制是通过湿敷的传导与辐射作用，敷外通内，使药力直达病所，加之热协同作用，使局部血活筋舒，经脉通达而收效。

(四)注意事项

药液温度应适宜，慎防烫伤。用溻法时，药液应新鲜，溻敷范围应稍大。外洗，每天 1 剂，水煎，取药汁 1 000 mL，温度保持在 40 ℃，以纱布淋洗患处 30 min，再以纱布浸湿药液敷于患处 20 min，每天 2 次。用药后观察局部皮肤，如有丘疹、瘙痒等过敏现象时，停止用药。

(五)临床应用

有学者观察中药湿敷在冈上肌肌腱炎治疗中的疗效，观察组 24 例均采用药物内服配合中药热敷治疗，内服药：氯唑沙宗片 0.2 g，口服，每天 3 次；三七片 2～6 片，口服，每天 3 次；中药热敷(舒筋活血洗方)组方：伸筋草 9 g，海桐皮 9 g，独活 9 g，秦艽 9 g，当归 9 g，钩藤 9 g，川红花6 g，乳香 6 g，没药 6 g。用法：将药研粗末，装入布袋，扎袋口，蒸 30 min，取出中药包，待温度下降至患者能耐受温度时(约 45 ℃)，用塑料袋将其包裹敷患肩部 30 min。对照组 24 例均采用药物内服配合热水袋热敷治疗。观察组总有效率为 87.50%，高于对照组的 79.17%，两组比较，差异有统计学意义。临床治疗表明中药热敷治疗冈上肌肌腱炎效果显著，具有较好的临床应用价值。

四、推拿疗法

(一)适应证

冈上肌肌腱炎急性期及慢性期患者。

(二)操作方法

先用一指禅推法、指揉法在肩部操作，以肩外上部为重点，但治疗部位应包括至三角肌止点附近，一般不越过肱骨三角肌粗隆，以防损伤桡神经。其次点按肩髃、臂臑、肩井穴。然后使用摇按拔伸法，患者坐位，医师站于伤肩后侧，一手拿住腕关节上方，拿肩之手用大鱼际压住肩髃穴外，在拔伸牵引下做摇法6～7次；在保持牵引力的同时拿肩之手垫于腋下，使伤肢下垂并屈肘内收，手触健肩，此时拿腕之手前臂托住患肢肘关节尺侧，使伤臂绕过头顶置于颈后，再将伤肢向斜前上方拔直，同时拿肩之手的大鱼际在患处向下推按。最后在冈上肌处使用鱼际揉法放松肌肉。

(三)疗法特点

运用推拿手法，松解舒筋，并使局部滞留之气血得以疏散，经络得到疏通，缓解患者肩部冈上肌疼痛的症状，帮助其肩关节活动功能的恢复。

(四)注意事项

治疗期间嘱患者尽量减少肩关节过度活动的动作。

(五)临床应用

有学者观察中药蜡疗配合推拿治疗冈上肌肌腱炎的疗效，将53例冈上肌肌腱炎患者随机分为治疗组和对照组，治疗组采用中药蜡疗配合推拿，每天1次，4周为1个疗程。蜡疗方法：用蜡饼加中药封包治疗，蜡饼制作：将制作好的柔软的石蜡，温度为45 ℃～55 ℃，厚度为2～4 cm，切成20 cm×30 cm的蜡饼。中药封包治疗：将已煎制好的中药加热至45 ℃～55 ℃，用纱布封包浸泡10～20 min。将准备好的封包放于肩关节周围处，再将石蜡饼置于治疗部位，用棉垫包好，待20 min后取下。中药药物组成：桑枝30 g，乳香15 g，没药15 g，桂枝30 g，芒硝10 g，牛膝20 g，红花30 g，伸筋草30 g，透骨草30 g，海桐皮20 g，延胡索30 g，白芷30 g，防风20 g，威灵仙30 g。对照组给予2%盐酸利多卡因加醋酸曲安奈德痛点局部注射，每天1次。结果显示治疗组在缓解疼痛和改善肩关节活动度方面优于对照组。表明中药蜡疗配合推拿治疗冈上肌肌腱炎，能有效缓解疼痛，改善肩关节活动度。

五、针刀疗法

(一)适应证

冈上肌肌腱炎急性期及缓解期患者。

(二)操作方法

治疗点用甲紫标记，皮肤消毒，铺无菌洞巾，戴无菌手套。治疗肱骨大结节附近压痛点(冈上肌肌腱止点)：患者坐位，患侧上肢外展90°。刀口线与冈上肌纵轴平行，垂直刺入，深达骨面，倾斜针体与上肢呈135°，先纵向剥离，再横向剥离。治疗冈上窝附近压痛点(冈上肌分布处)：患者坐位，上肢自然下垂于大腿上。刀口线与冈上肌纵轴平行/垂直刺入，深达骨面。先纵向剥离，再横向剥离。出针后，用无菌干棉球压迫针孔，覆盖创可贴。两天内局部不得近水，防止创口感染。

(三)疗法特点

针刀疗法是根据生物力学理论，将中医传统针刺疗法与现代手术疗法相结合的一种治疗方法，具有针刺和手术的双重效应。针刀疗法可以有效松解、切除、剥离软组织无菌性炎症所导致的粘连、结疤、结痂等。

(四)注意事项

以最痛点的中心进针，进针时保持垂直，在深部进行剥离操作时，手法宜轻，否则会加重疼痛，甚至损伤周围的组织，在做纵向切剥时不要切断韧带、肌腱，且术后不宜立即进行大幅度活动，以免造成局部血肿，造成再粘连。

(五)临床应用

有学者将冈上肌肌腱炎的患者随机分为4组。选取肱骨大结节附近的压痛点和冈上窝附近压痛点。分为火针组、针刀组、火针结合针刀组，分别接受火针、针刀治疗。对照组口服洛索洛芬钠片，治疗2周，随访2周。结果：四种疗法均能改善VAS评分，提高C-M分值。火针结合针刀组治疗后VAS显著优于其他各组。表明针刀治疗冈上肌肌腱炎疗效显著。

第十四节　肱骨外上髁炎

肱骨外上髁炎是由急性、慢性损伤造成肱骨外上髁周围软组织的创伤性、无菌性炎症。本病多发病缓慢，初期感到肘关节外侧酸痛，患者自觉肘关节外上方活动痛，疼痛有时可向上或向下放射，感觉酸胀不适，不愿活动。手不能用力握物，提壶、拧毛巾、织毛衣等运动可使疼痛加重。一般在肱骨外上髁处有局限性压痛点，有时压痛可向下放射，甚至在伸肌腱上也有轻度压痛及活动痛。局部无红肿，肘关节伸屈不受影响，但前臂旋转活动时可疼痛。严重者伸指、伸腕或执筷动作时即可引起疼痛。

西医学治疗本病一般口服消炎镇痛药，如阿司匹林或其他非甾体类消炎止痛药。

中医学认为该病属于“伤筋”“肘痛”等范畴。本病可由肘部外伤、劳损、外感风寒湿邪致使局部气血凝滞，络脉瘀阻而致。本病多为气血虚弱，血不荣筋，肌肉失于温煦，筋骨失于濡养，加上肱骨外上髁腕伸肌附着点慢性劳损及牵拉引起。本病以舒筋通络、理筋整复、活血化瘀为治疗原则。常用中医外治方法有熏蒸、推拿、针灸、针刀、封闭、注射等疗法。

一、熏蒸疗法

(一)适应证

肱骨外上髁炎慢性期患者。

(二)操作方法

外用熏蒸方：秦艽15 g，羌活、黄檗、川芎、当归、桂枝、独活各12 g，乳香、党参、苍术、防己、白术、熟地黄各10 g，制附子6 g。水煎取药液200 mL，与600 mL热水共置入中药熏蒸仪，患者取坐位，将蒸汽喷口与皮肤之间的距离调整为25～30 cm，温度保持在55 ℃左右。每天1剂，每次30 min，每天1次，10 d为1个疗程。

(三)疗法特点

中药熏蒸通过热、药的协同作用，加速血液、淋巴液的循环，促进新陈代谢，加快代谢产物的清除。同时，由于热能的作用，促使皮肤充血，毛孔扩张，药物通过扩张的毛孔渗透肌肤，达到活血化瘀、舒筋通络的作用。

(四)注意事项

(1)熏蒸过程中,应防止局部皮肤烫伤。

(2)用药后,如局部皮肤有丘疹或肿胀等过敏现象,需停止用药。将原有的药物擦拭或清洗干净,并遵医嘱内服或外用抗过敏药物。

(3)室温要适宜,患者身体暴露部位注意保暖。

(4)每次使用后要用清水冲洗容器。每两周用肥皂水彻底清洗容器 1 次。

二、推拿疗法

(一)适应证

肱骨外上髁炎慢性期患者。

(二)操作方法

(1)患者坐位,患肢放于治疗床上,以右侧为例。医师坐于患侧,一手握住患肢腕部,另一手揉伤肢 3 次,拿揉伤肢 3 次,多指捏拿前臂 5 次,拇指按揉肱骨外上髁处及其周围,持续 3 min。

(2)以肱骨外上髁痛点为中心,沿伸肌群走行方向用拇指弹拨,按揉伤肢筋肉组织,由轻到重,连续 5 次。

(3)医师右手握住患肢腕部,使其掌心向上,左手握住肘部,拇指按压肱骨外上髁压痛最明显处,先轻柔伸肌腱处,然后右手用力牵引患肢,并使前臂旋前,左拇指弹拨伸肌腱。

(三)疗法特点

推拿具有舒经通络、行气活血作用,能够促进血液和淋巴液的循环,抑制炎症反应,加快局部代谢产物的吸收,改善患处营养状况,解除筋肉组织粘连,恢复肌肉韧带弹性。治疗前期施以捏拿法和揉法,可缓解患肢肌肉痉挛和疲劳,松解止痛,改善局部血液循环。

(四)注意事项

急性起病者应休息上肢,患肢须保暖,防止受凉,劳作后不宜冲凉水。前臂旋转和伸腕动作不要过猛,避免长时间手提重物行走。平时注意锻炼身体,主动活动上肢关节,屈肘、握拳、旋前、用力伸直出拳增强肌力。

三、针刀疗法

(一)适应证

肱骨外上髁炎慢性期患者。

(二)操作方法

患者坐位,患肢屈肘 90°放于治疗床上,找肱骨外上髁最痛点作为针刀进针点。消毒后进针,刀口线与腕背伸肌纤维方向一致,针体垂直于皮肤,针口刺达骨面,纵向疏通剥离,有软组织变性纤维化硬节者,可稍提针刀,依损伤范围大小散切几刀,将腱膜和深筋膜切开。每周 1 次,共 2 次。

(三)疗法特点

严格按照无菌操作进行,治疗前严格消毒,治疗后用无菌纱布包扎 24 h,注射部位不能沾水。针刀治疗可调整软组织损伤的动态平衡失调,松解粘连、刮除瘢痕、消除痉挛。更主要的是消除不平衡的应力，解除过盛的力的刺激，直接破坏局部感受器，使机体保持动态平衡，恢复正常应力。

（四）注意事项

以最痛点的中心进针，进针时保持垂直，在深部进行剥离操作时，手法宜轻，否则会加重疼痛，甚至损伤周围的组织，在做纵向切剥时不要切断韧带、肌腱，且术后不宜立即进行大幅度活动，以免造成局部血肿、再粘连。

四、封闭疗法

（一）适应证

肱骨外上髁炎急性期或慢性期患者。

（二）操作方法

局部皮肤用碘伏消毒，用 5 mL 注射器抽取曲安奈德 10 mg 和 2%利多卡因 2 mL，取肱骨外上髁压痛最明显处垂直进针，针头遇到阻力时达骨膜，回抽无血，缓慢注射药物，患者明显感局部酸胀感。注射完毕后用纱布按压并轻柔注射部位让药物扩散。

（三）疗法特点

曲安奈德为长效糖皮质激素，具有强而持久的抗感染、抗过敏作用，对于无菌性炎症有较好的效果。

（四）注意事项

局部封闭治疗要严格按照无菌操作进行，注射前严格消毒，注射后用无菌纱布包扎 24 h，注射部位不能沾水。

第十五节　桡骨茎突狭窄性腱鞘炎

桡骨茎突狭窄性腱鞘炎是由于拇指或腕部活动频繁，使拇短伸肌腱和拇长展肌肌腱在桡骨茎突部腱鞘内长期摩擦，导致该处肌腱与腱鞘产生无菌性炎症反应，局部出现渗出、水肿和纤维化，鞘管壁变厚，肌腱局部变粗，造成肌腱在腱鞘内的滑动受阻而引起的临床症状。本病主要表现为桡骨茎突部隆起、疼痛，腕和拇指活动时疼痛加重，局部压痛。本病多见于中老年人，女性多于男性，好发于家庭妇女和手工操作者，哺乳期及更年期妇女更易患本病，起病缓慢。该病患者经过中西医结合治疗，大部分能得到较好的治疗效果，但部分患者经过治疗症状仍不能得到缓解，生活和工作受到影响，必要时需要外科手术治疗。

中医学认为，该病属于“痹症”范畴。临床以疏通经络、活血化瘀为治疗原则，临床常用中医外治方法有熏洗、推拿、封闭、贴敷、针刀等疗法。

一、熏洗疗法

（一）适应证

桡骨茎突狭窄性腱鞘炎急性期及慢性期患者。

（二）操作方法

用舒筋汤洗剂，其组成：秦艽、羌活、五加皮、海桐皮、防风、威灵仙、伸筋藤、忍冬藤、鸡血藤各 20 g，红花、木瓜、苏木、艾叶、桑枝各 10 g。上药加水 2 500 mL，水开后再煎 20 min，成药约 2 000 mL，加入白醋 30 mL。开始时以药水热气熏蒸患处及腕部，待药水温度下降到 60 ℃～70 ℃时用毛巾浸药液后稍待冷却热敷患处及腕部，当药水温度至 30 ℃～40 ℃时将患处及腕部浸入药液浸泡，浸泡 30 min，并适当锻炼，每天 1 剂，每天 2 次，15 d 为 1 个疗程。

（三）疗法特点

舒筋汤熏洗法通过皮肤吸收药物直达病所，秦艽、威灵仙、防风、羌活祛风除湿、疏利经络；五加皮、海桐皮补肝肾、强筋骨、化水气；伸筋藤、忍冬藤、鸡血藤、木瓜舒筋活络兼有清热解毒之功；红花、苏木行血破瘀、消肿止痛。桑枝祛风湿、通经络、行水气，并能引药入上肢经络，使药效达入病所。诸药合用祛除桡骨茎突风寒湿之邪，疏通局部气血，切合病机，达到通筋活络止痛的目的。

（四）注意事项

（1）熏蒸过程中，应防止局部皮肤烫伤。

（2）用药后，如局部皮肤有丘疹或肿胀等过敏现象时，需停止用药。将原有的药物擦拭或清洗干净，并遵医嘱内服或外用抗过敏药物。

（3）室温要适宜，患者身体暴露部位注意保暖。

（4）每次用完一定要用清水冲洗容器。每两周用肥皂水彻底清洗容器 1 次。

二、推拿疗法

（一）适应证

桡骨茎突狭窄性腱鞘炎慢性期患者。

（二）操作方法

患者取坐位，一手托住患者右腕，另一手对患者腕部桡侧疼痛处及周围来回按摩、揉捏，然后按压手三里、阳溪、合谷等穴，并弹拨患处肌腱 4～5 次。再用左手固定患者右前臂，右手握住患者右手，在轻度伸展下缓缓旋转及屈伸腕关节。最后用右手拇、示两指捏住患者右手拇指末节，向远心端拉伸，以疏解粘连，结束时再按压下患处。理筋手法隔日 1 次，5 次为 1 个疗程。

（三）疗法特点

运用推拿手法，舒筋解粘，疏通狭窄，并使局部滞留之气血得以疏散，按压合谷、阳溪、手三里刺激阳明经气以使气血振奋，经络得到疏通，缓解患者腕部疼痛的症状，帮助其腕部活动功能的恢复。

（四）注意事项

治疗期间嘱患者尽量减少做手腕部过度活动的动作；须劝诫患者在日常生活中减少手腕及拇指掌指关节的活动。

三、封闭疗法

（一）适应证

桡骨茎突狭窄性腱鞘炎急性期、慢性期患者。

(二)操作方法

注射时患者取坐位,手桡侧在上,垂直放置于桌面上,嘱患者尽量将拇指背伸翘起,局部消毒。用 5 mL 注射器抽取 2%盐酸利多卡因注射液 2 mL+25%醋酸泼尼松龙注射液 1 mL 混合均匀,于第一掌骨的近端,两肌腱之间缝隙作为穿刺点,垂直穿刺,并能够调整穿刺方向和深度,使针尖位于腱鞘之内,于腱鞘之内注入,可见桡骨茎突远近端鞘管内充盈膨隆,用棉棒压迫止血。术毕,嘱患者做拇指外展、内收、屈伸活动,促进疼痛感消失。

(三)疗法特点

利多卡因注射液有止痛作用,而醋酸泼尼松龙注射液具有抗炎、抗过敏,促使鞘管的无菌性炎症、渗出、水肿很快消退。封闭具有"液体刀"的作用,通过"液体刀"的剥离,将狭窄的腱鞘松解,解除肌腱的卡压,恢复腱鞘与肌腱的动态平衡,从而达到根除病因、减少复发。

(四)注意事项

注射局部应规范消毒,以防感染。局部疗法的不良反应也大,最常见的不良反应是局部皮下组织萎缩及局部皮肤色素沉着。

四、贴敷疗法

(一)适应证

桡骨茎突狭窄性腱鞘炎急性期、慢性期患者。

(二)操作方法

用金黄散:天花粉、姜黄、大黄、黄柏、天南星、陈皮、苍术、甘草,研为细粉过筛,与蜂蜜按比例混合调至稀糊状。协助患者取舒适体位,患处下垫中单,充分暴露病灶部位,注意保暖,清洁皮肤,取大小合适的敷料正确摊药,做到均匀、厚薄适中,不污染他物,敷药部位准确,敷药面积适中,或适量均匀敷于患处,纱布覆盖,胶布固定,范围大的用绷带缠绕,松紧适宜。

(三)疗法特点

运用中药敷于患处或穴位,以达到通经活络、清热解毒、消肿止痛的作用。能够显著提高血管活性,促进上肢血液循环。

(四)注意事项

红斑皮肤破溃、局部皮肤过敏者禁用。用药后观察局部皮肤,如有丘疹、瘙痒等过敏现象时,停止用药,并将药物擦拭或清洗干净。

五、针刀疗法

(一)适应证

桡骨茎突狭窄性腱鞘炎急性期及慢性期患者。

(二)操作方法

患者坐位,患肢放于治疗床上,寻找桡骨茎突最痛点作为针刀进针点。消毒后进针,刀口线与腕背伸肌纤维方向一致,针体垂直于皮肤,针口刺达骨面,纵向疏通剥离。有软组织变性纤维化硬节者,可稍提针刀,依损伤范围大小散切几刀,将腱膜和深筋膜切开。每周 1 次,共 2 次。

(三)疗法特点

小针刀松解术是采用微创性闭合手术方式直接将增厚而狭窄的腱鞘处切开,解除卡压现象，恢复正常的解剖结构和动态平衡，从而达到治疗目的。

(四)注意事项

(1)针刀操作时一般不要将小针刀刀身放平，将腱鞘从桡骨茎突骨面上铲剥，桡骨骨面上没有腱鞘，只有骨膜，骨膜上富含神经和小血管，这样操作只会造成患者术后更加疼痛。

(2)要熟知桡骨茎突周围的解剖结构，桡骨茎突上方有桡神经浅支通过，若操作不当伤及该神经，可造成手部虎口区皮肤麻木不适。

(3)针刀不能在“鼻烟窝”内操作，因为此处有桡动脉通过，若伤及桡动脉，轻者局部形成血肿，后期影响手功能。

第十六节　腱鞘囊肿

腱鞘囊肿(ganglion)是发生于关节腱鞘内的囊性肿物，一种关节囊周围结缔组织退变所致的病症。囊肿内含有无色透明或橙色、淡黄色的浓稠黏液，多发于腕背和足背部。腱鞘囊肿可发生于任何年龄，多见于青年和中年，女性多于男性。囊肿生长缓慢，圆形，直径一般不超过2 cm，少数可自行消退，也可再长出。部分病例除局部肿物外，无自觉不适，有时有轻度压痛。多数病例有局部酸胀或不适，影响活动。局部检查时可摸到一外形光滑、边界清楚的圆形包块，表面皮肤可推动，无粘连。囊肿多数张力较大，肿块坚韧，少数柔软，但都有囊性感。囊肿的根基固定，几乎没有活动。

西医学治疗首选挤压使腱鞘囊肿破裂，逐渐自行吸收，但是治疗后可能复发。与关节腔相通的囊肿不容易破裂，可采用穿刺抽出囊液，然后加压按揉，或将囊液抽出后注入肾上腺皮质激素或透明质酸酶，局部加压包扎。但部分患者经过外治症状不能缓解，生活和工作受到影响，必要时需要外科手术治疗。

中医学认为该病属于“筋结”“筋瘤”范畴，系外伤筋膜，邪气所居，郁滞运化不畅，水液积聚于骨节、经络而成。多因患部关节过度活动、反复持重、经久站立等，劳伤经筋，以致气血津液运行不畅，凝滞筋脉而成。临床治疗以活血化瘀，养血通脉，化痰消肿为原则。外治法通过药物或非药物疗法作用于皮肤、经穴直达腠理，能使腱鞘囊肿减小或消失，减少复发。临床常用的中医外治疗法有贴敷、注射、针刀、封闭等疗法。

一、贴敷疗法

(一)适应证

腱鞘囊肿患者。

(二)操作方法

金黄散：天花粉、姜黄、大黄、黄柏、天南星、陈皮、苍术、甘草，研为细粉过筛，与蜂蜜按比例混合调至稀糊状。协助患者取舒适体位，充分暴露病灶部位，清洁皮肤，取大小合适的敷料正确摊药，做到均匀、厚薄适中，均匀敷于患处。包扎：胶布固定，范围大的用绷带缠绕，松紧适宜，美观，保持肢体功能位。

(三)疗法特点

诸药合用,恰中“筋瘤”血瘀痰凝之病机,共奏活血化瘀、软坚散结、消肿止痛、化痰消瘤之功。

(四)注意事项

皮肤红斑有破溃、局部皮肤过敏者禁用。用药后观察局部皮肤,如有丘疹、瘙痒等过敏现象,停止用药,并将药物擦拭或清洗干净。

二、注射疗法

(一)适应证

腱鞘囊肿急性期及缓解期,且囊肿不与关节腔相通者。

(二)操作方法

将皮肤常规消毒、铺无菌巾;应用16～18号留置穿刺针进行穿刺,同时用5号静脉输液针由对应面穿刺,从留置针抽出囊内黏液,用5号针注入生理盐水反复冲洗,最后注入1%聚桂醇注射液,一般注射量为囊液量的1/5～1/3;拔出针头,针孔按压3～5 min,常规无菌敷料包扎24 h;7～10 d后复查,可根据需要酌情进行第2次治疗。

(三)疗法特点

聚乙二醇单十二醚,别称聚桂醇,具有破坏瘤体血管内皮、促进结缔组织增生、纤维化的作用,能够使囊腔粘连、缩小、闭合,逐步吸收并消失,安全简单易行,复发率低,患者痛苦小,且不留瘢痕。

(四)注意事项

治疗前完善相关术前检查:血常规、凝血功能、肝肾功能、囊肿B超。若怀疑与关节腔相通者,行CT和(或)MRI检查,证实与关节腔相通则行手术切除而不予注射治疗。

三、针刀疗法

(一)适应证

腱鞘囊肿患者。

(二)操作方法

操作方法以标记笔在囊肿最高点进行定位,常规消毒铺巾,用1%利多卡因0.5～1 mL局部皮下麻醉。

在定位点处将刀口线调整至与患处肌腱走向平行,向刀锋适当施加垂直压力使其不刺破皮肤但在施术体表形成一道长形凹陷,这时刀锋处皮下的重要神经、血管则被自然推挤到刀刃两侧,此时再略发力使刀锋刺入皮下,到达囊肿处注意体会,刺破囊壁时有一落空感,此时放缓进针刀的速度,仔细感觉刀下有一定阻塞感,即是刺到了腱鞘囊肿的基底部,也是囊肿的生发组织层。而后在0.5 cm范围内纵疏横剥2～3刀,破坏囊肿的生发细胞层后稍稍提出针刀,按“十”字形状向四个方向分别穿破囊壁四周,提出针刀。

(三)疗法特点

针刀疗法用于腱鞘囊肿患者的治疗,利用小针刀可直接松解粘连挛缩的筋膜组织,缓解肌肉痉挛,消除无菌性炎症、水肿,减少或消除腱鞘囊肿对神经、血管的压迫和刺激,使临床症状得以消除而达到治疗效果。

(四)注意事项

治疗必须由训练有素的专业医务人员进行。严格无菌操作，避免局部感染。术中避免损伤局部神经、血管，需定位准确，心静手稳，深浅适当，以免伤及周围正常表皮组织和深层的重要血管与神经。

第十七节　指屈肌腱腱鞘炎

指屈肌腱腱鞘炎是指手指屈肌腱腱鞘内因机械性摩擦而引起的慢性无菌性炎症改变，又称“弹响指”“扳机指”。本病可发生于不同年龄，多发于妇女和手工劳动者，以拇指、中指、环指多见，少数患者可多个手指同时发病。

本病起病多较缓慢，早期在掌指关节掌侧局限性酸痛，活动稍受限，晨起或工作劳累后、凉水中操作后加重，活动或热敷后症状减轻，随后疼痛可向腕部及手指远侧发散。随着腱鞘狭窄和肌腱变性、增粗的发展，肌腱滑动越来越困难，掌指关节掌侧压痛，并可们及硬结，手指屈伸时可感到结节状物滑动及弹跳感，产生扳机样动作及弹响。可有急性发作，严重时手指不能主动屈伸。

本病一般预后良好，但若严重者失治或误治可致受累手指屈伸功能丧失。

中医学认为，指屈肌腱腱鞘炎属于“伤筋”“痹症”范畴，由于急性损伤或慢性劳损，使血瘀经络，或风邪袭肌，寒湿浸淫，致气血流通不畅而引起发病。早期因局部劳作过度，积劳伤筋，或受寒凉，导致气血凝滞，气血不能濡养经筋而致。中期瘀血凝滞损伤局部经脉，经筋出现粘连、积聚，渐至症瘕形成。后期局部经络、气血阻滞不通，症瘕、积聚压迫邻近组织。

局部疼痛明显者，予以活血化瘀，行气止痛；局部凝滞不舒，畏寒明显者，予以温经散寒，理筋通络；局部麻木，感觉减退者，予以补益气血，搜风剔络养筋。

同时，针对患指的活动受限程度予以灵活处理，内服外用，以恢复功能为度。常用的中医外治法有熏洗、贴敷和针刀等疗法。

一、熏洗疗法

(一)适应证

指屈肌腱腱鞘炎中、后期者。

(二)操作方法

用和伤散，取药粉 50 g 放入药罐中，加开水 500 mL，置于 300 W 电炉上通电加热，同时将患手以毛巾覆盖置于药罐直上方 10～20 cm 熏蒸，待局部皮肤微红汗出。断电继续熏蒸，至药液冷却至 40 ℃～50 ℃时，用毛巾蘸药液揉洗手部或直接浸泡约 20 min。边洗边活动手指，每天 2～3 次。

(三)疗法特点

和伤散具有祛风胜湿止痛、舒筋活络之功效。方中川乌、草乌、细辛温经止痛、祛风除湿；海桐皮、五加皮、威灵仙祛风通络，缓解肢节拘挛、肢体麻木；南星、半夏、白芷燥湿化痰、消痞散结;落得打、血见愁、石菖蒲行血以消残瘀。诸药合用,祛风止痛、舒筋活络,并通过局部熏洗,洗外通内,使药力直达病所,加之热力协同作用,使局部气机宣畅,血活筋舒,经脉通达而收事半功倍之效。

(四)注意事项

(1)熏蒸中,慎防烫伤。

(2)年老体弱、皮肤反应迟钝或伴神经损伤、皮肤感觉下降甚至消失者,需有他人陪护,协助掌握、调节温度。

(3)和伤散有毒,切不可内服。

二、贴敷疗法

(一)适应证

指屈肌腱腱鞘炎患者。

(二)操作方法

选用余芙膏直接贴敷于患指痛处及周围,范围略大于压痛范围。敷药面积适中,绷带包扎固定,松紧适宜。两天更换 1 次。

(三)疗法特点

余芙膏中乳香、没药破血逐瘀,皂刺软坚消肿,生草乌、生南星祛瘀解症、宣痹止痛,芙蓉叶、大黄凉血止血、活血祛瘀;赤小豆利湿消肿,行血止痛;冰片清热舒筋、散瘀止痛,诸药合伍,相得益彰,共奏活血化瘀、消肿止痛之功。

(四)注意事项

(1)局部皮肤过敏者禁用。

(2)用药后观察局部皮肤,如有丘疹、瘙痒或局部肿胀等过敏现象,停止用药,并将药物擦拭干净或清洗。

三、针刀疗法

(一)适应证

指屈肌腱腱鞘炎患者。

(二)操作方法

患手平放治疗台,掌心向上,常规消毒铺巾,用 2%利多卡因 2 mL 做局麻,在指屈肌腱病变处或硬结远端约 5 mm 处,对准腱鞘纵行垂直刺入小针刀,医师左手将患指充分牵引伸展,右手持刀沿肌腱走向由远及近在皮下推进切割,充分切开硬结处狭窄的腱鞘,此时可感到“嚓嚓”声并有明显韧带切割阻力感,直至阻力感消失。

患指屈伸自如,弹响消失,即为成功。术后用创可贴贴住针眼,压迫止血,并过度掌屈背伸手指几下,嘱患手 48 h 不沾水,鼓励患者做手指屈伸活动,防止再次粘连。若一次未完全成功,1 周后可行第二次治疗。

(三)疗法特点

小针刀松解术是采用微创性闭合手术方式直接将增厚而狭窄的屈指肌腱滑车处切开,解除绞锁现象,恢复正常的解剖结构和动态平衡,从而达到治疗目的,手术常一次治愈。小针刀治疗此病操作简便、安全、痛苦少,一次性治愈率高。

(四)注意事项

手术中要避免伤及指神经、血管，对环状韧带不能完全切断。术后注意功能锻炼，以防再次粘连；若局部红肿、跳痛者，可服抗菌消炎药 3 d。

第十八节 梨状肌综合征

梨状肌综合征是由于梨状肌充血、水肿、痉挛、肥厚，刺激或压迫坐骨神经以及解剖变异，引起以一侧臀部酸胀、疼痛，伴大腿后侧或小腿后外侧放射性疼痛，甚至活动受限等为主的临床综合征。本病多发于中老年人，患者常有下肢损伤，或慢性劳损史。疼痛是本病的主要表现，以臀部为主，并可向下肢放射，严重时不能行走或行走一段距离后疼痛剧烈，需休息片刻后才能继续行走。严重时臀部呈现“刀割样”或“灼烧样”疼痛。临床上常将该病分为以下三期。

(1)痉挛期：主要表现为真性的坐骨神经痛，其疼痛性质可有酸胀、麻木及烧灼不等，跛行严重者有剧痛、整夜不能入眠，下肢不敢伸直移动。体检时发现臀肌敏感，单指触诊可触及患侧梨状肌的肌腹痉挛、隆起，压痛明显，直腿抬高试验阳性，梨状肌紧张试验阳性。

(2)松弛期：患者坐骨神经痛的症状及跛行不明显，仅有患肢缩短感。单拇指触诊可扣及坐骨大孔周围软组织松弛，梨状肌无弹性，呈弥散性肿胀、压痛。部分患者感觉下肢冰凉，梨状肌紧张试验阳性。

(3)退变期：主要表现为慢性坐骨神经痛，患侧臀部钝痛及酸胀不适，单拇指触诊，患侧坐骨大孔周围较空虚，梨状肌萎缩，肌质变硬，条索状改变，左右弹拨可有滑动感觉，肌纤维弹性及韧性明显下降。

中医学认为梨状肌综合征为猝然外伤致局部气血瘀滞，或肝肾不足，复感风寒湿邪，经络淤滞，气血运行受阻而引发本病；属于中医学“痹证”范畴，治疗以祛风除湿、舒筋通络、活血止痛为原则。大部分患者经过中西医结合外治法治疗，能得到较好的治疗效果，但部分患者经过外治疗法后症状不能得到缓解，生活和工作受到影响，必要时需要外科手术治疗。常用的中医外治法有熏洗、针刺、针刀和推拿疗法。

一、熏洗疗法

(一)适应证

梨状肌综合征各期患者。

(二)操作方法

选取外用熏洗方：虎杖 45 g，桂枝 20 g，红花 5 g，寻骨风 15 g，杜仲 10 g，艾叶 15 g 等。水煎取药液 200 mL，配以热水 400～500 mL 混合后置于专用中药熏蒸仪内，将温度控制在 50 ℃～60 ℃之间，使患者取侧卧位，患处在上，保持蒸汽喷头与患者患处相距 25 cm 左右，每天熏洗1 次，约 30 min。

(三)疗法特点

中药熏洗具有药物和理疗的双重作用。

(1)局部熏洗,可使药物通过皮肤渗透,直接吸收。

(2)热敷可温通经脉,使气血运行通畅,“通则不痛”,能迅速有效地改善局部血液循环,加速新陈代谢,消除梨状肌痉挛、炎症、水肿,减轻其对坐骨神经的压迫刺激,从而达到缓解症状、治愈疾病的目的。

(四)注意事项

熏洗过程中,注意观察局部皮肤,避免烫伤。连续用药过程中,如出现皮肤过敏、红肿、瘙痒症状或局部皮肤有破损,需暂停熏洗治疗,并采取相应治疗措施。

二、针刺疗法

(一)适应证

梨状肌综合征各期患者。

(二)操作方法

毫针治疗:用环跳穴傍针刺,施龙虎交战法配合居髎、阳陵泉、绝骨常规针刺;或采用环跳、阳陵泉、承山三刺法治疗。针刺手法为:先快速进针 5～15 mm,稍加捻转行针,出现针感后,将针深入 40～50 mm,遇到明显阻力感时行提插法,提插幅度约 25 mm,得针且无明显阻力时,再将针进入 50～60 mm,行提插法,提插幅度 25 mm。每天 1 次,10 次为 1 个疗程。

(三)疗法特点

针刺治疗梨状肌综合征有独特的疗效,具有散寒止痛、行气活血、通经活络、驱邪散结等作用。

(四)注意事项

严格无菌操作,避免局部感染。

三、针刀疗法

(一)适应证

梨状肌综合征退变期患者。

(二)操作方法

患者侧卧在治疗床上,患侧朝上,健侧朝下,健侧腿伸直,患侧的膝关节屈曲,在梨状肌的压痛点上进针刀,深度达梨状肌肌腹,刀口线方向和梨状肌走行方向平行,针体和臀部平面垂直,沿梨状肌纵轴,先纵行剥离,然后做切开剥离一两下,出针。以创可贴贴盖针孔处并压迫片刻。一般治疗 1 次即可痊愈。如 1 次未治愈,5 日后再治疗 1 次,最多不超过 3 次。术后嘱患者休息 1～2 d,避免肩负重物或久站久蹲,避免感受风寒,防止再度粘连。

(三)疗法特点

针刀疗法多用于顽固性梨状肌综合征患者的治疗。利用小针刀可直接松解粘连挛缩的筋膜组织,缓解肌肉痉挛,加强梨状肌周围血管通透性,消除无菌性炎症、水肿,减少或消除梨状肌对神经、血管的压迫和刺激,使临床症状得以消除而达到治疗效果。

(四)注意事项

治疗必须由训练有素的专业医务人员进行。严格无菌操作,避免局部感染。术中应避免损伤局部神经和血管。

四、推拿疗法

(一)适应证

梨状肌综合征各期患者。

(二)操作方法

患者俯卧位,医师先以手法施于患侧臀部及大腿,用大鱼际或掌跟在压痛点及梨状肌投影处做上下左右回旋按揉,力度视患者体质强弱、病情轻重、病症虚实而有轻重快慢的不同。用拇指指腹在压痛点及梨状肌投影处逐渐由浅入深、力度由小到大不断点、按、揉,使力度深透病所,局部产生酸麻胀感。上述动作施术完后,用拇指指腹按压在环跳穴上,其余四指按压在承扶穴,进行提捏 5～6 次,然后用单掌或双掌小鱼际拍击患处 3～5 min。每天 1 次,10 次为 1 个疗程。

(三)疗法特点

舒筋和脉,松软组织,缓解疼痛。

(四)注意事项

手法力度均匀、持久、柔和。

第十九节　骨脓肿

骨脓肿又称慢性局限性骨髓炎,是指一种侵犯长骨端部松质骨的孤立性骨髓炎。好发于儿童及青年,以胫骨下端为最常见,其他部位如胫骨上端、桡骨下端等也可发生。一般认为是由毒素较低的化脓菌感染所引起,但也有一部分病例脓液培养并未发现细菌。

中医属附骨疽范畴。

一、西医

(一)诊断要点

1. 病史

患者常有急性感染史或外伤史。

2. 症状

患者表现为局部隐痛、肿、热,有时毫无不适,一旦体质差,局部急性发作。本病的并发症较少见。

3. 体征

局部有疼痛及皮温升高,罕见有皮肤发红。

4. 检查

该病的辅助检查主要是进行 X 线检查和 CT 检查。

(1)X 线检查:干骺端有椭圆形密度减低区,边缘有清晰的骨质硬化,病变与正常骨髓腔境界清楚。

(2)CT 检查：CT 扫描显示病区为一卵圆形低密度影，其边界有骨质硬化环。

(二)治疗原则

1.一般治疗

体位引流，患肢下垂状态使组织间隙中骨脓肿液滞留加重，抬高患肢 30～40 cm 利用重力作用可促进骨脓肿液回流，减轻水肿。同时限制钠盐摄入。

2.药物治疗

本病是由化脓性细菌经血行或从邻近组织感染直接蔓延到骨组织或开放性损伤直接侵染骨骼致骨骼感染所致，因此在治疗上多采用抗生素治疗，但感染后由于化脓致骨内压增高，主张同时骨钻孔、开窗以减压引流，促进毒素排出。

(三)治疗方案

1.推荐方案

青霉素，肌内注射，成人 80 万～200 万单位/天，小儿 2.5 万～5 万单位/千克体重，分 3 次给药；静脉滴注，成人与小儿均为 5～20 U/(kg・d)，用 5%葡萄糖注射液或 0.9%氯化钠注射液稀释，分 2～4 次给药。

2.可选方案

氨苄西林：口服，成人每次 0.25～1 g，4 次/天，儿童 50～70 mg/(kg・d)，分 4 次给药；肌内注射，成人每次 1～2 g，3 次/天，儿童 50～150 mg/(kg・d)，分 3 次给药；静脉滴注，每次 1～2 g，加入 0.9%氯化钠注射液 100 mL 中，2～4 次/天，儿童 40～150 mg/(kg・d)，分 3 次给药。

二、中医

(一)病因病机

中医学认为，本病多为疔、疖、痈、扁桃体炎、咽喉炎、中耳炎等病后，余毒未尽，深蕴于内，注骨而继发，亦即所谓“余毒流注”所致；跌打损伤，脉络受损，瘀血凝滞，局部抵抗力低下，邪毒蕴聚为患；患者素体不壮，营养不良，卫外不固，腠理不密，邪毒乘虚而入，正不胜邪，深入骨而发病；肢体外伤，破肉伤骨，复感邪毒，郁而化热，热盛肉腐，附骨成脓，脓毒不泄，蚀筋破骨而成此病。

(二)辨证论治

1.湿热瘀阻证

(1)主症：寒战高热，患肢疼痛彻骨。继局部胖肿，皮色不变，灼热，有明显的骨压痛和患肢叩击痛。舌苔黄，脉数。

(2)治法：清热解毒利湿。

(3)处方：仙方活命饮，每日 1 剂，分 2 次煎服。组成：白芷、知母、防风、赤芍、当归、甘草、皂角刺、穿山甲、天花粉、乳香、没药各 6 g，金银花 25 g，陈皮 9 g。加减：红肿痛甚，热毒重者，可加蒲公英、连翘、紫花地丁、野菊花等以加强清热解毒之力；便秘者，加大黄以清热通便。

2.脓毒蚀骨证

(1)主症：溃后急性症状逐渐缓解，脓水淋漓，久则形成窦道。可伴神疲、乏力、头昏、心悸、低热等。

(2)治法：托里排脓。

(3)处方:透脓散,每日 1 剂,分 2 次煎服。组成:生黄芪 12 g,穿山甲 6 g,川芎 6 g,当归 6 g,皂角刺 5 g。

3.气虚毒滞证

(1)主症:瘘口脓水淋漓,死骨难出,面色萎黄,低热盗汗,腰膝酸软。舌淡苔白,脉沉细。

(2)治法:托疮生肌。

(3)处方:十全大补汤,每日 1 剂,分 2 次煎服。组成:人参、川芎各 6 g,茯苓、白术、白芍、当归各 9 g,熟地黄 12 g,黄芪 12 g,肉桂、甘草各 3 g。

三、中西医结合

(一)思路

在治疗上中医立足于宏观辨证、整体治疗,但病因性治疗的特异性、针对性不强;西医重在局部治疗,控制病因,但在整体调理、改善体质及病理环境上有欠缺,因而单纯中医、西医治疗,效果均不佳,治愈率较低。中西医结合治疗的目的在于取中西医之所长,而避其所短,两者相互为用,选用各具有优势的药物结合使用,最大限度地减少药物的不良反应。

(二)处方

1.处方一

内服骨炎汤Ⅰ号,起到托毒化腐,消肿排脓的作用,待患者体质有所恢复后施以病灶清除术,彻底摘除死骨,切除局部瘢痕及炎性肉芽组织。术后内服骨炎汤Ⅱ号,起到拔毒消肿,化腐生肌的作用。

骨炎汤Ⅰ号组成:当归、川芎、乳香、没药、蒲公英、地丁各 15 g,黄芪 20 g,红花 10 g,白矾 12 g。

骨炎汤Ⅱ号组成:在骨炎汤Ⅰ号中减去川芎、红花、乳香、没药,加肉桂、赤芍、续断、骨碎补、芡实各 15 g。

2.处方二

采用病灶清除术,术前给予清热解毒,活血化瘀中药,每日 1 剂,分 2 次煎服,连服 10 d;术后予以青霉素及阿米卡星静脉滴注,或根据细菌培养药敏试验的结果使用敏感抗生素 10 d。

中药方组成:生地黄 5 g,川芎 4 g,赤芍 4 g,甘草 4 g,金银花 15 g,当归 5 g,青天葵 5 g,野菊花 5 g,蒲公英 5 g,黄芪 15 g,紫花地丁 5 g。

第五章 骨科护理

第一节 锁骨骨折护理

一、概述

锁骨呈“S”形架于胸骨柄与肩峰之间，是连接上肢与躯干之间的唯一骨性支架。锁骨位于皮下，较表浅，受外力作用时易发生骨折，发生率占全身骨折的5%～10%。在儿童时期尤为多见，大约50%的锁骨骨折发生于7岁以下的儿童。

二、病因

绝大多数由直接外力引起，如前方打击、撞击锁骨或摔倒肩部直接着地；伸展位摔倒，经传导外力所致锁骨骨折占少数。锁骨骨折的典型移位多表现为近端受胸锁乳突肌牵拉向上后移位，远端因肢体重量及胸大肌牵拉向前、下、内侧移位，形成断端短缩重叠移位。

三、临床表现

患者常有明确外伤史，局部肿胀、畸形、压痛，畸形处可触到移位的骨折断端，如骨折移位并有重叠，肩峰与胸骨柄间距离变短。伤侧肢体功能受限，肩部下垂，上臂贴胸不敢活动，并用健手托扶患肘。幼儿青枝骨折畸形多不明显，且常不能自诉疼痛部位，但其头多向患侧偏斜、颌部转向健侧，此特点有助于临床诊断。有时直接暴力引起的骨折，可刺破胸膜发生气胸，或损伤锁骨下血管和神经，出现相应症状和体征。

四、治疗原则

（一）悬吊患肢

青枝骨折或无移位骨折，用三角巾或颈腕吊带悬吊患肢3～4周，疼痛消失后开始功能锻炼。

（二）复位固定

有移位的骨折，手法复位，8字绷带固定4～6周。注意固定时不要过紧，以免压迫皮肤造成坏死或肢体循环障碍，如患肢有麻木、疼痛、肿胀、苍白，应随时复查，将固定的石膏做必要的修整。

（三）手术治疗

手术治疗指征：开放骨折；合并血管、神经损伤的骨折；锁骨外1/3有移位骨折；骨折合并同侧肩胛颈骨折，形成浮动肩；锁骨粉碎性骨折，骨块间夹有软组织影响愈合，或有潜在顶破皮肤的危险不能闭合复位时。

切口选择以骨折为中心，在锁骨前上缘做横切口。内固定方法可视骨折的类型和部位等不同，选择“8”字钢丝、克氏针或钢板螺丝钉固定。

五、护理及康复

(一)术前护理要点

(1)观察患肢局部肿胀、疼痛、畸形和异常活动情况;观察患肢有无血管、神经损伤表现。

(2)协助患者肩部"8"字带固定:双肩后伸,挺胸使骨折端处于良好的复位位置。睡觉时去枕平卧,双肩胛区垫枕,使双肩后伸、外展。

(3)指导患者进行握拳训练。

(4)协助患者下床活动前佩戴"三角巾"。

(5)术区皮肤准备:备皮范围包括上臂肘部及同侧的前胸、背部及腋下。

(二)术后护理要点

(1)观察患肢皮肤颜色、温度及肿胀情况。

(2)观察患肢感觉、活动和肌力情况。

(3)体位护理:鼓励尽早下床活动,患侧上肢用前臂吊带或三角巾悬吊于胸前。患者肩部固定后,可取半卧位或平卧位,不可患侧卧位。半卧位时抬高床头 30°～45°;平卧时保持去枕仰卧位 2～3 周,双侧肩胛区垫 4～6 cm 软枕,使双肩后伸,以患者舒适为度。维持挺胸提肩姿势,可保持肩锁关节处于功能位,减轻异物感及疼痛感,同时可促进骨折愈合,防止钢板移位、脱位。

(4)饮食护理:术后鼓励患者进食营养丰富、易消化、含钙较多和富含纤维素的饮食。

(三)康复指导

锁骨钩钢板固定术后,允许被固定的肩锁关节有一定的微动。肩关节术后 2 d 即可进行功能锻炼,术后 6 周基本恢复日常生活和工作。康复训练分 3 个阶段进行。

1.第 1 阶段即功能锻炼早期(术后 1～2 周内)

以肩关节被动、缓慢活动为主,每日 1～2 次,每次 20～30 min,术后 1 周内除训练时间外均需用三角巾悬吊患肢。术后第 1 天开始,由肢体远端到近端进行训练,包括同侧手、腕、前臂的主动活动及肘关节的被动屈曲和主动伸直。

(1)钟摆练习:患者弯腰使躯干与地面平行,患侧上肢放松、悬垂,与躯干成 90°,用健侧手托住患侧前臂做顺时针或逆时针划圈运动。

(2)被动前屈上举练习:患者去枕仰卧位,患侧臂屈肘 90°放于体侧(休息位)。一手托住患侧上臂,一手握住患侧前臂,在肩胛骨平面做肩关节被动前屈上举,当出现疼痛或遇到阻力时停留 5 s,然后逐渐回到休息位。

(3)被动外旋练习:患者去枕仰卧位,上臂外展 30°,保持肢体在肩胛骨平面,肘关节屈曲。一手托住患者上臂,另一手握住患侧腕部向远离身体中线的方向做肩关节被动外旋。

(4)被动外展、内收、内旋练习:患者仰卧位,治疗者帮助患者进行肩关节被动外展、内收、内旋训练。术后第 2 周开始肩关节等长收缩肌力训练、包括肩关节前屈肌群训练、外展肌群训练、肩关节伸肌群训练、提肩胛骨肌群训练、内收肩胛骨肌群训练、内旋肌群训练、外旋肌群训练。

2.第 2 阶段即功能训练的中期(术后 3～6 周)

除继续进行肌肉收缩训练外,逐渐由肩关节被动活动转为主动活动,增加关节的主动屈伸活动,防止肌肉萎缩,避免关节僵硬,减少功能障碍。

(1)关节活动度训练:继续肩关节各方向的牵拉训练,如滑轮牵拉、爬墙等训练。

(2)肌肉力量训练:继续上一阶段的肩关节等长收缩训练,开始肩带肌收缩练习及肱二头肌收缩练习,每日 2 次,每次 30～40 min。

(3)日常活动训练:鼓励患者使用患侧手参与日常生活活动,如洗脸、梳头、洗澡、穿衣等。

3.第 3 阶段即功能训练后期(术后 6 周以后)

此期康复的目的是恢复受累关节的活动度,增加肌肉的力量,达到患肢功能恢复。主要加强关节的主动活动和负重练习,增加肩关节活动度训练的强度、范围、运动量和持续时间,每日 2～3 次,每次 30～60 min,同时可酌情参加日常活动和体育运动。

4.注意事项

①告知患者骨折愈合是一个缓慢而连续的过程,术后要坚持肩关节康复锻炼,防止肌肉萎缩和发生关节炎;②患侧上肢避免提重物;③术后定期到门诊复查,遵医嘱进行患肢的功能锻炼。

第二节　肱骨干骨折护理

一、概述

肱骨外科颈以下 1 cm 至肱骨髁上 2 cm 之间的骨折为肱骨干骨折。肱骨干骨折多见于青壮年,好发于中部,其次为下部,上部最少。中下 1/3 骨折易合并桡神经损伤,下 1/3 骨折易发生骨不连。

二、病因

(一)肱骨上 1/3 段骨折

大多由直接暴力所致。因骨折线在三角肌止点以上,近折段因受胸大肌、背阔肌和大圆肌的牵拉而向前、向内移位,远折段受三角肌、喙肱肌、肱头二肌及肱头三肌的牵拉而向上、向外移位。

(二)肱骨中 1/3 段骨折

多由直接打击、汽车撞伤、机械挤压伤等直接暴力所致,也可由间接暴力如肘部着地、投掷等所致。因该段骨折的骨折线位于三角肌止点以下,故近折段受三角肌的牵拉而向前、向外移位;远折段因肱二头肌和肱三头肌的牵拉而向上移位。

(四)肱骨下 1/3 段骨折

该骨折多由间接暴力所致,如投掷、掰腕等。骨折位于肱骨滋养动脉入口以下,血供较差,是易发生骨不连的部位;另外,桡神经紧贴于骨干的桡神经沟内,故易发生桡神经损伤。

三、临床表现

骨折局部肿胀,可有短缩、成角畸形,局部压痛剧烈,有异常活动及骨擦音,上肢活动受限。合并桡神经损伤时,有垂腕、各掌指关节不能伸直,拇指不能外展及手背桡侧皮肤感觉麻木等症状。

四、治疗原则

(一)无移位骨折

无神经损伤无移位骨折,不需麻醉,用轻柔手法纠正成角或旋转畸形。外固定方法可根据具体情况和条件选用。

(1)轻型长臂悬吊石膏或上臂"U"形石膏加三角巾悬吊前臂。

(2)小夹板固定。

(3)长臂石膏加外展支架固定。

(4)单臂外固定架固定。

(二)有移位的骨折

在臂丛麻醉或局部麻醉下,手法复位。小夹板或外固定架固定。有条件时,亦可在X线机透视下闭合复位,带锁髓内钉固定。

(三)骨折合并桡神经损伤

如骨折无移位,神经多系挫伤,骨折外固定后,观察1～3个月,若神经无恢复,则手术探查。骨折有明显移位者,桡神经有可能嵌入骨折段之间,不可手法复位,以免造成神经断裂。应手术探查神经,同时做骨折开放复位内固定。

(四)手术治疗

手术治疗指征:保守治疗时骨折对位线不佳;骨折合并血管损伤;骨折合并桡神经损伤,在手法复位后症状加重;多段骨折手法复位不能达到满意者;骨折合并同侧肘关节和肩关节骨折需早期活动者;双侧肱骨骨折;开放骨折;多发创伤合并肱骨骨折;假体周围骨折;病理骨折。

五、护理及康复

(一)护理

(1)评估患肢感觉、运动及肿胀情况,给予抬高患肢。

(2)评估患肢桡动脉搏动、皮肤温度、皮肤颜色情况。

(3)术后给予冰敷,注意患者保暖。

(4)预防骨筋膜室综合征:①观察患肢的肿胀情况,尤其合并血管损伤患者;②对于使用绷带、石膏、夹板等外固定患者,注意外固定物松紧适度,抬高患肢;③认真听取患者对疼痛的主诉,及时观察患肢血液循环情况;④患肢肿胀明显者,可遵医嘱给予脱水剂。

(二)康复指导

(1)复位固定后开始练习指、掌、腕关节活动,并做上臂肌肉的主动舒、缩练习,以加强骨折端在纵轴上的挤压力,应提醒患者禁止做上臂旋转活动,以免发生再次骨折。

(2)1周后,取站立位,上身向患侧侧屈并前倾30°,患肢在三角巾胸前悬吊带支持下,自由下垂,每次10～20 s,每天5～10次。

(3)2周后,增加做肩前后摆动练习。做屈伸肘的静力性收缩练习,每天5～10次。

(4)3周后,增加内外摆动练习。上身向患侧侧屈,患肢在三角巾或吊带支持下内外摆动,每天8～20次。

(5)解除外固定后的功能锻炼

第 1 周肩摆动练习，用体操棒做助力肩屈伸、内收、外展练习，抹墙练习，肩肘活动练习。

第 2 周增加上肢推拉练习，或斜俯撑，肩内旋牵伸练习。

第 3 周如有肩关节或肘关节活动受限需要增加练习：仰卧位肩外展做外旋和内旋牵引各 10 min，肘屈和肘伸牵引各 10 min。

第三节　肘关节周围骨折护理

肘关节系连接前臂和上臂的复合关节，对完成腕部和手部功能、调整肢体位置有重要作用。肘关节由肱骨下端、桡骨小头和尺骨近端所组成，包括肱尺关节、肱桡关节和近端尺桡关节，3 个关节在 1 个关节囊内。

一、尺骨鹰嘴骨折

（一）概述

尺骨鹰嘴骨折是肘部常见的损伤，成年人多见。骨折大多为累及半月切迹状的关节内骨折。由于肘关节伸屈肌的收缩作用，骨折很容易发生移位。

（二）病因

1. 间接暴力

间接暴力多见，摔倒时手掌撑地，肘关节在半屈曲位时，附着于尺骨鹰嘴的肱三头肌强烈收缩，可造成尺骨鹰嘴撕脱骨折，骨折线成横行或斜行。两骨折端有分离。

2. 直接暴力

直接暴力较少见，多为粉碎性骨折，骨折移位不明显。

（三）临床表现

局部疼痛、肿胀、压痛明显，肘关节处于半屈曲位。

（四）治疗原则

1. 非手术治疗

无移位骨折和轻度移位骨折可选择手法复位固定。3～4 周后拆除石膏，进行关节活动练习。

2. 手术治疗

有移位骨折，在条件允许时，应尽量采用切开复位内固定术，能获得骨折的解剖复位和牢固的内固定。固定牢固者，术后可不用外固定，立即开始肘关节活动练习，有利于肘关节功能早日恢复。

二、肱骨髁上骨折

（一）概述

肱骨髁上骨折系指肱骨远端内外髁上方的骨折，是儿童最为常见的骨折，多见于 10 岁以内的儿童。

(二)病因及分类

根据暴力来源及方向可分为伸直型、屈曲型和粉碎型三类。

1.伸直型

伸直型最多见,占90%以上。跌倒时肘关节在半屈曲或伸直位,手心触地,暴力经前臂传达至肱骨下端,将肱骨髁推向后方;重力将肱骨干推向前方,造成肱骨髁上骨折。骨折近端常刺破肱前肌,损伤正中神经和肱动脉。

2.屈曲型

屈曲型较少见,肘关节在屈曲位跌倒,暴力由后下方向前上方撞击尺骨鹰嘴,髁上骨折后远端向前移位,骨折线常为后下斜向前上方,与伸直型相反。很少发生血管、神经损伤。

3.粉碎型

粉碎型多见于成年人。

(三)临床表现

外伤后肘部疼痛,肘关节会存在肿胀,活动障碍等表现,并有可能出现畸形,手臂有可能出现短缩。血管损伤大多系挫伤或压迫后发生血管痉挛,早期表现为剧烈疼痛,桡动脉搏动消失,前臂及手部皮肤苍白、发凉、麻木等,晚期出现缺血性肌挛缩,导致爪形手畸形。

(四)治疗原则

1.手法复位石膏外固定

适用于大部分的肱骨髁上骨折儿童。石膏固定3～4周,术后应注意肢体血供的观察。

2.牵引治疗

尺骨鹰嘴牵引适用于骨折超过24～48 h,肘部软组织严重肿胀,已有水疱形成,不能手法复位,或复位后骨折不稳者。

3.手术治疗

成年人肱骨髁上骨折局部不稳定,建议手术治疗。合并血管、神经损伤时,应早期施行探查手术。

三、肱骨外髁骨折

(一)概述

肱骨外髁骨折是儿童肘部常见损伤,发病多在2～18岁之间,以6～10岁最为多见,多属于骨骺骨折。

(二)临床表现

肘关节肿胀,以肘外侧最为明显。肘部疼痛,肘关节呈半屈状。

(三)治疗原则

(1)手法复位,复位后屈肘90°,前臂旋后位石膏固定3～4周。

(2)手术治疗。

四、孟氏骨折

(一)概述

孟氏骨折由Monteggia在19世纪初最先描述。系指各方向的桡骨头脱位合并不同水平的尺骨骨折,有时合并尺、桡骨双骨折。

(二)临床表现

临床表现多为尺骨骨折向掌侧成角畸形,桡骨小头向前脱位。肘部及前臂肿胀、疼痛,前臂旋转功能受限,尺骨骨折处及桡骨小头处局限性压痛。

(三)治疗原则

1. 手法复位

手法复位仅限于儿童。

2. 手术治疗

在成年人,有移位的孟氏骨折损伤必须手术复位和牢靠固定。

五、肘关节脱位

(一)概述

肘关节后脱位在运动创伤中较常见,多发生于青少年,由于肘部脱位类型较复杂,常合并肘部其他结构损伤。

(二)病因

肘关节脱位一般分为前后两种,后脱位最常见。任何外力只要能使肘关节过度伸展或外展,都可引起后脱位。肘关节前脱位很少见,多在肘屈曲位时,后面直接受到暴力,使鹰嘴发生骨折后产生。

(三)临床表现

(1)肘关节受伤史及局部症状。

(2)脱位的特殊表现:肘部明显畸形,肘窝部饱满,前臂外观变短,尺骨鹰嘴后突,肘后部空虚和凹陷。关节弹性固定于 120°～140°,只有微小的被动活动度。肘后骨性标志关系改变,在正常情况下肘伸直位时,尺骨鹰嘴和肱骨内、外上髁三点呈一直线;屈肘时则呈一等腰三角形。脱位时上述关系被破坏,肱骨髁上骨折时三角关系保持正常,此征是鉴别两者的要点。

(3)肘关节脱位的并发症:后脱位有时合并尺神经伤及其他神经伤,尺骨喙突骨折;前脱位时多伴有尺骨鹰嘴骨折等。

(四)相关检查

X 线检查:肘关节正侧位片可显示脱位类型、合并骨折情况,并与髁上骨折相区别。

(五)治疗原则

1. 新鲜肘关节后脱位

肘关节脱位早期给予手法复位,多用牵引复位法、膝肘复位法或椅背复位法。复位前应检查有无尺神经损伤。复位后,用石膏或夹板将肘固定于屈曲 90°位,3～4 周。肘关节脱位合并肱骨内上髁骨折或桡骨小头骨折,手法复位失败者,可行手术复位。

2. 陈旧性脱位

陈旧性肘关节脱位,损伤在 3 个月以内,可试行手法复位,如不能复位时,切不可强力复位,应采取手术复位。

(六)护理及康复

1. 术前护理

(1)评估患肢感觉、运动及肿胀情况,给予抬高患肢。

(2)评估患肢末梢血供,观察桡动脉搏动,患肢皮肤温度和皮肤颜色,与健侧对比观察。

(3)预防骨筋膜室综合征:观察患肢的肿胀情况,尤其合并骨折及血管损伤患者;对于使用绷带、石膏、夹板等外固定患者,注意外固定物松紧适度,给予抬高患肢;认真听取患者对疼痛的主诉;患肢肿胀明显者,可遵医嘱给予脱水药。

2.术后护理

(1)密切观察患肢皮肤的颜色、温度、桡动脉搏动情况,手指的屈伸活动及感觉情况。

(2)评估患者患肢的肿胀程度,根据患肢的肿胀程度采取相应的措施。患肢肿胀较轻时,给予抬高患肢,有利于静脉血液回流,减轻肿胀;肿胀较重患者,遵医嘱给予脱水剂。

(3)体位护理:抬高患肢,有利于静脉血液回流。平卧时患肢垫软枕与躯干平行。离床时,用三角巾悬吊前臂于胸前。

3.并发症的护理

(1)骨筋膜室综合征:肱动脉受压或损伤时,或严重的软组织肿胀时,可引起前臂骨筋膜室综合征,如不及时处理,可发生前臂缺血性肌痉挛。

护士应密切观察是否有"SP"征象。剧烈疼痛(pain):一般镇痛剂不能缓解,晚期严重缺血后神经麻痹即可转为无痛;患肢苍白或发绀(pallor);肌肉麻痹(paralysis):患肢进行性肿胀,肌腹处发硬,压痛明显;手指处于屈曲位,主动或被动牵伸手指时,疼痛加剧;感觉异常(paresthesia):患肢出现套状感觉减退或消失;无脉(pulselessness):桡动脉搏动减弱或消失。如出现上述症状,应立即去除一切外固定物和敷料,并及时通知医生进行处理,同时做好切开减压的准备。

(2)神经损伤:肘关节周围骨折的神经损伤以桡神经损伤为多见,尺神经、正中神经损伤较少见。桡神经损伤常表现为伸腕、伸拇、伸指障碍,呈垂腕畸形。如发现上述问题应立即通知医生。

(3)肘内翻畸形:由于骨折固定不良,远折端内旋,两断端形成交叉,远端受重力影响向内倾斜而成。应保持有效固定,动态观察。

(4)肘关节僵直:由于过度的被动牵拉和反复被动活动引起。

4.康复指导

(1)早、中期:复位或固定后当日开始做握拳、伸指练习。第2天增加腕关节屈伸练习。患肢使用三角巾或前臂吊带悬挂在胸前,做肩关节前后、左右摆动练习。1周后增加肩部主动练习,包括肩屈、伸、内收、外展与耸肩,并逐渐增加其运动幅度。

(2)晚期:骨折固定去除后增加关节活动范围的主动练习,包括肘关节屈、伸,前臂旋前和旋后。恢复肘关节活动度的练习,伸展型骨折着重恢复屈曲活动度,屈曲型骨折则增加伸展活动度,应以主动锻炼为主。

被动活动应轻柔,以不引起剧烈疼痛为度,禁止被动反复粗暴屈伸肘关节,以免引起再度损伤或发生骨化性肌炎,加重肘关节僵硬。

第四节　前臂骨折护理

一、概述

前臂骨骼由两根并行的长骨——尺骨和桡骨组成。尺、桡骨双骨折是较为常见的损伤，青少年占多数。桡骨干单骨折较少见，因有尺骨支持，骨折端重叠，移位较少，主要发生旋转移位。尺骨干骨折极少见，因有桡骨支持移位不明显，除非合并下尺桡关节脱位。

二、病因

（一）尺、桡骨双骨折

1.直接暴力

多为暴力或重物打击伤或碾轧伤。骨折多在同一水平，横行、粉碎性或多段性骨折。

2.间接暴力

跌倒手掌撑地，外力沿腕及桡骨向上传导，导致桡骨中1/3部位骨折，多为横行骨折或锯齿状骨折。

3.扭转暴力

受外力同时，前臂又受扭转外力造成骨折。尺骨干骨折平面高于桡骨骨干的骨折平面，两骨折方向不一致，使手法复位整复困难。

（二）桡骨干骨折

幼儿多为青枝骨折。

（三）尺骨干骨折

单纯尺骨干骨折极少见，多发生在尺骨下1/3，由直接暴力所致，骨折端移位较少。

三、临床表现

有外伤史，伤后前臂肿胀、疼痛、畸形，旋转活动受限。完全骨折有骨擦音。检查X线片可确定骨折类型及移位情况。注意有无关节脱位。

四、治疗原则

（一）非手术治疗

对于儿童，闭合整复一般均能有良好效果，复位后固定6～8周；对于成人，非手术治疗的首要指征为直接暴力造成的单纯尺骨干骨折。桡骨干的非移位性骨折，非手术治疗也可能获得成功。

（二）手术治疗

除非骨折稳定，移位不明显都建议手术治疗，否则不但复位困难，且固定后也常常出现骨折再移位。

五、护理及康复

（一）护理

（1）评估患肢的肿胀程度，血液循环情况。注意观察患肢皮肤的颜色、温度、桡动脉搏动情况，手指的屈伸活动及感觉情况。

(2)根据患肢的肿胀程度采取相应的措施。患肢肿胀较轻时，抬高患肢，有利于静脉血液回流，减轻肿胀。平卧时患肢垫软枕与躯干平行，离床时用三角巾悬吊前臂于胸前。如患肢出现进行性肿胀，按压甲床血管充盈差，肤色发绀，疼痛加剧或麻木，手指活动受限，被动牵拉痛剧烈，则应警惕骨筋膜室综合征的发生，应立即通知医生，遵医嘱应用脱水药，并协助做好切开减张的准备。

(3)注意观察患者有无桡、尺、正中神经的损伤。①桡神经的损伤表现为伸腕、伸拇、伸指肌瘫痪，呈垂腕畸形；②尺神经损伤表现为各手指不能内收、外展，拇、示指间夹纸无力，小指与无名指、掌指关节过伸，指间关节屈曲，呈爪形手畸形；③正中神经损伤的表现为大鱼际肌萎缩，手掌平坦，拇指不能对掌、对指，呈猿手畸形。

(二)康复指导

(1)复位后第1天应做握拳、伸指、对指、对掌练习，站立时前臂用三角巾悬吊胸前，做肩关节前后左右摆动及水平面上的划圈运动。第4天进行健肢帮助患肢做肩部上举及后伸动作，用滑轮做肩助力运动。第7天开始患肢主动肩部屈伸、外展、内收及手指的抗阻力练习，第15天起增加肱二头肌练习，禁忌做前臂旋转活动。

(2)骨折愈合，外固定去除后开始做以下练习。

①肩、肘、腕及指的主动活动，捏握力器；②肱二头肌抗阻力练习；③前臂内外旋的主动练习，肩关节外旋内收练习。④生活自理能力恢复练习，如自主洗漱、进餐、穿脱衣服、洗浴等。

第五节　桡骨远端骨折护理

一、概述

桡骨远端骨折指距腕关节3 cm左右的桡骨骨折。患者通常为中老年妇女，因跌倒后手部着地造成。因损伤机制不同可分为伸直型、屈曲型和桡骨远端关节面的骨折。

二、病因及分类

(一)伸直型骨折

伸直型骨折即通常所说的柯雷骨折(Colles fracture)，此类最多见，多为间接暴力致伤。跌倒时腕背伸掌心触地，骨折远端向背侧、桡侧移位，近端向掌侧移位，可影响掌侧肌腱活动。骨折线多为横行。

(二)屈曲型骨折

屈曲型骨折即史密斯骨折(Smith fracture)，也称为反柯雷骨折。跌倒时腕掌屈，手背触地发生桡骨远端骨折。骨折远端向掌侧移位，骨折近端向背侧移位。

(三)桡骨远端关节面骨折

巴通骨折(Barton’s fracture)。

三、临床表现

腕部肿胀、疼痛，桡骨远端压痛明显，腕关节活动受限，腕部短缩，有特征性的“餐叉样”及“枪刺样”畸形。

四、治疗原则

（一）无移位的骨折

用石膏托或夹板固定 4 周。

（二）有移位的骨折

行手法复位，并用石膏或夹板固定 6～8 周。柯雷骨折给予掌屈、尺偏位、旋前位石膏固定；史密斯骨折给予背伸、尺偏位、旋后位石膏固定。

（三）不能复位的骨折

实施手术治疗。

五、护理及康复

（一）护理

(1)石膏固定者，卧位时将患肢垫高，有利于静脉血液和淋巴液回流，减轻肿胀。

(2)离床活动时用三角巾将患肢悬挂于胸前，勿下垂或者随步行而甩动，以免造成骨折处移位。

(3)观察患肢的肿胀程度，注意观察皮肤的颜色、温度、桡动脉搏动情况，手指的伸屈活动、感觉情况。

(4)预防急性骨萎缩(Sudeck 骨萎缩)，Sudeck 骨萎缩为反射性交感神经营养障碍。典型症状是疼痛和血管舒缩紊乱所致的皮肤改变，晚期可致手指肿胀，关节僵硬。骨折后，早期应抬高患肢，适当加强手、腕的功能锻炼。当出现疼痛、皮温升高或降低，多汗、脱毛等症状时，及时通知医生，同时加强皮肤护理，防止溃疡形成。必要时可进行交感神经封闭。

（二）康复指导

1. 早期

复位当天或者手术后，开始做肩部悬挂摆动练习。2～3 d 后做肩、肘关节主动运动，手指屈伸、对指、对掌的主动练习，循序渐进。第 2 周手握拳做腕屈肌静力性收缩练习。第 3 周增加屈手指、对指、对掌抗阻力练习，可捏橡皮泥或拉橡皮筋。

2. 后期

拆除固定后开始腕部的屈、伸主动练习，腕屈曲抗阻力练习。拆除固定 3～4d 后增加前臂旋前、旋后练习；1 周后增加前臂旋转抗阻力练习和腕背伸牵引；10 d 后增加前臂旋前牵引；2 周后增加前臂旋后牵引。

（三）注意事项

若固定的肢体皮肤发绀或苍白、感觉过敏或消退、肿胀麻木加剧，应就诊复查。术后定期门诊复诊。

第六节　硬脊膜外血肿护理

脊柱术后硬脊膜外血肿往往是在术后早期出现，虽然发生率为1%～2%，但病情进展迅速，处理不当对脊髓神经功能的危害是灾难性的。脊髓功能恢复情况与脊髓受压程度和受压时间有关，受压程度越重，受压时间越长，脊髓功能恢复情况越差。因此及早发现，及早确诊，尽快减压至关重要。

一、发病机制

脊柱术后并发急性硬脊膜外血肿的形成机制。

(一)静脉出血

椎后静脉及硬脊膜外静脉位于疏松的脂肪组织内，尤其多节段脊柱手术可以破坏椎管内静脉丛，导致大量隐性出血形成血肿。

(二)动脉出血

术中止血不彻底致小动脉持续出血，短时间内形成血肿，压迫脊髓。

(三)引流不畅

引流管受压、扭曲、管内血块堵塞等导致引流不畅，创口内渗血排出受阻，形成血肿。

二、临床表现

脊柱术后硬脊膜外血肿多发生在原手术部位。相应的神经功能障碍的表现取决于脊髓受压部位。神经功能改变要与手术前后变化进行对比。若脊柱术后出现新的、进行性加重的神经功能障碍，应高度怀疑硬脊膜外血肿的形成。术后伤口大量渗出、肿胀，伤口皮肤张力增高，引流量少，患者主诉手术切口剧烈疼痛，随后出现新的脊髓压迫症状，表现为运动、感觉功能减弱甚至丧失。颈椎前路手术患者压迫气管可引起窒息，引起呼吸急促等生命体征的变化，伤口肿胀处查体可有捻雪音。胸椎术后易并发硬脊膜外血肿，因为胸椎管内的静脉丛最为丰富，加之胸椎管最狭窄，易受损伤出现血肿。必要时可行B超或MRI检查明确诊断。

三、术前护理评估

以下患者为术后硬脊膜外血肿高危人群。

(1)多节段脊柱手术、翻修手术患者。多节段脊柱手术损伤椎管内静脉丛可导致大量隐性出血，产生硬脊膜外血肿。

(2)术前使用抗凝药物的患者。

(3)术前有凝血障碍性疾病或有出血倾向的患者。

(4)椎管内血管瘤患者。

四、硬脊膜外血肿的预防及护理

(一)术前健康教育

采取多种健康教育形式，提高患者对硬脊膜外血肿的认知度，如发放宣传手册，护士给患者讲解相关内容，播放宣教视频等。指导患者术后自查方法，术后返回病房即开始进行四肢的肌肉伸缩运动，如握拳、抬臂、直腿抬高及踝泵练习等。提示患者在术后如果出现四肢的感觉异常或肌力下降等症状立即通知医护人员。

(二)专科护理评估

患者术后返回病房观察患者四肢运动、肌力和感觉功能，与术前症状对比是否加重，并做好记录。术后早期密切观察神经系统变化，做好记录。

1.感觉障碍

损伤平面以下的痛觉、温度觉、触觉及本体觉减弱或消失。参照脊神经皮节分布可判断脊髓损伤平面。

2.运动障碍

运动障碍表现为脊髓损伤节段以下肌力减弱。

(1)脊髓运动水平肌肉标志。

(2)判断四肢肌力变化。

(三)伤口及引流管的护理

(1)患者返回病房后将引流管妥善固定，观察伤口敷料有无渗出；敷料内引流管有无打折；外露部分引流管有无打折、扭曲、受压或脱管。

(2)引流是否通畅，观察引流液的颜色、性质和量。

(3)正常情况下，患者引流液为暗红色血性液。脊柱后路术后 6 h 引流量小于 50 mL，或第 1 天引流量与手术节段及术中出血情况不相称；伤口敷料有大量渗出；术后第 1 天引流量较多，而第 2 天突然锐减，都需要考虑是否有血肿可能，应及时告知医生。

(四)体位的护理

术后对于脊柱后路手术患者推荐给予侧卧位。在颈椎后路术后引流量比较中发现，相同时间段不同体位引流量有所不同，侧卧位比仰卧位更容易将伤口积血引出，仰卧位增加了引流管受压的危险，尤其是肥胖、脊柱后凸畸形患者。

五、硬脊膜外血肿的急救处理

术后怀疑发生硬脊膜外血肿，应紧急行伤口探查、血肿清除、脊髓减压及止血引流术，以最大限度改善脊髓功能。越早手术，术后的脊髓功能恢复越好。若手术探查和减压术被延迟 24 h 以上，脊髓功能恢复的时间将大大延长，最终的功能也将严重受损。

(1)颈椎前路术后伤口周围肿胀、肿胀皮肤处可触及捻雪音，立即给予生命体征的监测，随时有窒息的可能，准备抢救设备。如出现呼吸困难，口唇、甲床发绀，立即通知医师，必要时给予抢救处理。

(2)脊柱前后路术后患者出现脊髓神经功能较术前加重并呈进行性，应高度怀疑硬脊膜外血肿，立即通知医师查看伤口，并观察是否有引流管打折、扭曲、受压和脱管情况。

(3)主动与患者沟通，安抚患者，缓解患者焦虑、紧张情绪，得到患者的配合。

(4)协助医师进行伤口清创探查术的准备。

(5)大剂量激素冲击治疗的护理

1)生命体征及心电监测至冲击治疗结束，病情平稳。大剂量激素冲击治疗，应在心电监护并能提供除颤仪的情况下进行。短时间内静脉注射大剂量甲基泼尼松龙(以不到 10 min 内给予 500 mg 以上)可引起心律失常、循环性虚脱及心脏停搏。

2)用药护理：甲基泼尼松龙(Methylprednisolone，MP)，是治疗脊髓损伤的常用药物。冲击治疗方法:开始给予负荷量,30 mg/kg,15 min 内静脉滴入。间隔 45 min 后,给予维持量,5.4 mg/(kg·h),持续微量泵静脉泵入 23 h,严格执行用药剂量和时间。常在冲击治疗间隔应用保护胃黏膜药物,预防应激性溃疡。观察注射泵运行情况及药物反应,及时处理各种报警,保证用药剂量。

3)并发症的预防:①消化道溃疡。大剂量使用激素可引发胃肠道并发症,常见的有消化道溃疡。观察患者有无腹痛、呕血、黑便等消化道出血表现,发生异常及时留取标本并通知医生。给予患者清淡易消化饮食,避免刺激性食物,忌烟酒。遵医嘱给予患者抑制胃酸和胃黏膜保护剂。②感染。冲击疗法还会增加患者感染机会,如伤口感染和高龄患者的肺部感染。保持病室空气新鲜,定时开窗通风;保持床单位整洁;保持伤口干燥。指导患者有效排痰方法,防止发生呼吸道感染。

4)监测水、电解质变化:由于糖皮质激素有水、钠潴留和排钾的作用,大剂量冲击治疗可能引起血钾、血钙降低,血钠升高。定时监测电解质变化,指导患者进食含钾、钙丰富并低盐的饮食。

5)监测血糖变化:大剂量激素冲击治疗会引起不同程度的糖代谢异常,尤为早期血糖升高明显。因此冲击治疗后要监测血糖变化,并指导患者低糖饮食。

(6)康复指导:经过急救治疗,患者脊髓神经功能不同程度得到恢复,要鼓励患者尽早进行功能锻炼,将硬脊膜外血肿带来的损伤降到最低。主要有早期肌肉伸缩锻炼,如握拳,肱二头肌、肱三头肌、三角肌锻炼,踝泵练习和股四头肌练习。瘫痪患者应进行肢体各关节被动活动和肌肉按摩,以免关节僵直及肌肉萎缩。

参考文献

[1] 张志成. 骨科疾病诊断与治疗[M]. 长春:吉林科学技术出版社,2019.

[2] 王建航. 现代创伤骨科急救学[M]. 西安:西安交通大学出版社,2018.

[3] 公维斌,等. 创伤骨科常见病诊断与处理[M]. 上海:上海交通大学出版社,2018.

[4] 曹启斌,等. 现代骨科规范化治疗[M]. 天津:天津科学技术出版社,2018.

[5] 慈书平. 骨科疾病饮食调养专家谈[M]. 合肥:安徽科学技术出版社,2018.

[6] 苗华,周建生. 骨科手术入路解剖学 第2版[M]. 合肥:安徽科学技术出版社,2018.

[7] 樊政炎. 临床外科与骨科诊疗[M]. 长春:吉林科学技术出版社,2019.

[8] 房波,等. 实用骨科诊疗精要[M]. 长春:吉林科学技术出版社,2019.

[9] 牛海平. 实用创伤骨科诊疗精要[M]. 长春:吉林科学技术出版社,2019.

[10] 魏晓健. 临床创伤骨科诊疗精要[M]. 西安:西安交通大学出版社,2014.

[11] 刘顺法,等. 实用骨科疾病诊疗技术[M]. 长春:吉林科学技术出版社,2017.

[12] 马文辉. 骨科疾病临床诊疗[M]. 长春:吉林科学技术出版社,2019.

[13] 丁望,等. 临床骨科疾病手术精要与术后康复[M]. 长春:吉林科学技术出版社,2018.

[14] 刘祥伟,等. 骨科疾病手术技术[M]. 北京:科学技术文献出版社,2018.

[15] 张保权. 新编骨科疾病诊断治疗学[M]. 长春:吉林科学技术出版社,2017.